全国高职高专临床医学专业"器官系统化课程"规划教材

（供临床医学、预防医学及口腔医学等专业用）

U0196434

感染性疾病与皮肤病

主　编　王春梅　王志虹

副主编　王东辉　沈必成　熊吉碧

编　者　（以姓氏笔画为序）

王　辉（重庆市江津区中心医院）

王东辉（长春医学高等专科学校）

王志虹（重庆医药高等专科学校）

王春梅（长春医学高等专科学校）

杨　丽（楚雄医药高等专科学校）

杨银芳（楚雄医药高等专科学校）

何德春（重庆医药高等专科学校）

沈必成（楚雄医药高等专科学校）

张旻璐（长春医学高等专科学校）

张婷波（楚雄医药高等专科学校）

陈　君（重庆医药高等专科学校附属陈家桥医院）

陈吉刚（重庆医药高等专科学校）

姚晓媛（长春医学高等专科学校）

蒋　凤（重庆市九龙坡区人民医院）

熊吉碧（重庆医药高等专科学校）

中国健康传媒集团

中国医药科技出版社

内 容 提 要

本教材是"全国高职高专临床医学专业'器官系统化课程'规划教材"之一，内容包括感染的常见症状与体征、常见临床感染综合征、感染性疾病常用诊疗技术、抗感染药物的合理应用、皮肤疾病及性传播疾病等组成部分，从全新的视角解读疾病、诊治疾病。

本教材为书网融合教材，即纸质教材有机融合电子教材、教学配套资源（PPT 等），题库系统、数字化教学服务（在线教学、在线作业、在线考试）。

本教材可供高职高专院校临床医学、预防医学及口腔医学等专业教学使用。

图书在版编目（CIP）数据

感染性疾病与皮肤病／王春梅，王志虹主编 . —北京：中国医药科技出版社，2019.1

全国高职高专临床医学专业"器官系统化课程"规划教材

ISBN 978 - 7 - 5214 - 0617 - 7

Ⅰ. ①感… Ⅱ. ①王… ②王… Ⅲ. ①感染 - 疾病 - 诊疗 - 高等职业教育 - 教材 ②皮肤病 - 诊疗 - 高等职业教育 - 教材 Ⅳ. ①R4 ②R751

中国版本图书馆 CIP 数据核字（2018）第 275921 号

美术编辑 陈君杞

版式设计 友全图文

出版 **中国健康传媒集团** | 中国医药科技出版社

地址 北京市海淀区文慧园北路甲 22 号

邮编 100082

电话 发行：010 - 62227427 邮购：010 - 62236938

网址 www.cmstp.com

规格 889×1194mm $\frac{1}{16}$

印张 25 ¾

字数 548 千字

版次 2019 年 1 月第 1 版

印次 2019 年 1 月第 1 次印刷

印刷 三河市万龙印装有限公司

经销 全国各地新华书店

书号 ISBN 978 - 7 - 5214 - 0617 - 7

定价 **69.00** 元

版权所有 盗版必究

举报电话：010 - 62228771

本社图书如存在印装质量问题请与本社联系调换

数字化教材编委会

主　　编　王春梅　王志虹
副 主 编　王东辉　沈必成　熊吉碧
编　　者　(以姓氏笔画为序)
　　　　　王　辉（重庆市江津区中心医院）
　　　　　王东辉（长春医学高等专科学校）
　　　　　王志虹（重庆医药高等专科学校）
　　　　　王春梅（长春医学高等专科学校）
　　　　　杨　丽（楚雄医药高等专科学校）
　　　　　杨银芳（楚雄医药高等专科学校）
　　　　　何德春（重庆医药高等专科学校）
　　　　　沈必成（楚雄医药高等专科学校）
　　　　　张旻璐（长春医学高等专科学校）
　　　　　张婷波（楚雄医药高等专科学校）
　　　　　陈　君（重庆医药高等专科学校附属陈家桥医院）
　　　　　陈吉刚（重庆医药高等专科学校）
　　　　　姚晓媛（长春医学高等专科学校）
　　　　　蒋　凤（重庆市九龙坡区人民医院）
　　　　　熊吉碧（重庆医药高等专科学校）

出版说明

为深入贯彻落实国务院办公厅《关于深化医教协同进一步推进医学教学改革与发展的意见》（〔2017〕63号）《国家中长期教育改革发展规划纲要（2010－2020年）》和《教育部关于全面提高高等职业教育教学质量的若干意见》等文件精神，推动整合医学器官系统化课程改革，推进信息技术与职业教育融合，对接岗位需求，使教材内容与形式及呈现方式更加切合现代职业教育需求，以培养高素质技术技能型人才，在教育部、国家药品监督管理局的支持下，中国医药科技出版社组织全国十余所高职高专院校近100名专家、教师历时1年精心编撰了"全国高职高专临床医学专业'器官系统化课程'规划教材"，该套教材即将付梓出版。

本套教材按器官系统化纵向整合，全套共计13门，主要供临床医学、预防医学、口腔医学等专业教学使用。

本套教材定位清晰、特色鲜明，主要体现在以下方面。

一、整合课程，强调医学知识的整体性

本套教材为"器官系统化课程"规划教材，即人文社科与专业有机衔接，基础与临床结合，临床与预防结合。在内容设置上，实现基础医学知识与临床医学知识纵向贯通，在保持器官系统基础医学与临床医学完整性与科学性的基础上，减少低效的知识重复，培养学生从基础到临床的综合知识结构和以器官系统为主线的综合临床思维，实现医学生"早临床、多临床、反复临床"的目标。

二、定位准确，体现教改精神及职教特色

教材编写专业定位准确，职教特色鲜明，各学科的知识系统、实用。以高职高专临床医学专业的人才培养目标为导向，以职业能力的培养为根本，突出了"能力本位"和"就业导向"的特色，以满足岗位需要、学教需要、社会需要，满足培养高素质综合型人才的需要。

三、适应行业发展，与时俱进构建教材内容

教材内容紧密结合新时代行业要求和社会用人需求，与国家执业助理医师资格考试紧密对接，吸收临床医学发展的新知识、新技术、新方法，适当拓展知识面，为学生后续发展奠定了必要的基础。

四、遵循教材规律，注重"三基""五性"

遵循教材编写的规律，坚持理论知识"必需、够用"为度的原则，体现"三基""五性""三特

定"。结合高职高专教育模式发展中的多样性，在充分体现科学性、思想性、先进性的基础上，体现教材的器官系统化整合特色。

五、创新编写模式，增强教材可读性

体现"器官系统化整合"特色，编写模式上以案例导入引出正文内容，章下设置"学习目标""知识链接""考点提示"等模块，以培养学生理论联系实际以及分析问题和解决问题的能力，增强了教材的实用性和可读性，从而培养学生学习的积极性和主动性。

六、书网融合，使教与学更便捷、更轻松

全套教材为书网融合教材，即纸质教材与数字教材、配套教学资源、题库系统、数字化教学服务有机融合。通过"一书一码"的强关联，为读者提供全免费增值服务。按教材封底的提示激活教材后，读者可通过电脑、手机阅读电子教材和配套课程资源（PPT 等），并可在线进行同步练习，实时反馈答案和解析。同时，读者也可以直接扫描书中二维码，阅读与教材内容关联的课程资源（"扫码学一学"，轻松学习 PPT 课件；"扫码练一练"，随时做题检测学习效果），从而丰富学习体验，使学习更便捷。教师可通过电脑在线创建课程，与学生互动，开展布置和批改作业、在线组织考试、讨论与答疑等教学活动，学生通过电脑、手机均可实现在线作业、在线考试，提升学习效率，使教与学更轻松。

编写出版本套高质量教材，得到了全国知名专家的精心指导和各有关院校领导与编者的大力支持，重庆医药高等专科学校在器官系统化课程改革实践中所积累的宝贵经验对本套教材的编写出版做出了重要的贡献，在此一并表示衷心感谢。出版发行本套教材，希望受到广大师生欢迎，并在教学中积极使用本套教材和提出宝贵意见，以便修订完善，共同打造精品教材，为促进我国高职高专临床医学专业教育教学改革和人才培养做出积极贡献。

中国医药科技出版社
2019 年 1 月

全国高职高专临床医学专业"器官系统化课程"规划教材

建设指导委员会

主 任 委 员　冯连贵（重庆医药高等专科学校）

何　坪（重庆医药高等专科学校）

副主任委员　（以姓氏笔画为序）

王福青（漯河医学高等专科学校）

冯春林（遵义医药高等专科学校）

朱庆丰（安庆医药高等专科学校）

李　琳（菏泽医学专科学校）

张　业（厦门大学医学院）

陈国忠（江苏医药职业学院）

周争道（江西医学高等专科学校）

赵　欣（长春医学高等专科学校）

昝雪峰（楚雄医药高等专科学校）

葛淑兰（山东医学高等专科学校）

委　　　员　（以姓氏笔画为序）

王志虹（重庆医药高等专科学校）

王春梅（长春医学高等专科学校）

刘　洋（长春医学高等专科学校）

刘尚智（四川中医药高等专科学校）

毕满华（安庆医药高等专科学校附属医院）

杨智源（长春医学高等专科学校）

李雪涛（重庆医药高等专科学校）

何　平（长春医学高等专科学校）

张爱荣（安庆医药高等专科学校）

罗　彬（重庆医药高等专科学校）

赵　冰（长春医学高等专科学校）

胡忠亚（安庆医药高等专科学校）

侯　枭（重庆医药高等专科学校）

郭　兵（重庆医药高等专科学校）

贺　伟（长春医学高等专科学校）

徐仁良（安庆医药高等专科学校附属医院）

凌　斌（重庆医药高等专科学校）

黄　琼（重庆医药高等专科学校）

崔　伟（长春医学高等专科学校）

谭　丽（重庆医药高等专科学校）

谭业辉（吉林大学第一医院）

前　言

　　国务院办公厅发布的《关于深化医教协同进一步推进医学教育改革与发展的意见》（〔2017〕63号）、《国家中长期教育改革发展规划纲要（2010－2020）》和《教育部关于全面提高高等职业教育质量的若干意见》等文件强调，要推动整合医学器官系统化课程改革，推进信息技术与职业教育结合，对接岗位需求，使教材内容与形式及呈现方式更加切合现代职业教育需求，以培养高素质技术技能型人才。为贯彻有关文件精神，我们组织编写了《感染性疾病及皮肤病》。

　　本教材为系列教改教材之一，内容丰富翔实，图文并茂，科学严谨，内容丰富详实，涵盖了感染的常见症状与体征、常见临床感染综合征、感染性疾病常用诊疗技术、抗感染药物的合理应用、皮肤疾病及性传播疾病等重要组成部分，打破了传统模式，适应"器官系统化课程改革"的要求。

　　本教材的特点包括基础医学知识与临床医学知识纵向贯通，从感染的病理生理到人体对感染产生的免疫反应，从感染的常见致病微生物到常用抗感染药物，从感染的表现形式到具体疾病的诊断与治疗，培养学生从基础到临床综合知识结构和以系统为主线的临床综合思维；增加了感染性疾病相关的临床常用技能，如常用诊疗技术、消毒与灭菌技术，以适合职业需求，使学生能够更加全面地掌握感染性疾病的防治能力；同时还出版了配套的数字教材，有利于学生进一步掌握教材内容，丰富学习体验。

　　本教材编写过程中查阅和收集了大量有关教材内容的文献资料与临床经验，编写中注重与国家执业助理医师资格考试相接轨并引用"案例导入"模块提高学生临床思维能力，以更好地适应岗位需求。

　　本教材在编写过程中得到全体编委及其所在单位的大力支持，在此谨表诚挚谢意！但由于编写时间仓促、编者水平有限，在内容和编排上难免有不妥之处，请使用本教材的专家和师生们批评指正。

编　者

2018 年 11 月

目 录

第一篇　感染性疾病总论

第三篇　外科感染性疾病

第一篇

感染性疾病总论

第一章　感染概述

学习目标

1. **掌握**　感染及感染性疾病的概念。
2. **熟悉**　感染的表现形式及分类。
3. **了解**　传染病的特征。
4. 能够鉴别传染性疾病和非传染性疾病。

扫码"学一学"

第一节　感染及感染性疾病

一、概念

感染性疾病是指由病原微生物所致的一大类疾病，其中一部分具有传染性，称之为传染病。感染性疾病是常见和多发的疾病，其病原微生物包括病毒、立克次体、衣原体、支原体、细菌、真菌、寄生虫等。疾病遍布临床内科、外科、妇科、儿科、皮肤科等。

感染和传染是两个既有联系又有区别的概念。

感染是指病原体侵入机体，并在机体内生长繁殖，导致机体生理功能紊乱和组织结构破坏，出现病理改变的一种状态。

传染是指疾病或病原体由一个个体向另一个个体转移的过程。传染病是感染性疾病的一个特殊类型。

二、感染过程的表现

病原体在人体内寄生过程中，由于病原体的致病力和人体免疫功能的不同，产生五种不同的感染过程。五种感染表现在一定条件下可以相互转化，一般认为隐性感染最常见，其次为病原携带者，显性感染最少。

1. 病原体被消灭或排出体外　病原体进入人体后，在人体有效的防御作用下，可被人体的非特异免疫（如皮肤黏膜的屏障作用、胃酸、多种体液成分的溶菌、杀菌作用、血脑屏障和组织细胞的吞噬作用等）清除，也可被机体获得的特异性免疫（包括被动免疫和主动免疫）消灭，或通过鼻咽、气管、肠或肾排出体外，人体不出现任何症状。

2. 病原携带状态　按病原体种类不同又分为带病毒者、带菌者与带虫者。病原携带者一般分为健康携带者和潜伏期携带者和恢复期携带者。恢复期携带者按其携带时间的长短（一般以 3 个月为限）分为暂时和慢性携带者。各种携带者都可因排出病原体而成为传染病的传染源。

3. 隐性感染 又称亚临床感染。是指病原体侵入人体后，不引起组织损伤或病理损害轻微，临床上多无症状、体征和生化改变，只有经免疫学检验才发现已被感染。大多数隐性感染者，病原体被清除后可获免疫，使免疫人群扩大，但少数人未能形成足以清除病原体的免疫力，则转为病原携带者，而成为传染源。

4. 潜伏性感染 又称潜在性感染。在传染过程中，人体与病原体在相互作用时，保持暂时的平衡状态，机体不出现临床表现，一旦人体防御机能降低，原已潜伏在人体内的病原体便乘机繁殖起来发病。常见的潜伏性感染有单纯疱疹、带状疱疹、疟疾、结核病等。潜伏感染期间，病原体一般不排出体外，不易成为传染源。

5. 显性感染 又称临床感染。病原体侵入人体后，通过病原体及其毒素的作用或机体的变态反应而产生一系列的组织病理变化和临床表现。多数病例在疾病痊愈后体内病原体被消灭，人体获得一定免疫力。少数显性感染者转为病原携带者，成为传染源。

三、感染的分类

（一）根据病原体的来源分类

可将感染分为外源性感染、内源性感染和医院感染。

1. 外源性感染 也称社区感染，是指病原菌来自于机体以外的环境。

2. 内源性感染 也称自身感染，是指来自自身体内的细菌引起的感染。机体自身的"正常菌群"当某些条件改变时，可引起感染，即所谓的条件致病菌感染。

3. 医院感染 又称院内感染，指住院患者在住院期间获得的感染。

（二）根据病原体性质分类

可将感染分为一般感染（非特异性感染）和特殊感染（特异性感染）。

1. 非特异性感染 主要常见细菌引起的化脓性感染，如外科常见的疖、痈、丹毒、急性乳腺炎等。

2. 特异性感染 包括普通方法不能灭活的病原体、泛耐药和全耐药的病原体引起的感染。

（三）根据临床处理方法不同分类

可将感染分为内科感染和外科感染。

（四）根据病情缓急和发病特点分类

可分为急性感染、亚急性感染和慢性感染。

第二节 传染病的基本特征

传染病是指能在正常人群中引起流行的感染性疾病，由各种致病微生物引起，在人体的发生发展过程与其他致病因素所造成的疾病有本质的区别。传染病具有以下基本特征。

一、病原体

每种传染病都有其特异的病原体，包括病毒、立克次体、细菌、真菌、螺旋体、原虫等。

二、传染性

病原体从宿主体内排出体外,通过一定的方式,到达新的易感者体内,呈现出一定的传染性,其传染强度与病原体的种类、数量、毒力及易感者的免疫状态等有关。

三、流行性、地方性和季节性

1. 流行性 按传染病流行过程的强度和广度分类如下。

（1）**散发** 是指传染病在人群中散在发生,发病率在某地区常年一般水平。

（2）**流行** 是指某一地区或某一单位,在某一时期内,某种传染病的发病率超过了历年同期的发病水平。

（3）**大流行** 指某种传染病在一个短时期内迅速传播、蔓延,超过了一般的流行强度,可越过国界、州界。

（4）**爆发** 指某一局部地区或单位,在短期内突然出现众多的同一种疾病的患者。

2. 地方性 是指某些传染病或寄生虫病,其中间宿主受地理条件、气温条件变化的影响,常局限于一定的地理范围内发生。如虫媒传染病、自然疫源性疾病。

3. 季节性 指传染病的发病率,在年度内有季节性升高。这种升高与温度、湿度的改变有关。

四、免疫性

传染病痊愈后,人体对同一种传染病的病原体产生不感受性,称为免疫。不同的传染病病后免疫状态有所不同,有的传染病患病一次后可终身免疫,有的还可发生感染。可分为下几种感染现象。

1. 再感染 同一传染病在痊愈后,经过一定时间后,被同一种病原体感染。

2. 重复感染 某种疾病在发病中,被同一种病原体再度侵袭而受染。以血吸虫病、丝虫病、疟疾较为常见。

3. 复发 发病过程已转入恢复期或接近痊愈,病原体再度出现并繁殖,症状与体征也再次出现。常见于伤寒。

4. 再燃 临床症状已缓解,但体温尚未正常而复上升、症状加重或重新出现。常见于伤寒。

本章小结

感染性疾病是指由病原微生物所致的一大类疾病,传染病是感染性疾病的一个特殊类型。感染过程有五种表现形式,最常见的表现形式为隐性感染。传染病的基本特征为:有病原体,传染性,流行性、地方性、季节性,免疫性。

扫码"练一练"

目标检测

一、选择题

【A1/A2 型题】

1. 下列属于传染病的是
   A. 急性支气管炎
   B. 化脓性胆囊炎
   C. 炭疽
   D. 化脓性腮腺炎
   E. 大叶性肺炎

2. 在传染病感染过程中，最常见的感染形式是
   A. 隐性感染
   B. 病原携带者
   C. 显性感染
   D. 潜伏性感染
   E. 病原体被消灭或清除

3. 下列哪种病原体常引起潜伏性感染
   A. 伤寒杆菌
   B. 肝炎病毒
   C. 水痘 - 带状疱疹病毒
   D. 白喉杆菌
   E. 狂犬病毒

4. 导致我国最多的慢性携带状态的致病微生物是
   A. 甲型肝炎病毒
   B. 乙型肝炎病毒
   C. 戊型肝炎病毒
   D. 丙型肝炎病毒
   E. 伤寒杆菌

5. 不引起组织损伤或病理损害轻微，临床上多无明显表现，在传染病流行时可使免疫人群扩大。指的是感染的哪种表现形式
   A. 病原体被消灭或清除
   B. 隐性感染
   C. 显性感染
   D. 潜伏性感染
   E. 病原携带状态

6. 病原体与机体处于共生形式的感染形式为
   A. 病原体被消灭或清除
   B. 隐性感染
   C. 显性感染
   D. 潜伏性感染
   E. 病原携带状态

7. 病原体长期潜伏于机体某些部位，待机会成熟引起临床表现的感染形式为
   A. 病原体被消灭或清除
   B. 隐性感染
   C. 显性感染
   D. 潜伏性感染
   E. 病原携带状态

8. 病原侵入机体引起机体病理改变和临床表现称为
   A. 病原体被消灭或清除
   B. 隐性感染
   C. 显性感染
   D. 潜伏性感染
   E. 病原携带状态

9. 下列哪种疾病地方性特征最明显

A. 病毒性肝炎   B. 细菌性痢疾

C. 日本血吸虫病   D. 蛔虫病

E. 流行性腮腺炎

10. 患病后可获得持久免疫力的传染病是

 A. 丙型肝炎   B. 艾滋病

 C. 伤寒   D. 阿米巴痢疾

 E. 细菌性痢疾

11. 病后仅可获得部分、较弱免疫力的传染病是

 A. 甲型肝炎   B. 乙型肝炎

 C. 伤寒   D. 流行性脑脊髓膜炎

 E. 血吸虫病

12. 下列关于传染的描述，不正确的是

 A. 是指疾病或病原体由一个个体向另一个个体转移的过程

 B. 是传染病与其他传染病的主要区别

 C. 常需借助某种媒介完成

 D. 传染只能发生在人与人之间

 E. 病原体可为各种致病微生物

13. 下列哪种疾病容易引起重复感染

 A. 伤寒   B. 水痘

 C. 疟疾   D. 细菌性痢疾

 E. 乙型脑炎

14. 下列哪种疾病常引起复发

 A. 伤寒   B. 水痘

 C. 疟疾   D. 细菌性痢疾

 E. 乙型脑炎

15. 同一传染病在痊愈后，经过一定时间后，被同一种病原体感染。此过程被称为

 A. 再感染   B. 重复感染

 C. 隐性感染   D. 复发

 E. 再燃

二、简答题

1. 感染的表现形式有哪些？

2. 传染性疾病的基本特征有哪些？

（王春梅）

第二章　感染与免疫

学习目标

1. **掌握**　细菌的毒力和侵袭力、病毒感染的传播方式、干扰素的概念；内毒素与外毒素的区别；细菌感染、真菌感染的类型；寄生虫对宿主的损害作用。

2. **熟悉**　机体抗菌免疫、抗病毒免疫的组成；抗真菌感染的适应性免疫；宿主对的寄生虫的抵抗作用。

3. **了解**　感染的来源和途径；病毒感染的致病机理；抗真菌感染的固有免疫；宿主与寄生虫相互作用的结果。

4. 学会区分临床病例中细菌感染的类型，分析病毒感染的影响因素、条件致病性真菌感染的防治策略和寄生虫与宿主的相互关系。

5. 能够理解影响感染的诸多因素，区分临床病毒感染和真菌感染的类型及指导临床上寄生虫病的治疗。

感染是病原体与宿主相互作用的过程。病原体主要包括病原微生物（如细菌、病毒、朊粒、真菌、衣原体、立克次体、支原体等）和寄生虫（如原虫、蠕虫、医学昆虫等）。宿主主要是指为病原微生物和寄生虫提供居住场所及营养的人和动物。

病原体侵入人体后是否引起疾病，主要取决于病原体的致病能力和机体免疫功能两方面（图 2–1）。病原体的致病能力包括病原体的毒力（如细菌的毒素、侵袭力，寄生虫的穿透力等）和病原体的数量及侵入途径。机体免疫功能是指人体的免疫系统对入侵的病原体进行识别和清除的功能。机体抗病原体的免疫包括固有免疫和适应性免疫。固有免疫又称为非特异性免疫、先天性免疫；适应性免疫又称为特异性免疫、获得性免疫，包括 B 细胞介导的体液免疫和 T 细胞介导的细胞免疫。此外，社会因素和环境因素也是影响感染的因素。

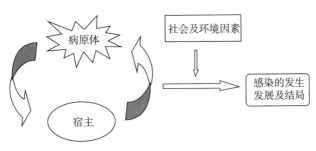

图 2–1　病原体与感染的关系

扫码"学一学"

第一节 细菌的感染与免疫

细菌的感染是指细菌侵入人体，在人体内定居、增殖、产生毒性物质，引起不同程度病理改变的过程。引起机体感染的细菌称为病原菌或致病菌；不能引起机体感染的细菌的称为非病原菌或非致病菌；有些细菌在正常情况下不致病，在特定的情况（如免疫力下降、细菌寄居部位改变、滥用抗生素导致菌群失调）下才致病，这类细菌称为条件致病菌或机会致病菌。

一、细菌的致病性

细菌的致病性是指细菌能引起宿主感染的能力。细菌的致病性与其毒力、侵入数量、侵入途径有关。

（一）细菌的毒力

细菌毒力是指病原菌致病性的强弱程度。不同种属的病原菌毒力不同，不同来源的同一种属其病原菌毒力也有差别。细菌的毒力主要由侵袭力和细菌毒素组成。

1. 细菌的侵袭力 是指病原菌突破机体的防御机制进入机体，并在体内定植、繁殖和扩散的能力。细菌的侵袭力主要包括菌体的表面结构和侵袭性酶类。

2. 细菌毒素 是指细菌合成的对机体有毒性的物质。按照来源、性质和作用特点的不同可将细菌毒素分为外毒素和内毒素。外毒素与内毒素的主要区别见表2-1。

表2-1 外毒素与内毒素的主要区别

区别	外毒素	内毒素
来源	革兰阳性菌与少数革兰阴性菌	革兰阴性菌
存在部位	由活菌分泌至细胞外，少数菌体崩解后释放	细胞壁成分，菌体裂解后释放
化学成分	蛋白质	脂多糖
稳定性	不耐热，60~80℃，30分钟被破坏	耐热，2~4小时被破坏
免疫原性	强，可刺激机体产生抗毒素，经甲醛脱毒处理可制成类毒素	弱，刺激机体产生的中和抗体作用弱，甲醛处理不能制成类毒素
毒性作用	强，各种外毒素对组织器官有选择性毒害作用，引起特殊的临床表现	较弱，各菌内毒素的毒性作用大致相同，引起发热、弥散性血管内凝血等

知识链接

鲎试验

鲎试验是目前药典规定的内毒素检测方法。鲎又称马蹄蟹，是栖生于海洋中的一种古老的节肢动物，鲎血中变形细胞冻融后的溶解物（鲎试剂）与内毒素反应可形成易于分辨的凝胶。鲎试验除了凝胶法外，还有浊度法和显色法。简单、经济的鲎试验使得它已被广泛应用于半成品、原材料以及药品、医疗器械和生物制品等产品的检查。

（二）细菌侵入的数量

细菌毒力与引起感染所需要的细菌数量成反比。

（三）细菌侵入的途径

病原菌引起感染，必须通过适当的侵入途径才能实现。例如破伤风梭菌必须侵入缺氧的深部伤口才引起疾病；痢疾志贺菌须经口侵入消化道才能致病。少数的病原菌可以经多途径侵入机体引起疾病，如结核分枝杆菌可经呼吸道、消化道、皮肤创伤等途径引起感染。

二、机体抗菌免疫

机体的抗菌免疫包括固有免疫和适应性免疫。

（一）固有免疫

固有免疫是生物体在长期种系进化过程中逐渐形成的，参与固有免疫的物质主要有屏障结构、吞噬细胞和体液中溶菌杀菌物质。

1. 屏障结构　包括皮肤与黏膜屏障、血脑屏障、胎盘屏障。

2. 吞噬细胞　包括血液中的单核细胞和中性粒细胞及组织器官中的巨噬细胞。

3. 体液因素　机体正常组织和体液中存在多种溶菌杀菌物质，较为重要的有补体、溶菌酶和抗菌肽。

（二）适应性免疫

适应性免疫包括体液免疫和细胞免疫两大类，分别由 B 淋巴细胞和 T 淋巴细胞所介导。

1. 体液免疫　机体受到细菌等病原体刺激后，会产生针对该病原体的抗体，此抗体对机体有保护作用。抗体抗感染的机制主要有阻止细菌黏附、调理作用、中和外毒素毒性。

2. 细胞免疫　主要通过细胞毒性 T 细胞和 Th1（一种辅助 T 细胞）细胞来实现。

三、感染的发生与发展

（一）感染的来源

1. 外源性感染　是指由来源于体外的病原体所引起的感染。

2. 内源性感染　多由条件致病菌引起。

（二）传播方式与途径

1. 呼吸道　有些病原菌（如结核分枝杆菌、百日咳杆菌）通过患者或带菌者咳嗽、打喷嚏散布于空气中，被他人吸入引起感染。

2. 消化道　有些病原菌（如霍乱弧菌、痢疾志贺菌）通过患者的消化道排出体外，进而污染水、食物等，再通过食入被污染的水、食物进入新的宿主引起感染。

3. 皮肤黏膜损伤　有些细菌（如致病性葡萄球菌、链球菌）通过损伤的皮肤黏膜进入机体引起感染。

4. 节肢动物叮咬　有些病原体经节肢动物媒介叮咬机体引起感染，如鼠疫耶尔森菌可经鼠蚤叮咬人体而致病。

（三）感染的类型

病原菌的致病作用和机体的抗菌免疫相互斗争决定了细菌感染的发生、发展与结局。感染可分为隐性感染、显性感染和带菌状态三种类型。

第二节 病毒的感染与免疫

一、病毒的致病作用

病毒感染是指病毒以一定的方式侵入易感细胞并增殖，与机体免疫系统相互作用，致使不同程度的病理改变的过程。受宿主因素（健康状况）、病毒因素（病毒毒力）及环境因素的影响，感染的结果表现为免疫保护作用或免疫病理损伤。

（一）病毒感染的传播方式

病毒在人群中的传播方式有水平传播和垂直传播两类。人类感染病毒的途径见表2-2。

有些病毒只在侵入部位的易感细胞内增殖而引起局部感染，而有些病毒在入侵局部增殖后，通过血流或神经系统传播至全身引起全身感染，产生病毒血症。

表2-2 人类病毒的感染途径

主要感染途径	传播方式	病毒种类
呼吸道	空气、飞沫、痰或皮屑	流感病毒、腮腺炎病毒、鼻病毒水痘病毒等
消化道	污染的水或食物	脊髓灰质炎病毒等肠道病毒、甲型及戊型肝炎病毒、轮状病毒
破损皮肤	昆虫叮咬或动物咬伤	流行性乙型脑炎病毒、狂犬病病毒、出血热病毒等
血液	输血、注射或器官移植	人类免疫缺陷病毒、乙型及丙型肝炎病毒等
接触	游泳、性行为等	人类疱疹病毒、人类免疫缺陷病毒等
胎盘等	胎盘、分娩产道或哺乳	乙型肝炎病毒、人类免疫缺陷病毒、巨细胞病毒、风疹病毒

（二）病毒感染的致病机制

1. 病毒感染对宿主细胞的致病作用 包括杀细胞效应、稳定状态感染、包涵体形成、细胞凋亡、细胞转化。

2. 病毒感染的免疫病理损伤 病毒在宿主细胞内增殖可导致宿主细胞发生病理损伤。此外，病毒感染可损伤免疫细胞。

二、机体抗病毒免疫

机体的抗病毒免疫有固有免疫和适应性免疫两种类型。

（一）固有免疫

抗病毒的固有免疫主要包括屏障结构、干扰素、单核-吞噬细胞系统、NK细胞等，可以迅速对病毒的进入产生反应，并激活适应性免疫防御系统。

1. 干扰素（interferon，IFN） 是由病毒或其他干扰素诱生剂刺激宿主细胞产生的一种糖蛋白。干扰素具有免疫调节、抗病毒、抗肿瘤等多种生物学活性。

干扰素抗病毒作用机制见图2-2。

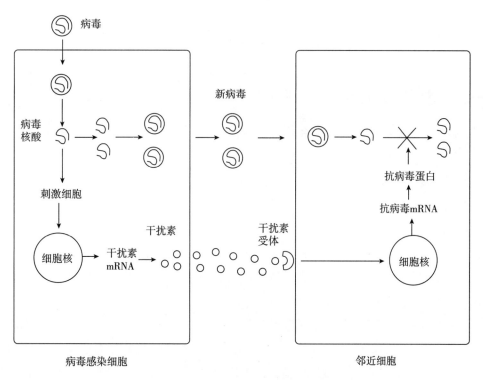

图 2-2　干扰素抗病毒作用示意图

知识链接

重组人干扰素α

重组人干扰素α是从人白细胞中克隆出干扰素α基因，通过先进的基因工程技术，在体外大规模生产出的人干扰素α。与天然干扰素α相比，它纯度高、副作用少、疗效更确切。重组人干扰素α亚型较多，其中干扰素α-1b来源于健康中国人白细胞，是正常中国人体内产生最多的一种亚型，经临床实验证明重组干扰素α-1b体外抗病毒活性明显高于干扰素α-2a（来源于西方人骨髓瘤细胞）、α-2b（来源于西方人白细胞），而副作用显著低于后两种，因而更适合中国人使用。

2. 自然杀伤细胞（NK 细胞）　是抗病毒感染中主要的固有免疫杀伤细胞。能非特异性杀伤许多病毒感染的靶细胞，发挥抗病毒作用。

（二）适应性免疫

病毒感染可以刺激机体产生适应性免疫，适应性免疫包括体液免疫和细胞免疫，具有抗病毒感染的作用。

三、病毒感染的类型

病毒侵入机体后，与机体的免疫力相互作用，引起不同的感染类型。包括隐性病毒感染和显性病毒感染。

第三节　真菌的感染与免疫

一、真菌的致病性

真菌是一类细胞核分化程度很高，有核膜和核仁，胞质内有完整的细胞器的真核细胞型的微生物。自然界中真菌的种类很多，与医学有关的真菌约有四百余种，主要引起人类真菌感染、真菌性超敏反应、真菌毒素中毒等疾病。

1. 真菌感染

（1）致病性真菌感染　由致病性真菌引起，主要引起外源性感染，如皮肤癣菌，亲嗜表皮角质，侵犯皮肤、指甲等部位引起皮肤癣，其中以手足癣最为常见。

（2）条件致病性真菌感染　多为继发性感染，由条件致病性真菌引起，主要引起内源性感染。常发生于长期使用广谱抗生者及肿瘤、糖尿病患者。

2. 真菌性超敏反应　当真菌孢子或菌丝被人类接触、吸入或食入后可引起机体的超敏反应，引起组织细胞的损伤或功能紊乱，引起过敏性皮炎、支气管哮喘、荨麻疹等疾病。

3. 真菌毒素中毒　真菌毒素是真菌在新陈代谢过程中产生的毒性物质，可污染农作物、食物或饲料。当人类食入含有真菌毒素的食物时，真菌毒素可损伤肝、肾、神经系统及造血系统并引起急、慢性中毒。

4. 真菌毒素与肿瘤　有些真菌的毒素与肿瘤有关。已证明黄曲霉毒素有致癌作用，与肝癌发生有关。黄曲霉毒素一般在花生、玉米、小麦等农作物发生霉变后产生，主要引起肝脏细胞变性、坏死，严重时可诱导肝癌。

二、机体的抗真菌免疫

机体对真菌的免疫分为固有免疫和适应性免疫。细胞免疫在机体抗真菌感染中起关键作用。体液免疫对真菌感染有一定的抵抗力。

第四节　寄生虫与宿主的相互关系

寄生虫对人类的危害主要有两方面，一方面，有些寄生虫可作为病原体直接引起疾病；另一方面，有些寄生虫作为媒介传播疾病。目前，联合国开发计划署等机构联合倡议要求重点防治的 10 种热带病中有 7 种是寄生虫病，即疟疾、血吸虫病、淋巴丝虫病、盘尾丝虫病、利什曼病、非洲锥虫病和美洲锥虫病。

一、基本概念

（一）寄生虫与宿主

两种生物生活在一起，如果一方受益，另一方受害，受益的一方称为寄生虫，受害的一方称为宿主。人体寄生虫主要包括医学原虫、医学蠕虫和医学节肢动物，宿主主要包括人和动物。

（二）寄生虫的生活史

1. 寄生虫的生活史　是指寄生虫完成一代生长、发育和繁殖的完整过程。

2. 感染阶段　寄生虫的生活史中具有感染人体能力的发育阶段称为感染阶段。

3. 宿主的类别　在某些寄生虫的生活史中只需要一种宿主，有的则需两种或两种以上宿主，宿主的类别主要有以下几种。

（1）终宿主　指寄生虫成虫或有性生殖阶段所寄生的宿主。

（2）中间宿主　指寄生虫的幼虫或无性生殖阶段所寄生的宿主。

（3）保虫宿主　亦称储存宿主，指某些寄生虫既可寄生于人，又可寄生于某些脊椎动物。后者在一定条件下可将其体内的寄生虫传播给人。在流行病学上将这类除人以外的脊椎动物称之为保虫宿主或储存宿主。

（4）转续宿主　某些寄生虫的幼虫侵入非适宜宿主后不能发育为成虫，但能存活并长期维持幼虫状态。只有当其有机会侵入适宜宿主体内时，才能发育为成虫。此种非适宜宿主称为转续宿主。

二、寄生虫与宿主的关系

寄生虫与宿主的关系主要包括寄生虫对宿主的损害作用和宿主对寄生虫的抵抗作用两个方面，两者相互作用的结果决定了寄生虫病的发生、发展和结局。

寄生虫对宿主的损害作用包括掠夺营养、机械性损伤、毒性与免疫损伤。

宿主对的寄生虫的抵抗作用包括固有免疫和适应性免疫。特异性免疫分为消除性免疫和非消除性免疫两类。

（1）消除性免疫　寄生虫诱导机体产生的特异性免疫力不仅能清除体内寄生虫，并且能抵抗寄生虫的再感染。

（2）非消除性免疫　有些寄生虫感染后虽可诱导宿主对再感染产生一定的免疫力，但不能完全清除体内已有的寄生虫。寄生虫的感染多为非消除性免疫。

本章小结

感染的发生、发展及结局是病原体与人体免疫力相互斗争的结果。对人致病的病原体主要包括病原微生物和人体寄生虫。

病原微生物主要通过其侵袭力、毒素等引起感染，寄生虫通过掠夺营养、机械性损伤、毒性与免疫损伤损害宿主。人体通过固有免疫与适应性免疫抵御或清除入侵的病原微生物及寄生虫。

扫码"练一练"

目标检测

一、选择题

【A1/A2 型题】

1. 细菌侵入人体后，能否被清除主要取决于

A. 细菌的数量
B. 细菌的致病性和机体的免疫功能

C. 细菌的毒力
D. 细菌的侵袭力

E. 机体的免疫功能

2. 下列关于内毒素的叙述，不正确的是

A. 来源于革兰阴性菌
B. 用甲醛脱毒可制成类毒素

C. 其化学成分是脂多糖
D. 性质稳定，耐热

E. 菌体死亡裂解后释放

3. 下列关于干扰素的叙述，错误的是

A. 诱导细胞产生抗病毒蛋白
B. 具有种属特异性

C. 抗病毒感染具有特异性
D. 具有抗肿瘤功能

E. 可增强 NK 细胞的杀伤活性

4. 细菌致病性强弱主要取决于细菌的

A. 形态
B. 基本结构和特殊结构

C. 侵袭力和毒素
D. 侵入机体的部位

E. 分解代谢产物

5. 内毒素不具有的毒性作用是

A. 弥散性血管内凝血
B. 发热

C. 休克
D. 食物中毒

E. 白细胞反应

6. 下列关于外毒素的叙述，错误的是

A. 多由革兰阳性菌产生

B. 化学成分是蛋白质

C. 耐热，使用高压蒸汽灭菌法仍不能将其破坏

D. 经甲醛处理可制备成类毒素

E. 可刺激机体产生抗毒素

7. 下列不属于正常体液与组织中抗菌物质的是

A. 抗生素
B. 溶菌酶

C. 补体
D. 乙型溶素

E. 吞噬细胞杀菌素

8. 病毒的水平传播是指病毒

A. 在细胞与细胞的传播
B. 从侵入门户向血液中的传播

C. 在人群不同个体间的传播
D. 通过血液向其他组织中传播

E. 母婴传播

9. 垂直传播是指病毒通过

A. 胎盘或产道由母亲传给胎儿或新生儿

B. 性接触由带毒者传给其配偶

C. 带毒蚊虫叮咬人群中传播

D. 输入病毒污染的血液传播

E. 卵生兄弟姐妹间的传播

10. 儿童期感染水痘病毒引起水痘，至成人可发生带状疱疹的感染称

    A. 慢性感染　　　　　　　　　B. 急性感染

    C. 潜伏感染　　　　　　　　　D. 隐性感染

    E. 慢发感染

11. 免疫球蛋白抗病毒的作用机制是

    A. 灭活细胞内感染的病毒　　　B. 诱导细胞产生干扰素

    C. 抑制病毒吸附易感细胞　　　D. 主要在感染晚期发挥作用

    E. 抑制病毒的增殖

二、简答题

1. 机体的抗菌免疫有哪些？

2. 简述真菌的致病性。

（王东辉）

第三章 感染的常见症状与体征

学习目标

1. **掌握** 感染的常见临床表现与体征。
2. **熟悉** 感染常见症状的发病机制与临床辅助检查。
3. **了解** 感染常见的伴随症状。

扫码"学一学"

第一节 发 热

发热（fever）是指机体在致热原（pyrogen）作用下或各种原因引起体温调节中枢的功能障碍时，体温升高超出正常范围。正常人的体温受体温调节中枢所调控，并通过神经、体液因素使产热和散热过程呈动态平衡，保持体温在相对恒定的范围内。

一、正常体温与生理变异

正常人体温一般为 36~37℃，可因测量方法不同而略有差异。正常体温在不同个体之间略有差异，且常受机体内、外因素的影响稍有波动。在 24 小时内，下午体温较早晨稍高。剧烈运动、劳动或进餐后体温也可略升高，但一般波动范围不超过 1℃。妇女月经前及妊娠期体温略高于正常。老年人因代谢率偏低，体温相对低于青壮年。另外，在高温环境下体温也可稍升高。

二、发生机制

多为外源性致热原（exogenous pyrogen）所致，外源性致热原的种类甚多，包括①各种微生物病原体及其产物，如细菌、病毒、真菌及细菌毒素等；②炎性渗出物及无菌性坏死组织；③抗原抗体复合物；④某些类固醇物质，特别是肾上腺皮质激素的代谢产物原胆烷醇酮（etiocholanolone）；⑤多糖体成分及多核苷酸、淋巴细胞激活因子等。外源性致热原多为大分子物质，特别是细菌内毒素，分子量非常大，不能通过血脑屏障直接作用于体温调节中枢，而是通过激活血液中的中性粒细胞、嗜酸性粒细胞和单核－吞噬细胞系统，使其产生并释放内源性致热原引起发热。

三、病因分类

感染性发热各种病原体如病毒、细菌、支原体、立克次体、螺旋体、真菌、寄生虫等引起的感染，不论是急性、亚急性或慢性，局部性或全身性，均可出现发热。

非感染性发热是由非病原体感染引起的发热。原因包括组织损伤与坏死、变态反应、内分泌代谢疾病、某些导致皮肤散热减少的疾病及自主神经功能紊乱、体温调节中中枢功能异常等。

四、临床表现

（一）发热的分度

以口腔温度为标准，可将发热分为如下几类。

（1）低热　37.3~38℃。

（2）中等度热　38.1~39℃。

（3）高热　39.1~41℃。

（4）超高热　41℃以上。

（二）发热的临床过程及特点

1. 体温上升期　常有乏力、肌肉酸痛、皮肤苍白、畏寒或寒战等现象。

体温上升有以下两种方式。

（1）骤升型　体温在几小时内达39~40℃或以上，常伴有寒战。小儿易发生惊厥。见于疟疾、大叶性肺炎、败血症、流行性感冒、急性肾炎、输液或某些药物反应等。

（2）缓升型　体温逐渐上升在数日内达高峰，多不伴寒战。如伤寒、结核病、布氏杆菌病等所致的发热。

2. 高热期　是指体温上升达高峰之后保持一定时间，持续时间的长短可因病因不同而有差异。如疟疾可持续数小时，大叶性肺炎、流行性感冒可持续数天，伤寒则可为数周。此期可有皮肤发红并有灼热感，呼吸加快变深，出汗。

3. 体温下降期　由于病因的消除，致热原的作用逐渐减弱或消失，体温中枢的体温调定点逐渐降至正常水平，产热相对减少，散热大于产热，使体温降至正常水平。此期表现为出汗增多，皮肤潮湿。

体温下降有以下两种方式。

（1）骤降型　指体温于数小时内迅速下降至正常，有时可略低于正常，常伴有大汗淋漓。常见于疟疾、急性肾盂肾炎、大叶性肺炎及输液反应等。

（2）渐降型　指体温在数天内逐渐降至正常，如伤寒、风湿热等。

五、热型及临床意义

发热患者在不同时间测得的体温数值分别记录在体温单上，将各体温数值点连接起来形成体温曲线，该曲线的不同形态（形状）称为热型（fever type）。不同的病因所致发热的热型常不相同。临床上常见的热型有以下几种。

1. 稽留热（continued fever）　是指体温恒定地维持在39~40℃以上的高水平，达数天或数周，24小时内体温波动范围不超过1℃。常见于大叶性肺炎、斑疹伤寒高热期（图3-1）。

2. 弛张热（remittent fever）　波动范围超过2℃，但都在正常水平以上。常见于败血症、风湿热、重症肺结核及脓性炎症等（图3-2）。

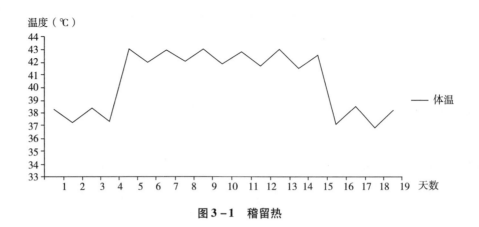

图 3 - 1　稽留热

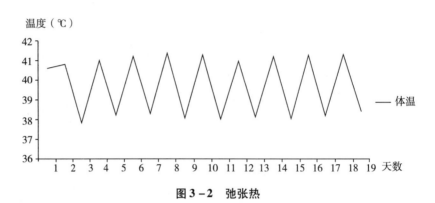

图 3 - 2　弛张热

3. 间歇热（intermittent fever）　体温骤升达高峰后持续数小时，又迅速降至正常水平，无热（间歇）期可持续 1 天至数天，如此高热期与无热期反复交替出现。常见于疟疾、急性肾盂肾炎等（图 3 - 3）。

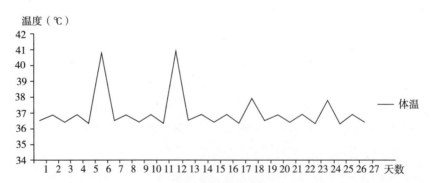

图 3 - 3　间歇热

4. 回归热（recurrent fever）　体温急剧上升至 39℃ 或以上，持续数天后又骤然下降至正常水平。高热期与无热期各持续若干天后规律性交替一次。可见于回归热、霍奇金（Hodgkin）病等。若在病程中多次重复出现并持续数月之久称为波状热（undulant fever）（图 3 - 4）。

5. 不规则热（irregular fever）　发热的体温曲线无一定规律，可见于流行性感冒、结核病、风湿热、支气管肺炎、渗出性胸膜炎等（图 3 - 5）

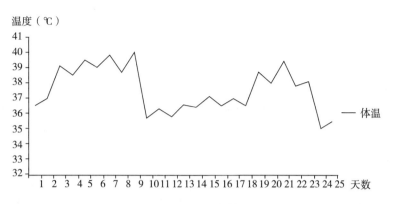

图 3 - 4　回归热

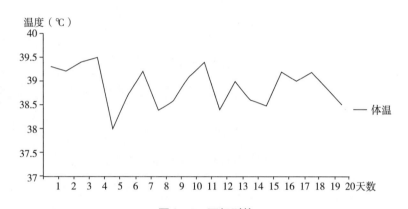

图 3 - 5　不规则热

不同的发热性疾病各具有相应的热型，根据热型的不同有助于发热病因的诊断和鉴别诊断。但必须注意：①由于抗生素的广泛应用，及时控制了感染，或因解热药或糖皮质激素的应用，可使某些疾病的特征性热型变得不典型或呈不规则热型；②热型也与个体反应的强弱有关，如老年人休克型肺炎时可仅有低热或无发热，而不具备肺炎的典型热型。

六、伴随症状

1. 寒战　见于大叶性肺炎、败血症、急性胆囊炎、急性肾盂肾炎、流行性脑脊髓膜炎、疟疾、钩端螺旋体病、药物热、急性溶血或输血反应等。

> **考点提示**
>
> 　　不同的疾病有不同的热型，掌握不同热型的特点可准确进行诊断与鉴别。

2. 结膜充血　见于麻疹、流行性出血热、斑疹伤寒、钩端螺旋体病等。

3. 单纯疱疹　口唇单纯疱疹多出现于急性发热性疾病，见于大叶性肺炎、流行性脑脊髓膜炎、间日疟、流行性感冒等。

4. 淋巴结肿大　见于传染性单核细胞增多症、风疹、淋巴结结核、局灶性化脓性感染、丝虫病、白血病、淋巴瘤、转移癌等。

第二节　皮　疹

　　皮疹是一种皮肤病变。从单纯的皮肤颜色改变到皮肤表面隆起或发生水疱等有多种多样的表现形式。有些皮疹可伴有瘙痒。

一、分类

1. 斑疹（maculopapule）　　只有局部皮肤颜色变化，既不高起皮面也无凹陷的皮肤损害。见于斑疹伤寒、丹毒、风湿性多形性红斑等。

2. 丘疹（Papules）　　是一种较小的实质性皮肤隆起伴有颜色改变的皮肤损害。见于药物疹、麻疹、猩红热、湿疹等。

3. 玫瑰疹（roseolas）　　常与胸腹部出现的一种鲜红色、小的（直径多为 2～3 mm）、圆形斑疹，压之褪色。这是对伤寒具有重要诊断价值的特征性皮疹。

4. 斑丘疹（maculopapulae）　　在斑疹的底盘上出现丘疹为斑丘疹。见于猩红热、风疹及药疹等。

5. 荨麻疹（urticaria）　　基本损害为皮肤出现风团。常先有皮肤瘙痒，随即出现风团，呈鲜红色或苍白色、皮肤色，少数患者有水肿性红斑。

另外皮疹还分为出血疹和充血疹。出血疹压之不褪色，见于败血症、登革热、流脑等。

二、皮疹出现的时间

皮疹出疹的时间有助于某些传染病的诊断，常见规律为：水痘、风疹在发病后第 1 天；猩红热第 2 天；天花第 3 天；麻疹第 4 天；斑疹伤寒第 5 天；伤寒第 6 天。

三、皮疹出现的部位及顺序

皮疹分布分为向心性和离心性。如水痘皮疹以头面部和躯干为主，四肢较少，呈向心性分布；麻疹、猩红热出疹自颈部、耳后开始向下分布全身。

第三节　意识障碍

意识障碍（disturbance of consciousness）是指人对周围环境及自身状态的识别和觉察能力出现障碍。多由高级神经中枢功能活动（意识、感觉和运动）受损所引起，可表现为嗜睡、意识模糊、昏睡和谵妄。严重的意识障碍为昏迷。

一、发生机制

由于脑缺血、缺氧、葡萄糖供给不足、酶代谢异常等因素可引起脑细胞代谢紊乱，从而导致网状结构功能损害和脑活动功能减退，均可产生意识障碍。

二、临床表现

意识障碍可有下列不同程度的表现。

1. 嗜睡（sommolence）　　是最轻的意识障碍，是一种病理性倦睡，患者陷入持续的睡眠状态，可被唤醒，并能正确回答和做出各种反应，但当刺激去除后很快又再入睡。

2. 意识模糊（confusion）　　是意识水平轻度下降，较嗜睡为深的一种意识障碍。患者能保持简单的精神活动，但对时间、地点、人物的定向能力发生障碍。

3. 昏睡（stupor）　　患者处于熟睡状态，不易唤醒。虽在强烈刺激（如压迫眶上神经，摇动患者身体等）下可被唤醒，但很快再次入睡。醒时答话含糊或答非所问。

4. 谵妄（delirium）　是一种以兴奋性增高为主的高级神经中枢急性活动失调状态，临床上表现为意识模糊、定向力丧失、感觉错乱（幻觉、错觉）、躁动不安、言语杂乱。

5. 昏迷（coma）　是严重的意识障碍，表现为意识持续性中断或完全丧失。按其程度可分为以下三个阶段。

（1）轻度昏迷　意识大部分丧失，无自主运动，对声、光刺激无反应，对疼痛刺激尚可出现痛苦的表情或肢体退缩等防御反应。角膜反射、瞳孔对光反射、眼球运动、吞咽反射等可存在。

（2）中度昏迷　对周围事物及各种刺激均无反应。对于剧烈刺激可出现防御反射。角膜射减弱，瞳孔对光反射迟钝、眼球无转动。

（3）深度昏迷　全身肌肉松弛，对各种刺激全无反应。深、浅反射均消失。

三、伴随症状

1. 伴发热　先发热然后有意识障碍见于重症感染性疾病；先有意识障碍然后发热，见于脑出血、蛛网膜下腔出血、巴比妥类药物中毒等。

2. 伴呼吸缓慢　是呼吸中枢受抑制的表现，见于吗啡、巴比妥类、有机磷农药等中毒及银环蛇咬伤等。

3. 伴瞳孔散大　见于颠茄类、乙醇、氰化物等中毒以及癫痫、低血糖状态等。

4. 伴瞳孔缩小　见于吗啡类、巴比妥类、有机磷杀虫药等中毒。

5. 伴心动过缓　见于颅内高压症、房室传导阻滞以及吗啡类、毒蕈碱等中毒。

6. 伴高血压　见于高血压脑病、脑血管意外、肾炎尿毒症等。

7. 伴低血压　见于各种原因引起的休克。

8. 伴皮肤黏膜改变　瘀点、瘀斑和紫癜等见于严重感染和出血性疾病；口唇呈樱红色见于一氧化碳中毒。

9. 伴脑膜刺激征　见于脑膜炎、蛛网膜下腔出血等。

10. 伴瘫痪　见于脑出血、脑梗死等。

第四节　黄　疸

黄疸（jaundice）是由于血清中胆红素升高致使皮肤、黏膜和巩膜发黄的症状和体征。正常血清总胆红素为 $1.7 \sim 17.1$ μmol/l（$0.1 \sim 1$ mg/dl）。胆红素为 $17.1 \sim 34.2$ μmol/l（$1 \sim 2$ mg/dl），临床不易察觉，称为隐性黄疸，超过 34.2 μmol/l（2 mg/dl）时出现临床可见的黄疸。

一、胆红素的正常代谢

正常胆红素代谢见图 3 - 6。

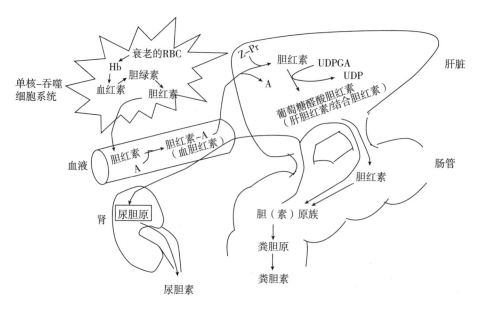

图 3-6　正常胆红素代谢过程图

二、病因、发生机制和临床表现

黄疸根据其病因可分为溶血性黄疸、肝细胞性黄疸和阻塞性黄疸。感染性疾病引起的黄疸主要为肝细胞性黄疸。多由各种致肝细胞严重损害的疾病引起，如病毒性肝炎、肝硬化、中毒性肝炎、钩端螺旋体病、败血症等。

肝细胞性黄疸临床表现为皮肤、黏膜浅黄色至深黄色，可伴有轻度皮肤瘙痒，如为病毒性肝炎所致则有肝脏原发病的表现。实验室检查血中结合胆红素与游离胆红素均增加。尿中胆红素定性实验阳性，而尿胆原增高。有不同程度的肝功能损害。

三、伴随症状

伴随症状对黄疸的鉴别诊断有重要意义。

1. 黄疸伴发热　见于急性胆囊炎、肝脓肿、钩端螺旋体病、败血症、大叶性肺炎及病毒性肝炎。急性溶血可先有发热而后出现黄疸。

2. 黄疸伴上腹剧烈疼痛　见于胆道结石、肝脓肿或胆道蛔虫病；右上腹剧痛、寒战高热和黄疸为夏科（Charcot）三联征，提示急性化脓性胆管炎；持续性右上腹钝痛或胀痛见于病毒性肝炎、肝脓肿或原发性肝癌。

3. 黄疸伴肝大　若轻度至中度肝大，质地软或中等硬度且表面光滑，见于病毒性肝炎、急性胆道感染或胆道阻塞；明显肝大，质地坚硬，表面凹凸不平有结节者见于原发性或继发性肝癌；肝大不明显，质地较硬边缘不整齐，表面有小结节者，见于肝硬化。

4. 黄疸伴胆囊肿大　提示胆总管有梗阻，常见于胰头癌、壶腹周围癌、胆总管癌、胆总管结石等。

5. 黄疸伴脾大　见于病毒性肝炎、钩端螺旋体病、败血症、疟疾、肝硬化、各种原因引起的溶血性贫血及淋巴瘤。

6. 黄疸伴腹水　见于重症肝炎、失代偿期肝硬化、肝癌等。

第五节 腹 泻

腹泻（diarrhea）指排便次数增多，粪质稀薄，可带有黏液脓血或未消化的食物，如解液状便，每日 3 次以上或每天粪便总量大于 200 克，其中粪便含水量大于 80%，则可认为是腹泻，腹泻可分为急性与慢性两种，超过两个月者属慢性腹泻。

一、病因

1. 急性腹泻

（1）肠道疾病　常见的是由病毒、细菌、真菌、原虫、蠕虫等感染所引起的肠炎及急性出血坏死性肠炎。Crohn 病或溃疡性结肠炎急性发作、急性缺血性肠病等。抗生素使用不当而发生的抗生素相关性小肠炎、结肠炎。

（2）全身性感染　败血症、伤寒或副伤寒、钩端螺旋体病等。

（3）其他　变态反应性肠炎、过敏性紫癜；服用某些药物，如氟尿嘧啶、利血平及新斯的明等；某些内分泌疾病，如肾上腺皮质功能减退危象、甲状腺危象。

2. 慢性腹泻

（1）消化系统疾病

1）肠道感染　肠结核、慢性细菌性痢疾、慢性阿米巴痢疾、血吸虫病、肠鞭毛原虫病、钩虫病、绦虫病等。

2）胰腺疾病　慢性胰腺炎、胰腺癌、胰腺切除术后。

3）肝胆疾病　肝硬化、胆汁淤积性黄疸、慢性胆囊炎与胆石症。

（2）全身性疾病

1）内分泌及代谢障碍疾病　甲状腺功能亢进、肾上腺皮质功能减退、胃泌素瘤、血管活性肠肽（VIP）瘤、类癌综合征及糖尿病性肠病。

2）其他系统疾病　系统性红斑狼疮、硬皮病、尿毒症、放射性肠炎等。

3）药物副作用　利血平、甲状腺素、洋地黄类、考来烯胺等药物。某些抗肿瘤药物和抗生素亦可导致腹泻。

4）神经功能紊乱　如肠易激综合征。

二、发生机制

腹泻的发病机制相当复杂，有些因素又互为因果，从病理生理角度可归纳为下列几个方面。

1. 分泌性腹泻　系肠道分泌大量液体超过肠黏膜吸收能力所致。

2. 渗出性腹泻　肠黏膜炎症渗出大量黏液、脓血而致腹泻，如炎症性肠病、感染性肠炎、缺血性肠炎、放射性肠炎等。

3. 渗透性腹泻　是由肠内容物渗透压增高，阻碍肠内水分与电解质的吸收而引起。

4. 动力性腹泻　由肠蠕动亢进致肠内食糜停留时间缩短，未被充分吸收所致的腹泻，如肠炎、甲状腺功能亢进、糖尿病、胃肠功能紊乱等。

5. 吸收不良性腹泻　由肠黏膜吸收面积减少或吸收障碍所引起，如小肠大部分切除术后、吸收不良综合征、小儿乳糜泻、热带口炎性腹泻、成人乳糜泻及消化酶分泌减少（如慢性胰腺炎）引起的腹泻等。

腹泻病例往往不是单一的机制致病，可涉及多种原因，仅以其中之一机制占优势。

三、临床表现

1. 起病及病程　急性腹泻起病急骤，病程较短，多为感染或食物中毒所致。慢性腹泻起病缓慢，病程较长，多见于慢性感染、非特异性炎症、吸收不良、消化功能障碍、肠道肿瘤或神经功能紊乱等。

2. 腹泻次数及粪便性质　急性感染性腹泻常有不洁饮食史，于进食后 24 小时内发病，每天排便数次甚至数十次，多呈糊状或水样便，少数为脓血便。慢性腹泻表现为每天排便次数增多，可为稀便，亦可带黏液、脓血，见于慢性细菌性痢疾、炎症性肠病及结肠直肠癌等。阿米巴痢疾的粪便呈暗红色或果酱样。粪便中带黏液而无异常发现者常见于肠易激综合征。

3. 腹泻与腹痛的关系　急性腹泻常有腹痛，尤以感染性腹泻较为明显。小肠疾病的腹泻，疼痛常在脐周，便后腹痛缓解不明显。结肠病变疼痛多在下腹，便后疼痛常可缓解。分泌性腹泻往往无明显腹痛。

四、伴随症状

1. 腹泻伴发热　可见于急性细菌性痢疾、伤寒或副伤寒、肠结核、肠道恶性淋巴瘤 Crohn 病、溃疡性结肠炎急性发作期、败血症等。

2. 腹泻伴里急后重　提示病变以直肠乙状结肠为主，如细菌性痢疾、直肠炎、直肠肿瘤等。

3. 腹泻伴明显消瘦　多提示病变位于小肠，如胃肠道恶性肿瘤、肠结核及吸收不良综合征。

4. 腹泻伴皮疹或皮下出血　见于败血症、伤寒或副伤寒、麻疹、过敏性紫癜、烟酸缺乏症等。

5. 腹泻伴腹部包块　见于胃肠道恶性肿瘤、肠结核、Crohn 病及血吸虫病性肉芽肿。

6. 腹泻伴重度失水　常见于分泌性腹泻，如霍乱、细菌性食物中毒或尿毒症。

7. 腹泻伴关节痛或关节肿胀　见于 Crohn 病、溃疡性结肠炎、系统性红斑狼疮、肠结核、Whipple 病等。

第六节　肝脾肿大

肝脏和脾脏均增大。正常肝脏一般在肋下不能触及，当内脏下垂或横膈下降或深吸气时，肝才能被触及，但不超过肋下 1 cm，且质地较软。

一、发生机制

在病原体及其代谢产物的作用下，单核－吞噬细胞系统可出现充血、增生等反应，临床上表现为肝、脾和淋巴结的肿大。见于传染性单核细胞增多症、病毒性肝炎、肠及胆道感染、布氏杆菌病、疟疾、急性血吸虫病等。

二、临床表现

各种原因所致的肝脾肿大，其表现程度不尽一致，多表现为以肝或脾受累为主，出现寒战、头痛、咳嗽、而且会有胸疼的表现，浑身无力，四肢酸痛，身上的皮肤会出现红色的丘疹等。严重者会出现肝部疼痛，呼吸困难。有些疾病在临床上只出现单纯肝大或脾大，如肝糖原贮积病为肝大，脾静脉栓塞只出现脾大。

三、伴随症状

1. 肝脾肿大伴发热　肝脾肿大的患者往往由于感染等因素所致时，会出现突发高热情况。常见于中毒性肝炎、风疹感染等。

2. 肝脾肿大伴皮疹　皮肤出现红色斑块形成水泡，等破裂后就会导致炎症，出现伤口感染的情况。常见于风疹感染、巨细胞病毒感染等。

本章小结

感染最常出现发热、皮疹、意识障碍、黄疸、腹泻、肝脾肿大六大症状，且临床上往往伴随着其他症状共同出现，临床上通过这些症状的准确判断来诊断病因，达到良好的治疗效果。

目标检测

扫码"练一练"

一、选择题

【A1/A2 型题】

1. 正常人体温可因测量方法不同而略有差异但一般波动范围不超过

　　A. 0.5℃　　　　　　　　　　　　B. 1℃

　　C. 1.5℃　　　　　　　　　　　　D. 2℃

　　E. 2.5℃

2. 正常人腋测法体温为

　　A. 36.5～37℃　　　　　　　　　B. 36～37℃

　　C. 36.5～37.5℃　　　　　　　　D. 36.5～37.7℃

　　E. 36.7～37.7℃

3. 伤寒的常见热型为

　　A. 弛张热　　　　　　　　　　　B. 波状热

　　C. 稽留热　　　　　　　　　　　D. 间歇热

　　E. 回归热

4. 以下各项描述正确的是

　　A. 小肠疾病疼痛常在脐周，便后疼痛常可缓解

B. 结肠疾病腹泻疼痛在下腹、便后疼痛不缓解

C. 分泌性腹泻往往无明显腹痛

D. 阿米巴痢疾常有黏液血便或黏液脓血便

E. 细菌性痢疾常呈暗红色或果酱样

5. 伤寒、副伤寒的特征性皮疹是

    A. 斑疹   B. 丘疹

    C. 斑丘疹   D. 玫瑰疹

    E. 荨麻疹

6. 水痘出现皮疹的时间

    A. 1 天   B. 2 天

    C. 3 天   D. 4 天

    E. 5 天

7. 肠黏膜炎症渗出大量黏液、脓血而致腹泻称为

    A. 动力性腹泻   B. 渗出性腹泻

    C. 吸收不良性腹泻   D. 渗透性腹泻

    E. 分泌性腹泻

8. 甲状腺功能亢进时腹泻的主要发生机制是

    A. 肠蠕动亢进   B. 肠液分泌增多

    C. 肠腔内渗出物增多   D. 肠吸收功能障碍

    E. 肠内容物渗透压增高

9. 意识障碍伴瞳孔散大可见于

    A. 颠茄类中毒   B. 吗啡类中毒

    C. 巴比妥类中毒   D. 有机磷农药中毒

    E. 毒蕈碱类中毒

10. 中度昏迷与深昏迷最有价值的鉴别是

    A. 各种刺激无反应   B. 不能唤醒

    C. 无自主运动   D. 深浅反射均消失

    E. 大小便失禁

11. 伤寒出现肝脾肿大的主要原因

    A. 全身单核－吞噬细胞系统增生性反应

    B. 合并肝硬化

    C. Ⅰ型变态反应

    D. Ⅲ型变态反应

    E. 中毒性肝炎

12. 能引起肝脾肿大的寄生虫有

    A. 血吸虫   B. 丝虫

    C. 弓形虫   D. 布氏姜片虫

    E. 钩虫

13. 黄疸伴皮肤瘙痒常见于

A. 急性黄疸性肝炎　　　　　　　B. 药物中毒性肝炎

C. 胆总管结石　　　　　　　　　D. 溶血

E. 肝硬化

14. 发热常见原因是

A. 颅脑损伤　　　　　　　　　　B. 变态反应

C. 内分泌代谢障碍　　　　　　　D. 感染

E. 脏器损伤

15. 下列不属于感染性发热的是

A. 流行性腮腺炎　　　　　　　　B. 细菌性痢疾

C. 药物热　　　　　　　　　　　D. 阿米巴脓肿

E. 急性阑尾炎

二、简答题

1. 意识障碍可有哪些不同程度的表现?

2. 黄疸的伴随症状有哪些?

（陈　君）

第四章　常见临床感染综合征

📚 学习目标

1. **掌握**　常见临床感染综合征的临床表现、诊断及鉴别诊断。
2. **熟悉**　常见临床感染综合征的治疗与预防。
3. **了解**　常见临床感染综合征的病原学特点及发病机制、病理改变。
4. 能运用所学知识对常见临床综合征进行初步诊断和治疗。
5. 具有对预防常见临床感染综合征的发生并进行科普宣传的意识。

第一节　败血症

扫码"学一学"

败血症（septicemia）是指病原微生物通过不同方式侵入血液循环并在血液中生长繁殖，产生大量毒素和代谢产物引起严重毒血症症状的全身感染综合征。败血症通常起病急骤，临床特征主要为寒战、高热、心动过速、呼吸急促、皮疹、肝脾肿大及关节肿痛。当病原菌入血而未引起明显的毒血症症状称为菌血症。当细菌栓子随血流循环可出现迁徙性炎症，引起全身多处脓肿形成，称为脓毒血症。

一、病原学

引起败血症的病原微生物通常是细菌或真菌等，但衣原体、支原体、病毒等感染也可引起败血症。常见的病原菌主要有以下四类。

（一）革兰阳性球菌

主要为葡萄球菌、肠球菌和链球菌，以金黄色葡萄球菌最为常见，尤其是耐甲氧西林金黄色葡萄球菌、耐药凝固酶阴性葡萄球菌等。在医院内感染者也可为表皮葡萄球菌，其他还有肺炎链球菌及溶血性链球菌。

（二）革兰阴性杆菌

以大肠埃希菌最为常见，其次为克雷伯菌属、流感嗜血杆菌、假单胞菌属、产气杆菌、变形杆菌、不动杆菌属、洋葱伯克霍德菌、产碱杆菌属等。

（三）厌氧菌

主要为脆弱类杆菌、梭状芽孢菌属、消化球菌、产气荚膜杆菌等。

考点提示

引起败血症最常见的革兰阴性菌。

（四）真菌

以白色念珠菌最为多见，其次为热带假丝酵母菌、曲霉菌与毛霉菌等。恶性肿瘤及肝、肾等器官移植后患者可发生马尔尼菲青霉素菌败血症。

二、发病机制与病理变化

（一）发病机制

各种病原菌入侵血液循环的途径及特点有所不同。如大肠埃希菌及某些革兰阴性杆菌败血症多继发于肠道或泌尿生殖道炎症；金黄色葡萄球菌败血症多由于皮肤化脓性炎症、烧伤创面感染、肺炎及女性生殖道炎症；铜绿假单胞菌败血症常继发于呼吸道感染、血液病及恶性肿瘤的病程中；凝团肠杆菌败血症等多来自输液污染；厌氧菌败血症常来自肠道、腹腔及女性生殖道炎症；真菌败血症多继发于口腔、肠道及呼吸道感染。

病原菌进入血液循环后是否发生败血症，取决于人体的免疫防御能力和致病菌的种类、数量及毒力等多方面因素。

（二）病理变化

败血症的病理变化取决于致病菌种类、病程长短、有无原发病灶及迁徙病灶等因素。细菌毒素播散至全身，可引起全身组织和细胞发生中毒性改变，出现细胞水肿、坏死、脂肪变性及炎性细胞浸润等。血管内皮细胞损伤，导致皮肤、黏膜、胸膜及心包膜等处出现瘀点、瘀斑，亦可出现皮疹。病原菌随血液循环集中于某些组织，多见于脑、肺、肝、肾、皮下组织等，造成局部迁徙性病灶如脑膜炎、肺炎、心内膜炎、肝脓肿、脑脓肿及皮下软组织脓肿等。单核－吞噬细胞系统增生活跃，肝、脾均可肿大。

三、临床表现

败血症多为急性起病，无特异的临床表现，不同病原菌、不同年龄和不同基础疾病患者的临床表现存在一定差异。

（一）败血症的共同特点

1. 原发病灶 多数败血症患者存在轻重不同的原发病灶。常见的原发病灶有皮肤烧伤、毛囊炎、皮肤脓肿、压疮、开放性创伤感染和呼吸道、消化道、泌尿道、生殖系统感染等。

2. 毒血症症状 起病急骤，常见症状主要为寒战、高热，寒战可反复多次出现，发热热型多为弛张热或间歇热，部分为稽留热、不规则热及双峰热。同时伴有不同程度的全身不适，严重者可出现中毒性脑病、中毒性心肌炎、肺炎、肠麻痹、感染性休克及弥散性血管内凝血等。

3. 肝脾肿大 一般仅表现为轻度大，并发中毒性肝炎、肝脓肿的患者肝脏明显大，并可出现黄疸。

4. 皮疹 部分患者可出现皮疹，以瘀点最为多见，多分布于躯干、四肢、眼结膜、口腔黏膜等处，数量不多。

5. 关节症状 可出现大关节红、肿、热、痛和活动受限，甚至并发关节腔积液或积脓。多见于革兰阳性球菌、脑膜炎球菌、产碱杆菌等败血症的病程中。

6. 迁徙性病灶 多表现为皮下脓肿、肺炎、肺脓肿、骨髓炎、化脓性关节炎、脑膜炎及心包炎，少数可发生感染性心内膜炎等。多见于病程较长的革兰阳性球菌和厌氧菌败血症。

（二）常见败血症的临床特点

1. 革兰阳性菌败血症 以金黄色葡萄球菌败血症为代表，原发病灶多为皮肤黏膜的化脓性炎症，如疖、痈、急性蜂窝织炎以及大面积烧伤等。临床表现为起病急，常在原发病灶出现后一周内发生；寒战高热，多呈弛张热或稽留热；皮疹形态多样化，以瘀点最为常见，也可出现多形性皮疹、脓疱疹；关节症状明显，出现大关节红、肿、疼痛；易发生迁徙性病灶，如肺炎、脑膜炎、心包炎及骨髓炎；少数患者发生感染性休克等。

2. 革兰阴性菌败血症 女性和老年患者常见，多继发于慢性疾病基础上，病前一般状况较差。原发病灶主要为胆道、泌尿道和肠道感染，其次为女性生殖道与呼吸道感染。常见的致病菌有大肠埃希菌、铜绿假单胞菌和克雷伯菌等。临床上一般以寒战开始，热型以间歇热或弛张热多见，部分患者可出现双峰热及相对缓脉；关节痛、皮疹及迁徙性损害较革兰阳性菌败血症少见；休克发生率高、出现早，中毒症状明显。

3. 厌氧菌败血症 患者多为新生儿及慢性病患者。原发病灶主要为腹腔内感染，其次为女性生殖道、压疮及呼吸道感染。致病菌主要为脆弱类杆菌，常与需氧菌掺杂一起，引起复数菌败血症。临床表现为发热，体温高于38℃；部分患者可出现黄疸，与脆弱类杆菌内毒素影响肝功能有关；易发生迁徙性感染，引起血栓性静脉炎；部分患者可发生感染性休克或弥散性血管内凝血；严重者可呈暴发性，引起溶血性贫血。

4. 真菌败血症 多见于老年及体弱久病者，一般发生在严重原发病，如糖尿病、肝硬化等的病程后期。诱因多为长期应用抗生素、肾上腺皮质激素及免疫抑制剂等，绝大多数为院内感染。致病菌以白色念珠菌和热带假丝酵母菌多见。病情发展缓慢，临床表现缺乏特异性，可有寒战、发热及肝脾肿大等，病情严重但全身中毒症状一般较轻，常被原发病的表现所掩盖，容易漏诊。

（三）特殊类型败血症的临床特点

1. 新生儿败血症 与新生儿免疫系统发育不完善有关。大肠埃希菌、金黄色葡萄球菌、β溶血性链球菌及肺炎杆菌等是常见的致病菌，多由未愈合的脐带、皮肤感染处侵入机体。临床常表现为发热、精神萎靡、拒奶、呕吐、腹胀、体重不增、惊厥、黄疸及肝脾肿大等；由于新生儿血脑屏障未发育完全，易并发颅内感染。

2. 老年人败血症 与机体免疫功能差、局部感染后易扩散有关，常发生在肺心病、糖尿病、血液病等疾病基础上。致病菌以革兰阴性杆菌及葡萄球菌多见。临床症状多不典型，易发生休克及多脏器功能损害。

3. 烧伤后败血症 与皮肤大面积创伤后细菌极易入侵至血液循环有关，发生概率及程度与烧伤创面大小及严重程度呈正比。常见致病菌为金黄色葡萄球菌和铜绿假单胞菌，早期多为单一菌感染，后期易发生复数菌感染。临床表现比较严重，常出现过高热或低体温，毒血症状明显，可发生感染性休克、中毒性肝炎、中毒性心肌炎及中毒性肠麻痹等。

4. 医院内感染败血症 近年来发病率明显增加，绝大多数患有严重的基础疾病，部分发生在大手术治疗后或长期应用广谱抗生素等。常见致病菌是大肠埃希菌、克雷伯菌、金黄色葡萄球菌和白色念珠菌等，且多有耐药性。临床表现为病情严重，治疗效果差，病死率高。

四、实验室检查

（一）一般检查

1. 血常规　白细胞总数大多增高，可达（10～30）×10^9/L，中性粒细胞比例升高，可见明显核左移及细胞内中毒颗粒。机体免疫功能差或少数革兰阴性菌败血症白细胞总数可正常或稍减低，但中性粒细胞增高。

2. 尿常规　可出现蛋白尿，尿脱落细胞增多，有时可有血尿。

（二）病原学检查

1. 血培养　为提高培养阳性率，应尽可能在抗菌药物使用前及寒战、高热时不同部位采集标本，反复多次送检，每次采血 5～10 ml。尽量同时做厌氧菌、需氧菌及真菌培养。

2. 骨髓培养　骨髓中细菌数量较多，抗菌药物对其影响相对较小，细菌培养阳性率高于血培养。血培养及骨髓培养阳性是确诊的主要依据。

3. 体液培养　脓液、胸腹水、脑脊液等直接涂片检查或培养，也可检出病原菌，而且涂片对败血症的快速诊断有一定的参考价值。

（三）其他检查

鲎试验是利用在有内毒素存在时鲎细胞溶解物中的可凝性蛋白可形成凝胶的原理，测定体液中的内毒素，有助于革兰阴性杆菌败血症的诊断。

五、诊断与鉴别诊断

（一）诊断依据

掌握不同类型败血症的临床特点，详细询问病史、全面体格检查、实验室检查是及时诊断和正确治疗的前提。

1. 易患因素　存在下列疾病和易患因素时，考虑败血症可能。

（1）明显原发病灶　如皮肤感染、呼吸道感染、尿路感染等。

（2）外伤史、开放性诊疗史　如各类大手术、气管插管、气管切开、应用人工呼吸机、留置静脉内导管及留置导尿管等。

（3）中性粒细胞降低或缺失　如急性白血病、骨髓移植、再生障碍性贫血及恶性肿瘤患者接受放、化疗后。

（4）免疫缺陷者　如广泛应用免疫抑制剂、广谱抗菌药及细胞毒性药等。

2. 明确诊断　两次以上血培养或骨髓培养结果为阳性，且为同一病原菌，可做出诊断。

（二）鉴别诊断

1. 变应性亚败血症　属变态反应性疾病，青少年多见。主要表现为发热、皮疹、关节痛、白细胞增多、淋巴结肿大和肝脾肿大，临床表现酷似败血症。与败血症不同之处为患者体温虽高，病程虽长，但无明显中毒症状，且可有缓解期；皮疹短暂呈多形性，可反复多次出现；多次血培养阴性；抗菌药物治疗效果不明显，而肾上腺皮质激素及非甾体类药物治疗有效。

2. 粟粒性结核　多有结核病史或家族史，起病缓，毒血症症状比败血症轻，有气急、潮热及盗汗等症状，血培养阴性，胸部 X 线片可见均匀分布的粟粒性病灶。

3. 伤寒与副伤寒 发热多呈梯形上升，有表情淡漠、听力下降等中毒症状，血及骨髓培养可出现致病菌。

4. 疟疾 白细胞总数及中性粒细胞不高，血培养阴性，血液及骨髓涂片可找到疟原虫。

5. 恶性组织细胞增多症 多见于青壮年，持续不规则发热、肝脾及淋巴结肿大、贫血较明显，血培养阴性，血液和骨髓涂片、淋巴结活检可确诊。

6. 其他 需与病毒感染、血液系统恶性疾病、淋巴瘤、系统性红斑狼疮及风湿病等相鉴别。

六、治疗

败血症是一种复杂的、可累及各个组织脏器的全身性感染。在抗菌药物的选择、用量、给药途径及疗程等方面应根据病原菌感染种类、部位、严重程度及患者的自身情况制定治疗方案。

（一）一般治疗和对症治疗

目的是维持患者基本的生命体征。嘱患者卧床休息、加强营养、补充适量维生素，加强对患者的护理，防止并发症的发生。维持水、电解质、酸碱、能量及氮平衡。出现感染性休克或弥散性血管内凝血等严重毒血症者，在有效的抗菌药物应用的基础上，可暂时短期（3~5 天）给予肾上腺皮质激素治疗。

（二）病原治疗

1. 抗菌药物应用原则和方法 病原治疗应个体化，根据药物敏感试验早期、及时选用适当的抗菌药物，而在病原学检查结果未获得之前，可以给予经验性抗菌药物治疗。单用或联合应用抗菌药物需根据患者病情决定，一般铜绿假单胞菌、肠球菌等败血症需联合用药，给药途径多为静脉给药。疗程不宜太短，一般在两周以上或体温恢复正常后 7~10 天可酌情停药，有迁徙性病灶时疗程应适当延长。

2. 抗菌药物的选择 败血症的常见抗菌药物选择，具体见表 4-1。

表 4-1　败血症的常见抗菌药物选择

抗菌药物的选择	致病菌
葡萄球菌败血症	苯唑西林、氯唑西林、头孢噻吩、头孢唑林，可合用利福平，MRSA 及 MRSE 败血症则用万古霉素
链球菌败血症	青霉素或第一代头孢菌素、红霉素与林可霉素
革兰阴性菌败血症	哌拉西林、第二或第三代头孢菌素与庆大霉素或阿米卡星联合应用
产金属 β 内酰胺酶 -1（NDM-1）菌	替加环素，或多黏菌素，或磷霉素类联合氨基糖苷类如异帕米星或阿贝卡星等
厌氧菌败血症	甲硝唑、氯霉素、克林霉素、头孢西丁或亚胺培南等
真菌性败血症	氟康唑、两性霉素 B、伊曲康唑、伏立康唑、5-氟胞嘧啶等

（三）局部病灶的处理

不论原发性或迁徙性的化脓性病灶，均应在使用适当、足量抗菌药物的基础上及时切开引流。化脓性胸膜炎、关节脓肿等可在穿刺抽脓后局部注入抗菌药物。胆道及泌尿道感染有梗阻情况下应考虑手术治疗。

七、预防

（1）加强劳动保护，避免外伤及伤口感染，避免挤压皮肤疖、疮，创伤处及时消毒处理，尽量保护皮肤及黏膜的完整与清洁。

（2）合理使用抗菌药物、免疫抑制剂及肾上腺皮质激素，注意防止菌群失调。出现真菌和其他耐药菌株的感染时，应及时调整治疗。

（3）及早发现原发或迁徙病灶，必要时进行外科治疗。积极控制和治疗糖尿病、慢性肝病等各种易导致感染的慢性病。

（4）在进行各种手术、器械检查、静脉穿刺、留置导管等技术操作时，应严密消毒，严格无菌操作。

（5）及时更换静脉插管，降低监护装置的使用时间和频率。

（6）做好医院各病房的消毒隔防工作，防止病原菌在医院内发生交叉感染。

第二节　感染性休克

扫码"学一学"

感染性休克（septic shock），亦称脓毒性休克或败血症性休克，是指病原微生物及其毒素等产物侵入血液循环直接或间接引起机体有效循环血量减少，使组织器官微循环灌流不足，导致组织细胞缺血、缺氧、代谢紊乱、功能障碍，甚至多器官功能衰竭的全身危重综合征。

一、病因学

感染性休克是微生物因子和机体防御机制相互作用的结果，微生物的毒力、数量以及机体的内环境与应答是决定感染性休克发生发展的重要因素。

（一）病原微生物因素

任何微生物都有可能引起感染性休克，但以革兰阴性菌多见。葡萄球菌、肺炎链球菌、梭状芽孢杆菌等革兰阳性菌也可引起感染性休克。某些病毒性疾病，如流行性出血热，其病程中也易发生感染性休克。

（二）宿主因素

原有慢性基础疾病，如糖尿病、肝硬化、恶性肿瘤、白血病、烧伤、器官移植以及长期接受肾上腺皮质激素等免疫抑制剂、抗代谢药物、广谱抗菌药物、细胞毒类药物和放射治疗，或长期留置导尿管、静脉导管等，均可诱发感染性休克。

二、发病机制与病理变化

感染性休克是多种因素互相作用、互为因果的综合结果，其发病机制非常复杂，确切机制尚未完全阐明。20 世纪 60 年代提出的微循环障碍学说被普遍认可，随着科学技术的发展，对感染性休克发病机制的研究已深入到细胞和分子水平。

📖 知识链接

微循环组成

　　微循环是指微动脉和微静脉之间微血管的血液循环，是循环系统最基本的结构。微循环由微动脉、后微动脉、毛细血管前括约肌、真毛细血管、通血毛细血管、动静脉吻合支和微静脉7部分组成。

　　微循环的血流通路有三条。①迂回通路：又称为营养通路，血液流经途径是微动脉→后微动脉→毛细血管前括约肌→真毛细血管网→微静脉，是血液和组织液之间进行物质交换的主要场所。②直捷通路：血液流经途径是微动脉→后微动脉→通血毛细血管→微静脉，促进血液迅速回流到心脏，以保持血流量相对恒定。③动静脉短路：血液流经途径是血液从微动脉→动静脉吻合支→微静脉，参与体温调节。

（一）微循环障碍

　　在感染性休克发生发展过程中，根据其血流动力学和微循环变化规律，将感染性休克微循环的变化分为缺血性缺氧期、淤血性缺氧期和微循环衰竭期三个阶段。

　　1. 缺血性缺氧期　此期微循环变化的主要特点为：除心、脑血管外，皮肤及内脏（尤其是腹腔内脏）微血管收缩，微循环灌注减少，毛细血管网缺血、缺氧，毛细血管流体静压下降，组织液回流入微血管，使血容量得以补充。

　　2. 淤血性缺氧期　此期微循环变化的主要特点为：微动脉与毛细血管前括约肌舒张，而微静脉持续收缩，大量真毛细血管网开放，微循环内血流淤滞。

　　3. 微循环衰竭期　此期微血管对血管活性物质失去反应，毛细血管前后阻力均降低，真毛细血管内血液淤滞，甚至血流停止，同时血管内皮细胞受损，致凝血系统激活而引起弥散性血管内凝血，导致多器官功能衰竭，使休克难以逆转。

考点提示

　　感染性休克微循环变化的三个阶段。

　　细胞的损伤可继发于微循环障碍，也可不依赖微循环的变化而首先出现，可能由病原微生物及其产物直接引起。目前已知，革兰阴性菌的内毒素、外毒素、蛋白酶，革兰阳性球菌的外毒素与细胞壁成分，病毒及其产物等均可引起全身炎症反应。

（二）休克时的代谢改变

　　1. 物质代谢的改变　休克初期血糖、脂肪酸和甘油三酯均增高。随休克进展，组织缺氧严重，使细胞有氧氧化发生障碍，无氧酵解增强，乳酸生成增多，三磷腺苷生成减少；糖原、脂肪、蛋白质的合成代谢减少，分解代谢增多；血中氨基酸含量大，尿氮排出增多，出现负氮平衡；ATP生成不足致钠泵活性下降，使细胞内 Na^+ 增多，细胞外 K^+ 增高，导致细胞水肿和高钾血症。

　　2. 酸碱平衡的改变　休克初期，由于细菌毒素对呼吸中枢的直接刺激或有效循环血量降低的反射性刺激而引起呼吸增快、换气过度，导致呼吸性碱中毒；继而因糖无氧酵解增强使乳酸生成增多，肝功能受损造成乳酸利用障碍，肾功能障碍使排酸保碱功能降低，导致代谢性酸中毒。休克晚期，常因中枢神经系统或肺功能损害而导致混合性酸中毒。

（三）休克时重要脏器的病理变化

1. 肺　休克时，肺循环的改变主要为肺微血管收缩、肺毛细血管灌注不足，在缺血、缺氧情况下，肺泡表面活性物质减少、肺顺应性降低，易发生肺不张。当肺部发生弥散性血管内凝血时，微血栓形成导致肺组织淤血、出血，间质水肿，肺泡内形成透明膜，引发肺实变。

2. 肾脏　休克时肾皮质血管痉挛，而近髓质微循环短路大量开放，导致皮质血流减少而相对保证髓质血流供应。随休克进一步发展，因缺血缺氧使肾小管发生坏死、间质水肿，易导致急性肾功能衰竭。并发弥散性血管内凝血时，肾小球毛细血管丛内形成广泛血栓，造成肾皮质坏死。

3. 心脏　休克时，心肌纤维可发生变性、坏死和断裂，间质水肿，心肌收缩力降低，冠状动脉灌流量不足，心肌缺血、缺氧，亚细胞结构发生明显改变，肌浆网摄钙能力减弱，肌膜上 Na^+-K^+-ATP 酶和腺苷酸环化酶活性降低，代谢紊乱、酸中毒、高钾血症等均可影响心肌功能。并发弥散性血管内凝血时，心肌血管内有微血栓形成，易导致心力衰竭。

4. 脑　需氧量高，其糖原含量低，主要依靠血流不断供给。休克时脑灌流量不足、脑缺氧时，星形细胞首先发生肿胀而压迫血管，使血管内皮细胞肿胀，造成微循环障碍进一步加重脑缺氧，而引起脑水肿。

5. 肝脏及胃肠道　门脉系统的平滑肌对儿茶酚胺非常敏感，休克时肝脏易发生缺血，导致肝小叶中央区肝细胞变性、坏死，中央静脉内有微血栓形成。胃肠道交感神经分布丰富，在休克时其血液循环消减，胃肠黏膜缺血、损伤，继而水肿、出血。

三、临床表现

感染性休克的临床分期为早、中、晚期。

1. 休克早期　患者神志清楚但烦躁不安，皮肤苍白，口唇稍发绀，四肢湿冷、出冷汗，尿量减少，脉搏细速，呼吸深而快，血压基本正常，脉压减小等。

2. 休克中期　患者神志淡漠、意识不清，血压进行性下降，脉压缩小，心搏无力，脉搏频细，少尿甚至无尿，皮肤出现发绀（口唇、指端尤为明显）、花斑纹。

3. 休克晚期　患者可出现弥散性血管内凝血和重要器官功能衰竭，主要表现如下。

（1）弥散性血管内凝血　患者有顽固性低血压、广泛性出血、贫血、皮下瘀斑等典型表现。

（2）急性肾功能衰竭　患者少尿或无尿，血尿素氮和肌酐升高。

（3）急性心功能不全　患者呼吸突然加快，发绀，心率加快，心音低钝并可伴有心律失常。中心静脉压或肺动脉楔压升高。心电图示心肌缺血、心肌损伤及心律失常等改变。

（4）急性呼吸窘迫综合征患者出现进行性呼吸困难、发绀，吸氧无效，查体可闻及呼吸音减低及肺底湿啰音，胸部 X 线片示小片状阴影散在分布、并逐渐扩展融合，血气分析动脉血氧分压低于 6.65 kPa（50 mmHg）。

（5）脑功能障碍　患者呈昏迷状态、抽搐、肢体瘫痪，瞳孔及呼吸节律改变，甚至出现中枢性呼吸衰竭。

（6）肝功能衰竭　患者可有肝衰竭引发肝性脑病、黄疸等。

（7）胃肠功能紊乱 患者出现肠胀气、消化道出血等。

四、实验室及辅助检查

（一）血常规检查

白细胞总数升高，在（10～30）×10⁹/L，中性粒细胞比例升高，可见明显核左移及细胞内中毒颗粒。血细胞比容及血红蛋白升高，提示血液浓缩。休克晚期血小板进行性下降，出凝血时间延长，提示发生弥散性血管内凝血。

（二）血生化检查

血清钠离子浓度降低，血清钾离子浓度高低取决于肾功能情况。休克晚期尿素氮、肌酸磷酸激酶、血清丙氨酸氨基转移酶及乳酸脱氢酶同工酶均升高。肝、肾功能损伤时，可出现高胆红素血症。

（三）尿常规及肝、肾功能检查

出现少量蛋白尿、血尿及管型尿。发生急性肾功能衰竭时，尿比重由偏高转为偏低并固定，尿与血肌酐比值高于15，尿液渗透压降低，尿钠排出量升高。血总胆红素、白蛋白均出现异常变化。

（四）病原学检查

在应用抗菌药物之前，根据感染病灶不同，留取血、尿、脑脊液、体腔积液及感染部位的渗出物等进行培养，对结果阳性者做药敏试验，进而选择有效的抗菌药物。怀疑革兰阴性菌感染时，可做鲎溶解物试验检测内毒素。

（五）血气分析

血气及酸碱平衡随病情发展呈动态变化，休克早期动脉血 pH 偏高、氧分压降低（PaO₂）、剩余碱（BE）不变，休克晚期血 pH 偏低、二氧化碳分压（PCO₂）降低、BE 负值增大。

（六）血液流变学检查及有关弥散性血管内凝血的检查

休克初期血液呈高凝状态，随后纤溶亢进转为低凝状态。发生弥散性血管内凝血时，血小板计数下降，凝血酶原时间延长，血浆鱼精蛋白副凝（3P）试验阳性，血纤维蛋白溶解产物增加。

（七）其他辅助检查

心电图、X 线及 B 超等根据病情需要进行。

五、诊断与鉴别诊断

（一）诊断依据

感染性休克必须具备感染性疾病和休克两个条件。对于易并发休克的一些严重感染性疾病患者应密切观察病情变化，出现下列征象时预示可能发生休克。

1. 体温骤升或骤降 突然寒战、高热、体温达40.5℃以上、口唇和指尖发绀者或大汗淋漓、体温突然低于36℃者。

2. 神志的改变　非神经系统感染而出现神志改变，如烦躁不安或表情淡漠、迟钝、嗜睡，大小便失禁等。

3. 呼吸变化　呼吸频率加快伴低氧血症和（或）血浆乳酸浓度增高，而胸部 X 线片未发现异常。

4. 血压变化　血压低于 80/50 mmHg，与体温升高不平行的心率增快，或出现心律失常。

5. 皮肤与甲皱微循环变化　皮肤苍白、湿冷、发绀或花斑，肢端与躯干皮肤温差大。甲皱毛细血管数量减少，发生痉挛、缩短及呈断线状，血流迟缓失去均匀性。眼底见小动脉痉挛，提示外周血管收缩及微循环灌注不足。

6. 其他变化　尿量减少，血象示血小板和白细胞减少，不明原因的肝、肾功能损害等。

（二）鉴别诊断

感染性休克应与低血容量性休克、心源性休克、过敏性休克、神经源性休克等鉴别。

六、治疗

坚持综合治疗的原则，积极控制感染，并给予补充血容量、纠正酸中毒、调整血管舒缩功能以及维护重要脏器的功能等抗休克治疗。在治疗过程中，必须严密观察，并充分估计病情的变化，以便及时加以防治。

（一）病因治疗

在病原菌未明确前，可根据原发病灶、临床表现、相应的实验室检查和辅助检查，推测最有可能的致病菌进行积极治疗，致病菌确定后根据药敏试验调整治疗方案。为更好地控制感染，应坚持剂量足、静脉给药、联合用药的治疗原则。为减轻毒血症，在有效抗菌药物治疗下，可考虑短期应用肾上腺皮质激素。及时处理原发感染灶和迁徙性病灶是治疗感染性休克的重要环节。

（二）抗休克治疗

1. 补充血容量　有效循环血量不足是感染性休克最突出环节。抗休克治疗的基本手段是及时补充有效循环血量，合理选用胶体液和晶体液。各种液体的合理组合才能维持机体内环境的恒定。

（1）胶体液　主要有低分子右旋糖酐、血浆、白蛋白和全血等。①低分子右旋酐：能覆盖红细胞、血小板和血管内壁，增加互斥性，从而防止红细胞、血小板的凝聚，抑制血栓形成，改善血流；可提高血浆渗透压，拮抗血浆外渗，从而补充血容量；可稀释血液，降低血液黏稠度、加快血流速度，防止弥散性血管内凝血发生；具有渗透性利尿的作用；每日用量一般为 1000 ml 左右，有严重肾功能减退、充血性心力衰竭和出血倾向者慎用；偶可引起过敏反应。②血浆、白蛋白和全血：适用于肝硬化或慢性肾炎伴低蛋白血症、急性胰腺炎等；无贫血者不必输血，细胞压积维持在 35% 为宜。

（2）晶体液　主要有碳酸氢钠林格液、乳酸钠林格液等平衡盐液，与生理盐水相比，其含有的各种离子浓度更接近人体生理水平，可补充功能性细胞外液容量，并可部分纠正酸中毒。对肝功能明显损害者主要应用碳酸氢钠林格液。

补充血容量应注意一般遵守"先多后少、先快后慢、先盐后糖"的原则，先输低分子右旋糖酐或平衡盐液，有明显酸中毒者可先输给 5% 碳酸氢钠。血容量已补足的指征为：患者神情安宁、口唇红润、四肢转暖、皮肤花斑消失，收缩压 >12 kPa（90 mmHg）、脉压 >4.0 kPa（30 mmHg），脉率 <100 次/分，尿量 >30 ml/小时，血红蛋白恢复基础水平，血液浓缩现象消失。

2. 纠正酸中毒 积极纠正酸中毒可增强心肌收缩力、恢复血管对血管活性药物的反应性，并防止弥散性血管内凝血的发生。首选 5% 碳酸氢钠，剂量为轻者每日 400 ml，重者每日 600～800 ml，或参照 CO_2CP 测定结果，0.5 ml/kg 碳酸氢钠可使 CO_2CP 提高 0.449 mmol/L；其次为 11.2% 乳酸钠，有肝功能损害和高乳酸血症者不宜用，0.3 ml/kg 乳酸钠可使 CO_2CP 提高 0.449 mmol/L。

3. 血管活性药物的应用

（1）扩血管药物 ①α 受体阻断剂：可解除微血管痉挛和微循环淤滞，改善肺循环，防治肺水肿。代表药物为酚妥拉明（苄胺唑啉），剂量为 0.1～0.5 mg/kg 以 100 ml 葡萄糖液稀释后静脉滴注。②β 受体兴奋剂：典型代表为异丙肾上腺素，具强力 $β_1$ 和 $β_2$ 受体兴奋作用，可增强心肌收缩力，加快心率，加速传导及中等度扩血管作用，同时显著增加心肌耗氧量和心室的应激性，易引起心律失常，一般很少应用。③多巴胺：具有兴奋 α、β 和多巴胺受体等作用，是目前临床常用的血管活性药物。给药剂量不同作用不同，每分钟 2～5 μg/kg 给药时，主要兴奋多巴胺受体，对内脏血管有扩张作用，尤其使肾脏血管扩张、血流量增加、尿量增多；每分钟 6～15 μg/kg 时，主要兴奋 β 受体，使心肌收缩力增强、心输出量增多；每分钟 20 μg/kg 大剂量给药时，主要兴奋 α 受体，使血管收缩。④抗胆碱能药：主要有阿托品、山莨菪碱、东莨菪碱等，具有改善微循环，阻断 M 受体的作用，同时可兴奋呼吸中枢、解除支气管痉挛及使心率加速。因山莨菪碱副作用小，患者耐受量大，常作为临床用药首选，一般每次 0.01～0.03 mg/kg，每 10～30 分钟静脉注射 1 次。病情好转后延长给药间隔，若连续 10 次用药仍无效者可改用或加用其他药物。青光眼患者忌用本组药物。

（2）缩血管药物 主要有去甲肾上腺素与间羟胺，适用于休克伴心功能不全或应用扩血管药未见好转者。剂量为：去甲肾上腺素 0.5～1.0 mg/100 ml，间羟胺 10～20 mg/ml，以每分钟 20～40 滴静脉滴注。

4. 维护重要脏器的功能

（1）维护心功能 休克出现心功能不全征象时，应严格控制静脉输液量和滴速。在给予毒毛花苷 K 或毛花苷 C 等强心药基础上，可应用多巴胺等血管活性药物防止血压骤降，也可早期短程应用肾上腺皮质激素以降低外周血管阻力。同时充分给氧，并应用能量合剂以纠正细胞代谢失衡状态。

（2）维持呼吸功能 给氧，吸入氧浓度以 40% 左右为宜。保持呼吸道通畅，必要时考虑气管插管或切开。对 PaO_2 仍达不到 60 mmHg 以上水平者，应及早给予呼气末正压呼吸。

（3）维护肾功能 维持足够的有效循环血容量，是维护肾功能的关键。在有效心搏血量和血压基本恢复后，患者仍持续少尿，应快速静脉滴注甘露醇 250 ml，或静脉推注呋塞米 40 mg，若以上处理仍无效，则按照急性肾功能衰竭进行处理。

（4）防治脑水肿 感染性休克缺氧易并发脑水肿，应及早给予血管解痉剂、甘露醇等渗透性脱水剂、呋塞米及大剂量肾上腺皮质激素，并及时给头部降温。

5. 治疗弥散性血管内凝血　诊断一经确立后，给予中等剂量肝素，每4~6小时静脉滴注25 mg左右，根据凝血时间监测结果调整肝素剂量，出血加重者应补充血小板及凝血因子。

6. 其他辅助治疗　输注新鲜冷冻血浆、活化蛋白C、抗凝血酶Ⅲ、组织因子通路抑制剂等药物。

第三节　弥散性血管内凝血

扫码"学一学"

弥散性血管内凝血（disseminated intravascular coagulation，DIC）是由多种病因引起的全身性病理过程，通常是以疾病的中间发病环节或并发症的形式存在，主要特征为凝血系统激活，微循环中广泛微血栓形成，同时继发纤维蛋白溶解系统亢进。临床上出现出血、溶血性贫血、休克和器官功能障碍等表现。弥散性血管内凝血不是单独的疾病，而是伴随其他疾病发生的临床综合征，其中以感染性疾病最为常见。

一、病因

引起弥散性血管内凝血的原因很多，最常见的是感染性疾病，其次为恶性肿瘤。常见的病因见表4-2。

表4-2　弥散性血管内凝血的常见病因

类型	常见疾病
感染性疾病	败血症、内毒素血症、细菌感染（如金黄色葡萄球菌感染、伤寒、中毒性菌痢等）、病毒感染（如乙型脑炎、麻疹、风疹、肾综合征出血热等）、真菌感染（如曲霉菌、白色念珠菌等）、螺旋体感染（如钩端螺旋体病、回归热）等
恶性肿瘤	消化系统、泌尿生殖系统等恶性肿瘤及白血病等
妇产科疾病	胎盘早期剥离、宫内死胎、羊水栓塞、子宫破裂等
创伤及手术	严重软组织创伤、挤压综合征、大面积烧伤及大手术等
休克	大出血、过敏
其他	异性输血、糖尿病、高脂血症、动物毒素等

二、发生机制与病理变化

（一）发病机制

1. 组织因子释放　在大面积创伤、烧伤、产科意外、外科大手术及肿瘤组织坏死等情况下，组织、细胞受到严重破坏，释放大量组织因子进入血液循环。在败血症或内毒素血症时，巨噬细胞及淋巴细胞分泌的白细胞介素-1（IL-1）、白细胞介素-6（IL-6）、肿瘤坏死因子-α（TNF-α）等会增加组织因子释放。组织因子与血浆中的钙离子和凝血因子Ⅶ形成复合物，启动外源性凝血系统，同时产生的凝血酶又反馈激活凝血因子Ⅶ等因子，扩大凝血反应，引起弥散性血管内凝血。

2. 血管内皮细胞损伤　正常血管内皮细胞对凝血机制起到调控作用。严重的细菌感染、内毒素、钩端螺旋体病、立克次体感染、抗原抗体复合物、高热、缺氧、酸中毒和休克等，均可引起血管内皮细胞损伤，暴露其下胶原。当无活性的凝血因子Ⅻ与胶原和内毒素接触后，被激活为凝血因子Ⅻa，从而启动内源性凝血系统。同时，受损伤的血管内皮细胞可释放组织因子，启动外源性凝血，增强促凝作用。

3. 血细胞大量破坏

（1）红细胞破坏　异型输血、恶性疟疾等常导致红细胞被大量破坏，从而释放大量的红细胞素和磷脂类物质，红细胞素有类似血小板释放凝血因子Ⅲ的作用，而磷脂类物质可激活血小板，从而促进凝血。

（2）白细胞破坏　急性粒细胞白血病患者，在化疗、放疗过程中白细胞被大量破坏，释放组织因子样物质，启动外源性凝血系统。血液中的单核细胞在肿瘤坏死因子、内毒素等作用下可合成并释放大量的组织因子，促进弥散性血管内凝血的发生。

（3）血小板被激活　内毒素、免疫复合物、血管内皮受损等多种因素均可激活血小板，使其与纤维蛋白原结合，释放多种血小板因子，促使血液凝固，从而促进弥散性血管内凝血的发生。

知识链接

凝血与抗凝机制

凝血和抗凝血之间的动态平衡是机体维持体内血液流动状态和防止血液丢失的关键。

凝血过程可分为内源性凝血和外源性凝血两个途径。

1. 内源性凝血途径　血管内皮受损后，内皮下组织暴露，带有负电荷的胶原纤维可激活凝血因子Ⅻ，使其活化为凝血因子Ⅻa。该活化因子依次激活其他相关的凝血因子Ⅺ、Ⅸ、Ⅷ、Ⅹ、Ⅴ和相应的激酶，以级联反应形式形成凝血酶原激活物，催化凝血酶原转化为凝血酶，使纤维蛋白原转化为纤维蛋白，在ⅩⅢa与钙离子的参与下形成纤维蛋白凝块，发生凝血。

2. 外源性凝血途径　由组织因子（凝血因子Ⅲ）启动。当组织损伤后，释放大量组织因子进入血液，在 Ca^{2+} 参与下，与凝血因子Ⅶ一起组成复合物，随后凝血因子Ⅶ被激活为因子Ⅶa，形成Ⅶa组织因子复合物，其可激活凝血因子Ⅹ，催化凝血酶原转化为凝血酶，使纤维蛋白原转化为纤维蛋白，在ⅩⅢa与钙离子的参与下形成纤维蛋白凝块，发生凝血从而启动外源性凝血系统。

机体的抗凝血系统包括体液抗凝和细胞抗凝两方面。体液抗凝包括血浆抗凝血因子、纤溶系统和蛋白C系统。细胞抗凝包括单核－吞噬细胞系统和肝细胞的抗凝作用。

4. 其他促凝因素

（1）单核－吞噬细胞系统功能障碍　单核－吞噬细胞能够吞噬和清除血液中凝血酶、纤维蛋白原、纤溶酶、内毒素等。当其功能发生障碍，导致血液中凝血因子浓度升高，从而促进弥散性血管内凝血的发生。

（2）肝功能严重障碍　肝脏有合成凝血酶原、纤维蛋白原、凝血因子及灭活活化的凝血因子的功能，当肝功能严重障碍时，可使体内凝血、抗凝血过程发生失衡，而促进弥散性血管内凝血的发生。

（3）血液呈高凝状态 妊娠期妇女血液中凝血因子和血小板数量增多，同时血液中的纤溶酶原激活物减少，血液呈现高凝状态，易引起弥散性血管内凝血。

（4）抗纤溶药物应用不当 长期大量应用 6 - 氨基己酸、对羧基苄胺等纤溶抑制剂，引起纤维蛋白溶解系统过度抑制，使血液黏度增高，诱发弥散性血管内凝血。

（二）病理变化

在微循环内由血小板、纤维蛋白、红细胞、白细胞聚集形成微血栓是弥散性血管内凝血的基本病理变化。微血栓可发生在各个脏器，以肾、肺最常受累，其次为胃肠道、肝、心内膜、脑及肾上腺等。常合并器官内出血及出血性坏死。

三、临床表现

弥散性血管内凝血的病因虽然不同，但临床表现相似，除原发病征象外，主要表现为广泛严重的出血、休克、微循环障碍、溶血。

（一）出血

出血是大多数弥散性血管内凝血患者的初发症状，也是诊断弥散性血管内凝血的重要依据。临床上主要表现为紫癜、皮下血肿、血泡、胃肠道出血、内脏出血等。

出血的发生机制主要与四方面因素有关：凝血物质的大量消耗、纤维蛋白溶解亢进、纤维蛋白降解产物增多、血管壁受损。

（二）休克

某些病因往往既可引起弥散性血管内凝血也可引起休克。弥散性血管内凝血可伴休克，休克也可伴弥散性血管内凝血，二者常互为因果，形成恶性循环。弥散性血管内凝血导致休克一般起病急，无法早期确定病因，常伴有多发性出血，早期即可发生多器官功能障碍甚至衰竭。此种休克情况常呈顽固性，常规抗休克治疗效果欠佳。

（三）多器官功能障碍

弥散性血管内凝血发展过程中，因全身广泛的微血栓形成，引起多器官血液灌流量不足，导致其功能障碍，常见的主要有肾、肺、肾上腺及皮肤，其次为胃肠道、肝、脑、心脏等。受累器官不同临床症状也有所不同，常表现为呼吸困难、少尿、无尿、恶心、呕吐、腹部或背部疼痛、发热、黄疸、低血压、意识障碍甚至昏迷及各种精神神经症状。

考点提示

弥散性血管内凝血患者的初发症状。

（四）微血管病性溶血性贫血

弥散性血管内凝血发展过程中，由于血管内有广泛的纤维蛋白性微血栓的形成，当红细胞流经由纤维蛋白丝构成的网孔时受血流冲击、挤压，引起对红细胞机械性损伤，因而在血液循环中出现各种形态特殊的变形红细胞或呈盔形、星形、多角形、小球形等特殊形态的红细胞碎片，称为裂体细胞。裂体细胞脆性明显增高，易破裂发生溶血，而引起特殊类型的溶血性贫血，称微血管病性溶血性贫血。

四、实验室检查

弥散性血管内凝血的多种检查项目缺乏高度特异性。由于弥散性血管内凝血病情发展快，变化大，因此检查结果需密切结合临床综合分析，动态观察，有时临床表现可能比阳性的检查结果更为重要。常用的实验室检查主要有以下几种。

1. 血小板计数　多数弥散性血管内凝血患者都有血小板减少，在动态观察中发现血小板持续下降，具有诊断价值。

2. 凝血酶原时间检测　凝血酶原时间明显延长，测定凝血酶原时间对诊断弥散性血管内凝血具有意义。

3. 纤维蛋白原检测　约有 70% 左右的弥散性血管内凝血患者，纤维蛋白原减少。动态观察纤维蛋白原有持续减少的倾向，一般低于 150 mg/dl 时，具有诊断意义。

4. 血浆鱼精蛋白副凝固试验　是一种反映血浆内可溶性纤维蛋白复合体的定性试验。当发生凝血时，纤维蛋白溶解产物与纤维蛋白单体结合形成可溶性复合物，不能被凝血酶凝固。鱼精蛋白可使复合物分离，形成肉眼可见的纤维蛋白单体聚合絮状沉淀，称为副凝固试验。本试验阳性表示可能发生弥散性血管内凝血。

5. 纤维蛋白降解产物检测　正常人血清中仅有微量纤维蛋白降解产物。纤维蛋白溶解亢进时，纤维蛋白溶解产物明显增多，间接地反映弥散性血管内凝血的发生。

6. D-二聚体检测　D-二聚体升高表明血液中有纤维蛋白形成及纤维蛋白溶解的发生，敏感性和特异性均较高，是目前诊断弥散性血管内凝血最有价值的指标之一。

五、诊断及鉴别诊断

（一）诊断依据

根据病程中出血、休克、微血栓及溶血等临床表现和必要的实验室检查，可对弥散性血管内凝血做出诊断。具体诊断标准如下。

（1）存在易致弥散性血管内凝血的基础疾病，如感染、恶性肿瘤、妇产科疾病、大型手术及创伤等。

（2）有下列二项以上临床表现严重或多发性出血；不能用原发病解释的微循环障碍或休克；广泛性皮肤、黏膜微循环栓塞，灶性缺血性坏死、脱落及溃疡形成，或不明原因的肺、肾、脑等脏器功能衰竭；抗凝血治疗有效。

（3）实验室检查有下列三项以上异常血小板数量下降；纤维蛋白原异常；3P 试验阳性或 FDP 多于 20 mg/L；凝血酶原时间缩短 3 秒以上或呈动态变化；血浆血小板活化产物含量增加；抗凝因子活性降低。

（二）鉴别诊断

1. 重症肝病　无血栓表现，3P 试验阴性，血液中纤维蛋白溶解产物正常。

2. 血栓性血小板减少性紫癜　具有特征性透明血栓，凝血酶原时间及纤维蛋白原一般正常，病理活检可以确诊。

3. 原发性纤溶亢进　两者区别主要是纤溶部位，原发纤溶亢进纤溶部位一般在大血管，弥散性血管内凝血纤溶部位由微血管开始。

六、治疗

弥散性血管内凝血的病情严重，发展迅速，必须积极抢救，避免发展为不可逆性。原发病与弥散性血管内凝血两者互为因果，治疗中必须同时兼顾，严密观察临床表现及实验室化验结果的变化。

（一）原发病治疗

预防和去除引起弥散性血管内凝血的病因及治疗原发病，是防治弥散性血管内凝血的根本措施。如有效地控制感染、切除肿瘤、防治休克、改善缺氧及纠正水、电解质紊乱等。

（二）改善微循环

可采用扩充血容量、解除血管痉挛、对抗血小板聚集等措施，改善微循环。

（三）抗凝血治疗

常用的抗凝血药物主要有肝素。一般采用中等剂量，每4~6小时静脉滴注25 mg左右。每次静脉推注前需测凝血时间，根据监测结果适当调整肝素剂量。

（四）抗纤溶药物的应用

常用的药物包括6－氨基己酸、抗纤溶芳酸、氨甲环酸及抑肽酶等。

（五）补充血小板及凝血因子

凝血因子过低时，用肝素可加重出血，应适当输血或补充纤维蛋白原，以防止出血加重。

（六）密切观察患者的病情变化

弥散性血管内凝血病情复杂危重，应动态监测患者的生命体征，以便及时调整治疗方案、纠正酸碱平衡紊乱及水电解质紊乱，维持患者基本生命体征。

第四节 全身炎症反应综合征

全身炎症反应综合征（SIRS）是指在各种严重感染、创伤、烧伤、缺氧及再灌注损伤等感染与非感染等因素刺激产生的一种失控的全身炎症反应的统称。SIRS在危重患者中较为多见。

扫码"学一学"

一、发病机制

在严重感染时，细菌的毒素激活吞噬细胞，释放大量炎症介质和细胞毒素，如TNF-α、IL-1、IL-6、IL-8等激活粒细胞，使内皮细胞损伤，血小板黏附，进一步释放氧自由基和脂质代谢产物等，可在体内产生"瀑布"样连锁反应，引起组织细胞损伤，其中TNF-α是主要炎症因子，在炎症瀑布反应中起核心作用。SIRS是机体在遭受严重损伤后，由失控的炎症反应所致的"介质病"。

二、临床表现

在原发病症状基础上，可概括为"二个加快，二个异常，与二高一低一过度"。①二个加快和二个异常：即呼吸频率与心率加快，体温与外周白细胞总数或分数异常。②二高：机体呈高代谢状态：高耗氧量，通气量增加，高血糖，蛋白质分解增加，呈负氮平衡与高乳酸血症；高动力循环状态：高心输出量和低外周阻力。③一低一过度：一低指脏器低灌注—患儿出现低氧血症，急性神志改变如兴奋、烦躁或嗜睡，少尿；一过度即过度炎症反应使血中多种炎症介质和细胞因子（如 TNF - α、IL - 1、IL - 6、IL - 8）的含量及内源性一氧化氮浓度与 C 反应蛋白的测定数值明显高于正常。

三、诊断标准

①体温 >38℃或小于 36℃；②心率大于各年龄组正常均值加 2 个标准差；③呼吸大于各年龄组正常均值加 2 个标准差或 $PaCO_2 < 4.3 \text{ kPa}$；④白细胞总数 $>12.0 \times 10^9/L$ 或小于 $4.0 \times 10^9/L$，或杆状核细胞 >10%。关于 SIRS 的诊断，凡患者入院 24 小时临床表现具备上述两项或两项以上者即可诊断。

四、临床分期

1. 全身感染或脓毒症（Ⅰ期）　为 SIRS 早期，体温异常，过高或过低，心率加快，白细胞异常，增高或减少。

2. 败血症综合征（Ⅱ期）　败血症加以下任意一项：①精神状态异常；②低氧血症；③高乳酸血症；④少尿。

3. 早期败血症休克（Ⅲ期）　败血症综合征加血压下降，微循环充盈差，对输液和（或）药物治疗反应良好。

4. 难治性败血症休克（Ⅳ期）　败血症性休克加血压下降，微循环充盈差，持续超过一小时，需用正性血管活性药物。

5. 器官功能衰竭（MODS）（Ⅴ期）　发生弥散性血管内凝血、食性呼吸窘迫综合征（ARDS）、肝肾及脑功能障碍及其中的任何组合。

6. 死亡

五、治疗

（一）Ⅰ期（败血症期）

1. 抗感染　①全身应用抗生素；②肠道局部灭菌：可用庆大霉素 0.2 万～0.5 万 U/（kg·d），每天 2 次，合用甲硝唑 7.5～15 mg/kg，每隔 8 小时口服或鼻饲；③免疫保护治疗：大剂量静脉丙种球蛋白（IVIG）200～400 mg/（kg·d），连用 5 天。IVIG 治疗 SIRS 取得较好效果。

2. 清除炎性介质和细胞因子　①连续肾替代疗法：持续静脉血过滤和持续静脉血透析；②血浆置换。

3. 抑制炎性介质与细胞因子　①非甾体类药物：可降温，也能部分抑制炎性因子，常用布洛芬混悬液每次 0.5 ml/kg，每天 4 次；②肾上腺皮质激素：小剂量地塞米松 0.2～0.5 mg/（kg·d），分 1～2 次；③炎性介质单克隆抗体：较成熟的是 TNF - α 抗体和抗内毒素脂多糖抗体的应用；④自由基清除剂的应用：大剂量维生素 C 与维生素 E。

（二）Ⅱ期（败血综合征）和Ⅲ期（休克早期）

1. 大剂量肾上腺皮质激素　血压不能维持或尿量明显减少 [<1 ml/（kg·h）] 持续2小时，积极应用大剂量肾上腺素皮质激素，首选地塞米松2~10 mg/（kg·d），分2~4次，也可用甲泼尼龙。

2. 维持有效循环和灌注　①扩容：首选2/3至等张晶体溶液10~20 ml/kg，在1~2小时内输入。其次可输血浆、白蛋白及低分子右旋糖酐；②代谢与营养支持：补充维生素、氨基酸、蛋白质、脂肪乳。脂肪乳有利于清除TNF-α和其他炎症介质，防止MODS，尤其是ω-3不饱和脂肪酸的作用较明显，出现肝损时应慎用。

（三）Ⅳ期（难治性休克期）

1. 血管活性药的应用　①多巴胺：5~10 μg/（kg·min）持续滴注，如效果不佳则改用去甲肾上腺素0.2~1.35 μg/（kg·min）或起始即予去甲肾上腺素治疗；②多巴酚丁胺：2.5~10 μg/（kg·min）；③其他血管活性药：如东莨菪碱、阿托品等。

2. 纠正代谢性酸中毒　据血气分析BE负值计算$NaHCO_3$用量。

3. 肾上腺皮质激素　应用大剂量地塞米松或甲泼尼龙。

4. 继续补充液体　可按100~150 ml/（kg·d），补给1/3~1/2张含钠晶体液，同时继续补给血浆或低分子右旋糖酐。

5. 防止与治疗　弥散性血管内凝血在弥散性血管内凝血早期或高凝期应用肝素，首剂20 U/kg静脉推注后，用10U/（kg·min）静脉滴注维持。超微剂量肝素，每次3~5 U/kg，皮下注射，8~12小时一次。

（三）Ⅴ期及重要脏器功能障碍的干预

1. ALI/ARDS的处理　①呼吸支持：正压通气；②NO吸入及NO供体的应用；③肺表面活性物质的应用；④液体通气（PV）及体外氧合膜肺。

2. 心功能损害的治疗　①心肌营养：主要是ATP和酶类药物；每日应用大剂量维生素C，谨慎补钾；②正性肌力药物的应用：国外学者用磷酸二酯酶抑制剂对SIRS患者治疗，改善心功能效果较好，MODS合并心衰应用洋地黄类药物的报告较少，因其作用较差，并易中毒。

3. 急性肾衰竭　可遵循"大进大出"的原则，呋塞米每次5~10 mg/kg，6~8小时一次，必要时做血液透析疗法。

4. 血液净化疗法　包括连续肾替代疗法，血浆置换及免疫吸附方法。

本章小结

　　常见临床感染综合征主要包括败血症、感染性休克、弥散性血管内凝血、全身炎症反应综合征。这些疾病通常是威胁患者生命健康、造成患者死亡的重要原因。它们往往来势凶猛，发病机制复杂，病情发展迅速，临床救治难度大，因而早期识别、及时诊断、积极治疗是救治成功的关键。因个体差异，临床感染综合征的表现也各有不同，在诊治过程中应注意原发病治疗、病因治疗及对症治疗相结合，力求寻找一条有效的治疗途径。

目标检测

扫码"练一练"

一、选择题

【A1/A2 型题】

1. 引起医院内败血症的最常见革兰阳性球菌是
   A. 金黄色葡萄球菌
   B. 表皮葡萄球菌
   C. 肺炎链球菌
   D. B 组链球菌
   E. 肠球菌

2. 诊断败血症最重要的依据是
   A. 发现化脓病灶
   B. 血清免疫学检查
   C. 血或骨髓培养阳性
   D. 肝脾肿大
   E. 皮疹

3. 革兰阴性杆菌败血症的临床特点主要为
   A. 低蛋白血症
   B. 感染性休克常见
   C. 迁徙性病灶少见
   D. 可出现多器官功能衰竭
   E. 双峰热，相对缓脉较多

4. 新生儿败血症的常见致病菌为
   A. 金黄色葡萄球菌
   B. 厌氧菌
   C. 铜绿假单胞菌
   D. 变形杆菌
   E. 大肠埃希菌

5. 老年人败血症常见致病菌为
   A. 革兰阳性菌
   B. 革兰阴性菌
   C. 厌氧菌
   D. 真菌
   E. 肠球菌

6. 治疗铜绿假单胞菌败血症，首选抗菌药为
   A. 万古霉素 + 磷霉素
   B. 青霉素 + 阿米卡星
   C. 利福平 + 阿米卡星
   D. 头孢他啶 + 阿米卡星
   E. 头孢哌酮 + 甲硝唑

7. 下列引起感染性休克的致病菌不包括
   A. 绿脓杆菌
   B. 结核杆菌
   C. 肺炎链球菌
   D. 脑膜炎球菌
   E. 真菌

8. 感染性休克发病机制复杂，目前普遍公认的是
   A. 细胞代谢障碍
   B. 毒物潴留
   C. 微循环障碍
   D. 糖原、脂肪代谢障碍
   E. 线粒体损伤

9. 感染性休克的下列临床表现，哪一项错误
   A. 呼吸急促，脉搏细速
   B. 血压均下降

C. 尿少或无 D. 面色苍白、发绀

E. 烦躁不安或表情淡漠，甚至昏迷

10. 下列哪项不是休克中期的表现

A. 血压降低 B. 少尿或无尿

C. 表情淡漠 D. 面色苍白、发绀

E. 脉压增大

11. 一般感染性休克治疗的首要措施是

A. 使用强心剂 B. 纠正酸中毒

C. 使用扩血管药 D. 使用缩血管药

E. 补充血容量

12. 感染性休克时纠正酸中毒可选用

A. 碳酸氢钠 B. 谷氨酸钠

C. 枸橼酸钠 D. 乳酸钠

E. 氯化钠

13. 弥散性血管内凝血的最常见的原因是

A. 创伤 B. 恶性肿瘤

C. 过敏 D. 感染性疾病

E. 妇产科疾病

14. 单核 – 吞噬细胞系统功能障碍时容易诱发弥散性血管内凝血的原因是

A. 体内大量血管内皮细胞受损

B. 循环血液中凝血抑制物减少

C. 循环血液中促凝物质的清除减少

D. 循环血液中促凝物质的生成增加

E. 纤溶系统活性减弱

15. 下列哪项不是弥散性血管内凝血的临床表现

A. 贫血 B. 出血

C. 栓塞 D. 器官功能障碍

E. 休克

二、简答题

1. 败血症的共同特点有哪些？

2. 弥散性血管内凝血的病因常见有哪些？

（姚晓媛）

第五章　感染性疾病常用诊疗技术

第一节　腹腔穿刺术

扫码"学一学"

> **学习目标**
>
> 1. **掌握**　腹腔穿刺术、常规实验室诊断技术。
> 2. **熟悉**　腰椎穿刺术、病原学诊断技术、免疫学诊断技术。
> 3. **了解**　肝穿刺抽脓术、分子生物学诊断技术。

一、适应证

（1）诊断未明的腹部损伤、腹腔积液，可做诊断性穿刺。

（2）大量腹腔积液致腹部胀痛或呼吸困难时，可穿刺放液以缓解症状。

（3）某些疾病如腹腔感染、肿瘤、结核等可以腹腔给药治疗。

二、术前准备

（1）了解、熟悉患者病情。

（2）与患者及家属谈话，交代检查目的、大致过程、可能出现的并发症等，并签字。

（3）术前嘱患者排尿以防穿刺损伤膀胱。

（4）器械准备　腹腔穿刺包，消毒剂，麻醉剂，无菌棉签、手套、洞巾、注射器、纱布以及胶布。

（5）操作者熟悉操作步骤，戴口罩、帽子。

三、操作步骤

（1）根据病情和需要可取平卧位、半卧位或稍左侧卧位，并尽量使患者舒适，以便能耐受较长手术时间。

（2）选择适宜的穿刺点　①左下腹部脐与髂前上棘连线的中、外1/3交点处，不易损伤腹壁动脉；②侧卧位穿刺点在脐水平线与腋前线或腋中线交叉处较为安全，常用于诊断性穿刺；③脐与耻骨联合连线的中点上方1.0 cm，稍偏左或偏右1.0~1.5 cm处，无重要器官且易愈合；④少数积液或包裹性积液，可在B超引导下定位穿刺。

（3）戴无菌手套，穿刺部位常规消毒及盖洞巾，用2%利多卡因自皮肤至腹膜壁层做局部麻醉。

（4）术者用左手固定穿刺部皮肤，右手持针经麻醉处垂直刺入腹壁，待感针峰抵抗感突然消失时，表示针头已穿过腹膜壁层即可抽取腹水，并将抽出液放入试管中送检。进行诊断性穿刺时，可直接用 20 ml 或 50 ml 注射针及适当针头进行。大量放液时，可用 8 号或 9 号针头，并在针座接一橡皮管，再夹输液夹子以调节速度，将腹水引入容器中以备测量和化验检查。放液不宜过多过快，肝硬化患者一般一次不宜超过 3000 ml。

四、术后处理

（1）术后嘱患者平卧休息 1～2 小时，避免朝穿刺侧卧位。测血压并观察病情有无变化。

（2）根据临床需要填写检验单，分送标本。

（3）清洁器械及操作场所。

（4）做好穿刺记录。

五、注意事项

（1）术中应随时询问患者有无头晕、恶心、心悸等症状，并密切观察患者呼吸、脉搏及面色等，若有异常应停止操作，并做适当处理。

（2）放液后应拔出穿刺针，覆盖消毒纱布，再用胶布固定。大量放液后应束以多头腹带，以防腹压骤降，内脏血管扩张引起休克。

（3）对大量腹水患者，为防止漏出，可斜行进针，皮下行驶 1～2 cm 后再进入腹腔。术后嘱患者平卧，并使穿刺孔位于上方以免腹水漏出。若有漏出，可用蝶形胶布或火棉胶粘贴。

第二节　肝穿刺抽脓术

一、适应证

（1）诊断原因未明的肝大。

（2）肝脓肿的治疗。

二、术前准备

（1）了解、熟悉患者病情。

（2）与患者及家属谈话，交代检查目的、大致过程、可能出现的并发症等，并签字。

（3）术前应检查血小板数、出血时间、凝血酶原时间，如有异常，应肌内注射维生素 K_1 10 mg，每日一次，3 天后复查，如仍不正常，不应强行穿刺。

（4）穿刺前应测血压、脉搏并进行胸部 X 线检查，观察有无肺气肿、胸膜肥厚、验血型，以备必要时输血。术前 1 小时服地西泮 10 mg。

（5）器械准备　肝穿刺包，消毒剂，麻醉剂，无菌棉签、手套、洞巾、注射器、纱布以及胶布。

（6）操作者熟悉操作步骤，戴口罩、帽子。

三、操作步骤

（1）患者取仰卧位，身体右侧靠床沿，并将右手置于枕后。

（2）穿刺点一般取右侧腋中线 8~9 肋间、肝实音处穿刺。如有明显压痛点，应在压痛点处穿刺。如压痛点不明显或病变位置较深，则应在 B 超检查进行脓腔定位再行穿刺。

（3）常规消毒局部皮肤，铺无菌洞巾，局部麻醉要深达肝被膜。

（4）先将连接穿刺针的橡皮管折起或夹住，然后将穿刺针刺入皮肤，嘱患者先吸气，并在呼气末屏住呼吸；此时将针头刺入肝内并继续徐徐前进，如有抵抗感突然消失表示已进入脓腔。

（5）将 50 ml 注射器接于长穿刺针尾的橡皮管上，松开钳夹的橡皮管进行抽吸。如抽不出脓汁，可在注射器保持一定负压情况下再进行或后退少许，如仍无脓液，则示未达脓腔。此时应将针头退至皮下改变方向，重新穿刺抽脓。抽脓过程中，不需要用血管钳固定穿刺针头，可让针随呼吸摆动，以免损伤肝组织。

（6）应注意抽出脓液的颜色与气味，尽可能抽尽，如脓液黏稠则用无菌生理盐水稀释后再抽，如抽出脓液量与估计不符，则应变换针头方向，以便抽尽脓腔深部或底部的脓液。

（7）拔针后以无菌纱布按压数分钟，胶布固定，加压小沙袋，并用多头带将下胸部束紧，静卧严密观察 8~12 小时。

（8）如脓腔大需反复抽脓，可经套管针穿刺后插入引流管，留置于脓腔内持续引流排脓。

四、术后处理

（1）术后应卧床 24 小时，在 4 小时内每隔 15~30 分钟测脉搏、血压一次，如有脉搏增快细弱、血压下降、烦躁不安、面色苍白、出冷汗等内出血现象，应紧急处理。

（2）根据临床需要填写检验单，分送标本。

（3）清洁器械及操作场所。

（4）做好穿刺记录。

五、注意事项

（1）有出血倾向、严重贫血和全身状况极度衰弱者，应积极处理后慎重穿刺。

（2）如疑为阿米巴性肝脓肿时，则应先用甲硝唑（或替硝唑）、氯喹等抗阿米巴药治疗 2~4 天，待肝充血和肿胀稍减轻时再行穿刺；若疑为细菌性肝脓肿，则应在充分抗生素控制下进行穿刺。

（3）穿刺时要抑制咳嗽与深呼吸，以免针头划伤肝组织引起出血。

（4）穿刺后局部疼痛可服止痛剂，如右肩部剧痛伴气促，则多为膈损伤，除给镇痛剂止痛外，密切观察病情变化。

（5）术后应定时测量脉搏、血压，直至稳定。如有内出血征象，应及时处理。

第三节　腰椎穿刺术

一、适应证

（1）腰椎穿刺术常用于检查脑脊液的性质，对诊断脑膜炎、脑炎、脑血管病变、脑瘤等神经系统疾病有重要意义。

（2）用于鞘内注射药物。

（3）测定颅内压力和了解蛛网膜下腔是否阻塞等。

二、禁忌证

（1）可疑颅高压、脑疝。

（2）可疑颅内占位病变。

（3）休克等危重患者。

（4）穿刺部位有炎症。

三、术前准备

（1）了解病情，做必要的体格检查，如意识状态、生命体征等。

（2）与患者及家属谈话，交代检查目的、检查过程、可能出现的反应及应对措施，并签字。

（3）器械准备　腰椎穿刺包，脑压表，消毒剂，麻醉剂，无菌棉签、手套、洞巾、注射器、纱布以及胶布。

（4）操作者熟悉操作步骤，戴口罩、帽子。

四、操作步骤

（1）体位　患者侧卧位于硬板床上，背部与床面垂直。头向前胸部屈曲，双手抱膝紧贴腹部，使躯干呈弓形。或由助手协助使患者躯干呈弓形。

（2）确定穿刺点　双侧髂后上棘连线与后正中线交会处为穿刺点。一般取 3~4 腰椎棘突间隙。有时可上移或下移一个腰椎间隙。

（3）戴无菌手套，常规消毒皮肤，盖洞巾，用2%利多卡因自皮肤到椎间韧带作局部麻醉。

（4）术者左手固定穿刺点皮肤，右手持穿刺针，以垂直背部的方向或略向头侧缓慢刺入。成人进针深度 4~6 cm，儿童则为 2~4 cm。当针头穿过韧带与硬脑膜时，有阻力突然消失的落空感。此时将针芯慢慢抽出，可见脑脊液流出。

（5）测量脑脊液压力　放液前先接上测压管测量压力。正常侧卧位脑脊液压力为 70~180 mmH$_2$O，或 40~50 滴/分钟。Queckenstedt 试验：是一个了解蛛网膜下隙是否阻塞的试验。方法是在初次测压后，助手先压迫一侧颈静脉约 10 秒，再压迫另一侧，最后双侧同时按压。正常时压迫颈静脉后，脑脊液压力迅速升高一倍左右，解除压迫后 10~20 秒，迅速降至原来水平，此为梗阻试验阴性。若施压后压力缓慢上升，去除压力后压力缓慢下降，示有不完全阻塞。颅内压增高者禁做此试验。

（6）撤去测压管，根据检测要求收集脑脊液送检。

（7）插入针芯后，拔出穿刺针，盖消毒纱布并用胶布固定。

五、术后处理

（1）术后患者去枕俯卧（若有困难可平卧）4~6小时，以免引起低颅压头痛。测血压并观察病情有无变化。

（2）根据临床需要填写检验单，分送标本。

（3）清洁器械及操作场所。

（4）做好穿刺记录。

六、注意事项

（1）严格掌握禁忌证，疑有颅内压增高且眼底有视神经乳头明显水肿，或有脑疝先兆者；患者处于休克、多器官功能衰竭或濒危状态；局部皮肤有炎症；颅后窝有占位性病变时，禁忌穿刺。

（2）穿刺时，患者出现呼吸、脉搏、面色异常时，应立即停止操作，并做相应处理。

（3）鞘内注药时，应先放出适量脑脊液，然后以等量液体稀释药物后注入。

第四节　病原学诊断技术

一、直接检出病原体

许多传染病可通过显微镜或肉眼检出病原体而确诊，如蠕虫类中蛔虫、蛲虫、绦虫节片等可随粪便排出，肉眼即可确认；血吸虫毛蚴经孵化法可用肉眼检出。从血液或骨髓涂片中检出疟原虫、利什曼原虫、微丝蚴及回归热螺旋体等，粪便涂片镜检可发现溶组织内阿米巴滋养体、包囊和各种寄生虫虫卵。痰涂片找并殖吸虫卵、结核杆菌等。从脑脊液离心沉淀的墨汁涂片中检出新型隐球菌等。

二、分离培养病原体

依不同疾病取血液、尿、粪、脑脊液、骨髓、鼻咽分泌物、渗出液，活检组织等进行培养与分离鉴定。细菌能在普通培养基或特殊培养基内生长，病毒及立克次体必须在活组织细胞内增殖，培养时根据不同的病原体，选择不同的组织与培养基或动物接种。标本应注意正确保存与运送，标本的采集应在抗生素治疗前进行，当应用过抗病原体的药物治疗后检出阳性率会明显下降。

第五节　常规实验室诊断技术

实验室检查对传染病的诊断有特殊意义。对很多传染病来说，一般实验室检查对早期诊断有很大帮助。

一、一般实验室检查

1. 三大常规检查

（1）血常规 以白细胞计数和分类的意义较大。白细胞总数明显增多常见于化脓性细菌感染，如流行性脑脊髓膜炎、败血症和猩红热等疾病，但革兰阴性杆菌感染时白细胞总数往往升高不明显甚至减少，如布氏菌病、伤寒及副伤寒等。分类中嗜酸性粒细胞减少、消失常表示有伤寒、败血症可能，增多时则多为寄生虫感染；异常淋巴细胞增多常为病毒感染，如传染性单核细胞增多症、流行性出血热等。

（2）尿常规 方法简便、易于操作，对确定某些传染病和寄生虫病的诊断有重要价值。尿常规检查有助于流行性出血热和钩端螺旋体病的诊断，患者尿内有蛋白、白细胞、红细胞，且前者尿内有膜状物。黄疸型肝炎尿胆红素阳性。

（3）粪常规 有助于肠道细菌与原虫感染的诊断。菌痢为黏液脓血便，肠阿米巴病呈暗红色果酱样便；细菌性肠道感染多呈水样便、血水样便或混有脓及黏液。病毒性肠道感染多为水样便或混有黏液。

2. 生化检查
有助于病毒感染性疾病的诊断。如病毒性肝炎、流行性出血热等病的诊断和病情判定。感染中毒性休克者可出现血液电解质紊乱和酸碱平衡失调等。

二、其他检查

包括支气管镜、胃镜和结肠镜等内镜检查，心电图检查，超声检查，X线检查、CT、MRI和数字减影血管造影等影像学检查，以及活体组织检查等。

第六节 免疫学诊断技术

免疫学检查是一种特异性的诊断方法，应用已知抗原或抗体检测血清或体液中的相应抗体或抗原，是目前最常用于传染病和寄生虫病诊断的检测技术。

一、特异性抗体检测

是传染病应用最早的诊断方法。在传染病早期，特异性抗体在血清中往往尚未出现或滴度很低，而在恢复期或后期抗体滴度有明显升高，故在急性期及恢复期双份血清检测其抗体由阴性转为阳性或滴度升高4倍以上时有重要的意义。既往的补体结合试验（CF）、沉淀试验、凝集试验、中和试验等，多为检测 IgG 型抗体的方法，由于恢复期才能肯定其意义，故不能用于早期诊断，但可用于某些疾病感染率的流行病学调查。

二、特异性抗原检测

有助于在病原体直接分离培养不成功的情况下提供病原体存在的直接证据。其诊断意义往往较抗体检测更早、更为可靠。目前已采用酶联免疫吸附试验（ELISA）或放射免疫试验（RIA）检测乙型肝炎的表面抗原和 e 抗原（HBeAg）、丁型肝炎抗原（HDAg）等。

三、皮肤试验

通过向受试者皮内注射特异性抗原的方法，了解其体内是否含有相应抗体，有抗体时受试者发生变态反应，皮肤局部出现红、肿、痒、痛表现。皮肤试验常用于血吸虫病、并殖吸虫病等的流行病学调查。

四、免疫球蛋白检测

可用来判断人体体液免疫功能的检测，先天性免疫功能缺陷者免疫球蛋白降低。

五、T 细胞亚群检测

了解集体的免疫状态，用单克隆抗体检测 T 细胞亚群可了解各亚群的 T 细胞数和比例，有助于艾滋病的诊断及分期分级。

第七节 分子生物学诊断技术

由于核酸生化及分子生物学研究技术的发展和广泛应用，近 20 年来用于确定传染病特别是病毒性疾病的病原，现可用于诊断的分子生物学方法有以下 2 种。

一、分子杂交

利用放射性核素^{32}P 或生物素标记的核酸探针对病原体进行分子水平的检测，可以检出特异性的病毒核酸如乙型肝炎病毒（HBV）DNA，或检出特异性的毒素如大肠埃希菌肠毒素，已广泛用于乙型肝炎的诊断。

二、聚合酶链式反应

聚合酶链式反应（PCR）用于病原体核酸检查。PCR 法是利用人工合成的核苷酸序列作为"引物"，在耐热 DNA 聚合酶的作用下，通过变化反应温度，扩增目的基因，用于检测体液，组织中相应核酸的存在。是一种在体外扩增特异性 DNA 序列的技术，它可使靶 DNA 序列在特异的引物启动下，在短时间内扩增 100 万倍以上，具有快速、简便、灵敏、省时、对受检样品条件要求不高等特点，可用于病毒、细菌和寄生虫等多种病原体的检测，已广泛应用于丙型肝炎的诊断。PCR 法灵敏性极高，因此操作不慎时易产生假阳性结果，应严格操作，避免检测失误。

本章小结

本章主要介绍了感染性疾病常用的几种诊疗技术。特别是要熟悉腹腔穿刺术、腰椎穿刺术、肝穿刺抽脓术的适应证、操作步骤及注意事项；病原学检查是确诊患者最重要的依据之一，常规实验室诊断技术有助于临床诊断，随着免疫学诊断技术、分子生物学诊断技术的发展和进步，其对临床诊断的价值越加重要。

扫码"练一练"

目标检测

一、选择题

【A1/A2 型题】

1. 确诊流脑的依据是
　　A. 流行季节　　　　　　　　　　　　B. 突然发病、高热、头痛、呕吐
　　C. 脑膜刺激征阳性　　　　　　　　　D. 皮肤瘀点检菌阳性
　　E. 脑脊液为典型化脓性脑膜炎改变

2. 腰椎穿刺的常规部位是
　　A. 第 2~3 腰椎棘突间隙　　　　　　B. 第 1~2 腰椎棘突间隙
　　C. 第 3~4 腰椎棘突间隙　　　　　　D. 第 4~5 腰椎棘突间隙
　　E. 以上均为常规穿刺部位

3. 近年来在临床诊断甲型肝炎指标中采用
　　A. HAV – IgM　　　　　　　　　　　B. HAV RNA
　　C. HAV – IgG　　　　　　　　　　　D. 动物接种病毒分离
　　E. 患者粪便中甲肝抗原

4. 传染性非典型肺炎的影像学检查首选
　　A. X 线胸片　　　　　　　　　　　　B. CT
　　C. 高分辨 CT　　　　　　　　　　　 D. MRI
　　E. 超声

5. 中性粒细胞增多，最常见的原因是
　　A. 急性感染和化脓性炎症　　　　　　B. 中毒
　　C. 急性出血　　　　　　　　　　　　D. 恶性肿瘤
　　E. 急性溶血

6. 以下传染病中周围血中白细胞总数减少的是
　　A. 流行性乙型脑炎　　　　　　　　　B. 流行性脑脊髓膜炎
　　C. 伤寒　　　　　　　　　　　　　　D. 肾综合征出血热
　　E. 狂犬病

7. 周围血中嗜酸性粒细胞增多，主要见于
　　A. 血吸虫病　　　　　　　　　　　　B. 流行性脑脊髓膜炎
　　C. 伤寒　　　　　　　　　　　　　　D. 肾综合征出血热
　　E. 结核病

8. 男孩，5 岁，因"高热 3 小时，惊厥 2 次伴神志不清"于 8 月 20 日来院急诊，疑中毒性痢疾，该病孩宜先做哪项检查
　　A. 脑脊液检查　　　　　　　　　　　B. 血常规检查
　　C. 直肠肛拭子或灌肠液检查　　　　　D. 脑电图检查
　　E. 以上均不是

9. 男性，40岁，乙型肝炎病史已有10年，两年前拟诊肝硬化。1周来出现腹胀及巩膜黄染，腹水检查为血性渗出液。对于明确诊断，下列哪项检查最为重要

    A. 尿胆红素及尿胆原检查　　　　B. 肝功能检查

    C. 肝B超检查　　　　　　　　　D. 血AFP检查

    E. 肝活检

10. 女，30岁，体检时发现，HBsAg，抗－HBc，抗－HBe阳性，判断是否有传染性还应做的检查是

    A. 肝功能　　　　　　　　　　　B. HBV DNA

    C. HBcAg　　　　　　　　　　　D. 肝脏B超

    E. 肝脏MRI

【B型题】

(11～13题共用备选答案)

    A. 黏液脓血便　　　　　　　　　B. 稀水样便

    C. 暗红色果酱样大便　　　　　　D. 米泔水样便

    E. 黄色大便

11. 霍乱的典型大便是

12. 阿米巴痢疾的典型大便是

13. 细菌性痢疾的典型大便是

二、简答题

1. 腹腔穿刺术的注意事项有哪些？

2. 简述腰椎穿刺术的适应证。

(陈吉刚)

第六章 抗感染药的合理应用

学习目标

1. **掌握** 各类抗感染药代表药的名称、临床应用及不良反应。
2. **熟悉** 各类抗感染药抗菌谱。
3. **了解** 各类抗感染药抗菌机制。
4. 能用临床思维，根据患者个体情况，合理选择抗感染药物。
5. 具有指导患者安全、有效、经济、适当用药的意识。

第一节 抗菌药

抗菌药（antibacterial drugs）是指对细菌具有抑制或杀灭作用的药物，包括抗生素和人工合成抗菌药。抗生素（antibiotics）是由微生物产生的，能够杀灭或抑制其他微生物的代谢产物。

扫码"学一学"

一、β-内酰胺类抗生素

β-内酰胺类抗生素是指化学结构中含有 β-内酰胺环的一类抗生素。可分为青霉素类、头孢菌素类和其他 β-内酰胺类。

β-内酰胺类抗生素通过干扰敏感细菌细胞壁黏肽合成酶，使细菌细胞壁缺损，菌体失去渗透屏障作用，加上自溶酶的作用，菌体破裂溶解死亡。青霉素类药物对已合成的细胞壁无影响，故对繁殖期细菌作用强于静止期，属于繁殖期杀菌剂。

（一）青霉素类

1. 青霉素

（1）作用与应用 青霉素（Penicillin）属于窄谱抗生素。①对大多数革兰阳性球菌（G^+球菌）如溶血性链球菌、草绿色链球菌、肺炎链球菌、不产酶的金黄色葡萄球菌等高度敏感。作为首选药用于革兰阳性球菌感染引起的咽炎、扁桃体炎、蜂窝组织炎、疖、痈等。②对革兰阳性杆菌（G^+杆菌）如产气荚膜梭菌、白喉棒杆菌、炭疽芽孢杆菌、破伤风梭菌等敏感。治疗革兰阳性杆菌感染引发的白喉、破伤风、炭疽病时，须加用抗毒血清中和细菌释

考点提示

青霉素是脑膜炎奈瑟菌导致的流行性脑脊髓膜炎首选药。

放的外毒素。③对革兰阴性球菌（G^-球菌）如脑膜炎奈瑟菌和淋病奈瑟菌敏感，用于脑膜炎奈瑟菌导致的流行性脑脊髓膜炎。④对放线菌和螺旋体如梅毒螺旋体、钩端螺旋体、回归热螺旋体高度敏感。大剂量长疗程给药，用于治疗放线菌感染导致的局部肉芽样炎症、

脓肿等。

（2）不良反应　①过敏反应：是青霉素最常见的不良反应，多表现为皮疹、头晕、头痛，偶见过敏性休克；②青霉素脑病：大剂量滴注时可引起腱反射增强、肌肉抽搐、痉挛、昏迷等反应，多见于婴儿、老年人或肾脏功能减退患者；③赫式反应（Herxheimer reaction）：应用青霉素治疗梅毒、钩端螺旋体、炭疽芽孢杆菌等病原体感染时，患者出现症状加剧的现象。表现为全身不适、寒战、发热、咽痛、肌痛、心搏加快等症状；④其他：大剂量滴注钾盐或钠盐易引起高血钾、高血钠症。肌内注射可产生红肿、硬结甚至引起周围神经炎。

知识链接

青霉素的发现与发展

　　1928 年英国微生物学家弗莱明无意间发现，与空气接触的金黄色葡萄球菌培养皿中长出一团青绿色霉菌。弗莱明用显微镜观察培养皿后发现，霉菌周围的金黄色葡萄球菌菌落已被溶解，这意味着霉菌分泌的某种物质能抑制金黄色葡萄球菌。此后的研究表明，该霉菌为青霉菌，因此分泌物被弗莱明称为青霉素。1941 年青霉素临床实验开始，到了 1943 年，制药公司开始大批量生产青霉素，1945 年弗莱明、弗洛里和钱恩获得了诺贝尔医学奖与生理学奖。

（二）半合成青霉素

天然青霉素虽高效、低毒，但不耐酸、不耐酶、抗菌谱窄。为此，人们利用化学方法先后制成了不同特点的半合成青霉素，获得了如耐酸类、耐酶类、广谱类、抗铜绿假单胞菌类等品种的半合成青霉素。其抗菌机制与不良反应类似青霉素。常见的半合成青霉素见表 6-1。

表 6-1　半合成青霉素的分类、代表药、作用特点

分类及药物	作用特点
耐酸类 　青霉素 V（Penicillin V）	①耐酸，可口服，易吸收 ②不耐酶 ③抗菌谱类似青霉素，抗菌活性弱于青霉素
耐酸、耐酶类 　苯唑西林（Oxacillin） 　氯唑西林（Cloxacillin） 　双氯西林（Dicloxacillin）	①耐酸，可口服，易吸收 ②耐酶，对产 β-内酰胺酶的金黄色葡萄球菌有杀菌作用 ③抗菌谱类似青霉素，抗菌活性弱于青霉素
广谱类 　氨苄西林（Ampicillin） 　阿莫西林（Amoxicillin）	①耐酸，可口服 ②不耐酶 ③广谱，对 G⁺ 菌作用弱于青霉素，对 G⁻ 菌作用强于青霉素，对铜绿假单胞菌无效
抗铜绿假单胞菌广谱类 　羧苄西林（Carbenicillin） 　哌拉西林（Piperacillin） 　美洛西林（Mezlocillin） 　替卡西林（Azlocillin）	①不耐酸，口服无效 ②不耐酶 ③广谱，对铜绿假单胞菌作用强大
抗革兰阴性菌类 　美西林（Mecillinam） 　替莫西林（Temocillin）	①对 G⁺ 菌作用弱 ②对 G⁻ 杆菌作用强，但对铜绿假单胞菌无效

（三）头孢菌素类

头孢菌素类抗生素是以 7 - 氨基头孢烷酸（7 - ACA）为母核的半合成抗生素。根据头孢菌素合成时间和抗菌特点的不同，可分为四代。

1. 作用与应用

（1）第一代头孢菌素　主要药品有头孢拉定（Cefradine）、头孢氨苄（Cefalexin）、头孢唑啉（Cefazolin）等。本类药物对革兰阳性菌的作用强于第二代、第三代，对革兰阴性菌的作用弱于第二代、第三代、第四代，对铜绿假单胞菌无效。

（2）第二代头孢菌素　主要药品有头孢孟多（Cefamandole）、头孢呋辛（Cefuroxime）、头孢克洛（Cefaclor）等。本类药物对革兰阳性菌作用弱于第一代，强于第三代，对革兰阴性菌作用强于第一代，弱于第三代，对铜绿假单胞菌无效。主要用于敏感菌引起的胆道感染、尿路感染、菌血症等。

（3）第三代头孢菌素　主要药品有头孢噻肟（Cefotaxime）、头孢曲松（Ceftriaxone）、头孢克肟（Cefixime）等。本类药物对革兰阳性菌作用弱于第一代、第二代，对革兰阴性菌作用强于第一代、第二代，对铜绿假单胞菌有效。主要用于敏感菌导致的严重感染。

（4）第四代头孢菌素　主要药品有头孢吡肟（Cefepime）、头孢匹罗（Cefotaxime）等。对革兰阳性菌、革兰阴性菌体现出广谱抗菌活性，耐 β - 内酰胺酶，主要用于耐第三代头孢菌素细菌感染的治疗。

2. 不良反应　常见皮疹、瘙痒、荨麻疹等，偶见过敏性休克，与青霉素类间有不完全的交叉过敏；应用头孢菌素类药物期间饮酒可导致双硫仑样反应，用药期间及停药 7 天内应禁酒；口服头孢菌素类药物可引起恶心、呕吐等胃肠道反应；第一代头孢菌素可致肾损害，第三代、第四代头孢菌素偶见二重感染。头孢哌酮和头孢孟多可引起凝血障碍。

二、大环内酯类

大环内酯类抗生素是一类分子中含有 14 ~ 16 元大内酯环结构的抗生素。按化学结构分为三类：14 元大环内酯类，代表药物有红霉素（Erythromycin）、克拉霉素（Clarithromycin）、罗红霉素（Roxithromycin）等；15 元大环内酯类，代表药物为阿奇霉素（Azithromycin）；16 元大环内酯类，代表药物有麦迪霉素（Midecamycin）、吉他霉素（Kitasamycin）、螺旋霉素（Spiramycin）等。

（一）作用与应用

大环内酯类抗生素通过抑制细菌蛋白质合成起到快速抑菌作用，高浓度时对敏感菌有杀灭作用。本类药物不宜与繁殖期杀菌剂同用。

> **考点提示**
>
> 长期大剂量使用广谱抗生素易导致二重感染。

大环内酯类抗生素对大多数革兰阳性菌敏感、常用于治疗耐青霉素的金黄色葡萄球菌感染及其他敏感菌导致的泌尿道、呼吸道感染；对部分革兰阴性菌如脑膜炎奈瑟菌、淋病奈瑟菌、布鲁斯菌、军团菌具有良好的抗菌作用；对某些螺旋体、肺炎支原体和立克次体也高度敏感。红霉素常作为青霉素过敏患者的替代药物。阿奇霉素对革兰阴性菌作用强于红霉素，主要用于敏感菌导致的呼吸道、皮肤、软组织及泌尿道感染。

（二）不良反应

大环内酯类药物不良反应较少，主要为胃肠道反应。红霉素、琥乙红霉素和依托红霉素具有肝毒性，静脉滴注过快可发生心脏毒性，剂量过大时易出现耳毒性。

考点提示

红霉素是治疗支原体肺炎、弯曲杆菌肠炎、百日咳的首选药。

三、氨基糖苷类

氨基糖苷类抗生素可分为两大类，一类是天然来源的如链霉素（Streptomycin）、庆大霉素（Gentamicin）、卡那霉素（Kanamycin）、妥布霉素（Tobramycin）等；另一类为人工半合成如奈替米星（Netilmicin）、阿米卡星（Amikacin）、地贝卡星（Dibekacin）等。

（一）作用与应用

氨基糖苷类抗生素通过影响细菌蛋白质的合成发挥抗菌作用，还可影响细菌细胞膜屏障功能导致细菌死亡，属于静止期杀菌剂。本类药物对多种革兰阴性杆菌具有强大的抗菌活性，对革兰阴性球菌和革兰阳性菌作用较差，但对金黄色葡萄球菌具有较好的抗菌活性。

链霉素、卡那霉素对结核分枝杆菌有效；庆大霉素是治疗革兰阴性杆菌导致的严重感染的首选药。

（二）不良反应

耳毒性，表现为眩晕、耳鸣、共济失调等，严重者可致耳聋；肾毒性，可导致患者出现多尿、蛋白尿；本类药物还可导致神经肌肉麻痹和过敏反应等。

四、林可霉素类

林可霉素作用机制与大环内酯类药物相似，本类药物包括林可霉素（Lincomycin）和克林霉素（Clindamycin）。

（一）作用与应用

本类药物对革兰阳性菌有较强的抗菌活性，对部分革兰阴性菌如脑膜炎奈瑟菌、淋病奈瑟菌也有较好的抗菌活性。对革兰阴性需氧菌和肺炎支原体无效。临床主要用于厌氧菌感染，也可用于对青霉素或头孢菌素等药物过敏或无效患者。

（二）不良反应

口服多见恶心、呕吐等胃肠道反应。偶见皮疹、瘙痒、剥脱性皮炎及药物热。少数患者用药后出现肝功能异常。林可霉素大剂量静脉快速滴注可引起血压下降，心搏、呼吸骤停并多器官损害。

五、四环素类

四环素类抗生素可分为三代：第一代的代表药物是四环素（Tetracycline），第二代的代表药物有多西环素（Doxycycline）和米诺环素（Minocycline），第三代的代表药物为替加环素（Tigecycline）。

（一）作用与应用

本类药物为广谱抗菌药，本类药物因不良反应多，临床应用受到限制。但立克次体感染、支原体感染、回归热、布鲁菌病、霍乱、兔热病及鼠疫治疗中仍主张应用。

（二）不良反应

常见胃肠道反应和光敏反应，长期大剂量使用可引起肝损伤、加剧肾功能不全、引发二重感染。四环素能沉积在牙齿和骨骼钙质区内，导致牙齿骨骼发育受到影响。本类药物在动物体中有致畸作用，故孕妇、哺乳期妇女、8 岁以下儿童禁用。

六、多肽类

多肽类抗菌药包括糖肽类和多黏菌素类。万古霉素（Vancomycin）、去甲万古霉素（Norvancomycin）及替考拉宁（Teicoplanin）属于糖肽类药物，多黏菌素 B（Polymyxin B）和多黏菌素 E（Polymyxin E）属于多黏菌素类药物。

（一）作用与应用

糖肽类药物对革兰阳性菌具有强大的抗菌活性，对耐甲氧西林金黄色葡萄球菌（MRSA）和耐甲氧西林表皮葡萄球菌（MRSE）作用尤为显著。临床主要用于耐药金黄色葡萄球菌的严重感染。口服可用于治疗经甲硝唑治疗无效的艰难梭菌引起的假膜性肠炎。

多黏菌素类药物属窄谱抗菌药，只对革兰阴性杆菌有效。临床主要用于对 β - 内酰胺类和氨基糖苷类耐药的难以将控制的严重感染。局部用于敏感菌引起的眼、耳、皮肤及黏膜感染。

（二）不良反应

1. 糖肽类　常见耳毒性与肾毒性，偶见过敏样症状（皮疹、瘙痒）。万古霉素与去甲万古霉素快速滴注可导致上部躯体皮肤发红（红人综合征）、背部肌肉痉挛、血压降低、心脏骤停，故老年患者或肾功能不全患者不宜使用。

2. 多黏菌素类　主要为肾损害，也可引起头晕、共济失调等神经症状。

七、喹诺酮类

喹诺酮类药物是一类以 1，4 - 二氢 - 4 - 氧 - 3 - 喹啉羧酸为基本结构的全合成抗菌药。依据开发时间及抗菌谱可分为四代。前两代药物基本已淘汰。第三代药物在母核 6 位碳上引入氟原子，即氟喹诺酮类，代表药物有诺氟沙星（Norfloxacin）、环丙沙星（Ciprofloxacin）、氧氟沙星（Ofloxacin）、左氧氟沙星（Levofloxacin）等。第四代氟喹诺酮类药物代表药有莫西沙星（Moxifloxacin）等。

（一）作用与应用

氟喹诺酮类药物体内分布广泛、血浆半衰期较长、抗菌谱广、多数为浓度依赖型抗菌药物。第三代药物对革兰阳性菌和革兰阴性菌均具有良好的抗菌作用，其中环丙沙星抗革兰阴性菌、铜绿假单胞菌活性最强，左氧氟沙星对包括肺炎链球菌在内的革兰阳性菌作用最强。第四代药物保留了第三代药物对革兰阴性菌的良好抗菌活性，对革兰阳性菌作用明显增强，也能有效对抗支原体、衣原体、嗜肺军团菌和结核分枝杆菌，适用于敏感菌引起的呼吸道感染及泌尿系统感染。近年来，细菌耐药趋势十分严重，故氟喹诺酮类药物除泌尿系统之外，不得作为其他系统围手术期预防性用药。

（二）不良反应

常见恶心、呕吐、腹痛等胃肠道反应，一般较轻；偶见头痛、疲倦、昏厥、耳鸣和嗜睡等中枢神经系统症状，严重者出现抑郁、幻觉、兴奋、精神失常，甚至自杀或杀人；少见扭转型室性心动过速、心室颤动等心脏毒性；也可导致肌痛、骨关节病变、肌腱炎及肌腱断裂、小儿软骨损害，故儿童、孕妇及哺乳期妇女不宜使用。

某些氟喹诺酮类药物（如司帕沙星）服用后可产生光敏反应；左氧氟沙星、环丙沙星、加替沙星和莫西沙星可引起血糖紊乱，其中加替沙星可引发双向性血糖紊乱，严重者可导致死亡。

八、磺胺类

磺胺类药物是人工合成抗菌药，可分为两大类：治疗全身感染的口服易吸收类，代表药物有磺胺嘧啶（Sulfadiazine，SD）、磺胺甲噁唑（Sulfamethoxazole，SMZ，新诺明）等；外用磺胺类，代表药物为磺胺嘧啶银（Sulfadiazine Silver，SD－Ag）、磺胺醋酰等（Sulfacetamide，SA）。

（一）作用与应用

磺胺类药物抗菌谱广，对衣原体、原虫、少数真菌也有效。对螺旋体、立克次体、支原体无效。临床口服易吸收类药物可用于脑膜炎奈瑟菌所致脑膜炎、流感嗜血杆菌所致中耳炎、大肠埃希菌所致单纯性泌尿道感染；与甲氧苄啶合用，治疗复杂的泌尿道感染、呼吸道感染、肠道感染等；外用磺胺类药物可用于衣原体引起的沙眼、结膜炎的治疗。

（二）不良反应

常见过敏反应，也可见头晕、失眠、共济失调等神经系统症状，偶发新生儿黄疸，少见肝功能减退、急性重型肝炎。长期用药可致中性粒细胞减少、血小板减少、再生障碍性贫血等。磺胺类药物在酸性环境中易析出结晶，损害肾小管，可采用服等量碳酸氢钠、适当增加饮水等措施预防。

九、硝基咪唑类

常用药物有甲硝唑（Metronidazole，灭滴灵）、替硝唑（Tinidazole）、奥硝唑（Ornidazole）等。

（一）作用与应用

硝基咪唑类药物对脆弱拟杆菌等厌氧菌抗菌作用强大，可治疗多种厌氧菌导致的感染，对滴虫、阿米巴原虫、蓝氏贾第鞭毛虫具有良好的抗微生物活性。临床常用于治疗肠道和肠外阿米巴病，作为首选药用于治疗阴道滴虫病，口服可用于治疗艰难梭菌所致假膜性肠炎；与其他类药物合用治疗幽门螺杆菌所致消化性溃疡；亦可与其他抗菌药联用，作为盆腔、肠道及腹腔手术的预防用药。

考点提示

酮康唑、灰黄霉素、头孢菌素类药物、甲硝唑及其同类药物都可引起双硫仑样反应。

（二）不良反应

常见胃肠道反应、头晕、头痛，偶见肢体麻木、感觉异常、共济失调，大剂量可导致周围神经病变。活动性中枢神经系统疾病患者、妊娠期及哺乳期妇女禁用。

十、抗结核药

结核病是由结核分枝杆菌导致的慢性传染性疾病，可累及多个脏器，其中以肺结核最为常见。目前抗结核药分为一线药和二线药两大类。一线抗结核药包括：异烟肼、利福平、乙胺丁醇、吡嗪酰胺、链霉素；二线抗结核药主要有氟喹诺酮类药物、对氨基水杨酸、阿米卡星、卡那霉素等。与一线药物相比，二线药物疗效较差、毒性较大，故为结核病次选药。

（一）异烟肼

1. 作用与应用 异烟肼（Isoniazid，雷米封）对繁殖期结核分枝杆菌有杀灭作用，对静止期结核分枝杆菌有抑制作用。本药穿透力强，对细胞内、外的结核分枝杆菌均有杀灭作用，被称为全效杀菌剂。是目前治疗结核病的首选药。常与其他药物合用，以增强疗效，防止或延缓耐药性产生。单用适于结核病的预防。

2. 不良反应 可见胃肠道反应、皮肤过敏、粒细胞减少、四肢麻木、周围神经炎、兴奋、欣快感、失眠，严重者可见中毒性脑病、精神异常，可使用维生素 B_6 治疗神经系统不良反应。35 岁以上患者肝毒性发生率增高，可见血清转氨酶升高、黄疸，严重者出现肝小叶坏死。

（二）利福平

1. 作用与应用 利福平（Rifampicin，RFP）抗菌谱较广，对结核分枝杆菌、麻风分枝杆菌、革兰阳性球菌、革兰阴性球菌均具有强大的抗菌作用，对革兰阴性杆菌也有抑制作用。本药对繁殖期和静止期结核分枝杆菌均有效，高浓度时杀菌、低浓度时抑菌，是治疗结核病的主要药物之一，常与其他抗结核药合用，治疗各种类型结核病。也可治疗沙眼、麻风病及其他敏感菌所致胆道感染。

2. 不良反应 常见胃肠道反应；在疗程初数周内少数患者可出现肝大、黄疸、转氨酶（AST、ALT）升高，多为无症状的一过性升高，在疗程中可自行恢复；大剂量间歇疗法后偶见"流感样症候群"，表现为畏寒、发热、呼吸困难、嗜睡及肌肉酸痛。

（三）吡嗪酰胺

1. 作用与应用 吡嗪酰胺（Pyrazinamide，PZA）抗结核分枝杆菌作用弱于异烟肼和利福平，主要杀灭巨噬细胞内的结核分枝杆菌。单用易产生耐药性，与其他抗结核药没有交叉耐药性，故临床常用吡嗪酰胺与其他药物进行三药或四药联合，治疗其他抗结核药疗效不佳者。

2. 不良反应 常见不良反应有胃肠道反应、光敏反应、关节痛、畏寒，长期大量服用可导致肝损害。

（四）乙胺丁醇

1. 作用与应用 乙胺丁醇（Ethambutol，EMB）对巨噬细胞内外的结核分枝杆菌均有较强大的抗菌作用，主要对繁殖期结核分枝杆菌有效，对静止期细菌无影响。乙胺丁醇单用易产生耐药性，但与其他抗结核药无交叉耐药性。临床主要与其他抗结核药联用治疗各类型结核。

2. 不良反应　常用量不良反应较少，常见胃肠道反应、咽痛、视力减退、红绿色盲、视野缩小；少见畏寒、关节痛、罕见皮疹、发热、周围神经炎等。

知识链接

抗结核病的临床用药原则

结核病是一种易复发的慢性传染病，对结核病的治疗应遵循以下原则。①早期用药：患者确诊后应立即用药。②联合用药：根据不同病情和抗结核药作用特点，常采用两种或两种以上药物联合应用，以增强疗效、降低复发率、减少不良反应、延缓耐药性产生。③适量用药：根据患者情况不同，用药剂量需个体化。④规律用药：患者必须严格遵循治疗方案，不得随意改变所用药物品种及药物剂量。常用用药方法有短程疗法、长程疗法和间歇疗法。⑤全程用药：患者应在医务人员监督下服药，保证完成疗程，达到彻底治疗的目的。避免因不规则的治疗导致病程迁延。

扫码"学一学"

第二节　抗病毒药

抗病毒药是一类通过干扰病毒感染过程中的某些环节，起到防治病毒感染作用的药物。根据主要用途将抗病毒药分为广谱抗病毒药、抗流感病毒药、抗疱疹病毒药、抗肝炎病毒药、抗人类免疫缺陷病毒（HIV）药。

一、广谱抗病毒药

广谱抗病毒药主要包括以利巴韦林（Ribavirin，病毒唑）为代表的嘌呤或嘧啶核苷类似药和以干扰素、转移因子等药物为代表的生物制剂两类。

利巴韦林是人工合成的广谱抗病毒药。对甲型肝炎病毒、丙型肝炎病毒、腺病毒、呼吸道合胞病毒、流行性出血热病毒、疱疹病毒等多种病毒均有抑制作用。临床用于治疗流行性感冒、呼吸道合胞病毒引起的病毒性肺炎与支气管炎、腺病毒肺炎、疱疹、甲型肝炎等。

常见不良反应有胃肠道反应、头痛、皮疹、血清胆红素升高，大剂量可引起白细胞减少、心肌损害等。有较强致畸作用，孕妇禁用。哺乳期妇女在用药期间应暂停哺乳。

二、抗流感病毒药

抗流感病毒药主要包括奥司他韦（Oseltamivir，达菲）、金刚烷胺（Amantadine）和金刚乙胺（Rimantadine）。

奥司他韦是目前流行性感冒最常用的药物之一，也是公认抗甲型 H_1N_1 型流感和禽流感最有效的药物之一。临床用于成人及 1 岁以上未成年人的甲型流感和乙型流感治疗，也可

用于甲型 H_1N_1 型流感和高致病性禽流感 H_5N_1 的防治。

常见不良反应包括恶心、呕吐、腹泻等。也可见鼻塞、咽痛、咳嗽，少见血尿、嗜酸性粒细胞减少、肝损害。妊娠期和哺乳期妇女只有在预期利益大于潜在危险时才可使用。

三、抗疱疹病毒药

阿昔洛韦（Aciclovir）对Ⅰ型和Ⅱ型单纯疱疹病毒作用最强，对水痘-带状疱疹病毒、EB 病毒、乙型肝炎病毒均有抑制作用。是治疗单纯疱疹病毒感染、水痘-带状疱疹病毒感染的首选药。也用于单纯疱疹性脑炎的治疗。

常见不良反应为皮疹、恶心、厌食等。静脉滴注速度过快可引起静脉炎，甚至导致急性肾功能衰竭。孕妇、哺乳期妇女及小儿慎用。

伐昔洛韦（Valaciclovir）为阿昔洛韦前体药，具有用量少、起效快、毒性小的优点。现已成为治疗带状疱疹和生殖器疱疹的一线药物。

四、抗肝炎病毒药

抗肝炎病毒药主要用于慢性病毒性肝炎和急性丙型病毒性肝炎。常见药物有阿德福韦、干扰素-α、利巴韦林、拉米夫定等。

阿德福韦（Adefovir）能抑制乙型肝炎病毒 DNA 复制。临床联合拉米夫定用于治疗慢性乙型肝炎。尤适用于乙型肝炎表面抗原（HBsAg）和乙肝病毒脱氧核糖核酸（HBV DNA）阳性、丙氨酸氨基转移酶（ALT）增高的慢性乙肝患者。

五、抗人类免疫缺陷病毒药

现有的抗 HIV 药物不能清除 HIV，只能抑制病毒复制，一定程度恢复患者免疫功能，延长患者寿命。常见药物分为核苷反转录酶抑制剂、非核苷反转录酶抑制剂和蛋白酶抑制剂三类。

（一）核苷反转录酶抑制剂

齐多夫定（Zidovudine）是第一个用于治疗 HIV 感染的药物，能阻止病毒复制，是治疗艾滋病的首选药。常见不良反应有胃肠道反应、发热、恶心、头痛、皮疹等，也可见骨髓抑制，发生率与疗程有关。剂量过大可出现焦虑、精神错乱等神经系统症状。

（二）非核苷反转录酶抑制剂

奈韦拉平（Nevirapine）可阻断反转录酶活性，抑制 HIV 复制。安全性与耐受性好，对齐多夫定耐药菌株有效。因单独使用易产生耐药，临床常与其他抗 HIV 药物合用，治疗 HIV 感染。本药主要不良反应为皮疹、过敏反应、肝损害，严重者可见多器官功能衰竭。

（三）蛋白酶抑制剂

蛋白酶抑制药的代表药物有利托那韦、安札那韦等。本类药物通过选择性抑制 HIV 蛋白酶阻止病毒传播。不单独用于 HIV 感染，须与其他抗艾滋病药合用。主要不良反应有过敏反应、胃肠道反应和肝功能异常。

扫码"学一学"

第三节　抗真菌药

抗真菌药指能抑制真菌生长繁殖或杀死真菌的药物，常用抗真菌药可分为抗深部真菌药、抗浅部真菌药和广谱抗真菌药三类。

一、抗深部真菌药

本类药物包括两性霉素 B、制霉菌素、氟胞嘧啶等。

两性霉素 B（Amphotericin B）具有广谱抗真菌活性和强大的杀菌作用。对白色念珠菌、新型隐球菌、孢子丝菌、荚膜组织胞质菌等均有抗菌作用。临床用于真菌性肺炎、心内膜炎、尿路感染、败血症等。真菌性脑膜炎时配合鞘内注射。局部可用于治疗皮肤、黏膜、指甲等浅部真菌感染。本药不良反应多且严重。治疗时可见呕吐、高热、寒战、头痛、静脉炎等，滴注速度过快可见血压下降、眩晕、心律失常，鞘内注射可引起惊厥、下肢疼痛甚至瘫痪，此外还可导致肝功能异常、肾功能异常及贫血。

制霉菌素（Nystatin）的抗菌谱与两性霉素 B 相似，对念珠菌抗菌活性最高。本药毒性更大，局部用药治疗黏膜部位念珠菌感染。

氟胞嘧啶（Flucytosine）是人工合成抗真菌药，单用易产生耐药，故常与两性霉素 B 合用。

二、抗浅部真菌药

特比萘芬（Terbinafine）脂溶性高，口服吸收迅速，广泛分布于脂肪、皮肤、汗腺、毛发等部位。对浅部真菌有较强抗菌活性。口服或局部用药治疗皮肤癣菌引起的手癣、足癣、股癣、体癣等。不良反应较少且轻，常见胃肠道反应及过敏反应。

三、广谱抗真菌药

常见广谱抗真菌药有酮康唑（Ketoconazole）、氟康唑（Fluconazole）、克霉唑（Clotrimazole）等。

广谱抗真菌药对各种深部真菌和浅部真菌均有强大的抗菌活性。酮康唑主要用于治疗白色念珠菌感染，也可用于皮肤癣菌感染。本药不良反应较多，常见胃肠道反应、头晕、皮疹、性激素代谢紊乱、畏光等。偶见肝脏毒性，可引起肝功能衰竭。

氟康唑口服易吸收，可通过血脑屏障。主要用于治疗白色念珠菌和球孢子菌感染；隐球菌引起脑膜炎时，可作为两性霉素 B 联合氟胞嘧啶治疗后的维持治疗药物；也可治疗各种皮肤癣；此外，用于预防器官移植、白细胞减少或艾滋病患者发生的真菌感染。本药不良反应较少，可见胃肠道反应，偶见肝功能损害。孕妇禁用。

第四节　抗寄生虫药

抗寄生虫药主要分为抗螨虫药和抗原虫药。抗原虫药主要包括抗疟药和抗阿米巴原虫药。

扫码"学一学"

一、抗疟药

疟疾是疟原虫引起的，由雌性按蚊传播的传染病。根据疟原虫生活史和抗疟药的作用环节将抗疟药分为控制症状药、控制复发与传播药、病因预防药三类。

（一）控制症状药

1. 氯喹

（1）作用与应用 氯喹（Chloroquine）对红细胞内期裂殖体有强大的杀灭作用，能迅速控制疟疾发作，临床用于控制疟疾的急性发作和恶性疟疾，是控制疟疾症状的首选药。氯喹也可杀灭肝内阿米巴滋养体，可用于阿米巴肝炎或阿米巴肝脓肿的治疗。

（2）不良反应 氯喹用于治疗疟疾时不良反应较少，常见不良反应有头晕、头痛、耳鸣、胃肠不适等。长期大剂量用药可引起心律失常、角膜和视网膜病变，严重者可致失明，也可导致耳鸣和神经性耳聋等。

2. 青蒿素 是我国科学家从菊科植物黄花蒿中提取的新型抗疟药。青蒿素对红细胞内期滋养体及裂殖体具有快速杀灭作用，对红细胞外期疟原虫无效。临床主要用于控制间日疟、恶性疟的症状，也用于耐氯喹或耐多药的虫株治疗，特别对脑型疟有良好的抢救效果。青蒿素不良反应较少，偶见胃肠道反应、轻度皮疹、AST 及 ALT 一过性升高。动物实验发现青蒿素具有胚胎毒性，故孕妇禁用。

📖 知识链接

青蒿素的发现历程

20 世纪 60 年代，因疟原虫对奎宁类药物普遍产生耐药性，1967 年 5 月，我国启动了抗疟新药研发项目，屠呦呦教授是抗疟中药研究的关键人物之一。1971 年，屠呦呦课题组发现了抗疟效果为 100% 的青蒿提取物。1972 年，科研人员成功分离提纯得到抗疟有效单体，被命名为青蒿素。2015 年，中国女药学家屠呦呦获得诺贝尔生理学或医学奖，成为首位获得诺贝尔科学类奖项的中国人。

（二）控制复发与传播药

伯氨喹（Primaquine）对红细胞外期各型疟原虫配子体及日间疟的休眠体均有强大的杀灭作用，对红细胞内期作用较弱。因此，伯氨喹是控制疟疾复发和传播的首选药，但不能控制疟疾症状的发作。

（三）病因预防药

乙胺嘧啶（Pyrimethamine）可通过抑制疟原虫的二氢叶酸还原酶影响疟原虫叶酸代谢过程，与磺胺类药物合用可在疟原虫叶酸代谢的两个环节上起到阻断作用，增强疗效。对原发性红细胞外期疟原虫具有抑制作用，用于预防疟疾和休止期抗复发治疗。

乙胺嘧啶治疗剂量不良反应轻，过量可致急性中毒，

考点提示

控制疟疾症状的首选药是氯喹，控制疟疾复发和传播的首选药是伯氨喹，预防疟疾的首选药是乙胺嘧啶。

表现为恶心、呕吐、发热、惊厥，严重者可致死亡，大剂量连续服用 1 个月以上可出现叶酸缺乏症状。乙胺嘧啶可由乳汁分泌，干扰婴儿叶酸代谢，哺乳期妇女禁用。

二、抗阿米巴病药和抗滴虫病药

（一）抗阿米巴病药

阿米巴病是由溶组织阿米巴原虫引发的传染性寄生虫病。常用药物有甲硝唑、二氯尼特（Diloxanide）和依米丁（Emetine）等。二氯尼特是无症状的包囊携带者的首选药；单独使用治疗急性阿米巴痢疾效果不佳，用甲硝唑控制症状后使用二氯尼特防止复发。依米丁用于治疗急性阿米巴痢疾、阿米巴肝脓肿、肺脓肿等。

（二）抗滴虫病药

抗滴虫病药主要治疗由阴道毛滴虫引起的滴虫性阴道炎、尿道炎和前列腺炎。甲硝唑是治疗滴虫病的首选药，也可使用其他同类药物。对甲硝唑耐药的滴虫感染可选用乙酰胂胺（Acetarsol）、卡巴胂（Carbarsone）局部给药。

三、抗肠蠕虫病药

肠道寄生蠕虫有肠道线虫、肠道绦虫和肠道吸虫三类。我国肠蠕虫病以肠道线虫感染最为普遍。

阿苯达唑（Albendazole）口服吸收迅速、血药浓度高、穿透力强、体内分布广泛，是一种广谱、高效、低毒的抗虫药。可直接作用于虫体，对蛔虫、饶虫、钩虫、鞭虫、绦虫和粪类圆线虫均有驱虫作用，是治疗肠道线虫病的首选药。对肠道外寄生虫如棘球蚴病、旋毛虫病、囊虫病、肺吸虫病、脑囊虫病及华支睾吸虫病均有良好的效果。

阿苯达唑不良反应较少，常见腹痛、恶心、乏力、头晕等，一般较轻，可自行缓解。偶见粒细胞减少、转氨酶升高。孕妇、2 岁以下儿童及严重肝、肾功能不全者禁用。

其他常见抗肠蠕虫病药　甲苯达唑（Mebendazole）适用于蛲虫病、钩虫病、蛔虫病、绦虫病等。噻嘧啶（Pyrantel Pamoate）可用于治疗蛔虫病、蛲虫病、十二指肠钩虫病。氯硝柳胺（Niclosamide）又称灭绦灵，用于牛肉绦虫、猪头绦虫、阔节裂头绦虫感染的治疗。

本章小结

β - 内酰胺类、大环内酯类和林可霉素类主要作用于革兰阳性菌；氨基糖苷类和多黏菌素类主要作用于革兰阴性菌；四环素类、氯霉素类、氟喹诺酮类、磺胺类为广谱抗生素。抗结核病药分为一线抗结核药和二线抗结核药，一线抗结核药主要包括异烟肼、利福平、吡嗪酰胺、乙胺丁醇和链霉素。

临床常用广谱抗病毒药利巴韦林；抗单纯疱疹病毒首选阿昔洛韦；抗流感病毒常用药有奥司他韦、金刚烷胺等；常见抗肝炎病毒药有阿德福韦、干扰素等；抗 HIV 常用药物有齐多夫定、奈韦拉平、利托那韦等。

临床常用抗真菌药是广谱抗真菌药，其中酮康唑等咪唑类药物主要用于治疗浅部真菌感染，氟康唑等三唑类药物主要用于治疗深部真菌感染。

控制疟疾症状的首选药是氯喹，控制疟疾复发和传播的首选药为伯氨喹，目前用于疟疾病因性预防的首选药是乙胺嘧啶；抗阿米巴病代表药物是甲硝唑，也是治疗滴虫病、蓝氏贾第鞭毛虫病的首选药；常用抗肠道蠕虫病药物阿苯达唑、噻嘧啶等，阿苯达唑是治疗肠道线虫病的首选药。

目标检测

一、选择题

【A1/A2 型题】

扫码"练一练"

1. 以下哪个抗生素在治疗社区获得性肺炎时可覆盖非典型病原体
　　A. 青霉素类　　　　　　　　　B. 氨基糖苷类
　　C. 头孢菌素类　　　　　　　　D. 大环内酯类
　　E. 糖肽类

2. 治疗肺炎链球菌感染的首选药是
　　A. 氧氟沙星　　　　　　　　　B. 林可霉素
　　C. 红霉素　　　　　　　　　　D. 庆大霉素
　　E. 青霉素

3. 使用阿昔洛韦治疗单纯疱疹病毒感染，治疗过程中应检测的是
　　A. 心电　　　　　　　　　　　B. 肾功能
　　C. 听力　　　　　　　　　　　D. 肝功能
　　E. 味觉

4. 对浅部真菌感染和深部真菌感染都有较好疗效的广谱抗真菌药是
　　A. 两性霉素 B　　　　　　　　B. 灰黄霉素
　　C. 阿昔洛韦　　　　　　　　　D. 酮康唑
　　E. 氟胞嘧啶

5. 能够起到预防疟疾作用的药物是
　　A. 氧氟沙星　　　　　　　　　B. 林可霉素
　　C. 乙胺嘧啶　　　　　　　　　D. 庆大霉素
　　E. 青霉素

6. 女，49 岁。突发咽痛、高烧，医生给予青霉素 1200 万 U 溶于 0.9% 氯化钠注射液 250 ml 中快速滴注。即将滴完时，患者出现头痛、呕吐、肌肉震颤、惊厥，这是因为
　　A. 发生过敏　　　　　　　　　B. 该患者不适合用青霉素
　　C. 制剂不纯　　　　　　　　　D. 剂量过大，滴速过快导致青霉素脑病
　　E. 个体差异

7. 女，44 岁。发热、咳嗽 3 个月，胸部 X 线显示左上肺不规则阴影，给予抗结核药治疗 2 个月。查体：体温 36.6℃。巩膜黄染，双肺未闻干湿啰音。WBC 4.4×10^9/L，N 0.55. 肝功能检查显示：AST、ALT 正常。总胆红素 40.8 μmol/L，直接胆红素 18.8 μmol/

L。该患者该停用以下哪个药物

    A. 吡嗪酰胺　　　　　　　　　　　B. 利福平

    C. 乙胺丁醇　　　　　　　　　　　D. 异烟肼

    E. 链霉素

8. 男，65 岁。COPD 急性发作伴发热。使用头孢他啶 10 天，体温曾降至 37℃，症状缓解，3 天后再次发热，检查发现口腔有白色念珠菌感染。此时应选择的抗生素是

    A. 红霉素　　　　　　　　　　　　B. 氯霉素

    C. 青霉素　　　　　　　　　　　　D. 环丙沙星

    E. 两性霉素 B

9. 女，30 岁，已婚。查体：外阴有一硬结节状物。荧光密螺旋体抗体吸收试验阳性。应选择的治疗措施是

    A. 口服多西环素　　　　　　　　　B. 肌内注射青霉素

    C. 静脉滴注甲硝唑　　　　　　　　D. 环口服红霉素

    E. 口服阿莫西林

【A3/A4 型题】

（10 ~ 11 题共用题干）男，35 岁。急性腹膜炎术后 6 天，发热为弛张热，盗汗，乏力，右上腹、肋下持续钝痛，深呼吸及咳嗽时疼痛加重。腹部 B 超及 CT 显示肝右叶上方，膈肌下见 5 cm×4 cm 液气平面，诊断性穿刺可抽出脓液。

10. 如决定切开引流，为防止脓液流入腹腔引起弥漫性腹膜炎，应采取的主要措施是

    A. 选择合理切口，充分暴露

    B. 麻醉效果好，便于操作

    C. 进入脓腔分离时，不破坏粘连层

    D. 吸净脓液，低压盥洗后留置负压引流

    E. 切开引流同时给予有效抗生素

11. 以下哪个抗生素最为常用

    A. 半合成青霉素　　　　　　　　　B. 第二代头孢菌素

    C. 克林霉素　　　　　　　　　　　D. 氨基糖苷类

    E. 第三代头孢菌素

（12 ~ 13 题共用题干）女，10 个月。因发热 2 天，伴抽搐、呕吐、喜哭、易怒就诊。母乳喂养。查体：精神差、前囟饱满，心、肺、腹无异常，肌张力增高。脑脊液检查：外观浑浊，白细胞 $1000 \times 10^6/L$，中性粒细胞为主，糖 1.1 mmol/L，氯化物 106 mmol/L，蛋白质 2.1 g/L。

12. 该患儿最可能的诊断是

    A. 病毒性脑膜炎　　　　　　　　　B. 结核性脑膜炎

    C. 隐球菌性脑膜炎　　　　　　　　D. 化脓性脑膜炎

    E. 中毒性脑膜炎

13. 针对病因，首选的治疗药物是

    A. 阿昔洛韦　　　　　　　　　　　B. 异烟肼

  C. 甘露醇　　　　　　　　　　D. 头孢曲松

  E. 氯康唑

（14～15 题共用题干）女，16 岁。低热、咳嗽并咽部不适 2 周。胸部 X 线片显示两肺下部网状及按小叶分布的斑片状浸润阴影。血常规示 WBC 10×10^9/L。

  14. 患者最可能的诊断是

  A. 支原体肺炎　　　　　　　　B. 病毒性肺炎

  C. 军团菌肺炎　　　　　　　　D. 肺炎球菌肺炎

  E. 浸润型肺炎

  15. 为确定诊断，应首选的检查是

  A. 痰细菌培养　　　　　　　　B. 痰真菌培养

  C. 冷凝集实验　　　　　　　　D. 血清抗体测定

  E. 痰抗酸杆菌图片

二、简答题

1. β－内酰胺类抗生素包括哪些种类？其作用机制是什么？

2. 常用一线抗结核药物有哪些？

（张旻璐）

第七章　医院感染

学习目标

1. **掌握**　医院感染的概念、发生原因及防控。
2. **熟悉**　医院感染的传播途径与诊断标准。
3. **了解**　医疗感染的分类、常见病原体及多重耐药菌感染。

扫码"学一学"

随着现代医院的不断发展，医院感染已成为当下全球医院所面临的公共卫生难题，医院感染的发生，不仅严重影响患者身心健康，甚至威胁患者生命，同时也给医院工作人员身心带来危险，更给患者和社会带来重大的经济损失。世界卫生组织（WHO）提出的有效控制医院感染的关键措施为：消毒、灭菌、无菌技术、隔离防护、合理使用抗生素，以及监测和通过监测进行效果评价。为此，医务人员必须严格遵守医院感染管理制度与规范，正确掌握防控医院感染的相关知识，严格执行医院感染防控措施。

医院感染是指住院患者在医院内获得的感染。包括住院期间发生的感染和在医院内获得出院后发生的感染，但不包括入院前已开始或者入院时已处于潜伏期的感染。医院工作人员在医院内获得的感染属于医院感染。

医院感染的产生与患者自身免疫力低下、诊疗所需技术操作不规范、抗菌药物的不合理使用、诊疗环境不达标、医院感染管理机制不健全等有关。

第一节　医院感染的常见病原体及传播途径

一、医院内感染的常见病原体

医院感染常见病原体为细菌、真菌、病毒、支原体、衣原体及原虫等。

据文献记载，80%的医院感染是由单一的病原体引起，约20%则由两种以上的病原体所致。其中需氧菌约占90%、真菌占6%、厌氧菌占2%，余为病毒、支原体及原虫感染。

（1）细菌　据统计，90%以上的医院感染是由细菌引起。以革兰阴性杆菌感染最为多见，约占60%以上，革兰阳性球菌约占20%以上。

（2）真菌　常见有念珠菌、曲霉菌、毛霉菌、隐球菌等。

（3）病毒及支原体　常见有疱疹病毒、柯萨奇病毒、巨细胞病毒及肺炎支原体、解脲支原体等。

（4）原虫　有疟原虫、弓形虫及卡氏肺孢子虫等。

二、医院感染病原体的生物学特点

多为条件致病菌，多存在正常菌群失调且耐药株多，许多细菌对常用的抗菌药物多产生耐药性。多重耐药菌是指对临床使用的三类或三类以上抗菌药物同时呈现耐药的细菌。常见多重耐药菌包括耐甲氧西林金黄色葡萄球菌（MRSA）、耐万古霉素肠球菌（VRE）、产超广谱 β - 内酰胺酶（ESBLs）细菌、耐碳青霉烯类抗菌药物肠杆菌科细菌（CRE）、耐碳青霉烯类抗菌药物鲍曼不动杆菌（CR - AB）、多重耐药/泛耐药铜绿假单胞菌（MDR/PDR - PA）和多重耐药结核分枝杆菌等。多重耐药菌已经成为医院感染重要的病原菌。

三、医院感染病原体的传播途径

医院感染的传播途径是多方面的，主要有以下几种类型。

（1）接触传播　是医院感染常见的传播方式之一，根据病原体离开传染源侵入机体前后是否在外环境停留的特点，可将接触传播分为直接接触传播和间接接触传播。

（2）空气传播　是医院感染的主要途径之一。

（3）共同媒介物传播　病原体污染血液、血液制品、诊疗器械与设备、药物及各种制剂、水、食物等引起的感染，称为共同媒介物传播。

（4）生物媒介传播　在医院感染中并非主要。

第二节　医院感染的诊断标准

一、诊断说明

（一）下列情况属于医院感染。

（1）无明确潜伏期的感染，规定入院 48 小时后发生的感染为医院感染；有明确潜伏期的感染，自入院时起超过平均潜伏期后发生的感染为医院感染。

（2）本次感染直接与上次住院有关。

（3）在原有感染基础上出现其他部位新的感染（除外脓毒血症迁徙灶），或在原感染已知病原体基础上又分离出新的病原体（排除污染和原来的混合感染）的感染。

（4）新生儿在分娩过程中和产后获得的感染。

（5）由于诊疗措施激活的潜在性感染，如疱疹病毒、结核杆菌等的感染。

（6）医务人员在医院工作期间获得的感染。

（二）下列情况不属于医院感染。

（1）皮肤黏膜开放性伤口只有细菌定植而无炎症表现。

（2）由于创伤或非生物性因子刺激而产生的炎症表现。

（3）新生儿经胎盘获得（出生后 48 小时内发病）的感染，如单纯疱疹、弓形体病、水痘等。

（4）患者原有的慢性感染在医院内急性发作。

二、诊断依据

（一）呼吸系统感染

1. 上呼吸道感染

（1）临床诊断　发热（≥38.0℃超过 2 天），有鼻咽、鼻旁窦和扁桃腺等上呼吸道急性炎症表现。

（2）病原学诊断　临床诊断基础上，分泌物涂片或培养可发现有意义的病原微生物。

（3）说明　必须排除普通感冒和非感染性病因（如过敏等）所致的上呼吸道急性炎症。

2. 下呼吸道感染

（1）临床诊断　符合下述两条之一即可诊断。

1）患者出现咳嗽、痰黏稠，肺部出现湿啰音，并有下列情况之一　①发热；②白细胞总数和（或）嗜中性粒细胞比例增高；③X线显示肺部有炎性浸润性病变。

2）慢性气道疾病患者稳定期（慢性支气管炎伴或不伴阻塞性肺气肿、哮喘、支气管扩张症）继发急性感染，并有病原学改变或X线胸片显示与入院时比较有明显改变或新病变。

（2）病原学诊断　临床诊断基础上，符合下述六条之一即可诊断。

1）经筛选的痰液，连续两次分离到相同病原体。

2）痰细菌定量培养分离病原菌数≥10^6 cfu/ml。

3）血培养或并发胸腔积液者的胸液分离到病原体。

4）经纤维支气管镜或人工气道吸引采集的下呼吸道分泌物病原菌数≥10^5 cfu/ml；经支气管肺泡灌洗（BAL）分离到病原菌数≥10^4 cfu/ml；或经防污染标本刷（PSB）、防污染支气管肺泡灌洗（PBAL）采集的下呼吸道分泌物分离到病原菌，而原有慢性阻塞性肺病包括支气管扩张者病原菌数必须≥10^3 cfu/ml。

5）痰或下呼吸道采样标本中分离到通常非呼吸道定植的细菌或其他特殊病原体。

6）免疫血清学、组织病理学的病原学诊断证据。

（3）注意事项

1）痰液筛选的标准为痰液涂片镜检鳞状上皮细胞＜10个/低倍视野和白细胞＞25个/低倍视野或鳞状上皮细胞：白细胞≤1∶2.5；免疫抑制和粒细胞缺乏患者见到柱状上皮细胞或锥状上皮细胞与白细胞同时存在，白细胞数量可以不严格限定。

2）应排除非感染性原因如肺栓塞、心力衰竭、肺水肿、肺癌等所致的下呼吸道的胸片的改变。

3）病变局限于气道者为医院感染气管－支气管炎；出现肺实质炎症（X线显示）者为医院感染肺炎（包括肺脓肿），报告时需分别标明。

3. 胸膜腔感染

（1）临床诊断　发热，胸痛，胸水外观呈脓性或带臭味、常规检查白细胞计数≥1000×10^6/L。

（2）病原学诊断　临床诊断基础上，符合下述两条之一即可诊断。

1）胸水培养分离到病原菌。

2）胸水普通培养无菌生长，但涂片见到细菌。

（3）注意事项

1）胸水发现病原菌，则不论胸水性状和常规检查结果如何，均可做出病原学诊断。

2）应强调胸水的厌氧菌培养。

3）邻近部位感染自然扩散而来的胸膜腔感染，如并发于肺炎、支气管胸膜瘘、肝脓肿者不列为医院感染；诊断操作促使感染扩散者则属医院感染。若肺炎系医院感染，如其并发脓胸按医院感染肺炎报告，另加注括号标明脓胸。

4）结核性胸膜炎自然演变成结核性脓胸不属于医院感染。

5）患者同时有上呼吸道和下呼吸道感染时，仅需报告下呼吸道感染。

（二）心血管系统感染

1. 侵犯心脏瓣膜（包括人工心瓣膜）的心内膜炎

（1）临床诊断　患者至少有下列症状或体征中的两项且无其他明确原因可以解释发热、新出现心脏杂音或杂音发生变化、栓塞性改变、皮肤异常表现（如瘀斑、出血、疼痛性皮下肿块）、充血性心力衰竭、心脏传导异常，并合并有下列情况之一。

1）外科手术或病理组织学发现心脏赘生物。

2）超声心动图发现赘生物的证据。

（2）病原学诊断　临床诊断基础上，符合下述三条之一即可诊断。

1）心脏瓣膜或赘生物培养出病原体。

2）临床诊断基础上，两次或多次血液培养阳性。

3）临床诊断基础上，心脏瓣膜革兰染色发现病原菌。

2. 心肌炎或心包炎

（1）临床诊断　符合下述两条之一即可诊断。

1）患者至少有下列症状或体征中的两项且无其他明确原因可以解释　发热、胸痛、奇脉、心脏扩大，并合并有下列情况之一：①有心肌炎或心包炎的异常心电图改变；②心脏组织病理学检查证据；③影像学发现心包渗出。

2）患者年龄≤1岁至少有下列症状或体征中的两项且无其他明确原因可以解释　发热、胸痛、奇脉或心脏扩大、呼吸暂停、心动过缓，并至少有下列情况之一：①有心肌炎或心包炎的异常心电图改变；②心脏组织病理学检查证据；③影像学发现心包渗出。

（2）病原学诊断　临床诊断基础上，符合下述两条之一即可诊断。

1）心包组织培养出病原菌或外科手术/针吸取物培养出病原体。

2）在临床诊断基础上，血中抗体阳性（如流感嗜血杆菌、肺炎球菌），并排除其他部位感染。

（三）血液系统感染

1. 血管相关性感染

（1）临床诊断　符合下述三条之一即可诊断。

1）静脉穿刺部位有脓液排出或有弥散性红斑（蜂窝组织炎的表现）。

2）沿导管的皮下走行部位出现疼痛性弥散性红斑并除外理化因素所致。

3）经血管介入性操作，发热 >38℃，局部有压痛，无其他原因可解释。

（2）病原学诊断　导管尖端培养和/或血液培养分离出有意义的病原微生物。

（3）注意事项

1）导管管尖培养其接种方法应取导管尖端5 cm，在血平板表面往返滚动一次，细菌菌数≥15 cfu/平板即为阳性。

2）从穿刺部位抽血定量培养，细菌菌数≥100 cfu/ml，或细菌菌数相当于对侧同时取血培养的4～10倍或对侧同时取血培养出同种细菌。

2. 败血症

（1）临床诊断　发热（＞38℃）或低体温（＜36℃），可伴有寒战，并合并下列情况之一。

1）有入侵门户或迁徙病灶。

2）有全身中毒症状而无明显感染灶。

3）有皮疹或出血点、肝脾肿大、血液中性粒细胞增多伴核左移，且无其他原因可以解释。

4）收缩压低于12 kPa（90 mmHg）或较原收缩压下降超过5.3 kPa（40 mmHg）。

（2）病原学诊断　临床诊断基础上，符合下述两条之一即可诊断。

1）血液培养分离出病原微生物。

2）血液中检测到病原体的抗原物质。

（3）注意事项

1）入院时有经血液培养证实的败血症，在入院后血液培养又出现新的非污染菌或医院败血症过程中又出现新的非污染菌，均属另一次医院感染败血症。

2）血液培养分离出常见皮肤菌，如类白喉杆菌、肠杆菌、凝固酶阴性葡萄球菌、丙酸杆菌等，需不同时间采血，有两次或多次培养阳性。

3）血液中发现有病原体抗原物质，如流感嗜血杆菌、肺炎链球菌、乙种溶血性链球菌，必须与症状、体征相符，且与其他感染部位无关。

4）血管相关败（菌）血症属于此条，导管相关动静脉炎计入心血管感染。

5）血培养有多种菌生长，在排除污染后可考虑复数菌败血症。

3. 输血相关感染　常见有病毒性肝炎（乙、丙、丁、庚型等）、艾滋病、巨细胞病毒感染、疟疾、弓形体病等。

（1）临床诊断　必须同时符合下述三种情况才可诊断。

1）从输血至发病或从输血至血液中出现病原免疫学标志物的时间超过该病原体感染的平均潜伏期。

2）受血者受血前从未有过该种感染，免疫学标志物阴性。

3）证实供血者血液存在感染性物质，如血中查到病原体、免疫学标志物阳性、病原DNA或RNA阳性等。

（2）病原学诊断　临床诊断基础上，符合下述四条之一即可诊断。

1）血液中找到病原体。

2）血液特异性病原体抗原检测阳性或其血清在IgM抗体效价达到诊断水平或双份血清IgG呈4倍升高。

3）组织或体液涂片找到包涵体。

4）病理活检证实。

（3）注意事项

1）患者可有症状、体征，也可仅有免疫学改变。

2）艾滋病潜伏期长，受血者在受血后6个月内可出现HIV抗体阳性，后者可作为初步诊断依据，但需进一步进行确证试验。

（四）消化系统感染

1. 感染性腹泻

（1）临床诊断　符合下述三条之一即可诊断。

1）急性腹泻，粪便常规镜检白细胞≥10 个/高倍视野。

2）急性腹泻或伴发热、恶心、呕吐、腹痛等。

3）急性腹泻每天 3 次以上，连续 2 天或 1 天水泻 5 次以上。

（2）病原学诊断　临床诊断基础上，符合下述四条之一即可诊断。

1）粪便或肛拭子标本培养出肠道病原体。

2）常规镜检或电镜直接检出肠道病原体。

3）从血液或粪便中检出病原体的抗原或抗体，达到诊断标准。

4）从组织培养的细胞病理变化（如毒素测定）判定系肠道病原体所致。

（3）注意事项

1）急性腹泻次数≥3 次/24 小时。

2）应排除慢性腹泻的急性发作及非感染性因素如诊断治疗原因、基础疾病、心理紧张等所致的腹泻。

2. 胃肠道感染

（1）临床诊断　患者出现发热（≥38℃）、恶心、呕吐和（或）腹痛、腹泻，无其他原因可解释。

（2）病原学诊断　临床诊断基础上，符合下述三条之一即可诊断。

1）从外科手术或内镜取得组织标本或外科引流液培养出病原体。

2）上述标本革兰染色或氢氧化钾浮载片可见病原体、多核巨细胞。

3）手术或内镜标本显示感染的组织病理学证据。

3. 抗菌药物相关性腹泻。

（1）临床诊断　近期曾应用或正在应用抗生素，出现腹泻，可伴大便性状改变如水样便、血便、黏液脓血便或见斑块条索状伪膜，可合并下列情况之一。

1）发热≥38℃。

2）腹痛或腹部压痛、反跳痛。

3）周围血白细胞升高。

（2）病原学诊断　临床诊断基础上，符合下述三条之一即可诊断。

1）大便涂片有菌群失调或培养发现有意义的优势菌群。

2）如情况许可时做纤维结肠镜检查，见肠壁充血、水肿、出血或见到 2～20 mm 灰黄（白）色斑块伪膜。

3）细菌毒素测定证实。

（3）注意事项

1）急性腹泻次数≥3 次/24 小时。

2）应排除慢性肠炎急性发作或急性胃肠道感染及非感染性原因所致的腹泻。

4. 病毒性肝炎

（1）临床诊断　有输血或应用血制品史、不洁食物史、肝炎患者接触史，出现下述症状或体征中的任何两项并有肝功能异常，无其他原因可解释：①发热；②厌食；③恶心、呕吐；④肝区疼痛；⑤黄疸。

（2）病原学诊断　在临床诊断基础上，血清甲、乙、丙、丁、戊、庚等任何一种肝炎病毒活动性标志物阳性。

（3）说明　应排除非感染性病因（如 α1 - 抗胰蛋白酶缺乏、酒精、药物等）和胆道疾病引起的肝炎或肝损害。

5. 腹（盆）腔内组织感染　包括胆囊、胆道、肝、脾、胰、腹膜、膈下、盆腔、其他组织或腔隙的急性感染，含持续腹膜透析继发性腹膜炎。

（1）临床诊断　具有下列症状、体征中任何两项，无其他原因可以解释，同时有检验、影像学检查的相应异常发现：①发热（≥38℃）；②恶心、呕吐；③腹痛、腹部压痛或反跳痛或触及包块状物伴触痛；④黄疸。

（2）病原学诊断　在临床诊断基础上，符合下述两条之一即可诊断。

1）经手术切除、引流管、穿刺吸引或内镜获取的标本检出病原体。

2）血培养阳性，且与局部感染菌相同或与临床相符。

（3）注意事项

1）应排除非生物因子引起的炎症反应及慢性感染的急性发作。

2）原发性脏器穿孔所致的感染不列为医院感染。

6. 腹水感染

（1）临床诊断　腹水原为漏出液，出现下述两条之一即可诊断。

1）腹水检查变为渗出液。

2）腹水不易消除，出现腹痛、腹部压痛或反跳痛。腹水常规检查白细胞 $>200 \times 10^6/$L，中性粒细胞 $>25\%$。

（2）病原学诊断　临床诊断基础上，腹水细菌培养阳性。

（五）中枢神经系统

1. 细菌性脑膜炎、脑室炎

（1）临床诊断　符合下述三条之一即可诊断。

1）发热、颅高压症状（头痛、呕吐、婴儿前囟张力高、意识障碍）之一、脑膜刺激征（颈抵抗、布、克氏征阳性、角弓反张）之一、脑脊液（CSF）炎性改变。

2）发热、颅高压症状、脑膜刺激征及脑脊液白细胞轻至中度升高或经抗菌药物治疗后症状体征消失，脑脊液恢复正常。

3）在应用抗生素过程中，出现发热、不典型颅高压症状体征、脑脊液白细胞轻度增多，并具有下列情况之一：①脑脊液中抗特异性病原体的 IgM 达诊断标准，或 IgG 呈 4 倍升高，或脑脊液涂片找到细菌；②有颅脑侵袭性操作（如颅脑手术、颅内穿刺、颅内植入物）史，或颅脑外伤或腰椎穿刺史；③脑膜附近有感染灶（如头皮切口感染、颅骨骨髓炎等）或有脑脊液漏者；④新生儿血培养阳性。

（2）病原学诊断　临床诊断基础上，符合下述三条之一即可诊断。

1）脑脊液中培养出病原菌。

2）脑脊液病原微生物免疫学检测阳性。

3）脑脊液涂片找到病原菌。

（3）注意事项

1）一岁以内婴儿有发热（＞38℃）或低体温（＜36℃），出现意识障碍、呼吸暂停或抽搐，如无其他原因可解释，应疑有脑膜炎并及时进行相关检查。

2）老年人反应性低，可仅有嗜睡、意识活动减退、定向困难表现，应及时进行相关检查。

3）细菌性脑膜炎与创伤性脑膜炎、脑瘤脑膜反应的区别要点是脑脊液糖量的降低，C反应蛋白增高等。

2. 颅内脓肿 包括脑脓肿、硬膜下和硬膜外脓肿等。

（1）临床诊断 符合下述两条之一即可诊断。

1）发热、颅高压症状之一、颅内占位体征（功能区定位征），并具有以下影像学检查证据之一：①CT扫描；②脑血管造影；③核磁共振扫描；④核素扫描。

2）外科手术证实。

（2）病原学诊断 临床诊断基础上，穿刺脓液或组织活检找到病原体，或细菌培养阳性。

3. 椎管内感染 包括硬脊膜下脓肿和脊髓内脓肿。

（1）临床诊断 符合下述两条之一即可诊断。

1）发热、有神经定位症状和体征或局限性腰背痛和脊柱运动受限，并具有下列情况之一：①棘突及棘突旁有剧烈压痛及叩击痛；②神经根痛；③完全或不完全脊髓压迫症；④检查证实，如脊髓CT、椎管内碘油造影、核磁共振、X线平片、脑脊液蛋白及白细胞增加并奎氏试验有部分或完全性椎管梗阻。

2）手术证实。

（2）病原学诊断 手术引流液细菌培养阳性。

（3）注意事项

1）并发脑膜炎的椎管内感染，归入细菌性脑膜炎统计报告。

2）此类医院感染少见，多发生于败血症、脊柱邻近部位有炎症、脊柱外伤或手术有高位椎管麻醉史者。

3）应排除败血症的转移性病灶或脊柱及其临近部位炎症的扩散所致。

（六）泌尿系统感染

1. 临床诊断 患者出现尿频、尿急、尿痛等尿路刺激症状，或有下腹触痛、肾区叩痛，伴或不伴发热，并具有下列情况之一。

（1）尿检白细胞男性≥5个/高倍视野，女性≥10个/高倍视野，插导尿管患者应结合尿培养。

（2）临床已诊断为泌尿道感染，或抗菌治疗有效而认定的泌尿道感染。

2. 病原学诊断 临床诊断基础上，符合下述四条之一即可诊断。

（1）清洁中段尿或导尿留取尿液（非留置导尿）培养革兰阳性球菌菌数≥10^4cfu/ml、革兰阴性杆菌菌数≥10^5cfu/ml。

（2）耻骨联合上膀胱穿刺留取尿液培养细菌菌数≥10^3cfu/ml。

（3）新鲜尿液标本经离心应用相差显微镜检查（1×400），在 30 个视野中有半数视野见到细菌。

（4）无症状性菌尿症　患者虽然无症状，但在近期（通常为 1 周）有内镜检查或留置导尿史，尿液培养革兰阳性球菌浓度 $\geqslant 10^4$ cfu/ml、革兰阴性杆菌浓度 $\geqslant 10^5$ cfu/ml，应视为泌尿系统感染。

3. 注意事项

（1）非导尿或穿刺尿液标本细菌培养结果为两种或两种以上细菌，需考虑污染可能，建议重新留取标本送检。

（2）尿液标本应及时接种。若尿液标本在室温下放置超过 2 小时，即使其接种培养结果细菌菌数 $\geqslant 10^4$ 或 10^5 cfu/ml，亦不应作为诊断依据，应予重新留取标本送检。

（3）影像学、手术、组织病理或其他方法证实的、可定位的泌尿系统（如肾、肾周围组织、输尿管、膀胱、尿道）感染，报告时应分别标明。

（七）手术部位感染

1. 表浅手术切口感染　仅限于切口涉及的皮肤和皮下组织，感染发生于术后 30 天内。

（1）临床诊断　具有下述两条之一即可诊断。

1）表浅切口有红、肿、热、痛，或有脓性分泌物。

2）临床医师诊断的表浅切口感染。

（2）病原学诊断　临床诊断基础上细菌培养阳性。

（3）注意事项

1）创口包括外科手术切口和意外伤害所致伤口，为避免混乱，不用"创口感染"一词（与伤口有关感染参见皮肤和软组织感染诊断标准）。

2）切口缝合针眼处有轻微炎症和少许分泌物不属于切口感染。

3）切口脂肪液化，液体清亮，不属于切口感染。

2. 深部手术切口感染　无植入物手术后 30 天内、有植入物（如人工心脏瓣膜、人造血管、机械心脏、人工关节等）术后 1 年内发生的与手术有关并涉及切口深部软组织（深筋膜和肌肉）的感染。

（1）临床诊断　符合上述规定，并具有下述四条之一即可诊断。

1）从深部切口引流出或穿刺抽到脓液，感染性手术后引流液除外。

2）自然裂开或由外科医师打开的切口，有脓性分泌物或有发热（$\geqslant 38\,℃$），局部有疼痛或压痛。

3）再次手术探查、经组织病理学或影像学检查发现涉及深部切口脓肿或其他感染证据。

4）临床医师诊断的深部切口感染。

（2）病原学诊断　临床诊断基础上，分泌物细菌培养阳性。

3. 器官（或腔隙）感染　无植入物手术后 30 天、有植入物手术后 1 年内发生的与手术有关（除皮肤、皮下、深筋膜和肌肉以外）的器官或腔隙感染。

（1）临床诊断　符合上述规定，并具有下述三条之一即可诊断。

1）引流或穿刺有脓液。

2）再次手术探查、经组织病理学或影像学检查发现涉及器官（或腔隙）感染的证据。

3）由临床医师诊断的器官（或腔隙）感染。

（2）病原学诊断 临床诊断基础上，细菌培养阳性。

（3）注意事项

1）临床和（或）有关检查显示典型的手术部位感染，即使细菌培养阴性，亦可以诊断。

2）手术切口浅部和深部均有感染时，仅需报告深部感染。

3）经切口引流所致器官（或腔隙）感染，不须再次手术者，应视为深部切口感染。

（八）皮肤和软组织感染

1. 皮肤感染

（1）临床诊断 符合下述两条之一即可诊断。

1）皮肤有脓性分泌物、脓疱、疖肿等。

2）患者有局部疼痛或压痛，局部红、肿或发热，无其他原因解释者。

（2）病原学诊断 临床诊断基础上，符合下述两条之一即可诊断。

1）从感染部位的引流物或抽吸物中培养出病原体。

2）血液或感染组织特异性病原体抗原检测阳性。

2. 软组织感染 包括坏死性筋膜炎、感染性坏疽、坏死性蜂窝组织炎、感染性肌炎、淋巴结炎及淋巴管炎。

（1）临床诊断 符合下述三条之一即可诊断。

1）从感染部位引流出脓液。

2）外科手术或组织病理检查证实有感染。

3）患者有局部疼痛或压痛、局部红肿或发热，无其他原因解释。

（2）病原学诊断 临床诊断基础上，符合下述两条之一即可诊断。

1）血液特异性病原体抗原检测阳性或血清 IgM 抗体效价达到诊断水平或双份血清 IgG 呈 4 倍升高。

2）从感染部位的引流物或组织中培养出病原体。

3. 压疮感染 包括压疮浅表部和深部组织感染。

（1）临床诊断 压疮局部红、压痛或压疮边缘肿胀，并有脓性分泌物。

（2）病原学诊断 临床诊断基础上，分泌物培养阳性。

4. 烧伤感染

（1）临床诊断 烧伤表面的形态或特点发生变化，如焦痂迅速分离，焦痂变成棕黑、黑或紫罗兰色，烧伤边缘水肿。同时具有下述两条之一即可诊断。

1）创面有脓性分泌物。

2）患者出现发热（>38℃）或低体温（<36℃），合并低血压。

（2）病原学诊断 临床诊断基础上，符合下述两条之一即可诊断。

1）血液培养阳性并除外有其他部位感染。

2）烧伤组织活检显示微生物向临近组织浸润。

（3）注意事项

1）单纯发热不能诊断为烧伤感染，因为发热可能是组织损伤的结果或患者在其他部位有感染。

2）移植的皮肤发生排斥反应并伴有感染临床证据（炎症或脓液），视为医院感染。

3）供皮区感染属烧伤感染。

5. 乳腺脓肿或乳腺炎

（1）临床诊断 符合下述三条之一即可诊断。

1）红、肿、热、痛等炎症表现或伴有发热，排除授乳妇女的乳汁淤积。

2）外科手术证实。

3）临床医生诊断的乳腺脓肿。

（2）病原学诊断 临床诊断基础上，引流物或针吸物培养阳性。

6. 脐炎

（1）临床诊断 新生儿脐部有红肿或有脓性渗出物。

（2）病原学诊断 临床诊断基础上，符合下述两条之一即可诊断。

1）引流物或针吸液培养阳性。

2）血液培养阳性，并排除其他部位感染。

（3）注意事项 与脐部插管有关的脐动静脉感染应归于心血管系统感染。

7. 婴儿脓疱病

（1）临床诊断 符合下述两条之一即可诊断。

1）皮肤出现脓疱。

2）临床医生诊断为脓疱病。

（2）病原学诊断 临床诊断基础上，分泌物培养阳性。

（九）骨和关节感染

1. 关节和关节囊感染

（1）临床诊断 符合下述两条之一即可诊断。

1）患者有下列症状或体征中的两项且无其他原因可以解释 关节疼痛、肿胀、触痛、发热、渗出或运动受限；并合并下列情况之一：①关节液检验发现白细胞；②关节液的细胞组成及化学检查符合感染且不能用风湿病解释；③有感染的影像学证据。

2）外科手术或组织病理学检查发现关节或关节囊感染的证据。

（2）病原学诊断 符合下述两条之一即可诊断。

1）关节液或滑囊活检培养出病原体。

2）临床诊断的基础上，关节液革兰染色发现病原体。

2. 骨髓炎

（1）临床诊断 符合下述两条之一即可诊断。

1）患者有下列症状或体征中的两项且无其他原因可以解释 发热（>38℃），局部肿块、触痛、发热或感染灶有引流物，并有感染的影像学证据。

2）外科手术或组织病理学检查证实。

（2）病原学诊断 符合下述两条之一即可诊断。

1）骨髓培养出病原体。

2）在临床诊断的基础上，血液培养出病原体或血液中查出细菌抗体（如流感嗜血杆菌、肺炎球菌），并排除其他部位感染。

3. 椎间盘感染

（1）临床诊断　符合下述三条之一即可诊断。

1）患者无其他原因解释的发热或椎间盘疼痛，并有感染的影像学证据。

2）外科手术或组织病理学检查发现椎间盘感染的证据。

3）手术切下或针吸的椎间盘组织证实有感染。

（2）病原学诊断　在临床诊断的基础上，符合下述两条之一即可诊断。

1）感染部位组织中培养出病原体。

2）血或尿中检出抗体（如流感嗜血杆菌、肺炎球菌、脑膜炎球菌或 B 组链球菌），并排除其他部位感染。

（十）生殖系统感染

1. 外阴切口感染　经阴道分娩，患者外阴切口感染发生于产后 2 周内。

（1）临床诊断　符合上述规定，并有下述两条之一即可诊断。

1）外阴切口有红、肿、热、痛或有脓性分泌物。

2）外阴切口有脓肿。

（2）病原学诊断　临床诊断基础上，细菌培养阳性。

（3）注意事项

1）外阴切口感染含会阴切开或会阴裂伤缝合术。

2）切口缝合针眼处有轻微炎症和少许分泌物不属外阴切口感染。

2. 阴道穹隆感染

（1）临床诊断　符合下述两条之一即可诊断。

1）子宫切除术后，患者阴道残端有脓性分泌物。

2）子宫切除术后，患者阴道残端有脓肿。

（2）病原学诊断　临床诊断基础上，细菌培养阳性。

（3）注意事项　阴道穹隆部感染仅指子宫全切术后阴道残端部位。

3. 急性盆腔炎

（1）临床诊断　符合下述两条之一即可诊断。

1）有下列症状或体征且无其他原因解释　发热、恶心、呕吐、下腹痛或触痛，尿频、尿急或腹泻，里急后重，阴道分泌物增多呈脓性。

2）后穹隆或腹腔穿刺有脓液。

（2）病原学诊断　在临床诊断基础上，宫颈管分泌物细菌培养阳性。

（3）注意事项　仅限于入院 48 小时后，或有宫腔侵袭性操作、自然分娩 24 小时后出院一周内发生者。

4. 子宫内膜炎

（1）临床诊断　发热或寒战，下腹痛或压痛，不规则阴道流血或恶露有臭味。

（2）病原学诊断　临床诊断的基础上，宫腔刮出子宫内膜病理检查证实或分泌物细菌培养阳性。

（3）注意事项

1）入院时，患者无羊水感染，羊膜破裂时间不超过48小时。

2）子宫内膜炎仅包括早孕流产、中孕引产、分娩后一周内。

5. 男女性生殖道的其他感染

（1）临床诊断　符合下述两条之一即可诊断。

1）患者有下列症状或体征中的两项且无其他原因解释　发热、局部疼痛、触痛或尿痛，并有影像学证实或病理学证实。

2）外科手术或组织病理学发现感染部位脓肿或其他感染的证据。

（2）病原学诊断　符合下述两条之一即可诊断。

1）从感染部位的组织或分泌物中培养出病原体。

2）临床诊断基础上，血液中培养出病原体。

（十一）口腔感染

1. 临床诊断　符合下述三条之一即可诊断。

（1）口腔组织中有脓性分泌物。

（2）通过外科手术或组织病理检查而证实的口腔感染或有脓肿。

（3）临床医生诊断的感染并采用口腔抗真菌治疗。

2. 病原学诊断　临床诊断基础上，符合下述五条之一即可诊断。

（1）革兰染色检出病原微生物。

（2）氢氧化钾染色阳性。

（3）黏膜刮屑显微镜检有多核巨细胞。

（4）口腔分泌物抗原检测阳性。

（5）IgM抗体效价达诊断水平或双份血清IgG呈4倍增加。

3. 注意事项　原发性单纯疱疹应属于此类感染。

（十二）其他部位感染

涉及多个器官或系统，而又不适合归于某系统的感染，通常为病毒感染，如麻疹、风疹、传染性单核细胞增多症；病毒性皮疹也应列入此类，如单纯疱疹、水痘、带状疱疹等。

第三节　医院感染的防控

一、建立医院感染管理机构，实施医院感染三级质控。

二、健全医院感染管理制度，依法实施医院感染管理。

三、强化医院感染知识培训教育，提升医院感染防控意识与业务能力。

四、严格落实医院感染管理措施，有效防控医院感染。

五、建立考核监测与多学科协作机制，确保医疗安全与患者安全。

本章小结

　　医院感染与诊疗服务过程相生相伴，严格执行医院感染管理制度，严格落实医院感染防控措施、严格医院感染管理考核评价，严格医院感染环境卫生与消毒效果监测，严格13项医院感染管理质控指标监管，切实做好医院感染有效防控，减少或杜绝医院感染发生，保障患者安全。

目标检测

一、选择题

【A1/A2 型题】

1. 医院感染常见病原体中占比最多的是

　　A. 细菌　　　　　　　　　　　　B. 真菌

　　C. 病毒　　　　　　　　　　　　D. 支原体

　　E. 衣原体及原虫

2. 患者虽然无泌尿系症状，但在近 1 周有内镜检查或留置导尿史，出现下列哪种情形应视为泌尿系统感染

　　A. 尿液培养革兰阳性球菌浓度 $\leq 10^4$ cfu/ml、革兰阴性杆菌浓度 $\leq 10^5$ cfu/ml

　　B. 尿液培养革兰阳性球菌浓度 $\geq 10^4$ cfu/ml、革兰阴性杆菌浓度 $\geq 10^5$ cfu/ml

　　C. 尿液培养革兰阳性球菌浓度 $\geq 8 \times 10^3$ cfu/ml、革兰阴性杆菌浓度 $\geq 9 \times 10^4$ cfu/ml

　　D. 尿液培养革兰阳性球菌浓度 $\geq 6 \times 10^3$ cfu/ml、革兰阴性杆菌浓度 $\geq 7 \times 10^4$ cfu/ml

　　E. 尿液培养革兰阳性球菌浓度 $\leq 6 \times 10^3$ cfu/ml、革兰阴性杆菌浓度 $\leq 7 \times 10^4$ cfu/ml

3. 医院感染主要发生在

　　A. 医务人员　　　　　　　　　　B. 门急诊患者

　　C. 住院患者　　　　　　　　　　D. 陪护人员

　　E. 探视人员

4. 控制医院感染最简单、最有效、最方便、是经济的方法是

　　A. 环境消毒　　　　　　　　　　B. 合理使用抗生素

　　C. 洗手　　　　　　　　　　　　D. 隔离传染患者

　　E. 戴口罩与手套

二、简答题

1. 简述医院感染概念及分类。

2. 简述医院感染防控措施。

扫码"练一练"

（熊吉碧）

第八章　消毒灭菌技术

扫码"学一学"

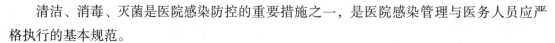

学习目标

1. **掌握**　消毒、灭菌的概念；危险物品灭菌消毒措施。
2. **熟悉**　消毒、灭菌方法，消毒、灭菌剂的使用方法；六步洗手法。
3. **了解**　消毒、灭菌法消毒、灭菌剂的注意事项。

清洁、消毒、灭菌是医院感染防控的重要措施之一，是医院感染管理与医务人员应严格执行的基本规范。

清洁是指通过除去空气、物体表面、地面尘埃和一切污垢，减少病原微生物的过程。适用于医院地面、家具、医疗护理器械等物体表面的处理，是物品消毒、灭菌前的必需步骤，常用清洁方法有水洗、清洁剂或去污剂去污、超声清洗等。

消毒是指消除或杀灭环境、媒介物上除芽孢以外的全部病原微生物的过程。包括物理、化学、生物方法等。

灭菌是指消除或杀灭一切微生物的过程，包括致病微生物、非致病微生物、细菌芽孢、真菌孢子。

在日常医疗护理活动中，根据诊疗所需物品对人体产生的危险性，将诊疗用品分为如下三类。

1. 高度危险性物品　是指进入人体无菌组织、器官、脉管系统或有无菌体液从中流过的物品或接触破损皮肤、破损黏膜的物品一旦被污染，具有极高感染风险。如手术器械、植入物、腹腔镜、穿刺针、活检钳等。

高度危险性物品的灭菌措施如下。

（1）耐热、耐湿手术器械、器具和物品应首选压力蒸汽灭菌法。

（2）不耐热、不耐湿手术器械、器具和物品应采用低温灭菌法，如环氧乙烷、过氧化氢或甲醛等。

（3）不耐热、耐湿手术器械、器具和物品应首选低温灭菌法，无条件的可采用灭菌剂浸泡灭菌。

（4）耐热、不耐湿手术器械、器具和物品可采用干热灭菌法。

2. 中度危险性物品　与黏膜相接触而不进入人体无菌组织、血液，也不接触破损皮肤、破损黏膜的物品，如胃肠内镜、气管镜、麻醉机管道、呼吸机管道等。

中度危险性物品的灭菌消毒措施如下。

（1）耐热、耐湿物品如口腔护理等应首选压力蒸汽灭菌法；不耐热的物品如体温表、氧气面罩等应采用高水平或中水平消毒。

（2）耐高温、耐湿的管道、引流瓶应首选湿热消毒，不耐高温的部分可采用中效或高效消毒剂消毒。

（3）呼吸机、麻醉机上螺纹管及配件宜采用清洗消毒机进行清洗消毒，无条件的可采用高效消毒剂如含氯消毒剂等以上的消毒剂浸泡消毒。

3. 低度危险性物品　与完整皮肤接触而不与黏膜接触的器械如听诊器、血压计袖带、床头柜、餐具等。

低度危险性物品的消毒措施如下。

（1）诊疗用品如血压计袖带、听诊器等采用低效消毒剂消毒。

（2）患者生活用品如毛巾、面盆、餐具等，可采用中、低效消毒剂消毒。

（3）患者床单元如病床、床头柜等，可采用含氯或复合季铵盐等合法、有效消毒液擦拭消毒，出院时应进行终末消毒。

（4）患者床上用品如床单、被套等，一人一用一更换，污染及时更换，采用含氯或复合季铵盐等合法、有效消毒。

（5）患者间接接触床上用品如被芯、隔帘、床垫等，定期更换，污染及时更换，可采用采用日光暴晒、紫外线、含氯或复合季铵盐等合法、有效消毒。

第一节　常用灭菌法

常用灭菌法包括物理灭菌法和化学灭菌法。

物理灭菌法是利用物理因素如热力、辐射、过滤等清除或杀灭一切微生物的方法。化学灭菌法是利用各种化学消毒剂清除或杀灭一切微生物的方法。

一、物理灭菌法

（一）热力灭菌法

1. 干热法　有燃烧法和干烤法。

（1）燃烧法　是一种简单、快速、彻底的灭菌方法。适用如下物品灭菌处理。

1）不需保存的物品，如病理标本、尸体、废弃衣物、纸张等，在焚烧炉内焚烧或直接点燃。

2）微生物实验室接种环、试管口的灭菌，直接在火焰上烧灼。

3）某些急用金属器械、搪瓷类物品，锐利刀剪禁用此法，以免锋刃变钝。金属器械可在火焰上烧灼20秒，搪瓷类可倒入少量95%乙醇，慢慢转动容器使用乙醇均匀分布后，点火燃烧直到熄灭。燃烧途中不得添加乙醇，不得将引燃物投入消毒容器中，同时远离易燃、易爆物品。

（2）干烤法　利用专用密闭烤箱进行灭菌。适用于耐热、不耐湿、蒸汽或气体不能穿透物品的灭菌，如油剂、粉剂、玻璃器皿等。干烤灭菌所需的温度、时间需根据物品种类和烤箱的类型来确定，一般为：160℃，2小时；170℃，1小时；180℃，0.5小时。

2. 湿热法　压力蒸汽灭菌法是热力灭菌法中效果最好、最可靠的一种方法，耐热、耐湿的器械、器具和物品应首选压力蒸汽灭菌法。常用于耐高温、耐高压、耐潮湿物品灭菌，如器械、敷料、橡胶、玻璃制品、溶液等，不能用于凡士林等油类和滑石粉等粉剂的灭菌。

3. 干热快速灭菌 采用远红外加热及强光照射技术，极速达到灭菌使用温度，将病原微生物彻底杀灭。主要用于对金属器械、玻璃器皿的灭菌处置，灭菌温度和时间一般为：140℃ 25分钟，180℃ 10分钟，210℃ 5分钟，达到预设灭菌效果后自动散热，可连续使用。

（二）电离辐射灭菌法

1. 灭菌原理 利用放射性同位素 ^{60}Co 发射高能 γ 射线或电子加速器产生的 β 射线进行辐射灭菌，分为直接作用和间接作用，直接作用指射线的能量直接破坏微生物的核酸、蛋白质和酶等；间接作用指射线的能量先作用于水分子，使其电离后产生的自由基作用于核酸、蛋白质和酶等物质。

2. 适用范围 适用于不耐热的物品如一次性医用塑料制品、食品、药品和生物制品等在常温下的灭菌，又称"冷灭菌"。

3. 注意事项

（1）应用机械传送物品，以防放射线对人体造成伤害。

（2）灭菌应在有氧环境下进行，以增强 γ 射线的杀菌作用。

（3）温度越高，效果越好。

二、化学灭菌法

化学灭菌法是指用化学药品直接作用于微生物而将其杀灭的方法。可杀灭一切微生物包括细菌芽孢，使用物品达到灭菌要求的化学药品称为灭菌剂，如戊二醛、环氧乙烷等。化学灭菌法可分为气体灭菌法和液体灭菌法。

1. 气体灭菌法 是指采用气态灭菌剂（如环氧乙烷、甲醛蒸汽等）进行灭菌的方法。该法特别适合不耐高热、湿热的诊疗器械的灭菌。临床常用环氧乙烷低温灭菌器、过氧化氢等离子体灭菌器、低温蒸汽甲醛灭菌器等。

2. 液体灭菌法 是指采用液态灭菌剂（如戊二醛、甲醛等）进行灭菌的方法。该法特别适用于不耐热的医用器具、精密仪器的灭菌，临床常用戊二醛浸泡法、甲醛浸泡法等。

第二节 常用消毒法

常用消毒法包括物理消毒法和化学消毒法。

物理消毒法是利用物理因素（如热力、辐射、微波等）清除或杀灭除芽孢以外的所有病原微生物的方法。化学消毒法是利用各种化学消毒剂清除或杀灭除芽孢以外的所有病原微生物的方法。

一、物理消毒法

（一）热力消毒法

主要是通过热力使微生物的蛋白质凝固变性、酶失活、细胞膜和细胞壁发生改变，从而杀灭微生物，临床应用较为广泛。

1. 煮沸消毒法 是应用最早的消毒方法之一，是家庭常用的消毒方法。煮沸消毒法简单、方便、经济、实用，适用于耐湿、耐高温的物品，如金属、搪瓷、玻璃、橡胶类等的消毒。

2. 低温蒸汽消毒法 是用较低温度杀灭物品中的病原菌或特定微生物，可用于不耐高热的物品如内镜、塑料制品等的消毒，将蒸汽温度控制在 73～80℃，持续 10～15 分钟；用于乳类、酒类等消毒时，将液体加热到 61～63℃、持续 30 分钟或加热到 72℃ 保持 15～16 分钟。

3. 流通蒸汽消毒法 是在常压下用 100℃ 的水蒸气、持续 15～30 分钟即可杀灭细菌繁殖体，常用于餐饮、便器的消毒。

（二）辐射消毒法

利用紫外线或臭氧使菌体蛋白质光解、变性致细菌死亡而灭菌。

1. 日光暴晒法 利用日光的热、干燥和紫外线作用达到消毒作用。常用于床垫、被服、书籍等物品的消毒。

2. 紫外线消毒法 紫外线属于波长在 100～400 nm 的电磁波，根据波长可分为 A 波、B 波、C 波和真空紫外线，消毒使用 C 波，其波长 200～275 nm，杀菌作用最强的波段为 240～280 nm。主要用于空气、物体表面及液体的消毒。

（三）臭氧消毒法

臭氧常温、常态、常压下为无色、有腥臭的气味，以氧原子的氧化作用破坏微生物膜的结构，以实现杀菌作用。臭氧可杀灭细菌繁殖体、病毒、芽孢、真菌等，主要用于空气、医院污水、诊疗用水及物品表面的消毒。

二、化学消毒法

凡不适用物理消毒灭菌的物品，都可以选用化学消毒法，如人体的皮肤、黏膜及周围环境、光学仪器、金属锐器和某些塑料制品的消毒。

（一）常用化学消毒方法

1. 浸泡法 将被消毒物品洗净、擦干后浸泡在规定浓度的消毒剂内一定时间的消毒方法。该法选用于大多数物品、器械的消毒，浸泡前需打开物品的轴节或套盖，管腔内应灌满消毒液。

2. 擦拭法 蘸取规定浓度的化学消毒剂擦拭皮肤、黏膜或被污染物品表面的消毒方法。

3. 喷洒法 用喷雾器将一定浓度的化学消毒剂均匀喷洒在空间或物体表面，保留一定时间的方法。常用于地面、墙面、空气、物体表面的消毒。

4. 熏蒸法 将一定浓度的化学消毒剂放于密闭空间加热或加入氧化剂，使其产生气体在规定时间内进行消毒的方法。如病室、换药室的空气消毒及精密贵重仪器不能蒸煮、浸泡物品的消毒。

（二）常用化学消毒剂

1. 含氯消毒剂 属中、高效消毒剂，在水溶液中释放有效氯，有强烈的刺激性气味。使用方法包括浸泡、擦拭、喷洒与干粉消毒。

2. 乙醇 属于中效消毒剂，为无色透明液体，具有固有的刺激性气味。适用于手和皮肤消毒，也可用于医疗器械及精密仪器表面消毒。

3. 含碘消毒剂 属中效消毒剂，为黄棕色液体，有碘气味。适用于外科手及前臂消毒，手术切口部位、注射部位及穿刺部位皮肤以及新生儿脐带部位皮肤消毒，黏膜冲洗消毒，卫生手消毒。

4. 碘酊 属中效消毒剂，为棕红色液，有碘和乙醇气味。适用于手术部位、注射及穿刺部位皮肤以及新生儿脐带部位皮肤消毒。

5. 季铵盐类 属低效消毒剂，为芳香气味无色透明液体。适用于手、皮肤、黏膜、环境及物品表面的消毒。

6. 胍类消毒剂 属低效消毒剂，为无色透明、无沉淀、不分层液体。适用于卫生手消毒、皮肤黏膜及物品表面的消毒。

（四）六步洗手法

第一步 取适量清洁剂或化学消毒剂均匀涂抹至整个手掌、手背、手指和指缝，首先掌心相对，手指并拢，相互揉搓。

第二步 手心对手背沿指缝相互揉搓，交换进行。

第三步 掌心相对，双手交叉指缝相互揉搓。

第四步 弯曲手指使关节在另一掌心旋转揉搓，交换进行。

第五步 右手握住左手大拇指旋转揉搓，交换进行。

第六步 将五个指尖并拢放在另一掌心旋转揉搓，交换进行。

本章小结

消毒灭菌技术是医务人员必备的基本理论与基本技能，是医院感染防控不可或缺的重要措施，正确、合理、有效选择消毒灭菌技术，是切断医院感染传播的有效途径。

目标检测

一、选择题

【A1/A2 型题】

1. 耐热、耐湿手术器械首选的消毒灭菌法是
   A. 高效消毒浸泡
   B. 压力蒸汽灭菌
   C. 低温灭菌
   D. 干热灭菌
   E. 电离辐射灭菌

2. 不耐热、耐湿手术器械首选的消毒灭菌法是
   A. 高效消毒浸泡
   B. 压力蒸汽灭菌
   C. 低温灭菌
   D. 干热灭菌
   E. 电离辐射灭菌

3. 麻醉机、呼吸机管道及配件消毒宜采用

扫码"练一练"

A. 浸泡法
B. 低温灭菌

C. 清洗消毒机
D. 压力灭菌

E. 电离辐射灭菌

4. 含氯制剂用于乙肝病毒、结核杆菌、细菌芽孢污染物品消毒时的有效氯浓度为

A. 800～1000 mg/L
B. 2000～5000 mg/L

C. 1000～1500 mg/L
D. 1200～1800 mg/L

E. 5000～10000 mg/L

二、简答题

1. 简述紫外线灯消毒与煮沸消毒的注意事项。

2. 简述压力蒸汽灭菌法的效果监测。

（熊吉碧）

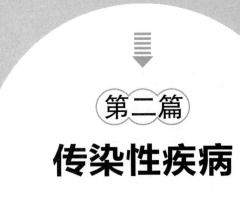

第二篇

传染性疾病

第九章　传染性疾病概述

第一节　法定传染病分类

扫码"学一学"

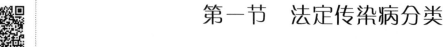

学习目标

1. **掌握**　法定传染病的分类；传染病流行过程的基本条件。
2. **熟悉**　法定传染病的报告时限；传染病的预防。
3. **了解**　影响流行过程的因素。

传染病的报告制度是早期发现、控制传染病的重要措施，必须严格遵守。向卫生防疫机构报告的传染病称法定传染病。

1. 报告人　执行职务的医护人员、检疫人员、疾病预防控制人员、乡村医生、个体开业医生均为责任疫情报告人，必须按照传染病防治法的规定进行疫情报告，履行法律法规的义务。

2. 报告种类　根据 2004 年新修订的《传染病防治法》及 2008 年、2009 年卫生部和 2013 年国家卫计委最新规定，法定传染病分 3 类 39 种。

（1）甲类　2 种，包括鼠疫和霍乱。

（2）乙类　26 种，包括传染性非典型肺炎、人感染高致病性禽流感、病毒性肝炎、细菌性和阿米巴痢疾、伤寒与副伤寒、艾滋病、淋病、梅毒、脊髓灰质炎、麻疹、百日咳、白喉、流行性脑脊髓膜炎、猩红热、流行性出血热、狂犬病、钩端螺旋体病、布氏杆菌病、炭疽、流行性乙型脑炎、疟疾、登革热、肺结核、新生儿破伤风、血吸虫病、人感染 H7N9 禽流感。

（3）丙类　11 种，包括丝虫病、包虫病、麻风病、流行性感冒（甲型 H1N1 流感）、流行性腮腺炎、风疹、流行性和地方性斑疹伤寒、黑热病、及除霍乱、痢疾、伤寒和副伤寒以外的感染性腹泻。

3. 报告时限　甲类传染病应强制管理，乙类传染病要严格管理，丙类传染病要监测管理。任何人发现传染病患者或疑似传染病患者时，均应及时向卫生防疫机构报告。责任报告单位和责任报告人若发现甲类传染病，乙类传染病中传染性非典型肺炎、肺炭疽、脊髓灰质炎病原携带者和疑似病例，城镇应 2 小时内报告，农村 6 小时内报告。发现其他乙类患者、病原携带者和疑似病例，城镇应 6 小时内报告，农村 12 小时内报告。丙类传染病患者或疑似患者，应 24 小时内报告。

第二节　传染病的流行

一、流行过程的基本条件

传染病的流行过程就是传染病在人群中发生、发展和转归的过程。流行过程的发生必须具备三个基本条件，即传染源、传播途径和易感人群。这三个环节必须同时存在，若切断任何一个环节，流行即告终止。流行过程本身又受社会因素和自然因素的影响。

（一）传染源

传染源（reservoir of infection）是指体内有病原体生存、繁殖并能将其排出体外的人和动物。传染源包括四个方面：患者、隐性感染者、病原携带者、受感染动物。

（二）传播途径

病原体从传染源排出体外，经过一定的传播方式，到达与侵入新的易感者的过程，谓之传播途径（route of transmission）。

1. 呼吸道传播　病原体存在于空气、飞沫、尘埃中，易感者吸入病原体时而获得感染，如麻疹、白喉、猩红热、人感染高致病原禽流感和严重急性呼吸综合征等。

2. 消化道传播　病原体污染食物、水源或食具，易感者于进食时而获得感染，如伤寒、细菌性痢疾、霍乱等。

3. 接触传播　易感者与被病原体污染的水或土壤接触时获得感染，如钩端螺旋体病、血吸虫病和钩虫病等。日常生活的密切接触也有可能获得感染，如麻疹、白喉、流行性感冒等。

4. 虫媒传播　被病原体感染的吸血节肢动物，如蚊子、跳蚤、白蛉、恙虫等，于叮咬时把病原体传给易感者，可引起疟疾、流行性斑疹伤寒、黑热病、恙虫病等。

5. 血液、体液传播　病原体存在于携带者或患者的血液或体液中，通过应用血制品、分娩、性交等方式传播，如乙型病毒性肝炎、丙型病毒性肝炎、AIDS、疟疾等。

（三）人群易感性

对某种传染病缺乏特异性免疫力的人称为易感者（susceptible person）。人群作为一个整体，对某种传染病易感的程度，称为人群易感性。

二、影响流行过程的因素

（一）自然因素

自然因素（natural factors）包括地理、气象和生态等因素，对传染病流行过程的发生和发展发挥着重要的作用。大部分虫媒传染病和某些自然疫源性传染病，有较严格的地区和季节性，某些自然生态环境为传染病在野生动物之间的传播创造良好的条件，人类进入这些地区时也可受感染而发病，称为自然疫源性传染病或人畜共患病。

（二）社会因素

社会因素（social factors）包括社会制度、经济状况、生活条件、文化水平等，对传染病流行过程有决定性的影响。

第三节　传染病的预防

传染病的预防（prevention）是传染病工作者的一项重要任务。做好传染病的预防，可以减少传染病的发生及流行，甚至可以达到控制和消灭传染病的目的。《中华人民共和国传染病防治法》规定：国家对传染病防治实行预防为主的方针，防治结合、分类管理的原则。预防工作主要从构成传染病流行过程三个基本环节（即管理传染源、切断传播途径、保护易感人群）采取综合性措施。根据各种传染病的特点，针对传播的主导环节，采取适当的措施，防止传染病继续传播。

一、管理传染源

（一）对患者和病原体携带者实施管理

要求早发现，早诊断，早隔离，积极治疗患者。

对传染病的接触者，可根据不同传染病分别对其进行医学观察、留验、集体检疫、卫生处理、预防接种和预防服药等。

对病原携带者应尽可能地在人群中通过病原学检查检出，发现病原携带者应予以治疗、教育、管理、调整工作岗位和随访观察。

（二）对感染动物的管理与处理

对动物传染源，有经济价值的野生动物及家畜，应隔离治疗，必要时宰杀，并加以消毒；无经济价值的野生动物发动群众予以捕杀。

二、切断传播途径

对于许多传染病，尤其是消化道传染病、虫媒传染病和寄生虫病，切断传播途径通常是起主导作用的预防措施。其主要措施包括隔离和消毒。

（一）隔离

隔离是指把患者及病原携带者妥善地安置在指定的隔离单位，暂时与人群避免接触，积极进行治疗和护理，并对具有传染性的分泌物、排泄物、用具等进行必要的消毒处理，以防止病原体向外传染和扩散的医疗措施。隔离的种类如下。

1. 严密隔离　对传染性强、病死率高的传染病，如鼠疫、霍乱、狂犬病等，患者应住单人房，严格隔离。

2. 呼吸道隔离　对经呼吸道由患者的飞沫和鼻咽分泌物传染的疾病，如流行性感冒、麻疹、水痘、流行性腮腺炎、猩红热、白喉、百日咳、流行性脑脊髓膜炎、严重急性呼吸综合征（SARS）等应进行呼吸道隔离。

3. 消化道隔离　对因患者的排泄物直接或间接污染食物、食具而传播的疾病，如细菌性痢疾、甲型肝炎、戊型肝炎、伤寒、副伤寒、阿米巴病等，最好在一个病房中只收治一种病种，否则，应特别注意加强床边隔离。

4. 血液－体液隔离　对于直接或间接接触感染的血液、体液及血制品而发生传播的疾病，如乙型肝炎、丙型肝炎、AIDS、梅毒、钩端螺旋体病等，在一个病房中只住由同种病原体感染的患者。

5. 接触隔离 对于病原体经体表病原体或感染部位排出，他人直接或间接与破损皮肤或黏膜接触感染而引起的传染病，如破伤风、炭疽、梅毒、淋病和皮肤的真菌感染等，应做接触隔离。

6. 昆虫隔离 对以昆虫作为媒介传播的传染病，如流行性乙型脑炎、丝虫病、斑疹伤寒、回归热、流行性出血热、黑热病、疟疾等，应行昆虫隔离。病室应有纱窗、纱门，做到防蚊、防蝇、防螨、防虱和防蚤等。

7. 保护性隔离 对抵抗力特别低的易感者，如长期大量应用免疫抑制剂者、严重烧伤的患者、早产婴儿和器官移植术患者等，应进行保护性隔离。

在诊断、治疗和护理工作中，尤其应注意避免医源性感染。

（二）消毒

做好消毒工作，是切断传播途径的重要措施。消毒有疫源地消毒（包括随时消毒和终末消毒）和预防性消毒两大类。消毒方法有物理消毒法和化学消毒法两种，可根据不同的传染病选择采用。

搞好环境卫生、开展爱国卫生运动是预防传染病的重要措施。

三、保护易感人群

保护易感人群的措施包括特异性和非特异性两个方面。非特异性保护易感人群的措施包括平时养成良好的卫生习惯、规律的生活方式，改善营养，加强体育锻炼，戒烟、限酒等，可提高机体的非特异性免疫力。特异性保护易感人群的措施是指采取有重点有计划的预防接种，提高人群的特异性免疫水平。人工自动免疫是有计划地对易感者进行疫苗、菌苗、类毒素的接种，接种后疫力在 1~4 周内出现，持续数月至数年。人工被动免疫是紧急需要时，注射抗毒血清、丙种免疫球蛋白、胎盘球蛋白、高效免疫球蛋白。注射后免疫力迅速出现，维持 1~2 月即失去作用。

本章小结

本章主要介绍了法定传染病的分类及报告时限；传染病流行过程的三个基本条件：传染源、传播途径及易感人群；影响流行过程的因素主要有社会因素和自然因素；针对三个环节（管理传染源、切断传播途径及保护易感人群）进行传染病的预防。

目标检测

一、选择题

【A1/A2 型题】

1. 《中华人民共和国传染病防治法》规定的传染病可分为

扫码"学一学"

A. 甲类和乙类   B. 甲类和丙类

C. 乙类和丙类   D. 甲类、乙类和丙类

E. 甲类、乙类、丙类和丁类

2. 甲类传染病包括

   A. 鼠疫、霍乱   B. 鼠疫、肺炭疽

   C. 霍乱、SARS   D. 艾滋病、病毒性肝炎

   E. 鼠疫、疟疾

3. 以下属于丙类传染病的是

   A. 鼠疫   B. 霍乱

   C. 艾滋病   D. 流行性腮腺炎

   E. 病毒性肝炎

4. 下列哪项不属于传染源

   A. 患者   B. 病原携带者

   C. 隐性感染者   D. 易感者

   E. 受感染的动物

5. 传染病与其他感染性疾病的主要区别为

   A. 流行性   B. 免疫性

   C. 病原体   D. 传染性

   E. 发热

6. 腰椎穿刺的常规部位是

   A. 第 2~3 腰椎间隙   B. 第 1~2 腰椎间隙

   C. 第 3~4 腰椎间隙   D. 第 4~5 腰椎间隙

   E. 以上均为常规穿刺部位

7. 构成传染病流行过程的三个基本条件是

   A. 微生物，宿主，媒介

   B. 传染源，传播途径，易感人群

   C. 病原体，环境，宿主

   D. 病原体数量，致病力，定位

   E. 病原体，人体，他们所处的环境

8. 以下不属于乙类传染病的是

   A. 传染性非典型肺炎   B. 艾滋病

   C. 病毒性肝炎   D. 伤寒

   E. 流行性感冒

9. 控制麻疹流行最有效，可行的措施是

   A. 普遍接种麻疹活疫苗

   B. 隔离病者

   C. 成人血 10~15 ml 两侧臀部深层肌内注射

   D. 普遍接种麻疹活疫苗加普遍肌内注射丙种球蛋白

   E. 普遍肌内注射丙种球蛋白

10. 填写传染病疫情报告卡的人员是

    A. 首诊医生
    B. 疾病预防控制机构人员

    C. 患者
    D. 县级以上卫生机构

    E. 市级卫生防疫机构

【B 型题】

(11 ~ 12 题共用答案)

    A. 甲肝
    B. 鼠疫

    C. 伤寒
    D. 传染性非典型肺炎

    E. 麻疹

11. 按照甲类管理的乙类传染病是

12. 属于甲类传染病的疾病是

(13 ~ 15 题共用答案)

    A. 严格隔离
    B. 肠道隔离

    C. 接触隔离
    D. 血液和体液隔离

    E. 保护性隔离

13. 对乙肝、艾滋病等疾病应采取

14. 对大面积烧伤、免疫缺陷、白血病等应采取

15. 对外科伤口感染、尿路感染等疾病应采取

二、简答题

1. 传染病流行的三个环节是什么？传播途径有哪些？

2. 传染性疾病隔离的种类有哪些？

（陈吉刚）

第十章 病毒感染性疾病

学习目标

1. **掌握** 病毒感染性疾病的临床表现。
2. **熟悉** 病毒感染性疾病的传染源及传播途径。
3. **了解** 病毒感染性疾病的病原学特点及发病机制、病理改变。
4. 具备常见病毒感染性疾病的初步诊断和治疗能力；能够利用所学知识进行病毒感染性疾病预防的科普宣传。
5. 具有病毒感染性疾病的防控意识。

第一节 病毒性肝炎

扫码"学一学"

案例导入

患者，女性，学生，16岁，因"发热5天，尿黄、眼黄、皮肤黄1天"于9月27日入院。患者5天前受凉后发热，体温38.9℃，伴乏力、食欲缺乏、头痛、咽痛、恶心、上腹部胀痛，曾诊断为"上感、胃病"，予银翘片及奥美拉唑治疗后症状有所缓解，精神食欲稍好转。1天前自觉尿黄，呈浓茶样，家人发现其眼黄及皮肤黄染。

其母HBsAg阳性，患者无长期服药史，同学中有类似患者多人。

问题：

1. 该病例初步诊断是什么？诊断依据是什么？

2. 主要和哪些病相鉴别？如何鉴别？

3. 该患者进一步诊疗方案？

病毒性肝炎（viral hepatitis）是由多种肝炎病毒引起的，以肝脏损害为主的一组全身性传染病。目前按病原学明确分类的有甲型、乙型、丙型、丁型、戊型五种肝炎病毒。

一、病原学

病毒性肝炎的病原体是肝炎病毒，目前已证实甲、乙、丙、丁、戊五型肝炎病毒是病毒性肝炎的病原体。庚型肝炎病毒（HGV/GBV－C）、输血传播病毒（TTV）和Sen病毒（SENV）是否引起肝炎尚未有定论。

（一）甲型肝炎病毒

甲型肝炎病毒（hepatitis A virus，HAV）呈球形，直径27～32 nm，无包膜，核壳由32

个壳粒组成 20 面对称体颗粒。电镜下可见实心和空心两种颗粒，实心颗粒为完整的 HAV，有传染性；空心颗粒为不成熟的不含 RNA 的颗粒，有抗原性，无传染性。HAV 基因组为单链线状 RNA。HAV 只有一个血清型，感染后早期出现 IgM 型抗体，是近期感染的标志。一般持续 8～12 周，少数延续 6 个月。IgG 型抗体是既往感染或免疫接种后的标志，可保持多年，具有保护性。

HAV 对外界抵抗力较强，耐酸、耐碱、耐乙醚，在 pH = 3.0 或 pH = 10 的溶液或 20% 的乙醚中 24 小时病毒仍稳定。对热、紫外线含氯消毒剂等敏感。100℃煮沸 1 分钟可完全灭活，临床常用煮沸法进行消毒。紫外线照射 1～5 分钟可灭活。70% 乙醇（25℃）3 分钟、3% 福尔马林 5 分钟或余氯 10～15 ppm 30 分钟等均可灭活。

（二）乙型肝炎病毒

乙型肝炎病毒（hepatitis B virus，HBV）属嗜肝 DNA 病毒科。

1. 形态学及生物学特性　在电镜下，HBV 感染者血清中存在三种形式的颗粒：①大球形颗粒，为完整的 HBV 颗粒（又名 Dane 颗粒），直径为 42 nm，由包膜与核心组成。包膜上蛋白质，即乙肝表面抗原（HBsAg）本身有抗原性，但无传染性，曾为制备血源性乙肝疫苗的成分。核心部分含乙肝病毒脱氧核糖核酸（HBV DNA）、DNA 聚合酶（DNAP）、乙肝核心抗原（HBcAg）和乙肝 e 抗原（HBeAg），为病毒复制与感染的主体；②小球形颗粒，直径 22 nm；③管形颗粒，直径 22 nm。后两种颗粒由 HBsAg 组成，为空心包膜，不含核酸，无感染性。一般情况下，血清中小球形颗粒最多，Dane 颗粒最少。

HBV 的抵抗力较强，但 65℃加热 10 小时、煮沸 10 分钟或高压蒸汽均可灭活 HBV。环氧乙烷、戊二醛、过氧乙酸和碘附对 HBV 也有较好的灭活效果。

2. 基因组结构及编码蛋白　乙肝病毒基因组为环状双股 DNA，由正链（短链 S）和负链（长链 L）构成。S 链不完整，呈半环状。L 链有 4 个开放读码区（S、C、X、P 区）；S 区又分为前 S1、前 S2 和 S 区基因，分别编码包膜上的前 S1 蛋白、前 S2 蛋白和 HBsAg，前 S2 基因还编码多聚人血清白蛋白受体（PHSA – R）；C 区（含前 C 区基因）编码 HBcAg 和 HBeAg；X 区编码乙肝 X 抗原（HBxAg）；P 区编码 DNAP。

3. 抗原抗体系统

（1）表面抗原（HBsAg）　成人感染 HBV 后最早 1～2 周，最迟 11～12 周首先在血中出现 HBsAg。在急性自限性 HBV 感染时，血中 HBsAg 多持续 1～6 周，最长可达 5 个月。无症状携带者和慢性患者血中 HBsAg 可持续多年，甚至终身。HBsAg 阳性表示 HBV 感染，但 HBsAg 本身只有抗原性而无传染性。

（2）表面抗体（抗 – HBs）　疾病恢复期开始出现，6～12 个月达高峰，可持续多年，但滴度逐渐缓慢下降，一般在 10 年内转阴。抗 – HBs 是一种保护性抗体，其阳性表示对 HBV 有免疫力，见于乙肝康复和接种乙肝疫苗接种者。

（3）e 抗原（HBeAg）　一般仅见于 HBsAg 阳性血清。HBeAg 稍后（或同时）于 HBsAg 在血中出现，在病变极期后消失。在慢性 HBV 感染时 HBeAg 是免疫耐受因子，大多数情况下其存在提示患者处于高感染低应答期，持续存在预示趋向慢性。血清 HBsAg 定量检测可用于预测疾病进展、抗病毒疗效和预后。

（4）e 抗体（抗 – HBe）　HBeAg 消失而抗 – HBe 产生称为血清转换，通常意味着机体从免疫耐受转为免疫激活，此时常有病变活动的激化。抗－HBe 阳转后，病毒复制多处于静止状态，传染性降低。

（5）**核心抗原（HBcAg）** HBcAg 是 HBV 复制的标志。肝组织中 HBcAg 主要存在于受感染的肝细胞核内，血液中 HBcAg 主要存在于 Dane 颗粒核心，外周血中游离的 HBcAg 极少，故较少作为临床常规检测项目。

（6）**核心抗体（抗－HBc）** HBV 感染者几乎均可检测出抗－HBc。血清 IgM 型抗－HBc 多出现在发病第 1 周，多数在 6 个月内消失，阳性多见于急性乙肝和慢性乙肝急性发作。抗－HBc 总抗体主要是 IgG 型抗体，只要感染过 HBV，无论病毒是否被清除，此抗体多为阳性。

4. 分子生物学标志 HBV DNA 和 DNAP 均位于 HBV 的核心部位，是 HBV 复制和传染性强的直接标志。

（三）丙型肝炎病毒

丙型肝炎病毒（hepatitis C virus，HCV）为黄病毒科丙型肝炎病毒属。

1. 形态及生物学特性 呈球形，直径 30～60 nm。外有脂质外壳、囊膜和棘突结构，内有核心蛋白和核酸组成的核衣壳。HCV 对一般化学消毒剂敏感，100℃ 煮沸 5 分钟或 60℃ 加热 10 小时、高压蒸汽和甲醛熏蒸均可灭活 HCV。

2. 基因结构及异质性 其基因组为单股正链 RNA，由约 9600 核苷酸组成。HCV 基因易变异，目前两至少分为 6 个基因型及多个亚型，1 型是最常见的基因型，呈世界性发布，我国以 1b 型为主，其次是 2a 型。

3. 抗原抗体系统 HCV Ag 含量很低，检测率不高。抗 HCV 不是保护性抗体，是 HCV 感染的标志。抗 HCV 又分为 IgM 和 IgG 型。前者在发病初期即可检出，一般持续 1～3 月。如持续阳性，提示病毒持续复制，易转为慢性。

4. 分子生物学标志 HCV RNA 可在感染后第 1 周从血中或肝组织中检出，阳性是病毒感染和复制的直接标志，定量测定可了解病毒复制程度、抗病毒治疗选择和疗效评估等。

（四）丁型肝炎病毒

丁型肝炎病毒（hepatitis D virus，HDV）是必须与 HBsAg 共存才能复制的一种缺陷病毒。HDV 定位于肝细胞核内，在血液中由 HBsAg 包被，形成 35～37 nm 的球形颗粒，基因组为单股环状闭合负链 RNA。HDV 只有一个抗原、抗体系统。HDV Ag 最早出现，抗－HDV 不是保护性抗体。血液及肝组织中 HDV RNA 的检出是诊断丁型肝炎最直接的证据。

（五）戊型肝炎病毒

戊型肝炎病毒（hepatitis E virus，HEV）是 α 病毒亚组成员。为无包膜球形颗粒，直径为 27～34 nm。HEV 基因组为单股正链 RNA。HEV Ag 主要在细胞质中，血中检测不到。抗－HEV IgM 在发病初期产生，多在 3 个月后阴转，是近期感染的标志。抗－HEV IgG 多在发病 6～12 月阴转，也有持续数年至数十年。通过 PCR 法，在 HEV 感染早期粪便及血液可检出 HEV RNA，但持续时间不长。HEV 碱性情况下较稳定，对高热、氯仿、氯化铯敏感。

二、流行病学

（一）甲型肝炎

1. 传染源 甲型肝炎无病原携带状态，传染源为急性期患者和隐性感染者。传染期在发病前 2 周至血清 ALT 高峰后 1 周，少数患者可延长至病后 30 天，当血清抗 HAV 出现时基本停止。

2. 传播途径 HAV 以粪－口途经为主，水源和污染的食物如水生贝类（如毛蚶）受染可致爆发流行。日常生活接触多为散在性发病。

3. 人群易感性 抗 HAV 阴性者为易感人群。甲型肝炎在幼儿、学龄前儿童和青少年中以隐性感染为主，感染后可获得持久免疫。

（二）乙型肝炎

1. 传染源 主要是急、慢性乙型肝炎患者和病毒携带者。急性期传染性不超过 6 个月，慢性肝炎患者和病毒携带者作为传染源的比例最大，其传染性和 HBV DNA 含量成正比关系。某些单纯抗 HBc 阳性者血中检测出 HBV DNA 也有传染性。

2. 传播途径

（1）母婴传播 包括宫内感染、围生期传播、分娩后传播等方式传播。

（2）血液、体液传播 经输血或血液制品，未经严格消毒的医疗器械、侵入性诊疗操作、不安全注射特别是注射毒品等；其他如修足、纹身、扎耳环孔、医务人员工作中的意外暴露、共用剃须刀和牙刷等也可传播。性接触，特别是有多个性伴侣者，感染 HBV 的危险性增高。

3. 人群易感性 抗 HBs 阴性者，包括未感染乙肝及未接种过乙肝疫苗者。高危人群包括 HBsAg 阳性母亲的新生儿、HBsAg 阳性者家属、反复输血及血制品（如血友病患者）、血液透析患者、多个性伴侣者、静脉药瘾者及接触血液的医务工作者等。HBV 感染多见于婴幼儿及青少年，成人除少数易感外，多数人随年龄增长经隐性感染或疫苗接种出现抗 HBs 而获得免疫力。

4. 流行病学特征 HBV 感染呈世界性流行。但不同地区 HBV 感染的流行强度差异很大。2014 年中国疾病控制中心（CDC）对全国 1～29 岁人群乙型肝炎血清流行病学调查结果显示，1～4 岁、5～14 岁和 15～29 岁人群 HBsAg 检出率分别为 0.32%、0.94% 和 4.38%。我国肝硬化和肝癌（HCC）患者中，由 HBV 感染引起的比例分别为 60% 和 80%。我国 HBV 感染者多为围产期或婴幼儿时期感染，感染以散发为主，有家庭聚集现象。

（三）丙型肝炎

1. 传染源 急、慢性患者和病毒携带者。

2. 传播途径

（1）血液传播 为主要传播途径，包括输血和血制品、经破损的皮肤和黏膜传播（包括使用非一次性注射器和针头和未经严格消毒的牙科器械、内镜、侵袭性操作、针刺等）、静脉注射毒品等。

（2）母婴传播 母亲为 HCV 感染者，婴儿感染 HCV 的比率约为 10%。

（3）性传播 抗－HCV 阳性母亲将 HCV 传播给新生儿的危险性约 2%，母亲分娩时

HCVRNA 阳性，则危险性可达 4% ~7%，HCV 病毒高载量可能增加传播的危险性。

（4）生活密切接触传播　散发患者约 40% 无输血及输血制品史，称为社区获得性，大部分由生活密切接触传播。

3. 人群易感性　普遍易感，抗 HCV 并非保护性抗体，感染后对不同病毒株无保护性免疫，易感染者仍可感染其他亚型和变异株。

4. 流行病学特征　HCV 1b 和 HCV 2a 基因型在我国较为常见，其中以 HCV 1b 型为主。

（四）丁型肝炎

其传染源和传播途径与乙型肝炎相似。以重叠感染或同时感染的形式存在。人类对 HDV 普遍易感，抗 – HDV 不是保护性抗体。

（五）戊型肝炎

其传染源和传播途径与甲型肝炎基本相似。隐性感染多见，以青壮年发病较多，显性感染多发生在成年。抗 HEV 不是保护性抗体，多在短期内消失，少数可持续 1 年以上。

> **知识链接**
>
> HBV 不经呼吸道和消化道传播，因此，日常学习、工作或生活接触，如同一办公室工作（包括共用计算机等办公用品）、握手、拥抱、同住一宿舍、同一餐厅用餐和共用厕所等无血液暴露的接触不会传染 HBV。流行病学和实验研究未发现 HBV 能经吸血昆虫（蚊和臭虫等）传播。
>
> 接吻、拥抱、喷嚏、咳嗽、食物、饮水、共用餐具和水杯、无皮肤破损及其他血液暴露的接触一般不传播 HCV。

三、发病机制与病理

（一）发病机制

1. 甲型肝炎　HAV 经口进入体内后，由肠道进入血流，出现短暂的病毒血症，约 1 周后侵入肝细胞内复制并引起病变，两周后由胆汁排出体外。甲型肝炎的发病机制尚未完全明了，目前认为，HAV 对肝细胞的直接作用和免疫反应在致肝细胞损害中起重要作用。

2. 乙型肝炎　发病机制尚未完全阐明，研究表明，HBV 不直接杀伤肝细胞，其引起的免疫应答是肝细胞损伤及炎症发生的主要机制。而炎症反复存在是慢性乙型病毒性肝炎患者进展为肝硬化甚至 HCC 的重要因素。

3. 丙型肝炎　肝损害的主要原因是 HCV 感染后引起的免疫学反应，其中细胞毒性 T 淋巴细胞（CTL）起重要作用。丙型病毒性肝炎慢性化机制尚未阐明。

4. 丁型和戊型肝炎　发病机制目前尚未明确。

（二）病理解剖

1. 基本病变　病毒性肝炎以肝损害为主，胰、肾、脑、关节、皮肤及心血管系统也有一定损害。各型病毒性肝炎基本病理改变以弥漫性肝细胞变性、坏死、再生，炎症细胞浸润和间质增生为特征。肝细胞变性通常表现为气球样变和嗜酸性变。肝细胞坏死根据其形态范围可分为单细胞坏死、点状坏死（肝小叶内数个肝细胞坏死）、灶状坏死（肝小叶内小群肝细胞坏死）、碎屑状坏死（PN，肝实质与间质之间肝细胞的坏死）、桥接坏死（BN）和融合坏死（多个小叶范围融合的坏死）。

炎症细胞浸润主要为淋巴细胞，以 CD8$^+$或 CD4$^+$T 细胞为主，还有单核细胞、组织细胞等，是判断炎症活动度的一个重要指标。

间质增生包括库普弗（Kupffer）细胞增生，间叶细胞和成纤维细胞增生、细胞外基质增多和纤维化形成。

网状支架塌陷后，再生的肝细胞排列成结节状，导致肝小叶结构破坏、紊乱，可形成假小叶。

2. 各临床类型肝炎的病理特点

（1）急性肝炎 常见肝大，肝细胞气球样变和嗜酸性变，肝细胞灶性坏死与再生，汇管区炎症细胞浸润及肝血窦内皮细胞增生等。

（2）慢性肝炎 病理变化为肝细胞变性和点、灶性坏死，常发生肝细胞碎屑样坏死和桥状坏死，汇管区炎症细胞浸润，肝小叶及汇管区内胶原及纤维组织增生，肝细胞再生结节形成。病变进一步发展可导致肝硬化。

（3）重型肝炎

1）急性重型肝炎 肝细胞呈一次性坏死，可呈大块（坏死范围超过肝实质的 2/3）、亚大块（坏死范围占肝实质 1/2 ~ 2/3）或桥接坏死，伴存活肝细胞严重变性，肝窦网状支架塌陷或部分塌陷，周围有中性粒细胞浸润，无纤维间隔形成，亦无明显肝细胞再生。肉眼观察肝组织明显缩小，由于坏死区充满大量红细胞而呈红色，残余肝组织淤胆呈黄绿色，故称为红色或黄色肝萎缩。

2）亚急性重型肝炎 肝组织呈新旧不等的亚大块坏死或桥接坏死，较陈旧的坏死区网状纤维塌陷，或有较远纤维沉积，残留肝细胞有程度不等的再生，并可见细、小胆管增生和胆汁淤积。肉眼肝脏表面有大小不等的结节。

3）慢加急性重型肝炎 在慢性肝病病理损害基础上，发生新的程度不等的肝细胞坏死。

4）慢性重型肝炎 主要为弥漫性肝纤维化及异常增生结节形成，可伴有分布不均的肝细胞坏死。

（4）肝炎肝硬化

1）活动性肝硬化 伴明显炎症，假小叶边界不清。

2）静止性肝硬化 结节内炎症轻，假小叶边界清楚。

（5）淤胆型肝炎 除有轻度急性肝炎病变外，常因胆汁代谢、排泄障碍而有肝细胞内胆色素滞留、毛细胆管内胆栓形成及汇管区水肿和小胆管扩张等病变。

（6）慢性无症状携带者 以肝细胞变性为主，伴轻微炎细胞浸润，也可表现为慢性肝炎甚至肝硬化等病理改变。

四、临床表现

按临床经过，病毒性肝炎可分为急性肝炎（包括急性黄疸型肝炎和急性无黄疸型肝炎）、慢性肝炎（分为轻、中、重三度）、重型肝炎（有急性、亚急性、慢加急性或亚急性、慢性三型）、淤胆型肝炎和肝炎肝硬化。

潜伏期甲型肝炎 2～6 周（平均 4 周），乙型肝炎 1～6 个月（平均 3 个月），丙型肝炎 2 周～6 个月（平均 40 天），丁型肝炎 4～20 周，戊型肝炎 2～9 周（平均 6 周）。

（一）急性肝炎

包括急性黄疸型肝炎和急性无黄疸型肝炎，各型肝炎病毒均可引起。

1. 急性黄疸型肝炎　临床经过的阶段性较明显，可分为三期，病程 2～4 月。

（1）黄疸前期　甲型、戊型肝炎起病较急，80% 患者有畏寒、发热。乙型、丙型、丁型肝炎多缓慢起病，发热轻或无发热。主要临床表现有全身乏力、食欲减退、厌油、恶心、呕吐、腹胀、肝区痛、尿色加深等，有时有腹痛、腹泻或便秘。肝功能异常表现为 ALT、AST 升高。部分患者以发热、头痛、四肢酸痛等症状为主，类似感冒。本期持续 5～7 天。

（2）黄疸期　自觉症状稍减轻，发热消退，尿黄加深，巩膜及皮肤出现黄疸，1～3 周内达高峰。可有一过性粪色变浅、皮肤瘙痒及心动过缓等梗阻性黄疸表现。肝大，质较软，边缘锐利，有压痛和叩痛。少数患者有轻度脾大。肝功能检查 ALT 和胆红素升高，尿胆红素阳性。本期持续 2～6 周。

（3）恢复期　食欲好转，体力恢复，腹胀等消化道症状减轻或消失。黄疸逐渐消退，肝、脾回缩，肝功能恢复正常。本期持续 1～2 月。

总病程 2～4 月。

2. 急性无黄疸型肝炎　除无黄疸外，其他症状和黄疸型相似。无黄疸型肝炎患者通常起病缓慢，临床症状较轻，肝功能轻、中度异常。病程 2～3 月。

（二）慢性肝炎

急性肝炎病程超过半年，或原有乙、丙、丁型肝炎，或有 HBsAg 携带史，本次因同一种病原再次出现肝炎症状、体征、肝功能异常者可诊断慢性肝炎。发病日期不明确，或无肝炎病史，但根据肝组织病理学、症状、体征及相关检查符合慢性肝炎者也可诊断。临床表现有乏力、食欲缺乏、恶心、腹胀、肝区痛等症状；肝大，质地呈中等硬度，有轻压痛。病情较重者可伴有慢性肝病面容、蜘蛛痣、肝掌和脾大。肝功能检查异常。

根据病情轻重可分为轻、中、重三度，根据 HBeAg 阳性与否可分为 HBeAg 阳性或阴性的慢性乙型肝炎，分型有助于判断预后和指导抗病毒治疗。

（1）轻度　临床症状、体征轻微或缺如，肝功能仅 1 或 2 项轻度异常。

（2）中度　症状、体征、实验室检查居于轻度和重度之间。

（3）重度　有明显或持续的肝炎症状，如乏力、食欲缺乏、腹胀、尿黄、便溏等，伴有肝病面容、肝掌、蜘蛛痣、脾大并排除其他原因，且无门脉高压症者。实验室检查血清 ALT 和（或）AST 反复或持续升高，白蛋白降低或 A/G 比值异常，丙种球蛋白明显升高。除前述条件外，凡白蛋白 ≤32 g/L、胆红素大于 5 倍正常值上限、凝血酶原活动度 40%～60%、胆碱酯酶 <2500 U/L，四项检测中有一项符合者即可诊断为重度慢性肝炎。

（三）重型肝炎（肝衰竭）

身体过劳、营养不良、精神刺激、妊娠、合并细菌感染、饮酒、应用肝功能损害药物、重叠感染（如乙型肝炎和戊型肝炎感染）、不适时手术、并发其他急慢性疾病（如甲状腺功能亢进、糖尿病等）是重型肝炎的诱因。临床上可出现一系列肝功能衰竭的症候群：极度疲乏、严重消化道症状、神经精神症状（嗜睡、性格改变、烦躁不安、昏迷等）、明显出血现象。可出现肝臭、中毒性鼓肠、肝肾综合征等。黄疸迅速加深，肝浊音界迅速缩小。可见扑击样震颤和病理反射。肝功能异常，多数患者出现胆－酶分离现象（转氨酶轻度增高或正常，而胆红素明显增高）和凝血酶原时间（PT）显著延长及凝血酶原活动度（PTA）明显降低（<40%）。胆红素每天上升≥17.1 μmol/L，或大于正常 10 倍。血氨升高。

（四）淤胆型肝炎

淤胆型肝炎亦称毛细胆管炎型肝炎，是以肝内胆汁淤积为主要表现的一种临床类型。主要表现为梗阻性黄疸的特点：常表现为肝大、皮肤瘙痒、粪色变浅，胆消化道症状较轻。肝功能检查血清总胆红素增加，以直接胆红素为主。γ－GT、ALP、TBA 及 CHO 等升高，ALT、AST 无可明显升高，PT 无明显延长，PTA>60%。诊断需排除其他原因引起的肝内外梗阻性黄疸。

（五）肝炎肝硬化

早期可无症状和体征，单凭临床症状很难确诊，可通过影像学及病理学诊断。

（六）几种特殊类型的肝炎

1. 小儿病毒性肝炎 多为黄疸型，以甲型肝炎为主，一般起病较急，黄疸前期较短，消化道和呼吸道症状较明显，肝、脾大较显著，多数患儿病情较轻，病程较短。婴儿肝炎的病情常较重，发生急性重型肝炎的机会较多。由于小儿免疫系统发育不成熟，感染 HBV 后多不表现症状而成为隐性感染，并易成为 HBsAg 携带者。

2. 老年病毒性肝炎 60 岁以上老年人肝炎的发病率较低，急性发病者以戊型多见。临床上常为黄疸型，淤胆型多见，病程较长，合并症也较多，重型肝炎比例较高，预后较差。

3. 妊娠期合并肝炎 病程较重，尤以妊娠后期最为严重，产后大出血多见，易进展为肝功能衰竭，死亡率高。

五、并发症

肝内并发症多发生在 HBV 和（或）HCV 感染，主要有肝硬化、肝细胞癌、脂肪肝；肝外并发症包括胆道炎症、胰腺炎、甲状腺功能亢进、糖尿病、再生障碍性贫血、溶血性贫血、肾小球肾炎、肾小管性酸中毒、心肌炎等。

不同病原所致重型肝炎均可发生严重并发症，主要有肝性脑病、上消化道出血、肝肾综合征、感染。

六、实验室检查

（一）血常规检查

急性肝炎初期白细胞总数正常或增高，黄疸期正常或降低，淋巴细胞相对增多，偶见异型淋巴细胞，重型肝炎白细胞升高，红细胞、血红蛋白下降。肝炎肝硬化合并脾功亢进者红细胞、白细胞、血小板均减少。

（二）尿常规检查

尿胆红素和尿胆原阳性有助于黄疸诊断。肝细胞性黄疸两者均为阳性；溶血性黄疸尿胆原阳性；梗阻性黄疸尿胆红素阳性。

（三）肝功能检查

1. 血清酶检测

（1）丙氨酸氨基转移酶（ALT）　　是判定肝细胞损害的重要指标。急性肝炎时 ALT 明显升高，AST/ALT 通常小于 1，黄疸出现后 ALT 开始下降。慢性肝炎病情活动进展时 ALT 升高。重型肝炎由于大量肝细胞坏死，ALT 随黄疸迅速加深反而下降，出现胆 – 酶分离现象。ALT 能反映肝细胞的炎症活动程度，通常情况下，ALT 在正常值 3 倍以内为轻度，升高 3~10 倍为中度，高于 10 倍为重度异常。

（2）天冬氨酸氨基转移酶（AST）　　在肝细胞炎症时亦升高，其诊断意义稍次于 ALT。肝病 AST 升高提示线粒体受损，病情持久且较严重，通常与肝病严重程度呈正相关。急性肝炎如果 AST 持续高水平提示转为慢性可能性。

（3）γ–氨酰转肽酶（γ–GT）　　肝炎和肝癌患者可有不同程度的升高，脂肪性肝病、酒精性肝损害时也可有明显异常，在胆管炎症、阻塞时可显著升高。

（4）碱性磷酸酶（ALP）　　主要用于肝病和骨病的诊断。当肝内外胆汁淤积时，ALP 不能排出体外而回流入血，出现升高。

（5）乳酸脱氢酶（LDH）　　肝病时可显著升高，但肌病时也可升高，需结合临床资料分析。

（6）胆碱酯酶（CHE）　　由肝细胞合成，随肝损伤加重而降低，提示肝脏合成功能减弱。

2. 血清胆红素检测　　血清胆红素是判定肝损伤程度的重要指标之一，直接胆红素（DBil）在总胆红素（TBil）的比例尚可反映胆汁淤积的程度。黄疸型肝炎及部分肝硬化患者血清直接和间接胆红素均升高，前者幅度高于后者。肝功能衰竭患者血清胆红素呈进行性升高，每天上升 1 倍正常值上限（ULN），且达到或超过 $10 \times ULN$；也可出现胆 – 酶分离现象。

3. 血清蛋白检测　　慢性肝炎、肝硬化、亚急性及慢性肝功能衰竭患者常有人血清白蛋白减少和球蛋白增加，白蛋白/球蛋白（A/G）比值下降，甚至倒置。

4. 凝血酶原活动度（PTA）检测　　PTA 越低，肝损伤越重，PTA <40% 是判断重型肝炎的重要依据，也是判断其预后最敏感的指标，PTA <20% 者提示预后不良。

5. 血氨　　肝脏清除氨的能力降低，血氨升高，常见于重型肝炎和肝性脑病者。

6. 血糖　　超过 40% 的重型肝炎可有血糖降低，临床上注意与低血糖昏迷、肝性脑病相鉴别。

7. 血浆胆固醇　　肝细胞损伤严重时，血浆胆固醇合成减少，胆固醇明显下降，胆固醇愈低，预后愈差。梗阻性黄疸时胆固醇可升高。

（四）甲胎蛋白

甲胎蛋白（AFP）明显升高提示 HCC，可监测 HCC 的发生；AFP 升高也可提示大量肝细胞坏死后的肝细胞再生，为预后良好的标志。但应注意 AFP 升高的幅度、持续时间、动态变化及其与 ALT、AST 的关系，并结合临床表现和 B 超等影像学检查进行综合分析。

（五）肝纤维化指标

肝纤维化指标透明质酸、层黏蛋白、Ⅲ型前胶原和Ⅳ型胶原等对肝纤维化的诊断具有一定意义，但无特异性。

（六）病原学检查

1. 甲型肝炎　抗 – HAV IgM 发病数日阳性，3～6 月后转阴，阳性提示有 HAV 现症感染。抗 – HAV IgG 为保护性抗体，阳性表示既往 HAV 感染，现已产生免疫。如果急性期或恢复期双份血清抗 – HAV IgG 滴度 4 倍增长，也是诊断甲型肝炎的标准。

2. 乙型肝炎

（1）乙肝病毒血清学标志物常用 ELISA 法或 RIA 法检测。

（2）HBV DNA 定量检测主要用于判断慢性 HBV 感染的病毒复制水平，可用于抗病毒治疗适应证的选择及疗效的判断。准确定量需采用实时定量聚合酶链反应（real – time quantitative PCR）法。

（3）HBV 基因分型和耐药突变株检测常用的方法有基因型特异性引物 PCR 法、基因序列测定法、线性探针反向杂交法。

（4）组织中 HBV 标志物的检测对 HBV 阴性者的诊断具有很大意义，但由于需要肝组织活检且方法烦琐，临床应用受到一定限制。

3. 丙型肝炎

（1）抗 – HCV IgM 和抗 – HCV IgG　常用 ELISA 法检测，HCV 抗体是 HCV 感染的标志，不是保护性抗体。抗 – HCV IgM 出现于丙型肝炎急性期，一般持续 4～12 周，阳性提示现症感染。抗 – HCV IgG 阳性提示现症感染或既往感染。抗 – HCV 阴转与否不能作为抗病毒疗效的指标。

（2）HCV RNA　阳性是病毒感染和复制的标志。可用 RT – PCR 法在血液中检出 HCV RNA，治愈后消失。定量监测有助于了解病毒复制的程度、抗病毒治疗的选择和疗效的评估。

（3）HCV RNA 基因分型　有助于判断治疗的难易程度和确定个体化治疗方案。

（4）组织中 HCV 标志物的检测　可检测到 HCV 抗原或 HCV RNA。

4. 丁型肝炎　常用 ELISA 法或 RIA 法检测 HDAg、抗 – HDV IgM 和抗 – HDV IgG。HDAg 是 HDV 的颗粒成分，阳性诊断 HDV 感染的直接证据，但持续时间较短。急性 HDV 感染时 HD Ag 在血中出现 20 余日后出现抗 – HDIgM，是现症 HCV 感染的标志。慢性 HDV 感染时抗 – HD IgG 可持续增高，其不是保护性抗体。HDV RNA 阳性是病毒感染和复制的直接标志。

5. 戊型肝炎　常用 ELISA 法检测抗 – HEV IgM 或抗 – HEV IgG。由于两种抗体持续时间不超过 1 年，故均可作为近期感染的标记。

（七）影像学诊断

可对肝脏、胆囊、脾脏进行 B 超、CT、MRI 等检查，排除肝脏的占位性病变如 HCC 等疾病。

（八）病理学诊断

病理学诊断是明确诊断、衡量炎症活动度、纤维化程度及评估疗效的金标准。还可在肝组织中检测出病毒，判断病毒复制状态。

七、诊断

多数患者依据流行病学资料和临床表现并结合病原学、生化学检测及影像学检查可明确诊断。疑难病例可行肝活体组织检查。

八、鉴别诊断

1. 感染中毒性肝病 应与各种非肝炎病毒及某些细菌、原虫、蠕虫等感染所引起的感染中毒性肝病进行鉴别诊断。根据原发病不同的流行病学史、临床表现和特异性实验室、影像学等检查则易于鉴别。

2. 酒精性肝损害 一般男性日平均饮酒折合乙醇量≥40 g，女性不低于20 g，连续5年；或两周内有不低于80 g/d的大量饮酒史，即可发病。终止酗酒后，经治疗肝损害可减轻。肝炎病毒标志物为阴性。

3. 药物性肝损害 有应用能引起肝损害药物病史，停药后肝功能可恢复。肝炎病毒标志物阴性。

4. 自身免疫性肝病 主要有原发性胆汁性肝硬化（PBC）等自身免疫性肝病。诊断主要依靠自身抗体的监测和病理组织检查。

5. 肝外梗阻性黄疸 常由胆结石、寄生虫或肝、胆、胰等处肿瘤所致。有原发症状、体征，肝功能损害以直接胆红素升高为主，肝外胆管扩张。可根据原发病表现和X线、超声波、胰胆管逆行造影或CT、MRI等检查诊断。

6. 脂肪肝及妊娠急性脂肪肝 脂肪肝大多继发于肝炎后或身体肥胖者，血中甘油三酯多升高，B超特异性表现。妊娠急性脂肪肝多以急性腹痛起病或并发急性胰腺炎、黄疸重、肝缩小、严重低血糖及低蛋白血症，尿胆红素阴性。

九、治疗

病毒性肝炎的治疗应根据不同的病原体、临床类型、病情轻重、发病时期及组织学损害个体治疗。治疗原则以适当休息、合理营养为主，可辅以适当的药物治疗。应防止过劳和精神刺激，避免饮酒和使用有肝功能损害的药物。

（一）急性肝炎

急性肝炎一般为自限性，多可完全恢复，以一般治疗和对症治疗为主。急性期注意隔离，症状明显及有黄疸者应强调卧床休息，恢复期再逐渐增加活动，但应避免劳累。饮食宜给予适合患者口味的清淡食品，并保证摄入足够的热量和维生素，摄入适量蛋白质（每日1.0~2.0 g/kg）。食欲差者可静脉补充葡萄糖液和维生素C。辅以药物对症治疗及恢复肝功能。药物不要太多，以免加重肝脏负担。

一般不需抗病毒治疗，但急性丙型肝炎例外。急性丙型肝炎易转为慢性，可早期应用干扰素治疗24周，同时加用利巴韦林口服。

（二）慢性肝炎

慢性肝炎应根据患者具体情况采用以抗病毒治疗为核心的综合性治疗方案，包括合理休息和营养、心理平衡、抗病毒治疗、改善和恢复肝功能、免疫调节、抗纤维化等综合性治疗措施。

1. 一般治疗

（1）适当休息 病情较重或症状明显者应卧床休息，病情轻者以活动后不觉疲乏为度。

（2）合理营养 适当进食高蛋白、高热量、高维生素、易消化食物，但应避免高糖和过高热量膳食，以防诱发糖尿病和脂肪肝。

（3）心理平衡 帮助患者树立正确的疾病观，有信心及耐心面对疾病。

2. 药物治疗

（1）抗病毒治疗

1）抗病毒治疗指征

推荐慢性乙型病毒性肝炎接受抗病毒治疗的人群需同时满足以下条件。①HBV DNA 水平：HBeAg 阳性患者，HBV DNA≥20000 IU/ml（相当于 10^5 copies/ml）；HBe Ag 阴性患者，HBV DNA ≥ 2000 IU/ml（相当于 10^4 copies/mL）。②ALT 水平：一般要求 ALT 持续升高 ≥2×ULN；如用干扰素治疗，一般情况下 ALT 应≤10×ULN，血清总胆红素应＜2×ULN。

对持续 HBVDNA 阳性、达不到上述治疗标准、但有以下情形之一者，疾病进展风险较大，可考虑给予抗病毒治疗：①存在明显的肝脏炎症（2 级以上）或纤维化，特别是肝纤维化 2 级以上；②ALT 持续处于 1×ULN 至 2×ULN 之间，特别是年龄＞30 岁者，建议行肝组织活检或无创性检查，明确肝脏纤维化情况后给予抗病毒治疗；③ALT 持续正常（每 3 个月检查一次），年龄＞30 岁，伴有肝硬化或 HCC 家族史，建议行肝穿或无创性检查，明确肝脏纤维化情况后给予抗病毒治疗；④存在肝硬化的客观依据时，无论 ALT 和 HBeAg 情况，均建议积极抗病毒治疗。

所有 HCVRNA 阳性的患者，只要有治疗意愿，无治疗禁忌证，均应抗病毒治疗。

2）抗病毒治疗药物目前主要有干扰素、核苷（酸）类、DDAs 抗病毒药物。

①干扰素：可用于慢性乙肝、丙肝的抗病毒治疗，包括普通干扰素和长效干扰素两类。治疗丙肝时需联合口服利巴韦林。②核苷（酸）类抗病毒药物：仅用于慢性乙肝的抗病毒治疗，常用的药物有恩替卡韦、替诺福韦、替比夫定、阿德福韦酯、拉米夫定五类。③直接抗病毒药物（directly acting antivirals，DDAs）：是针对 HCV 生活周期中病毒蛋白靶向特异性治疗的许多小分子化合物，包括非结构蛋白（non - structural，NS）3/4A 蛋白酶抑制剂、NS5A 抑制剂和 NS5B 聚合酶抑制剂等。2011 年以来，这类药物中的许多药物已经陆续在美国和欧洲等地上市。

（2）改善和恢复肝功能 ①非特异性护肝药：维生素类、还原性谷胱甘肽、葡醛内酯等；②降酶药：五味子、甘草提取物等；③退黄类药物：丹参、茵栀黄、门冬氨酸钾镁、腺苷蛋氨酸、前列腺素 E、低分子右旋糖酐、苯巴比妥、皮质醇激素等。皮质醇激素慎用，症状较轻，肝内淤胆严重，其他退黄药物无效，无禁忌证时可选用。

（3）免疫调节药物 目前尚缺乏特异性免疫治疗方法，可用胸腺素 - α1 等。

（4）抗纤维化药物 丹参、冬虫夏草、干扰素 γ 等。

（5）中药治疗 宜结合病情、辨证选用。

（三）重型肝炎

应强调早期诊断、早期治疗，针对不同病因和诱因采取相应的综合治疗措施，并积极防治各种并发症，有条件者早期进行人工肝治疗，视病情进展情况进行肝移植。

1. 一般支持疗法

（1）休息　能防止病情恶化、促进康复。绝对卧床、情绪安定是治疗的重要环节。

（2）饮食　避免油腻，宜易消化食物，减少膳食中蛋白质含量，控制肠内氨的产生。食欲极差者，可静脉滴注适量葡萄糖液，并补充 B 族维生素、维生素 C、维生素 K 及 ATP、辅酶 A 等。静脉输入新鲜血浆和白蛋白对缓解病情有益。注意维持水、电解质平衡，保持人体内环境稳定。禁用对肝、肾功能有损害的药物。

2. 抗病毒治疗　对 HB 相关肝功能衰竭患者，应尽早给予核苷类似物抗病毒治疗，一般不主张使用干扰素。

3. 促进肝细胞再生　肝细胞生长因子、前列腺素 E 等。

4. 防治并发症对症治疗

（1）防治肝性脑病　①去除诱因；②低蛋白饮食、保持大便通畅、口服乳果糖、调节肠道微生态，减少氨的产生、吸收；③视情况选用乙酰谷酰胺、谷氨酸钠、精氨酸、门冬氨酸钾镁等药物；④有脑水肿应及早用甘露醇等脱水剂。

（2）防治出血　针对凝血功能减退，可用适量止血剂及输入新鲜血浆、血液，必要时输入血小板或凝血酶原复合物等。可用奥美拉唑、西咪替丁、雷尼替丁或法莫替丁等药以防止消化道出血。必要时在内镜下直接止血（血管套扎、电凝止血、注射硬化剂等）。

（3）肝肾综合征　避免使用各种肾损害药物，避免引起血容量降低的各种因素。可应用前列腺素 E 和多巴胺静脉滴注并配合使用利尿药，使 24 小时尿量不低于 1000 ml。大多不宜透析，积极行人工肝支持治疗。

（4）继发感染　加强护理、消毒隔离，出现感染，应先根据经验选择药物，并及时根据培养和药敏结果调整用药。

5. 人工肝支持系统　是治疗肝功能衰竭有效的方法之一。

6. 肝移植　对积极经内科综合治疗和（或）人工肝治疗效果欠佳的中晚期肝功能衰竭患者，肝移植是最有效的挽救性治疗手段。

（四）淤胆型肝炎

早期治疗同急性黄疸型肝炎。在护肝治疗的基础上，黄疸持续不退时，可试用泼尼松（每日 40～60 mg 分次口服）或地塞米松（每日 10～20 mg 静脉滴注），2 周后如血清胆红素显著下降，可逐步减量，并于 1～2 周后停药。如果经 2 周治疗胆红素无明显下降，则停药。

（五）肝炎肝硬化

可参照慢性肝炎和重型肝炎的治疗。有脾功能亢进、门静脉高压时，可考虑手术或介入治疗。

十、预防

（一）控制传染源

1. 隔离传染源 甲型、戊型肝炎应自发病起隔离 4 周，隔离治疗至病毒消失。乙型、丙型、丁型肝炎及病毒携带者，可按血液和密切接触传染病隔离至肝功能正常，并且 HBV DNA、HCV RNA、HDV RNA 转阴。

2. 献血员管理 对献血员进行严格筛选，不合格者不得献血。

3. 观察接触者 密切接触甲型、戊型、急性乙型、丙型肝炎者亦应医学观察 45 日。

（二）切断传播途径

1. 甲型、戊型肝炎 搞好环境卫生和个人卫生，养成良好的卫生习惯。加强水源管理和粪便管理，做好饮水消毒和食品卫生工作。

2. 乙型、丙型、丁型肝炎 加强托幼单位和服务行业的卫生监督和管理，严格执行餐具、用具消毒制度。儿童实行"一人一巾一杯"制。理发、美容、洗浴用具应按规定进行消毒处理。医疗和预防用的注射器材，实行"一人一针一管"制。各种医疗器械和患者用具应实行"一人一用一消毒"制。对患者的排泄物、分泌物及其污染物品必须严格消毒处理。严防血液透析、介入性诊疗、脏器移植时感染肝炎病毒。

（三）保护易感人群

1. 主动免疫

（1）甲型肝炎 血清抗 - HAV IgG 阴性均为易感人群，均可接种甲型肝炎纯化灭活疫苗或减毒活疫苗，婴幼儿、儿童为主要接种对象。减毒活疫苗稳定性差，国外均采用灭活疫苗。

（2）乙型肝炎 凡 HBsAg、抗 - HBs 阴性者均可接种乙肝疫苗，接种乙肝疫苗是预防 HBV 最有效的方法。接种对象主要是新生儿，其次为婴幼儿、15 岁以下未免疫人群和高危人群。普遍采用 0、1、6 个月的接种程序，每次注射 10 ～ 20 μg（基因工程疫苗），高危人群可适当加大剂量。保护效果一般至少可持续 12 年。

2. 被动免疫

（1）甲型肝炎 对近期与甲型肝炎患者有密切接触的易感儿童可用免疫球蛋白肌内注射，注射时间越早越好，不应迟于接触后 7 ～ 14 天，免疫期 2 ～ 3 个月。

（2）乙型肝炎 单用乙型肝炎疫苗阻断母婴传播的阻断率为 87.8%。对 HBsAg 阳性母亲所生新生儿，应在出生后 24 小时内尽早（最好在出生后 12 小时）注射乙肝免疫球蛋白（HBIG），剂量应≥100 U，同时在不同部位接种 10 μg 重组酵母乙型肝炎疫苗，在 1 个月和 6 个月时分别接种第 2 和第 3 针乙型肝炎疫苗，可显著提高阻断母婴传播的效果。新生儿在出生 12 小时内注射 HBIG 和乙型肝炎疫苗后，可接受 HBsAg 阳性母亲的哺乳。

3. 意外暴露后预防 当有破损的皮肤或黏膜意外暴露 HBV 感染者的血液和体液后，可根据血清学检测情况进行主动和被动免疫。

扫码"学一学"

第二节 艾滋病

案例导入

患者，女性，45 岁。低热、乏力、消瘦 2 月，颈淋巴结肿大 1 月。2 月前患者无明显诱因出现低热，体温波动于 37.5～38℃，伴全身不适、乏力，大便不成形，每天 3～4 次，无呕吐和腹痛，曾用中药治疗（具体不详），无好转。1 月前，无意中发现颈部淋巴结肿大，无红肿及疼痛，未治疗。体重下降 8 kg。其丈夫有静脉吸毒史。查体：T 37.6℃，P 85 次/分，R 20 次/分，BP 120/74 mmHg，消瘦，面部及前胸部可见数个紫色结节，颈部和左腹股沟各触及 1 个 2.5 cm×1.5 cm 大小淋巴结，活动、无压痛，心、肺未见异常，腹平软，肠鸣音 5 次/分。

辅助检查：Hb 130 g/L，WBC 5.6×10^9/L，N 60%，PLT 222×10^9/L，大小便常规（－）。

问题：

1. 该病例初步诊断是什么？需要和哪些疾病相鉴别？

2. 需要进一步完善哪些检查？

3. 该患者应如何治疗？

艾滋病是获得性免疫缺陷综合征（acquired immunodeficiency syndrome，AIDS）的简称，是由人类免疫缺陷病毒（human immunodeficiency virus，HIV）引起的慢性传染病。

一、病原学

HIV 属于反转录病毒科慢病毒属中的一种单链 RNA 病毒。本病毒既嗜淋巴细胞，又嗜神经细胞，主要感染 CD4$^+$T 细胞，也能感染单核－吞噬细胞、B 淋巴细胞、小神经胶质细胞和骨髓干细胞等。

目前已知 HIV 有两种类型：HIV－1 和 HIV－2。其中 HIV－1 是引起艾滋病的主要病原，包括我国在内，全球流行的主要毒株是 HIV－1。HIV－2 传染性和致病性均较低，主要局限于西部非洲和西欧，北美也有少量报道。

HIV 为直径 100～120 nm 的球形颗粒，HIV－1 基因组长 9181 bp，HIV－2 基因组长 10359 bp。HIV－1 和 HIV－2 的氨基酸序列同源性为 40%～60%。HIV 由核心和包膜两部分组成。核心包括两条正链单股 RNA、病毒蛋白 R 和病毒复制所需的酶类（反转录酶、整合酶、蛋白酶等）以及结构蛋白（核心蛋白 p24、基质蛋白 p6 及 p9 等）；病毒的包膜为类脂层，主要嵌有 gp120（外膜糖蛋白）和 gp41（跨膜糖蛋白）以及多种宿主蛋白。

HIV 是一种变异性很强的病毒。HIV 对外界抵抗力低。56℃加热 30 分钟能部分灭活，100℃煮沸 20 分钟可将 HIV 完全灭活。75% 的乙醇、0.2% 次氯酸钠及漂白粉均能灭活 HIV。但 0.1% 甲醛、紫外线和 γ 射线均不能灭活 HIV。

二、流行病学

（一）传染源

HIV 感染者和艾滋病患者是本病唯一的传染源。患者传染性强，无症状 HIV 携带者由于临床表现不明显，是具有重要意义的传染源。

（二）传播途径

HIV 存在于受感染者的血液、生殖道分泌物（精液、阴道分泌物）、胸腹水、脑脊液、唾液、泪液和乳汁中，输血或接触上述体液，均可感染 HIV。

（三）人群易感性

人群普遍易感，多发生在 15～49 岁的青壮年，但儿童和妇女的感染率逐年上升。高危人群为男性同性恋者、静脉药物依赖者、性乱者、血友病等多次接受输血和血制品治疗者及父母有 HIV 感染的儿童。

（四）流行病学特征

自 1981 年艾滋病被发现以来，HIV 感染已经在全球广泛传播。联合国艾滋病规划署统计数字表明，截至 2014 年末估计全球约有 3690 万人携带艾滋病病毒，2014 年新增艾滋病病毒感染人数约为 200 万，全球约 120 万人死于与艾滋病有关的疾病。

艾滋病自 1985 年传入我国，疫情已覆盖所有省、自治区、直辖市，流行范围广，当前我国艾滋病的主要传播途径是性传播，经性接触感染 HIV 的人数明显增加，2017 年报告感染者中异性传播为 69.6%，男性同性传播为 25.5%。据中国疾控中心、联合国艾滋病规划署、世界卫生组织联合评估，截至 2018 年底，我国估计存活艾滋病感染者约 125 万。截至 2018 年 9 月底，全国报告存活感染者 85.0 万，死亡 26.2 万例。估计新发感染者每年 8 万例左右。全人群感染率约为 9.0/万。由于感染者及普通人口的流动、性病患者数上升、静脉吸毒等使我国艾滋病疫情进一步蔓延的危险因素仍然存在。

> **知识链接**
>
> 握手拥抱、礼节性亲吻、同吃同饮等日常生活接触不会传播 HIV。蚊虫叮咬不会传播；艾滋病病毒只能在血液和体液中活的细胞中存活，离开了这些血液和体液，病毒很快死亡。

三、发病机制与病理解剖

（一）发病机制

主要是由于 HIV 侵入人体后，直接或间接地损伤和破坏以 $CD4^+T$ 淋巴细胞为主的多种免疫细胞，主要表现为 $CD4^+T$ 淋巴细胞数量不断减少，最终导致人体细胞免疫功能缺陷，引起各种机会性感染和肿瘤的发生。

HIV 进入人体后，在 24～48 小时到达局部淋巴结，5 天左右在外周血中可以检测到病毒成分，继而产生病毒血症，导致急性感染，以 $CD4^+T$ 淋巴细胞数量短期内一过性迅速减少为特点。大多数感染者未经特殊治疗，CD4$^+$T淋巴细胞数可自行恢复至正常水平或接近正常水平。由于机体的免疫系统不能完全清除病毒，形成慢性感染。无症状感染期持续时间变化较大（数月至数十年不等），平均约8年，表现为CD4$^+$T淋巴细胞数量持续缓慢减少（多为800~350个/μl）；进入有症状期后，CD4$^+$T淋巴细胞再次快速地减少，多数感染者CD4$^+$T淋巴细胞计数在350个/μl以下，部分晚期患者甚至降至200个/μl以下，并快速减少。HIV引起的免疫异常除了CD4$^+$T淋巴细胞数量的减少，还包括CD4$^+$T淋巴细胞功能障碍和异常免疫激活。

（二）病理解剖

本病的病理改变主要见于淋巴结和胸腺等免疫器官。病理特点是组织炎症反应少而机会性感染病原体多。淋巴结病变既可表现为反应性病变，又可表现为肿瘤性病变，胸腺可萎缩、退行性或炎性病变。HIV侵犯中枢神经系统，产生神经胶质细胞灶性坏死、血管周围炎性浸润及脱髓鞘病变等。

📖 **知识链接**

HIV侵入机体后到抗体产生需要一定的时间，称为窗口期，在窗口期是检测不出HIV抗体的。不同的检测试剂和检测方法检测出HIV的时间不一，目前临床上常用的三代检测试剂在感染后4~6周可检测出HIV抗体，抗原和核酸检测有助于缩短诊断的窗口期至2~4周。

四、临床表现

潜伏期可从数月到15年，平均9年。根据我国的艾滋病的诊疗标准和指南，将本病的临床经过分为三期。

（一）急性期

通常发生在HIV感染后2~4周，部分感染者可出现发热、盗汗、乏力、头痛、咽痛、恶心、厌食、腹泻及关节、肌肉疼痛等症状。体征有淋巴结肿大及皮疹等。多数患者症状较轻，持续1~3周后缓解。此期血清可检出HIV RNA及p24抗原。CD4$^+$T细胞一过性减少，淋巴细胞亚群检查可见CD4$^+$/CD8$^+$比例倒置。血常规可见轻度白细胞、血小板减少等。

（二）无症状期

可从急性期进入此期，或无明显的急性期症状而直接进入此期。此期持续时间一般为6~8年，其时间长短与感染病毒的数量、型别、感染途径、机体的免疫状况等因素有关。此期血中能检出HIV以及HIV的核心蛋白和包膜蛋白的抗体，CD4$^+$T细胞计数逐渐下降，临床上无任何症状，但由于HIV在感染者体内不断复制，免疫系统受损，CD4$^+$T淋巴细胞计数逐渐下降，同时具有传染性。

（三）艾滋病期

此期主要的临床表现为HIV相关症状、各种机会性感染及肿瘤。患者CD4$^+$T细胞计数明显下降，多低于 200 个／μl，血浆 HIV 载量明显升高。

1. HIV 相关症状　主要表现为持续一个月以上的发热、盗汗、腹泻，体重减轻 10% 以上。部分患者表现为精神神经症状，如记忆力减退、精神淡漠、性格改变、头痛、癫痫及痴呆等。另外还可出现持续性全身淋巴结肿大，其特点为：①除外腹股沟淋巴结，有两个或两个以上部位的淋巴结肿大；②肿大的淋巴结直径≥1 cm，质地韧，移动性好，无压痛；③持续时间超过 3 个月；④淋巴结进行性肿大的患者有发生卡波西肉瘤和恶性淋巴瘤的可能。

2. 各种机会性感染及肿瘤

（1）呼吸系统　主要是人肺孢子虫引起的肺孢子菌肺炎（pneumocystis pneumonia，PCP），占艾滋病肺部感染的 70% ~ 80%，是艾滋病的主要致死原因之一。表现为慢性咳嗽、发热、发绀，肺部啰音很少。胸部 X 线检查显示间质性肺炎。痰或支气管肺泡灌洗液染色可快速检出肺孢子菌。此外，也可见由巨细胞病毒（CMV）、疱疹病毒（MTB）、鸟分枝杆菌（MAC）、隐球菌、弓形虫等引起的肺炎。艾滋病患者还常并发肺结核和肺部卡波西肉瘤。

（2）消化系统　约 70% 的艾滋病患者发生消化系统病变。可由白色念珠菌、疱疹病毒、巨细胞病毒等引起口腔及食管的炎症和溃疡，口腔的感染表现为鹅口疮、舌毛状白斑、复发性口腔溃疡、牙龈炎等；食管的感染表现为吞咽疼痛、胸骨后烧灼感等。也可由沙门氏菌、痢疾杆菌、空肠弯曲菌及隐孢子虫感染引起肠炎，表现为腹泻、体重减轻、直肠炎及感染性肛周炎等。大便检查和内镜检查有助于诊断。此外，因隐孢子虫、肝炎病毒及巨细胞病毒感染可引起肝损害，导致血清转氨酶升高。

（3）中枢神经系统　30% ~ 70% 艾滋病患者有神经系统症状。常由隐球菌、结核菌、弓形虫、艾滋病毒和巨细胞病毒等感染引起脑炎、脑膜炎、脑脓肿等，表现为头晕、头痛、幻觉、癫痫、进行性痴呆、痉挛性共济失调及肢体瘫痪等，尤以播散性感染最为严重，常危及患者生命。

（4）眼部　由巨细胞病毒和弓形虫感染引起视网膜炎，表现为眼底絮状白斑、视力减退甚至失明。

（5）皮肤　表现为带状疱疹、传染性软疣、尖锐湿疣、真菌性皮炎和甲癣等。

（6）肿瘤　以卡波西肉瘤和恶性淋巴瘤常见。卡波西肉瘤常侵犯下肢皮肤、口腔黏膜和眼部，也可侵犯淋巴结和内脏。表现为单个或多个结节，呈紫红色或深蓝色，表面凹凸不平或并溃疡，呈浸润性生长，融合成片，向周围扩散。据统计，艾滋病患者伴有卡波西肉瘤后，平均生存期限为 18 个月。对损害部位切片活检是最主要的诊断依据。

五、实验室检查

（一）一般检查

白细胞、血红蛋白、红细胞及血小板均可有不同程度的减少。尿蛋白常阳性。

（二）病原学检查

1. 病毒分离　感染者血液、脑脊液、精液及其他体液可分离 HIV，阳性率较高。但方法复杂，成本较高，主要用于实验室研究。

2. HIV 特异性核酸检测　应用 PCR 方法检测 HIV DNA 以诊断 HIV 感染，也可用 RT - PCR 方法检测 HIV RNA，此法简便易行、特异性强、灵敏度高，但试剂价格昂贵，且操作不慎易造成污染而出现假阳性结果。

3. 抗体检测　测定 HIV 血清抗体，是目前确定有无 HIV 感染的最简便有效的方法。主要是检测血清抗 - gp24 及抗 - gp120。多数 HIV 感染者在感染后 3 个月内，血清抗体阳转。常用检测方法有括 ELISA、RIA、固相放射免疫沉淀试验（SRIP）、免疫印迹法（WB）及间接免疫荧光测定（IFA）等。一般先用 ELISA 法进行初筛，对连续两次阳性者，再用 WB 法或 SRIP 法检测确认。

4. 抗原检测　可以用 ELISA 法检测血清 HIV p24 抗原。也可采用流式细胞技术（flow cytometry，FCM）检测血液或体液中的 HIV 特异性抗原，对 HIV 感染的诊断有一定的帮助。

5. 蛋白质芯片　近年芯片技术发展较快，能同时检测 HIV、HBV、HCV 联合感染者血中 HIV、HBV、HCV 核酸和相应的抗体，有较好的应用前景。

（三）免疫学检查

主要检测细胞免疫功能。T 细胞总数下降，CD4$^+$T 细胞减少，正常人为（0.8 ~ 1.2）× 10^9/L。CD4/CD8≤1.0，正常人为 1.75 ~ 2.1。

（四）生化检查

可有血清转氨酶升高及肾功能异常表现等。

（五）其他检查

HIV 基因型耐药检测，可为艾滋病治疗方案的制订和调整提供重要参考。X 线检查有助于了解肺部并发肺孢子菌、真菌、结核杆菌感染及卡波西肉瘤等情况。痰、支气管分泌物或肺组织活检可找到肺孢子菌包囊、滋养体或真菌孢子。粪便涂片可查见隐孢子虫。隐球菌脑膜炎者脑脊液可查见隐球菌。血或分泌物培养可确诊继发细菌感染。组织活检可确诊卡波西肉瘤或淋巴瘤等。

六、诊断

（一）诊断原则

HIV/AIDS 的诊断需结合流行病学史（包括不安全性生活史、静脉注射毒品史、输入未经抗 HIV 抗体检测的血液或血液制品、HIV 抗体阳性者所生子女或职业暴露史等），临床表现和实验室检查等进行综合分析，慎重做出诊断。

（二）诊断依据

1. 成人及 18 个月龄以上儿童，符合下列一项者即可诊断

①HIV 抗体筛查试验阳性和 HIV 补充试验阳性（抗体补充试验阳性或核酸定性检测阳性或核酸定量大于 5000copies/ml）；②分离出 HIV。

2. 18 个月龄及以下儿童，符合下列一项者即可诊断

①感染母亲所生和 HIV 分离试验结果阳性；②为 HIV 感染母亲所生和两次 HIV 核酸检测均为阳性（第二次检测需在出生 4 周后进行）。

3. 分期诊断标准

（1）急性期 近期内有流行病学史和临床表现，结合实验室 HIV 抗体由阴性转为阳性即可诊断，或仅根据实验室检查 HIV 抗体由阴性转为阳性即可诊断。

（2）无症状期 有流行病学史，无明显临床表现有流行病学史，结合 HIV 抗体阳性即可诊断，或仅实验室检查 HIV 抗体阳性即可诊断。

（3）艾滋病期 有流行病学史；实验室检查 HIV 抗体阳性；加下述各项中的任何一项，即可诊断为艾滋病。或者 HIV 抗体阳性，CD4$^+$T 淋巴细胞数 <200 个/μl，也可诊断为艾滋病。①不明原因的持续不规则发热 38℃以上，一个月以上；②慢性腹泻（次数 >3 次/日），一个月以上；③6 个月内体重下降 10% 以上；④反复发作的口腔真菌感染；⑤反复发作的单纯疱疹病毒感染或带状疱疹感染；⑥肺孢子虫肺炎（PCP）；⑦反复发作的细菌性肺炎；⑧活动性结核或非结核分枝杆菌病；⑨深部真菌感染；⑩中枢神经系统占位性病变；⑪中青年人出现痴呆；⑫活动性巨细胞病毒感染；⑬弓形虫脑病；⑭马尔尼菲青霉病；⑮反复发生的败血症；⑯皮肤黏膜或内脏的卡波西肉瘤、淋巴瘤。

七、鉴别诊断

1. 原发性 CD4$^+$T 细胞减少症 少数原发性 CD4$^+$T 细胞减少症患者可并发严重的机会性感染与 AIDS 相似，但 HIV 无感染流行病学资料，HIV 病原学检测阴性可与 AIDS 鉴别。

2. 继发性 CD4$^+$T 细胞减少 多见于肿瘤及自身免疫性疾病经化学或免疫抑制剂治疗后，根据病史及病原学检查常可鉴别。

3. 其他 艾滋病期应与各种原发的感染性疾病相鉴别。淋巴结肿大时，应与淋巴结结核、良性性病性淋巴结综合征及血液系统疾病相鉴别。

八、治疗

应强调综合治疗，包括抗病毒、控制机会性感染、抗肿瘤和免疫治疗等。

（一）高效抗反转录病毒治疗

高效抗反转录病毒治疗（antiretrovirus therapy，ART）是针对病原体的特异治疗。通过抑制病毒复制，重建或维持患者免疫功能，降低发病率和病死率，提高患者生活质量，减少艾滋病的传播。目前国际上有六大类 30 多种药物（包括复合制剂），分为核苷类反转录酶抑制剂（nucleoside reverse transcriptase inhibitor，NRTIs）、非核苷类反转录酶抑制剂（non‐nucleoside reverse transcriptase inhibitor，NNRTIs）、蛋白酶抑制剂（protease inhibitor，PIs）、整合酶抑制剂、融合抑制剂（FIs）及 CCR5 抑制剂。目前国内的抗反转录病毒治疗（ARV）药物有四类（NRTI、NNRTI、PI 和整合酶抑制剂）。根据《国家免费艾滋病抗病毒药物治疗手册（第 4 版）》，目前由国家免费提供的有：齐多夫定、拉米夫定、替诺福韦、阿巴卡韦、司坦夫定、依非韦伦、奈韦拉平、克力芝（洛匹那韦＋利托那韦）、齐多夫定＋拉米夫定复合制剂。

1. NRTIs 通过选择性抑制 HIV 反转录酶，从而抑制 HIV 的复制。常用药物有下列几种。

（1）齐多夫定（Zidovudine 或 Azidothymidine，ZDV 或 AZT） 成人 300 mg/次，2 次/

日。儿童 160 mg/m²体表面积，3 次/日。新生儿和婴幼儿 2 mg/kg，4 次/日。不良反应有骨髓抑制，使患者发生严重的贫血、中性粒细胞减少症，可有疲乏、头痛、恶心、呕吐、腹泻、肌炎等表现。长期用药易出现耐药病毒株，因此以联合用药为佳。不能与司坦夫定合用。

（2）拉米夫定（Lamivudine，3TC）　成人 150 mg/次，2 次/日或 300 mg/次，1 次/日。不良反应少，且较轻微，偶有头痛、恶心、腹泻等不适。HBV 合并感染 HIV 感染者停用 3TC 时可能出现肝炎的急性加重。与 AZT 合用有协同作用。

（3）替诺福韦（Tenofovir disoproxil，TDF）　成人 300 mg/次，1 次/日。不良反应有肾脏毒性，恶心、呕吐、腹泻等轻至中度消化道不适，低磷酸盐血症、脂肪分布异常等代谢异常，可能引起酸中毒和（或）肝脂肪变性。

（4）阿巴卡韦（Abacavir，ABC）　成人 300 mg/次，2 次/日或 600 mg/次，1 次/日。儿童 8 mg/kg，2 次/日，最大剂量 300 mg，2 次/日，新生儿/婴幼儿不建议用本药。一旦出现超敏反应应终身停用本药；可出现恶心、呕吐、腹泻等表现。

（5）司坦夫定（Stavudine，d4T）　成人 30 mg/次，2 次/日。不良反应有周围神经病变、脂肪营养不良、胰腺炎、乳酸酸中毒并肝脏脂肪变性等。

（6）恩曲他滨（Emtricitabine，FTC）　成人 0.2 g/次，1 次/日。不良反应有轻到中等严重程度的头痛、腹泻、恶心和皮疹，有皮肤色素沉着。

其他药物如去羟肌苷（Dideoxyinosine，DDI）、双脱氧胞苷（Dideoxycytidine，DDC）以及 3TC（150 mg）与 AZT（300 mg）的复合制剂——双汰芝（Combivir）。

2. NNRTIs　主要作用于 HIV 反转录某位点使其失去活性，从而抑制 HIV 复制。常与其他抗 HIV 联合使用。常用药物如下。

（1）依非韦伦（Efavirenz，EFV）　成人 600 mg/次，1 次/日。儿童：体重 15～25 kg 者 200～300 mg，1 次/日；25～40 kg 者 300～400 mg，1 次/日；40 kg 以上者 600 mg，1 次/日，睡前服用。不良反应有中枢神经系统毒性，如头晕、头痛、失眠、抑郁、非正常思维等，可产生长期神经精神作用，可能与自杀意向相关；皮疹；肝损害；高脂血症和高甘油三酯血症。与 IDV 合用时，IDV 剂量调整到 1000 mg，3 次/日；不建议与沙奎那韦（SQV）合用。

（2）奈韦拉平（Nevirapine，NVP）　成人 200 mg/次，2 次/日。不良反应有皮疹、恶心、腹泻、呕吐、乏力、周围神经病、头痛、血压升高等。不建议与 NVP、EFV、替拉那韦/利托那韦（TPV/r）和未增强的 PIs 合用。

其他药物如利匹韦林（Rilpivirine，RPV）、依曲韦林（Etravirine，ETV）、利匹韦林（Rilpivirine，RPV）。

3. PIs　通过抑制蛋白酶，阻断 HIV 复制和成熟过程中必需蛋白质的合成，从而抑制 HIV 复制。主要药物如下。

（1）利托那韦（ritonavir，RTV）　成人初始计量 300 mg/次，2 次/日，2 周内剂量逐渐加至 600 mg/次，2 次/日。不良反应有恶心、呕吐、腹泻、头痛等；外周神经感觉异常；转氨酶和 GGT 的升高；血脂异常；糖耐量降低，但极少出现糖尿病；应用时间较长时可出现脂肪的重新分布。由于 RTV 可引起较明显的胃肠道不适，大多数患者无法耐受本药。故多作为其他 PI 类药物的激动剂，仅在极少的情况下单独使用。

（2）洛匹那韦/利托那韦（Lopinavir/Ritonavir，LPV/r，克力芝）　成人 2 片/次，2 次/日（每粒含量：LPV 200 mg，RTV 50 mg）。儿童：7~15 kg，LPV 12 mg/kg 和 RTV 3 mg/kg，2 次/日；LPV 15~40 kg，10 mg/kg 和 RTV 2.5 mg/kg，2 次/日。不良反应主要为腹泻、恶心、血脂异常，也可出现头痛和转氨酶升高。与去羟肌苷（ddI）合用时，ddI 应在本药服用前 1 小时或服用后 2 小时再口服。

其他药物如达茹那韦（Darunavir，DRV）、阿扎那韦（Atazanavir，ATV）、替拉那韦（Tipranavir、TPV）。

4. 整合酶抑制剂　拉替拉韦（Raltegravir，RAL）：成人 400 mg/次，2 次/日。常见的有腹泻、恶心、头痛、发热等，少见的有腹痛、乏力、肝功能肾损害等。

5. 治疗指征和时机

（1）成人及青少年开始抗反转录病毒治疗的指征和时机见表 10-1。

表 10-1　成人及青少年开始抗反转录病毒治疗的指征和时机

临床分期推荐意见
急性期推荐治疗
有症状建议治疗
无症状
CD4$^+$T 淋巴细胞 <350 个/μl 建议治疗
CD4$^+$T 淋巴细胞 350~500 个/μl 建议治疗
CD4$^+$T 淋巴细胞 >500 个/μl 考虑治疗。存在以下情况时建议治疗：
1. 高病毒载量（>10^5 拷贝/ml）
2. CD4$^+$T 淋巴细胞数每年降低 >100 个/μl
3. 心血管疾病高风险
4. 合并活动性 HBV/HCV 感染
5. HIV 相关肾脏疾病
6. 妊娠

（2）婴幼儿及儿童开始抗反转录病毒治疗的指征和时机　如果没有及时抗病毒治疗，艾滋病相关死亡率在出生后第一年达到 20%~30%，第二年可以超过 50%。感染婴幼儿及儿童应尽早开始抗病毒治疗。

6. 抗反转录病毒治疗方案　仅用一种抗病毒药物易诱发 HIV 变异，产生耐药性，因此目前主张联合抗病毒药物治疗。初始患者推荐方案为 2 种 NRTIs 为骨架的联合 1 种 NNRTIs 或 1 种增强型 PIs（含利托那韦）的方案，具体方案见表 10-2 及表 10-3。

表 10-2　推荐成人及青少年初治患者抗反转录病毒治疗方案

一线治疗推荐方案 TDF（ABC）+3TC（FTC）+基于 NNRTI：EFV 或基于 PI：LPV/r 或 ATV 或其他：RAL
替代方案 AZT+3TC+EFV 或 NVP 或 RPV

表 10-3　儿童抗反转录病毒治疗方案

年龄	首选一线方案	备选一线方案
<3 岁儿童	ABC 或 AZT+3TC+LPV/r	ABC+3TC+NVP AZT+3TC+NVP
3~10 岁儿童	ABC+3TC+EFV	AZT/TDF+3TC+NVP/EFV/LPV/r
>10 岁儿童及青少年	ABC+3TC+EFV	TDF/AZT+3TC+NVP/EFV/LPV/r

（二）常见机会性感染的治疗

1. 肺孢子菌肺炎（PCP） 首选复方磺胺甲噁唑（每片含 SMZ 400 mg，TMP 80 mg），轻 - 中度患者口服 TMP 15 ~ 20 mg/（kg·d），SMZ 75 ~ 100 mg/（kg·d），分 3 ~ 4 次，疗程 21 天，必要时可延长疗程。

2. 结核病 艾滋病患者结核病的治疗原则与非艾滋病患者相同。

3. 鸟分枝杆菌感染（MAC） MAC 感染治疗的首选方案：克拉霉素 500 mg/次，2 次/日（或阿奇霉素 500 mg/d）+ 乙胺丁醇 15 mg/（kg·d），同时联合应用利福布汀（300 ~ 600 mg/d）可提高生存率和降低耐药。

4. 病毒感染 巨细胞病毒（CMV 感染是艾滋病患者最常见的疱疹病毒感染）、单纯疱疹病毒及水痘 - 带状疱疹病毒感染，可根据情况选用阿昔洛韦、更昔洛韦、泛昔洛韦或膦甲酸钠等。

5. 弓形虫脑病 给予乙胺嘧啶 + 磺胺嘧啶 + 甲酰四氢叶酸病原治疗，替代方案：复方磺胺甲噁唑加或不加克林霉素，复方磺胺甲噁唑加或不加阿奇霉素。必要时给予降颅压、抗惊厥、抗癫痫等对症治疗。

6. 真菌感染 口腔假丝酵母菌感染首选制霉菌素局部涂抹加碳酸氢钠漱口水漱口，疗效欠佳时选用口服氟康唑；食道假丝酵母菌感染：氟康唑口服，不能耐受口服者静脉注射氟康唑进行治疗，或者伊曲康唑口服；新型隐球菌感染分为诱导期、巩固期和维持期三个阶段进行治疗，诱导期治疗经典方案为两性霉素 B + 5 - 氟胞嘧啶，巩固期和维持期选用氟康唑；肺隐球菌感染推荐使用氟康唑；马尔尼菲青霉病选用氟康唑、伊曲康唑。

（三）艾滋病相关肿瘤

主要有淋巴瘤和卡波西肉瘤。确诊依赖病理活检。治疗需根据患者的免疫状态给予个体化综合性治疗，包括手术、化疗和放疗。

（四）支持及对症治疗

包括输血及营养支持疗法，补充维生素 B_{12} 和叶酸等，给予免疫调节剂。此外，还可对患者开展心理治疗。

（五）免疫重建综合征

免疫重建综合征（IRIS）是指艾滋病患者在经抗病毒治疗后免疫功能恢复过程中出现的一组临床综合征，主要表现为发热、潜伏感染的出现或原有感染的加重或恶化。多种潜伏或活动的机会性感染在抗病毒治疗后均可发生 IRIS，多出现在抗病毒治疗后 3 个月内，需与原发或新发的机会性感染相鉴别。IRIS 出现后应继续进行抗病毒治疗。

（六）HIV 职业暴露后处理

职业暴露后预防程序进行评估外，HIV 暴露后立即进行局部处理，并尽可能在最短的时间内（尽可能在 2 小时内）进行预防性抗反转录病毒治疗，最好不超过 24 小时，但即使超过 24 小时，也建议实施预防性用药。用药方案的疗程为连续服用 28 天。推荐方案为：TDF + FTC（3TC）+LPV/r 或 RAL。

九、预防

（一）管理传染源

本病属于《传染病防治法》管理的乙类传染病。应健全艾滋病的监测网络，及时发现患者及 HIV 感染者，并做好隔离、治疗工作。对患者血液、分泌物、排泄物应进行严格消毒。对献血员、性病患者和吸毒者等高危人群要进行重点监测，并对接触者进行检疫。加强国境口岸的检疫工作。

（二）切断传播途径

加强艾滋病知识的宣传与教育。严禁吸毒，特别是静脉吸毒；加强禁毒、戒毒工作，消除毒患。加强性生理卫生教育，取缔娼妓，禁止性乱交，高危人群用安全套。加强血液、血制品的管理，严禁 HIV 感染者献血、血浆、器官、组织和精液等。推广使用一次性医用器材，感染者所用的医疗器械必需严格消毒。HIV 感染的育龄妇女应避免妊娠，已怀孕者可采取终止妊娠、择期剖宫产等措施加上抗病毒干预治疗，已分娩者不喂母乳，采取人工喂养，新生儿短期服用抗病毒药物来进行母婴阻断。注意个人卫生，不共用毛巾、牙刷、刮脸等用具。做好美发、洗浴等服务性行业的卫生管理，避免接触感染。

（三）保护易感人群

近年来，HIV 疫苗的研制取得了较大的进展。包括核酸疫苗、基因重组疫苗、合成多肽疫苗和亚单位疫苗等。重组 HIV－1 gp120 亚单位疫苗或重组痘苗病毒表达的 HIV 包膜疫苗等，均尚在研制过程中。

第三节　流行性乙型脑炎

扫码"学一学"

案例导入

患儿，5 岁，男，突发高热 3 天，抽搐、意识障碍 1 天于 8 月 10 日入院，发病初期伴有呕吐，头痛、惊厥，继而出现意识障碍。查体：T 40.2℃，P 105 次/分，R 28 次/分，BP 120/78 mmHg，昏迷状态，全身皮肤未见皮疹，双侧瞳孔不等大，左侧 2.5 mm，右侧 3.5 mm，光反射迟钝，颈阻阳性，Kernig 征、双侧 Babinski 征阳性，外周血象白细胞 $17.81 \times 10^9/L$、N 88.5%。

问题：

1. 该患者可能诊断是什么？

2. 诊断依据有哪些？

3. 进一步检查有哪些？

4. 请制订合理的治疗方案。

流行性乙型脑炎（epidemic encephalitis，B）简称乙脑，是由具有嗜神经特点的乙型脑炎病毒（Japanese encephalitis virus，JEV，简称乙脑病毒）引起的以中枢神经系统炎症为主要病变的急性传染病。

一、病原学

乙脑病毒属虫媒病毒 B 组，披盖病毒科黄病毒属，电镜下病毒颗粒呈二十面体球形，外层为脂蛋白包膜，其表面含有血凝素刺突，能凝集雏鸡、鸽、鹅红细胞。病毒颗粒核心为单股正链 RNA，病毒基因组编码结构蛋白和非结构蛋白。乙脑病毒为嗜神经病毒，蚊体内适宜温度为 25～30℃。乙脑病毒抗原性稳定，人感染后可产生中和抗体、血凝抑制抗体及补体结合抗体，主要用于临床诊断及流行病学调查。乙脑病毒抵抗力不强，对温度、酸、乙醚等脂溶性消毒剂、化学消毒剂较为敏感，100℃煮沸 2 分钟或 56℃加热 30 分钟即可灭活，但耐低温和干燥，用冰冻干燥法在 4℃冰箱中可保存数年。

二、流行病学

（一）传染源

乙脑是人畜共患的自然疫源性传染病，人和动物均可成为传染源。人不是主要的传染源。流行区的家畜（如猪、牛、羊、马、狗）和家禽（如鸭、鸡）等动物的感染率高，其中猪尤其是幼猪是本病最主要的传染源。通常猪的感染高峰较人群感染高峰早 3 周左右，因此，通过检测猪的自然感染率，可预测当年乙脑流行的趋势。

（二）传播途径

乙脑病毒的主要传播媒介是蚊虫，主要通过蚊虫（库蚊、伊蚊和按蚊）叮咬而传播，温带地区最主要的传播媒介是三带喙库蚊。蚊虫是乙脑病毒的长期储存宿主。此外，候鸟、蠛蠓、蝙蝠也是乙脑病毒的长期储存宿主。

（三）人群易感性

人对乙脑病毒普遍易感，以隐性感染为主，感染后可获得持久而稳定的免疫力，患者多为 10 岁以下儿童，尤以 2～6 岁儿童发病率最高，但近年来由于儿童和青少年广泛接种乙脑疫苗，成人和老年人的发病率相对增高。

（四）流行病学特征

本病流行于亚洲东部的热带、亚热带及温带地区。在亚热带和温带有严格的季节性，80%～90%的病例好发于 7～9 三个月。而热带地区蚊虫四季繁殖，故无明显季节性。我国是乙脑主要流行区，除东北地区北部、青海、新疆、西藏外均有本病流行，发病农村高于城市。

三、发病机制与病理改变

（一）发病机制

乙脑病毒感染后是否发病，感染者临床表现的轻重与机体免疫力，感染病毒量及毒力，血脑屏障是否完备有密切关系。蚊虫经叮咬人和动物后，先在皮肤毛细血管内皮细胞繁殖，继而在单核－吞噬细胞内增殖，经由血流或淋巴管形成第一次病毒血症；如播散至肝、脾等全身单核－吞噬细胞内增殖，再次入血形成第二次病毒血症，出现发热、周身酸痛、乏力等全身症状。若机体免疫力足够强，则病情不再继续进展，表现为隐性或轻型感染。如机体免疫力降低，或病毒量多、毒力强时，则乙脑病毒侵入中枢神经系统，引起脑实质细胞变性、坏死。乙脑病毒对神经组织细胞损伤的致病机制尚未完全清楚，病毒的直接损伤可致神经细胞变性、坏死。免疫病理损伤被认为是主要的发病机制。

（二）病理改变

乙脑的病变范围较广，中枢神经系统均可受累，以大脑、中脑和丘脑最为重，脊髓病变最轻。肉眼检查可见脑实质和软脑膜充血、水肿和出血。镜检可见小血管内皮细胞肿胀、坏死、脱落，形成血管内微栓塞致血循环障碍，引起神经细胞缺血、缺氧。神经细胞不同程度的变性、肿胀与坏死，严重者脑实质可见大小不等的坏死软化灶。灶性炎症细胞浸润以单核细胞、淋巴细胞和浆细胞为主，包绕变性坏死的神经细胞；淋巴细胞和单核细胞聚集在小血管周围形成所谓"血管套"，胶质细胞增生可在发生变性、坏死的脑实质中吞噬并修复受损细胞组织；小胶质细胞、中性粒细胞侵入神经细胞内，形成"噬神经细胞现象"。

四、临床表现

潜伏期 4～21 天，一般为 10～14 天。乙脑病毒感染后大多数表现为隐形感染无症状或症状轻微，少数患者感染后可仅表现为感染中毒症状而无神经系统表现，能迅速自行恢复，称为顿挫型感染（abortive infections）。

（一）典型的临床经过

可分为以下 4 期。

1. 初期 为病毒血症期，病初 1～3 天。起病急，体温可骤升至 39～40℃，伴有头痛、精神倦怠、食欲差、恶心、呕吐和嗜睡，小儿可有上呼吸道或胃肠道症状，易误诊为上呼吸道感染。少数患者可有颈项强直、神志淡漠及抽搐。

2. 极期 病程第 4～10 天，初期症状加重，主要表现为全身毒血症状和脑实质受损症状。①持续高热：体温常达 39～40℃，多呈稽留热，一般持续 7～10 天，轻者 3～4 天，重者可达 3 周以上。发热越高，热程越长，预示病情越重。②意识障碍：为本病主要表现，多发生于病程第 3～8 天，可表现为嗜睡、昏睡和不同程度的昏迷，也可表现为时间、空间、人物定向力障碍、谵妄状态等意识内容的改变。通常持续 1 周，重者可长达 4 周以上。昏迷为意识障碍最严重阶段，也是重症病例发展到极期的重要标志，昏迷出现越早、程度越深、时间越长，则病情越重、预后越差。③惊厥或抽搐：发生率为 40%～60%，主要系高热、脑实质炎症、脑水肿、脑缺血缺氧所致。多发生于儿童，是病情严重的表现。表现为先出现面部、眼肌、口唇的局部小抽搐，随后肢体抽搐、强直性痉挛，可发生于单肢、双肢或四肢，重型者可发生全身强直性抽搐，持续数分钟至数十分钟，伴不同程度意识障碍。长时间或频繁抽搐可导致发绀、加重脑缺氧和脑实质损伤，昏迷程度进一步加深，甚至出现呼吸暂停。④呼吸衰竭：多见于重症病例，主要为中枢性呼吸衰竭，表现为呼吸节律不规则及幅度不均匀，最后呼吸暂停，甚至呼吸停止。如继发小脑幕切迹疝（颞叶钩回疝），除呼吸变化外，可表现为患侧瞳孔先变小，随病情进展逐渐散大，患侧上眼睑下垂、眼球外斜，病变对侧肢体的肌力减弱或麻痹，病理征阳性；如继发枕骨大孔疝（小脑扁桃体疝）则表现为极度烦躁、深昏迷、面色苍白、眼球固定、瞳孔散大，对光反应消失等症。此外，可因并发肺部感染、呼吸道痰液阻塞或脊髓受侵犯，呼吸肌麻痹表现为周围性呼吸衰竭。高热、惊厥或抽搐和呼吸衰竭是乙脑极期的严重表现，三者互为因果，相互影响，可形成恶性循环，呼吸衰竭常常为致死的主要原因。⑤颅内高压征和脑疝：主要表现为剧烈头痛、频繁的喷射性呕吐、反复惊厥和抽搐。瞳孔不等大或忽大忽小，对光反射迟钝，视神经盘水肿等。婴儿患者多前囟隆起，但脑膜刺激征则大多缺如。⑥其他神经系统症状和体征：乙脑的神经系统表现多在病程 10 天内出现，如浅反射减弱、消失，深反射先亢进后消失。较大儿童及成人多伴脑膜刺激征，可有大脑锥体束受损表现、锥体外系受损表现及神经定位体征。

3. 恢复期　多数患者于病程的 8~11 天后进入恢复期，此期体温逐渐下降至正常，精神神经症状及体征逐渐好转，一般于 2 周左右可完全恢复。但重症患者因脑组织损伤重，需 1~6 月才能逐渐恢复，如半年后上述症状不能恢复者，则称为后遗症。

4. 后遗症期　后遗症发生率为 5%~20%，重症患者发生率约 50%，主要有精神失常、痴呆、失语、不同程度意识障碍、扭转痉挛及肢体强直性瘫痪等。如积极治疗后仍可有不同程度的恢复。癫痫后遗症有时可持续终身。

（二）临床分型

临床上根据发热、意识障碍、抽搐程度、病程长短、有无呼吸衰竭及后遗症等病情轻重不同，把乙脑分为轻型、普通型、重型、极重型（又称暴发型）四种类型，但病情可由轻型向重型转化，故应密切观察，及时处理。

表 10 - 4　乙脑的临床类型及各型临床特点

分型	体温（℃）	意识障碍	惊厥/抽搐	呼吸衰竭	病理征和/或脑膜刺激征	恢复期症状	后遗症	病程（天）
轻型	38~39	无	无	无	不明显	无	无	5~7
普通型	39~40	嗜睡或浅昏迷	偶有	无	有	无	多无	7~10
重型	40~41	不同程度昏迷	反复而持续	可有	明显	精神症状，瘫痪，失语	部分有	>14
极重型	41 以上	深度昏迷	反复而持续的强烈抽搐	迅速出现	明显	有	有	不定，多死于极期

（三）老年人乙脑

临床表现以重型及极重型为多，并发症较多，尤以慢性呼吸道感染、心血管疾病、败血症及消化道出血等为常见，死因以周围性呼吸衰竭为多。

五、并发症

以支气管肺炎最常见，其次为肺不张、金黄色葡萄球菌败血症、大肠杆菌所致的尿路感染、压疮、皮肤脓疖、口腔炎以及水、电解质平衡紊乱等，重型患者应警惕应激性溃疡所致的上消化道大出血。

六、实验室检查

（一）血常规检查

白细胞总数增高，常在（10~20）×10^9/L 以上，甚至更高，中性粒细胞可达 80% 以上，这有别于大多数病毒感染性疾病。部分患者血象始终正常。

（二）脑脊液检查

脑脊液压力增高，外观无色透明或微混浊，白细胞计数增高，多在（50～500）×10^6/L，少数可高达 $1000 \times 10^6/L$ 以上。白细胞分类早期以多核细胞增高为主，后期以单核细胞增高为主。白细胞计数的高低与病情轻重及预后无关。蛋白轻度增高，糖与氯化物正常。少数病例早期脑脊液检查正常。

（三）血清学检查

1. 特异性 IgM 抗体测定　多于病后 3～4 天即可出现，2 周时达到高峰，可用于早期诊断，是目前临床常用实验诊断技术之一。

2. 血凝抑制试验　血凝抑制抗体出现较早，一般在病后 4～5 天出现，2 周时达到高峰，抗体水平可维持 1 年以上。该试验特异性高，操作简便，可用于临床诊断及流行病学调查。单份血清≥1：320 阳性，双份血清抗体效价增高 4 倍为阳性。

3. 补体结合试验　补体结合抗体为特异性 IgG 抗体，多在发病后 2 周出现，5～6 周达高峰，抗体水平可维持 1 年左右，不能用于早期诊断。单份血清 1：4 阳性，双份血清抗体效价增高 4 倍为阳性。主要用于回顾性诊断或流行病学调查。

（四）病原学检查

1. 病毒分离　在病初早期（病程第 1 周内）死亡者的脑组织中可分离出乙脑病毒。由于乙脑病毒主要存在于脑组织中，脑脊液和血中不易分离出病毒。

2. 病毒抗原或核酸的检测　在组织、血液或其他体液中通过 IFA 或 PCR 可检测到乙脑病毒抗原或特异性核酸。

（五）影像学和脑电图检查

颅脑 CT 检查显示丘脑、基底节、中脑、脑桥和延髓等单个或多个低密度影，恢复期可出现皮层萎缩；而 MRI 检查更为灵敏，T_2 加权成像显示高强度信号。脑电图呈非特异性弥漫性改变。

七、诊断与鉴别诊断

（一）诊断依据

根据流行病学资料和临床表现及实验室检查，综合分析后做出诊断。

1. 流行病学资料　有严格的季节性，多在 7～9 月发病，多见于儿童。

2. 临床特点　急性起病，有高热、头痛、喷射性呕吐和不同程度的中枢神经系统症状，如惊厥、不同程度意识障碍、病理反射及脑膜刺激征。

3. 实验室检查　血常规可见白细胞总数及中性粒细胞增高；脑脊液白细胞增多，压力和蛋白增高，糖、氯化物正常；血清学检查特异性 IgM 抗体检查早期出现阳性。补体结合试验双份血清抗体效价呈 4 倍以上增高，有助于回顾性诊断。检测到乙脑病毒抗原或特异性核酸者均可明确诊断。

（二）鉴别诊断

1. 中毒型菌痢　多发生在夏秋季，多见于儿童。起病急骤，多在发病 24 小时内即出现高热、抽搐与昏迷，并有感染中毒性休克表现。一般无脑膜刺激症状，脑脊液大多正常。做肛拭或生理盐水灌肠镜检可见大量脓白细胞。

2. 化脓性脑膜炎 脑膜炎球菌所致者，冬春季多见，病情发展较迅速，皮肤黏膜常出现瘀点，脑膜刺激征显著，脑脊液呈化脓性改变，涂片和培养可发现病原菌。

3. 结核性脑膜炎 无季节性，多有结核病史或接触史，尤其对于血行播散性肺结核患者。起病缓慢，病程长，以脑膜刺激征为主，如头痛、呕吐，意识障碍较轻。脑脊液糖及氯化物均降低，蛋白明显增高，白细胞增多，以淋巴细胞为主，脑脊液薄膜涂片与培养可检出结核杆菌，结核菌素试验可阳性，X 线胸片有时可发现结核病灶。

八、预后

轻型和普通型大多可顺利恢复，重型和极重型患者病死率可高达 20% 以上。持续时间长、反复惊厥、昏迷时间较长及有吞咽困难、呼吸衰竭者预后差，存活的部分患者可留有不同程度后遗症。主要死亡原因为中枢性呼吸衰竭。

九、治疗

目前尚无特效抗病毒治疗药物。应积极采取对症和支持治疗，维持体内水和电解质平衡，密切观察病情变化，重点处理好高热、抽搐和呼吸衰竭等危重症状。

（一）一般治疗

患者应隔离于有防蚊和降温设施的病房，室温控制在 30℃ 以下。护理应注意患者的体温、神志、血压、呼吸、瞳孔及肌张力变化。注意口腔和皮肤清洁，昏迷时应定时翻身、侧卧、拍背、吸痰，以防肺部感染和压疮发生。昏迷、抽搐患者应设护栏以防坠床。重型患者应静脉输液，但不宜过多，以免加重脑水肿。一般成人每天补液 1500 ~ 2000 ml，儿童每天 50 ~ 80 ml/kg，并酌情补充钾盐，纠正酸中毒。昏迷者可采用鼻饲。

（二）对症治疗

高热、抽搐及呼吸衰竭是危及患者生命的主要症状，且互为因果，形成恶性循环。高热增加耗氧量，加重脑水肿和神经细胞病变，使抽搐加重；抽搐又加重缺氧，导致呼吸衰竭并进一步加重脑组织病变，使体温升高。因而控制高热、抽搐和呼吸衰竭是抢救乙脑患者的关键。

1. 高热 以物理降温为主，药物降温为辅，同时降低室温，使肛温保持在 38℃ 左右。

（1）物理降温 包括冰敷、30% ~50% 乙醇或温水擦浴、冷盐水灌肠等。降温不宜过快、过猛，禁用冰水擦浴，以免引起寒战和虚脱。

（2）药物降温 幼儿、年老体弱者可用 50% 安乃近滴鼻，应防止用药过量致大量出汗而引起循环衰竭；高热伴有四肢厥冷者提示有循环衰竭，应禁用酒精擦浴和冷水浴。

（3）亚冬眠疗法 适用于持续高热伴反复抽搐者，具有降温、镇静、止痉作用。以氯丙嗪和异丙嗪每次各 0.5 ~1 mg/kg 肌内注射，每 4 ~6 小时 1 次，疗程一般为 3 ~5 天。因该药可抑制呼吸中枢及咳嗽反射，故用药过程中应保持呼吸道通畅并密切观察生命体征变化。

2. 惊厥或抽搐 应去除病因及镇静止痉：①脑水肿所致者以脱水治疗为主，可用 20%

甘露醇 1 ~ 2 g/kg/次，静脉滴注或推注（20 ~ 30 分钟），每 4 ~ 6 小时一次，必要时可加用呋塞米、肾上腺糖皮质激素等静脉注射；②高热所致者以降温为主；③呼吸道痰阻者，应及时吸痰、吸氧，保持呼吸道通畅，必要时行气管切开；④低血钠性脑病及低血钙者，应纠正电解质紊乱及代谢性酸中毒；⑤脑实质炎症所致者应及时给予镇静剂，首选地西泮，成人每次 10 ~ 20 mg，小儿每次 0.1 ~ 0.3 mg/kg（每次不超过10mg），肌内注射或缓慢静脉推注；还可用水合氯醛鼻饲或保留灌肠，成人 1.0 ~ 2.0 g/次，儿童每次 60 ~ 80 mg/kg（每次不超过 1 g）；亦可采用亚冬眠疗法。必要时可用巴比妥钠预防抽搐，成人每次 0.1 ~ 0.2 g，儿童每次 5 ~ 8 mg/kg。

3. 呼吸衰竭　是本病主要的死亡原因，一旦出现应及时处理。

（1）保持呼吸道通畅　定时吸痰、翻身拍背、体位引流等，痰液黏稠者可使用经超声雾化 α - 糜蛋白酶、糖皮质激素、乙酰半胱氨酸等；有严重排痰障碍者可考虑用纤维支气管镜吸痰；病情危重者，可采用气管插管或气管切开建立人工气道，呼吸机辅助呼吸。

（2）减轻脑水肿　常用20%甘露醇，1 ~ 2 g/kg/次，快速静脉滴注或推注（20 ~ 30 分钟），每 4 ~ 6 小时一次，疗程 2 ~ 4 天。并发脑疝者 20% 甘露醇首次 2 ~ 4 g/kg 或更大量。甘油果糖注射液（含甘油 25 g、果糖 12.5 g、氯化钠 2.25 g）降低颅内压作用起效较缓，但持续时间较长，每次 250 ml，1 ~ 2 次/天。肾上腺糖皮质激素如地塞米松，可降低毛细血管通透性和渗出，防止脑水肿和脱水反跳。还可应用呋塞米静脉注射，注意水与电解质平衡。

（3）氧疗　可通过增加吸入氧浓度来纠正患者缺氧，选用鼻导管或面罩吸氧。

（4）中枢性呼吸衰竭　可使用呼吸中枢兴奋剂。首选洛贝林，成人每次 3 ~ 9 mg，儿童每次 0.15 ~ 0.20 mg/kg，肌内注射或静脉滴注；尼可刹米，成人每次 0.375 ~ 0.75 g，儿童每次 5 ~ 10 mg/kg，肌内注射或静脉滴注；其他如盐酸哌甲酯（利他林）、二甲弗林（回苏林）等可交替或联合使用。

（5）改善微循环　东莨菪碱，成人每次 0.3 ~ 0.5 mg，儿童每次 0.02 ~ 0.03 mg/kg；或山莨菪碱（654 - 2），成人每次 20 mg，儿童每次 0.5 ~ 1 mg/kg，加入葡萄糖液中静脉注射，10 ~ 30 分钟重复 1 次，一般用 1 ~ 5 天；此外，还可使用阿托品、酚妥拉明等。

4. 循环衰竭　可根据情况补充血容量，应用升压药物、强心剂、利尿剂等，并注意维持水及电解质的平衡。

（三）病原治疗

本病无特效抗病毒药物，早期应用抗病毒药如利巴韦林、干扰素等有一定疗效。如继发细菌感染根据病情选用敏感抗菌药物。

（四）肾上腺皮质激素的使用

对重症患者早期短程使用，应用氢化可的松每次 5 ~ 10 mg/kg，稀释于10%葡萄糖液 100 ~ 200 ml，静脉滴注，每天一次，用 5 ~ 7 天。

（五）中医中药治疗

乙脑相当于"暑温""伏温"等证范畴。轻型多属病有卫气，其他各型则多属病在气营。可据此进行辨证施治。常用白虎汤加减、清瘟败毒饮等。中成药如安宫牛黄丸等。

（六）恢复期及后遗症处理

加强营养支持、护理，防止压疮和继发感染发生；功能训练十分重要（包括吞咽、语言、智力和肢体功能），可结合理疗、针灸、推拿按摩、高压氧、中药等治疗。有震颤、多汗、肢体强直者用苯海索片或美多巴片。

十、预防

乙脑的预防关键在于防蚊、灭蚊及预防接种。

（一）控制和管理传染源

早期发现患者，隔离至体温正常为止。猪是乙脑的主要传染源，搞好牲畜饲养场所的环境卫生，人畜居住地分开。流行季节前给猪进行疫苗接种，减少猪群的病毒血症，能有效控制人群乙脑流行。

（二）切断传播途径

灭蚊与防蚊是预防本病的重要措施。搞好环境卫生，消灭蚊虫滋生地，早期消灭越冬蚊和早春蚊，夏秋季以灭成蚊为主，流行季节宜用蚊帐、蚊香、纱窗等驱蚊、防蚊措施。

（三）预防接种

预防接种是保护易感人群的关键措施。目前普遍采用地鼠肾组织灭活和减毒活疫苗，人群保护率可达 60% ~ 90%。10 岁以下儿童为主要接种对象，从非流行区进入流行区的人员也应预防接种。

扫码"学一学"

第四节　肾综合征出血热

👉 **案例导入**

患者，男，36 岁，林业工人，因发热 5 天，少尿 2 天入院。体温波动于 38.7 ~ 39.9℃，伴有明显乏力，头痛、腰痛、腹痛、眼眶痛，2 天前出现少尿，皮肤出血点，查体：T 38.7℃，P 80 次/分，R 24 次/分，BP 112/66 mmHg，颜面部、胸部潮红，结膜充血。实验室检查：WBC 14.8×10^9/L、N 83%；尿素氮 38.7 mmol/l，血钾 6.0 mmol/l，心电图提示高尖 T 波。

问题：

1. 患者可能诊断是什么？

2. 诊断依据有哪些？

3. 为进一步明确病情，应安排哪些检查？

4. 制定初步治疗方案。

肾综合征出血热是由汉坦病毒（Hantanvirus，HV）引起、以鼠类为主要传染源的一种自然疫源性疾病。

一、病原学

汉坦病毒属于布尼亚病毒科，为单股负链 RNA 病毒，病毒颗粒呈圆形或卵圆形，平均直径约 120 nm。汉坦病毒基因组分为大、中、小三个片段，分别编码病毒 RNA 聚合酶

（L）、包膜糖蛋白（G1 和 G2）、核衣壳蛋白（NP）。汉坦病毒可分为至少 20 个以上血清型，其中 Ⅰ 型、Ⅱ 型、Ⅲ 型、Ⅳ 型病毒是经 WHO 认定的，在我国流行的主要是 Ⅰ 型和 Ⅱ 型汉坦病毒，近年来我国还发现了 Ⅲ 型普马拉病毒。由于病毒型别不同，引起人类疾病的临床症状轻重有所不同，其中 Ⅰ 型较重，Ⅱ 型次之，Ⅲ 型多为轻型。汉坦病毒外界抵抗力不强，对酸、乙醚、氯仿、去氧胆酸盐敏感，高于 37℃ 及 pH5.0 以下易被灭活，56℃ 加热 30分钟或 100℃ 煮沸 1 分钟可被灭活。对紫外线及乙醇、碘酒等消毒剂均敏感。

二、流行病学

（一）宿主动物及传染源

病毒呈多宿主性，据国内外不完全统计，有 170 多种脊椎动物自然感染汉坦病毒，但主要宿主动物和传染源均为啮齿动物，其他动物包括猫、猪、犬和兔等。在我国以黑线姬鼠、褐家鼠、大仓鼠、黑线仓鼠为主要宿主和传染源，林区则以大林姬鼠为主，大白鼠则为实验室感染的主要来源。

（二）传播途径

1. 接触传播 接触感染汉坦病毒的宿主动物血液、排泄物、分泌物，病毒由损伤的皮肤和黏膜侵入人体。

2. 呼吸道传播 携带病毒的鼠类排泄物，如尿、粪、唾液等污染尘埃形成气溶胶，可经呼吸道侵入感染人体。

3. 消化道传播 进食被鼠类排泄物污染的食物，病毒由破损的口、咽、食管黏膜侵入人体。

4. 垂直传播 在患病孕妇流产的胎儿肝、肾、肺等脏器内可分离出病毒，提示孕妇感染本病毒后，病毒可经过胎盘传给胎儿。

5. 虫媒传播 寄生鼠类的革螨或恙螨具有叮咬吸血的能力，可能有传播汉坦病毒的作用。

（三）人群易感性

人群普遍易感，隐性感染较少，发病以男性青壮年农民和工人较高。病后免疫力与感染的型别有关，Ⅰ 型病毒感染后特异性 IgG 抗体最长可维持 30 年，对 Ⅱ 型病毒有一定的交叉免疫力。Ⅱ 型病毒感染后 IgG 抗体维持时间短，多于 2 年内消失，且对 Ⅰ 型病毒交叉免疫力不强。

（四）流行病学特征

1. 区域性 本病分布广泛，主要分布于欧亚两大洲，我国为本病高流行区，全球 90%病例发生于中国，除青海、新疆无原发病例外，其他各省区市均有病例报告。

2. 季节性和周期性 本病多呈散发为主，四季均可发病，有明显发病高峰季节，其与啮齿类动物种类及活动轨迹有一定关系。在农村和林区，传染源为黑线姬鼠和大林姬鼠，发病高峰在 11 月至次年 1 月，5～7 月为小高峰，病原体为 Ⅰ 型病毒，临床上病情多较重，发病率有一定周期性。在城市传染源为褐家鼠，病原体为 Ⅱ 型病毒，发病高峰在 3～5 月，临床上以轻、中型为多，发病率无明显周期性。而在农村城乡接合部，黑线姬鼠和褐家鼠共存地区，Ⅰ型和Ⅱ型病毒混杂流行。

3. 好发人群 以男性工人、青壮年农民为主，主要与接触传染源的机会多少有关。

三、发病机制与病理改变

（一）发病机制

目前尚未清楚，近年来研究提示汉坦病毒感染为本病发病的启动因子，继而引起免疫病理损坏，导致一系列复杂的病理生理过程，产生发热、充血和出血、低血压休克、肾功能衰竭等临床过程。多数研究认为主要包括两个方面：病毒的直接作用和免疫损伤作用。

（二）病理生理

1. 休克 病程3~7天出现的低血压休克称为原发性休克，少尿期以后发生的休克称为继发性休克。原发性休克的原因是：全身小血管广泛受损，加之血管活性物质的作用，引起血管扩张，血管通透性增加，血浆外渗血容量下降；血浆外渗血液浓缩而黏稠度升高，促进弥散性血管内凝血发生，导致血流淤滞循环受阻，使有效血容量进一步下降。继发性休克主要与大出血、继发感染、多尿期有效血容量不足有关。

2. 出血 多因素参与出血的发生，主要包括：①血管内皮细胞受损致小血管壁损伤；②病毒侵犯致骨髓巨核细胞成熟障碍，血小板减少；③大量免疫复合物沉积血小板致血小板功能异常；④肝素类物质增加；⑤DIC消耗大量凝血因子，同时引起继发性纤溶亢进，导致凝血机制异常。

3. 急性肾衰竭 其原因是：①大量血浆外渗导致有效循环血量不足，激活肾素-血管紧张素系统，肾皮质血管收缩，使肾血流不足，肾小球滤过率降低；②循环免疫复合物大量沉积于肾小球和肾小管基底膜，激活补体，引起肾小球及肾小管基底膜损伤。③肾间质水肿和出血，压迫肾小管，使尿量减少；④低血压休克和弥散性血管内凝血导致肾小球微血栓形成和缺血性坏死；⑤肾小管管腔被尿蛋白、管型等阻塞，使尿液排出受阻。

（三）病理改变

基本病理变化是全身小血管（包括小动脉、小静脉和毛细血管）的广泛受损，血管内皮细胞肿胀、变性、坏死，重者血管壁发生纤维蛋白样样坏死和破裂崩解；毛细血管扩张，充血和淤血，管腔内有微血栓形成，由于广泛性小血管病变和血浆外渗因引起周围组织水肿和出血。脏器损害以肾脏病变最明显，其次为心、肝、脑等脏器。各脏器病变不同程度充血、水肿、出血和组织坏死，体腔可伴有积液，少尿期可并发肺水肿、脑水肿，炎细胞浸润以淋巴细胞、单核细胞和浆细胞为主。

四、临床表现

潜伏期4~46天，一般为1~2周。早期主要表现为感染中毒症状，出血、充血外渗征，肾脏损害三大症状。典型病例病程中有发热期、低血压休克期、少尿期、多尿期、恢复期的五期经过，非典型和轻型病例可出现越期现象，而重症者可出现发热期、休克期和少尿期之间的互相重叠。

（一）发热期

急性起病，主要表现为全身感染中毒症状、毛细血管损伤和肾损害。

1. 发热　起病急骤，畏寒发热，体温 39～40℃，以稽留热或弛张热多见，少数为不规则热，多数持续 3～7 天，少数持续 10 天以上。一般体温越高，持续时间越长，病情越重。

2. 全身中毒症状　表现为全身酸痛、头痛、腰痛、眼眶痛。头痛、腰痛、眼眶痛一般称为"三痛"，是由于相应部位血管扩张、充血和水肿所致。头痛以双侧颞部、前额部胀痛为主；眼眶痛以胀痛为主，眼球活动时加重；腰痛轻者叩击痛，重者拒按且不能平卧或翻身。多数伴有明显消化道症状。腹痛剧烈时腹部有压痛、反跳痛，易误诊为急腹症，需要鉴别。部分患者出现嗜睡、兴奋不安、谵妄、神志恍惚、抽搐等神经系统症状。

3. 毛细血管损害　主要表现为充血、出血及外渗水肿。皮肤充血主要见于颜面、颈部、胸部等部位潮红，甚至"醉酒貌"。黏膜充血见于眼结膜、软腭与咽部，黏膜出血多出现在软腭，呈网状、点状或出血点；眼结膜呈点状或斑片状出血；少数患者有鼻出血、咯血、黑便或血尿。如皮肤出现大片瘀斑或腔道大出血，属于重症表现，可能存在弥散性血管内凝血。渗出水肿征最早见于球结膜水肿，轻者眼球转动或用手按压上下眼睑可见球结膜涟漪波，重者呈水泡样，突出于睑裂。渗出水肿征越重，提示病情越重。

4. 肾损害　2～4 天可出现肾损害，表现为蛋白尿、血尿或少尿倾向等。有时尿中排出膜状物。双肾区有叩痛。早期蛋白尿（＋）～（＋＋），低血压休克期多达（＋＋）～（＋＋＋＋）。镜检可见透明管型、颗粒管型或蜡样管型。

（二）低血压休克期

常发生于发热 4～6 天后体温下降，其他症状反而加重，部分患者表现为低血压及休克。一般持续 1～3 天，休克的发生速度、持续时间与病情严重程度有关。轻者血压略有波动，持续时间短。重者进展快，血压测不出。休克早期一般四肢温暖、皮肤潮红，出汗多，继而出现面色苍白、发绀、四肢湿冷，少尿或无尿，脉搏细数，出现奔马律或心力衰竭；同时伴有谵妄，烦躁，不同程度意识障碍。如出血顽固性休克而不能纠正，可进展为弥散性血管内凝血、出血、急性肾衰竭、脑水肿、ARDS 等发生。

（三）少尿期

多发生于病程第 5～8 天，持续 2～5 天，长者 10 多天。本期以少尿或无尿、尿毒症、水、电解质和酸碱平衡紊乱为特征，严重者出现高血容量综合征和肺水肿。临床表现以消化道症状、神经精神症状和出血症状最为显著，代谢性酸中毒患者可出现呼吸增快或 Kussmaul 大呼吸。电解质代谢紊乱可表现为高血钾、低血钠和低血钙，少数可发生低血钾和高血镁，继而导致心律失常。水代谢障碍可出现高血容量综合征，表现为水肿、体表静脉充盈、脉搏洪大、脉压增大、心率增快等，可出现心力衰竭、脑水肿、肺水肿等。

（四）多尿期

一般出现在病程的第 9～14 天，持续时间平均 7～14 天。一般认为尿量增至 2000 ml/d 以上即进入多尿期。

根据尿量和氮质血症情况可分为以下三期。①移行期：每天尿量由 400 ml 增加至 2000 ml，此期虽然尿量增加，但血尿素氮（BUN）、血肌酐（Scr）仍可升高，症状加重，应特别注意观察病情。②多尿早期：每天尿量超过 2000 ml，此期氮质血症未见改善，症状仍重。③多尿后期：每天尿量超过 3000 ml，并逐日增加，血尿素氮逐步下降，精神食欲逐日好转，此期每天尿量可达 10 000 ml 以上，全身症状明显改善。尿量的大量排出导致失水和电解质代谢紊乱，尤其是低钾血症。因此此期应注意继发性休克、急性肾衰竭、电解质紊乱（低血钠、低血钾）及继发感染等发生。

（五）恢复期

一般于多尿期后发生，尿量逐渐下降为每天 2000 ml 或以下，精神、食欲、基本恢复。一般需要 1~3 月体力可恢复。少数患者可遗留高血压、肾功能障碍、心肌劳损和垂体功能减退等症。

以上各期并非每一病例都有，重者可前 2 期或 3 期较差重叠，轻者或非典型病例仅有发热期或多尿期。根据发热高低、中毒症状轻重和出血、休克、肾功能损害程度的不同，临床上可分为 4 型。

1. 轻型 ①体温≤39.0℃；②中毒症状轻；③有皮肤黏膜出血点；④无少尿和休克；⑤尿蛋白（＋）~（＋＋）。

2. 中型 ①体温 39.0~40℃；②中毒症状较重；③球结膜水肿明显；④皮肤黏膜有明显瘀点瘀斑；⑤肾损害明显，尿蛋白（＋＋）~（＋＋＋）；出现低血压和少尿。

3. 重型 ①体温≥40℃；②中毒症状重；③明显渗出水肿症状，或出血神经、精神症状；④出血症状重，如可有皮肤黏膜和腔道出血；⑤肾损害加重，少尿持续 5 天以内，或无尿 2 天；⑥休克症状。

4. 危重型 在重型基础上出现：①顽固性休克；②出血加重，有重要脏器出血；③肾损害加重，少尿 5 天以上，或无尿 2 天以上；④其他严重并发症，如心力衰竭、肺水肿、呼吸衰竭、继发严重感染等。

五、并发症

并发症主要见于低血压休克期、少尿期和多尿早期。随着临床诊治技术的提高，尤其血液透析技术，近年本病病死率明显降低。中重型患者多能度过低血压休克期、少尿期、多尿早期，救治重点主要为各种并发症的诊治。

（一）内脏出血和弥散性血管内凝血

以呕血、便血最为常见，可导致继发性休克。腹腔出血、鼻衄、阴道出血、颅内出血等较常见，大咯血可引起窒息，颅内出血引起抽搐昏迷甚至死亡，腹腔内出血或肾破裂出血，易引起休克和肾功能衰竭。

（二）肺部并发症

肺损害为常见并发症，常见有肺水肿、急性呼吸窘迫综合征、继发性肺部感染、心源性肺水肿、肺出血等。

（三）继发感染

好发于重型、危重型患者，本病继发感染多属于医院感染或机会性感染，见于本病病程各期，以少尿期、多尿期多见。病原体以细菌、真菌为主，以肺部感染多见，其次为尿路感染、腹腔感染、皮肤软组织感染、败血症等。

（四）中枢神经系统并发症

包括由汉坦病毒侵犯中枢神经引起的脑炎和脑膜炎；因休克、凝血机制异常、电解质紊乱和高血容量综合征等引起的脑水肿、高血压脑病和颅内出血等，CT 检查有助于诊断。

（五）其他

包括自发性肾破裂、心肌损害和肝损害等。

六、实验室及其他检查

（一）血常规检查

血常规变化与病期及病期轻重有关，对判断预后有重要价值。病程 1~2 天白细胞计数多正常，第 3 天后逐渐升高，一般为（15~30）×10^9/L，少数重症患者可达（50~100）×10^9/L。白细胞分类早期以中性粒细胞增多为主，核左移，有中毒颗粒，重型患者可见幼稚细胞呈类白血病反应。病程第 4~5 天后淋巴细胞增多，并出现较多的异型淋巴细胞，15% 以上多属于危重患者。血红蛋白和红细胞因血浆外渗、血液浓缩而明显升高。血小板从发病第 2 天起开始减少，可见异型血小板。

（二）尿常规检查

肾损害是本病早期特征，病程第 2 天即可出现蛋白尿，可迅速进展至（＋＋＋）~（＋＋＋＋），突然出现大量尿蛋白对诊断很有帮助。尿蛋白一般随病情加重而增加，至少尿期达高峰，多尿后期和恢复期转为阴性。少数患者尿中出现膜状物，是凝血块、大量尿蛋白和脱落上皮细胞的混合凝聚物。镜检可见有红细胞、白细胞和各种管型。

（三）血液生化检查

①血尿素氮、肌酐低血压休克期开始上升，少数在发热后期开始升高，移行期末达高峰，多尿后期开始下降，升高的程度和速度与病期轻重成正比。②酸碱测定发热期血气分析以呼吸性碱中毒多见，休克期及少尿期以代谢性酸中毒为主，多尿期以代谢性碱中毒为主。③电解质血钾在发热期、休克期处于低水平，少尿期升高，多尿期又降低，血钠、氯、钙在本病各期中多数降低，而磷、镁等则升高。

（四）凝血功能检查

发热期开始血小板减少，其黏附、凝聚和释放功能降低。出现弥散性血管内凝血时，开始为高凝阶段，凝血时间缩短。其后为低凝阶段，血小板进一步减少至 50×10^9/L 以下，弥散性血管内凝血高凝期出现凝血酶时间缩短，消耗性低凝期则纤维蛋白原下降，凝血酶原时间延长，凝血酶时间延长，进入纤溶亢进期则出现纤维蛋白降解物（FDP）升高。

（五）免疫学检查

1. 特异性抗体检测　本病特异性抗体 IgM 和 IgG 出现早，持续时间长，因此单份血清 IgM 检测可用于早期诊断。

2. 特异性抗原检测　常用 ELISA、IFA，胶体金法则更为敏感。早期患者的血清及周围血中性粒细胞、单核细胞、淋巴细胞和尿沉渣细胞均可检出汉坦病毒抗原。

（六）分子生物学检测

应用 RT－PCR 方法可以检出汉坦病毒的 RNA，敏感性较高，具有诊断价值。

（七）病毒分离

将发热期患者的血清、血细胞和尿液等接种于 Vero－E6 细胞或 A549 细胞中可分离出汉坦病毒。

（八）其他检查

肝功能检查可异常。心电图检查可有心律失常和心肌损害，高血钾出现 T 波高尖，低血钾出现异常 U 波。脑水肿可见视神经盘水肿。胸部 X 线检查部分患者可出现肺水肿、胸腔积液等表现。

七、诊断与鉴别诊断

（一）诊断依据

1. 流行病学资料　在流行季节，病前 2 个月有疫区野外作业及留宿者，或有与鼠类或其他宿主动物或排泄物接触史。

2. 临床表现　发热及全身中毒症状；颜面部、颈部、上胸部充血，即"三红征"；头痛、腰痛、眼眶痛，即"三痛征"；"醉酒貌"；皮肤搔抓样或条痕样出血；球结膜水肿；肾脏损害。热退后症状反而加重。典型患者出现发热期、低血压休克期、少尿期、多尿期和恢复期五期经过。

3. 实验室检查　血常规提示血液浓缩、血红蛋白和红细胞增高，白细胞增加，血小板减少，出现异型淋巴细胞；尿常规示显著蛋白尿、各类型管型和尿中带膜状物有助于诊断；血清、血细胞和尿中检出病毒抗原和血清中检出特异性 IgM 抗体阳性可以明确诊断。特异性 IgG 抗体需双份血清效价升高 4 倍以上才有诊断意义。RT – PCR 检测汉坦病毒的 RNA 有助于早期和非典型患者的诊断。

（二）鉴别诊断

本病早期应与急性上呼吸道感染、流感、败血症、伤寒、急性胃肠炎、细菌性痢疾等相鉴别；少尿期主要与急性肾炎、其他原因所致的急性肾损伤或急性肾功能衰竭相鉴别；出血明显者主要与消化性溃疡出血、血小板减少性紫癜、其他原因所致的弥散性血管内凝血相鉴别；咯血需要与肺结核、支气管扩张、钩体病黄疸出血型相鉴别。

八、预后

本病病死率与临床类型、治疗及时性及措施是否正确有关，通过早期诊断、早期治疗及血液透析的使用病死率由 10% 下降为 3% ~5% 以下。

九、治疗

本病无特效治疗措施，"三早一就"为本病治疗原则，即早发现、早休息、及早就近治疗，减少搬运。治疗应针对各期病理生理变化采取综合性、预防性治疗。早期宜及早应用抗病毒治疗，中晚期则针对病理生理异常对症治疗，尤其重视休克、出血和肾功能衰竭的防治。

（一）发热期

治疗原则为抗病毒治疗，减轻外渗，改善中毒症状，补充耗损的体液，预防休克、弥散性血管内凝血。

1. 抗病毒治疗　宜早不宜迟，成人可用利巴韦林，1 g/d（成人）或 15 ~30 mg/kg 体重（儿童），加入 500 ml 液体中静脉滴注，持续 3～5 天抗病毒治疗，能抑制病毒，减轻病情和缩短病程。也可用干扰素 α 300 万～500 万 U 肌内注射，一天一次，疗程 3～5 天。必要时可用高效价免疫球蛋白肌内注射或用高效价恢复期血浆静脉滴注。

2. 减轻外渗 应及早卧床休息，为降低血管通透性可给予芦丁、维生素 C 等，每天输注平衡盐液或葡萄糖盐水 1000～1500 ml/d，需要根据体温、血压、尿量、摄入量等予以调整补液量。高热、大汗或呕吐、腹泻者可适当增加。发热后期予以 20% 甘露醇 125 ml～250 ml，可提高血浆渗透压，减轻外渗和组织水肿。

3. 改善中毒症状 高热时应以物理降温为主，忌用强烈发汗退热药，以防大汗进一步丧失血容量。肾上腺皮质激素具有退热、抗炎、抗渗出、减轻中毒症状的作用，可予以氢化可的松 100～300 mg/天，连用 3～5 天，或地塞米松 5～10 mg 加入 500 ml 生理盐水静脉滴注。呕吐频繁者可给予甲氧氯普胺（灭吐灵）10 mg 肌内注射。

4. 预防弥散性血管内凝血 弥散性血管内凝血高凝阶段多发生于发热晚期至休克、少尿初期。如发热晚期凝血时间（试管法）在 3 分钟以内，或 APTT 34 秒以内高凝状态，可给予小剂量肝素抗凝有助于阻止弥散性血管内凝血发展，减轻此后的少尿和出血。但高凝状态为时短暂，应抓住时机，谨慎治疗。抗凝治疗亦可用丹参注射液或低分子右旋糖酐静脉滴注。

（二）低血压休克期

治疗原则为积极补充血容量，调整血浆胶体渗透压，纠正酸碱失衡，改善微循环，防治多脏器功能衰竭。

1. 补充血容量 宜早期、快速、适量，先快后慢、先盐后糖、先晶后胶、见尿补钾为原则，首选平衡盐液或生理盐水等晶体液和血浆、羟乙基淀粉、低分子右旋糖酐等胶体液建立静脉多通道快速输注。因休克抢救过程中血浆仍继续渗出，故快速扩容量应为休克时血浆渗出量的 1.5～2 倍。一旦评估病情发生休克首批 1000 ml 晶体液和 300～500 ml 胶体液应于 30 分钟内完成。根据血压、脉搏、心率、中心静脉压、血红蛋白量、末梢循环、组织灌注量、尿量动态变化，评估补液量，决定补液量及滴速。血压稳定 12～24 小时后，改为常规速度补液。10% 低分子右旋糖酐每天输入量不宜超过 1000 ml，否则易引起出血。因休克期血液浓缩不宜输用全血。年老或原有心肺疾患者输液时应密切观察心肺体征，掌握输注速度和液量。冬季扩容尚应适当加温。

2. 纠正酸中毒 休克时常伴有代谢性酸中毒。动态监测血气分析、二氧化碳结合力作为是否需要纠正酸中毒的依据，酸中毒可选用 5% 碳酸氢钠 5 ml/kg 静脉滴注或静脉推注，避免过度补碱，24 小时不宜超过 600 ml。

3. 强心剂的应用 血容量基本补足，心率在 140 次/分钟以上者，可静脉给予毛花苷 C（西地兰）或毒毛花苷 K 强心。

4. 血管活性药与肾上腺皮质激素的应用 经以上处理血压仍不稳定时，可选用血管活性药，如多巴胺、间羟胺等静脉滴注。山莨菪碱具有扩张微血管、解除血管痉挛作用，可酌情应用。也可同时应用地塞米松 10～20 mg 静脉滴注。

（三）少尿期

治疗原则为"稳、促、导、透"，即稳定机体内环境、促进利尿、导泻和透析治疗。

1. 稳定机体内环境 ①控制氮质血症：给以高糖、高维生素、低蛋白饮食。不能进食者，每天静脉推注葡萄糖不少于200 g，并加入适量胰岛素。②维持水平衡：少尿早期需鉴别肾性与肾前性少尿。可快速输注电解质溶液500～1000 ml，同时用利尿剂20%甘露醇100～125 ml静脉注射，观察3小时看利尿效果（禁用于高血容量综合征）。若尿量不超过100 ml，则为肾实质损害所致少尿，应严格控制输入量，可按前一天尿量和吐泻量加400 ml作为给液量，兼顾发热所引起的体液丢失量。③维持电解质、酸碱平衡：一般应限制钠盐摄入。可根据血钾及心电图变化，限制或适量补充钾盐。应根据CO_2CP检测结果，给予5%碳酸氢钠静脉滴注，以稳定酸碱平衡。

2. 促进利尿 血压稳定12～24小时后开始。少尿初期可应用20%甘露醇125 ml静脉注射，以减轻肾间质水肿，用后若利尿效果明显者可重复应用1次，若效果不明显，应停止应用。常用利尿剂为呋塞米，静脉注射，每次20～200 mg静脉注射。亦可用血管扩张剂酚妥拉明10 mg或山莨菪碱10～20 mg静脉滴注，每天2～3次。

3. 导泻和放血疗法 无消化道出血者可选用20%甘露醇250～350 ml、50%硫酸镁40 ml、大黄10～30 g煎水等口服导泻，单用或联合使用。放血疗法目前已少用，如少尿伴高血容量综合征引起急性心衰、肺水肿时，可酌情考虑放血300 ml。

4. 透析疗法 可行血液透析、持续性肾脏替代治疗（CRRT）或腹膜透析。适应证为：①无尿24小时以上或持续少尿4天以上，经呋塞米或甘露醇快速利尿无反应；②尿毒症日趋严重，血BUN＞28.56 mmol/L，肌酐＞600 μmol/l；③高分解型肾功能不全，每天血BUN升高＞7.14 mmol/L；④高血钾＞6.0 mmol/L，ECG有高尖T波表现；⑤不易纠正的重度酸中毒；⑥高血容量综合征。对血压或血流动力学不稳定，心力衰竭或呼吸衰竭不宜搬动的危重型患者首选CRRT。

（四）多尿期

治疗原则为移行期和多尿早期的治疗与少尿期相同，多尿后期伴随尿量增加应维持水和电解质平衡，加强支持治疗，防治出血、失水、低钠血症、低钾血症和继发感染。

（五）恢复期

治疗原则为补充营养，逐渐恢复工作。出院后应休息1～3个月，定期复查肾功能、血压和垂体功能、如有异常应及时治疗。

（六）并发症治疗

1. 消化道或内脏大出血 病因治疗，有输血指征予以输血；有血小板明显减少应输新鲜血小板。消化道出血可口服云南白药、去甲肾上腺素4～5 mg加生理盐水100 ml或凝血酶4000 U加生理盐水100 ml口服。弥散性血管内凝血消耗性低凝血期，宜补充凝血因子和血小板，继发性纤溶亢进时，可用6-氨基己酸或氨甲苯酸静脉滴注，肝素类物质增高者可用鱼精蛋白或甲苯胺蓝静脉注射。肾破裂出血应手术治疗。

2. 中枢神经系统并发症 出现抽搐、痉挛时可用地西泮（安定）、异戊巴比妥钠等镇静剂；脑水肿或颅内出血所致颅内高压可用20%甘露醇静脉推注，或通过导泻、透析等方法脱水。

3. 急性呼吸窘迫综合征 可应用大剂量肾上腺皮质激素如地塞米松20～30 mg每8小时1次静脉注射，还应限制入水量和进行高频通气，或及时应用呼吸机进行呼气末正压通气，并积极治疗肺水肿。

4. 心衰、肺水肿　限制入液量，吸氧，半卧位，以扩血管药物酚妥拉明 10 mg 加入液体内缓慢静脉滴注。应用毛花苷 C 或毒毛旋花苷 K、氨茶碱、呋噻咪以强心利尿。根据具体情况应用降压、导泻、放血、透析等疗法。

5. 防止继发感染　注意皮肤黏膜、口腔清洁卫生，勤翻身，多拍背，加强护理。并发细菌感染时，应选用对肾无损害的抗菌药物。

十、预防

（一）灭鼠防鼠

鼠类是本病主要传染源，减少和消灭鼠类是预防本病的有效措施。灭鼠时机应选择本病流行高峰期前进行。

（二）切断传播途径

1. 皮肤伤口处理　及时包扎，避免被鼠类排泄物污染。

2. 搞好环境卫生　避免被鼠的排泄物污染环境。食品加盖，防止鼠类排泄物污染食品，不用手接触鼠类及其排泄物，不吃被鼠类排泄物污染的食物。疫区野外工作时衣裤口要扎紧。清扫贮粮仓库时宜戴多层口罩。动物实验时要防止被实验鼠咬伤。

3. 灭螨　流行地区屋内每 7～10 天用 1‰乐果或 2‰敌敌畏灭螨一次，保持通风干燥。稻草收入屋内之前应晒干。

（三）保护易感人群

目前我国研制的汉坦病毒灭活疫苗有沙鼠肾细胞灭活疫苗（Ⅰ型）、乳鼠脑纯化汉坦病毒灭活疫苗（Ⅰ型）、地鼠肾细胞灭活疫苗（Ⅱ型），已在流行地区人群中使用，有88%～94%接种者能产生中和抗体，但持续 3～6 个月后明显下降，一年后需加强注射。

第五节　狂犬病

扫码"学一学"

案例导入

患儿，男，8 岁，半月前不慎野犬咬伤面部，伤口较深，出血不多，未规范接种狂犬病疫苗。2 天前患儿出现发热，以中低热为主，伴有烦躁、易激惹，流涎，1 天听见水声出现恐惧，怕光，害怕汽车驶过，查体：查体不配合，恐慌，颈抵抗可疑，双肺呼吸音粗糙，实验室检查：血象正常，中性粒细胞稍高，脑脊液压力稍增高，细胞数稍高，一般不超过 $200 \times 10^6/L$，主要为淋巴细胞，细胞数稍增多，糖及氯化物正常。

问题：

1. 本病可能性诊断是什么？

2. 诊断依据有哪些？

3. 本病预后如何？

4. 本病的防治措施是什么？

狂犬病（rabies）又名恐水症（hydrophobia），是由狂犬病毒引起的一种累及中枢神经系统为主的人兽共患急性传染病。预后险恶，病死率几乎100%。

一、病原学

狂犬病毒属弹状病毒科，拉沙病毒属。病毒外形似子弹壳，中心为单股负链RNA，外面为核衣壳和含脂蛋白及糖蛋白的包膜。狂犬病毒的蛋白质由5个主要蛋白质和2个微小蛋白构成，即外膜糖蛋白（glycoprotein，G）、核蛋白（nuclear protein，NP）、转录酶大蛋白（large protein，LP）、衣壳基质蛋白（matrix protein 1，M_1P）和包膜基质蛋白（matrix protein 2，M_2P）。其中外膜糖蛋白抗原能与乙酰胆碱受体结合，使狂犬病毒具有神经毒性作用，并刺激机体产生具有保护作用的中和抗体，内层N抗原能刺激机体产生补体结合抗体，有助于临床诊断。

从狂犬病患者或患病动物体内分离出的病毒称为"野毒株"或"街毒株"，其特点为致病力强，潜伏期长（15～30天），能在唾液腺中繁殖，多种途径感染后均可导致发病。固定毒株是野毒株经多次兔脑组织传代而获得的毒株，其特点为毒力减弱，不侵犯唾液腺，对人和动物失去致病力，但仍保留其抗原性，可供制备狂犬病减毒活疫苗。

病毒存在于患者及病兽的唾液和神经组织中，对外界环境抵抗力不强，易被紫外线、新洁尔灭、碘附、高锰酸钾、乙醇、甲醛等灭活，100℃煮沸2分钟或60℃加热30分钟即失去活力。但对石炭酸等苯酚类化合物则有高度抵抗力。

二、流行病学

狂犬病在世界各地均有发生，但主要流行于东南亚、非洲及拉丁美洲地区。

（一）传染源

主要是病犬，其次为猫、猪、牛、马等家畜。狼、狐狸、蝙蝠及浣熊等野生动物也能传播狂犬病毒。人不是传染源。

（二）传播途径

狂犬病病毒主要通过病犬或病兽咬伤、抓伤的皮肤伤口侵入人体，也可由染毒的唾液经各种创口或黏膜而感染，少数可在宰杀病兽、剥皮、切割等过程中被感染。偶见因进食染毒肉类或接触病兽皮毛、血、尿、乳汁或吸入含有病毒的气溶胶而感染发病的报道。

（三）人群易感性

人对狂犬病毒普遍易感，兽医、动物饲养员及野外工作人员受感染机会较多。人被犬咬伤后的发病率为15%～20%。被病兽咬伤后是否发病与下列因素有关：咬伤部位是否神经末梢丰富、衣着厚薄及咬伤程度、伤口局部是否及时清洗消毒、是否及时全程注射狂犬病疫苗、被咬伤者的免疫功能是否健全等。

三、发病机制与病理解剖

（一）发病机制

狂犬病毒自皮肤和黏膜破损处进入人体后，对神经组织有强大的亲和力，致病过程分为三个阶段。

1. 伤口局部组织繁殖期　病毒侵入人体后，首先在伤口附近的横纹肌细胞内增殖，在局部停留 3 天或更久后经由神经肌肉接头处侵入伤口周围末梢神经，此时患者处于潜伏期。

2. 侵入中枢神经期　病毒沿周围神经的轴索向中枢神经系统做向心性扩散，至脊髓的背根神经节再大量繁殖，入侵脊髓并很快到达脑部，侵犯脑干和小脑等处的神经细胞。

3. 向各器官扩散期　中枢神经系统的病毒向周围神经呈离心性扩散，侵入各器官组织，尤以唾液腺、舌根部味蕾、嗅神经上皮等处含病毒量较多，其中唾液腺是病毒主要排泄器官。由于迷走神经核、舌咽神经核和舌下神经核受损，导致吞咽肌及呼吸肌痉挛，患者出现恐水、吞咽及呼吸困难。交感神经受损时出现唾液分泌增加和多汗。迷走神经节、交感神经节和心脏神经节受损时，可引起患者心血管功能紊乱或猝死。

（二）病理变化

病理变化主要为急性弥漫性脑脊髓炎，病变主要在灰质，以大脑基底面海马回、脑干、小脑损害明显，外观脑实质充血、水肿、微出血病灶。镜下观脑、脊髓弥漫性充血、水肿，淋巴细胞、单核细胞浸润，神经细胞变性坏死。多数患者的神经细胞质中可见嗜酸性包涵体，即内基小体（Negri body），呈圆形或卵圆形，直径 3 ~ 10 μm，染色后呈樱桃红色，为狂犬病毒的集落，最常见于海马及小脑浦肯野细胞的细胞质中，是本病的特征性病变，对狂犬病毒的感染具有确定诊断的意义。

四、临床表现

潜伏期长短不一，一般为 1 ~ 3 个月，极少数短至两周以内或长至一年以上，此时期内无任何诊断方法。潜伏期长短与年龄、伤口部位、伤口深浅、入侵病毒数量和毒力等因素相关。典型临床经过分为三期。

（一）前驱期

多数表现为低热、头痛、疲乏、全身不适、食欲不振、恶心、烦躁、失眠、恐惧不安，对声、光、风等刺激敏感，并有咽喉紧缩感。具有诊断意义的早期表现是已愈合的伤口及其神经支配区域有麻木、痒、痛及蚁走感等异常感觉。约发生于 80% 的病例。本期持续 2 ~ 4 天。

（二）兴奋期

表现为高度兴奋，极度恐惧、恐水、怕风、易激惹、咽肌痉挛、呼吸困难等。体温常升高（38 ~ 40℃）。恐水为本病的特征，典型者表现为患者在饮水、见水、听到流水声音甚至听到"水"字便可引起咽肌严重痉挛，虽极口渴而不敢喝水，常导致声嘶哑和脱水。严重者伴全身肌肉阵发性抽搐及由于呼吸肌痉挛而导致的呼吸困难、缺氧及发绀。因交感神经功能亢进，患者常表现为多汗、流涎、心率加快、血压升高。患者多数神志清晰，但部分患者可有定向力障碍，幻觉、谵妄、精神失常等。本期持续 1 ~ 3 天。

（三）麻痹期

患者肌肉痉挛发作逐渐减少或停止，肢体呈弛缓性瘫痪，也可出现眼肌、颜面肌、咀嚼肌等瘫痪症状。患者由安静进入昏迷状态，最后因呼吸和循环衰竭而死亡。本期持续 6 ~

18 小时。

重症患者常出现肺炎和其他感染并发症，气胸、纵隔气肿、心功能衰竭、上消化道出血、急性肾衰竭等。狂犬病病程一般不超过 7 天，一旦出现症状，病情进展迅速，死亡率几乎 100%。除上述典型表现外，部分病例可表现为无兴奋期或无明显恐水，即所谓的"瘫痪型"或"静型"，也称哑狂犬病。该型患者常以高热、头痛和咬伤部位痛痒起病，继而出现肢体无力、共济失调、瘫痪、大小便失禁等症状，最终因瘫痪而死亡。

五、实验室检查

（一）血常规及脑脊液检查

外周血白细胞总数轻至中度增多，中性粒细胞增多，一般占 80% 以上。脑脊液压力稍增高，细胞数稍高，一般不超过 $200 \times 10^6/L$，主要为淋巴细胞，蛋白及细胞数稍增多，糖及氯化物正常。

（二）病原学检查

1. 抗原检查 取患者脑脊液或唾液涂片、角膜印片或咬伤部位皮肤组织或脑组织通过免疫荧光法检测狂犬病毒抗原，阳性率可达 98%，抗原检测快速、敏感，特异性高，目前认为是诊断狂犬病的首选方法。ELISA 法适用于流行病学调查。

2. 抗体检查 用中和试验、补体结合试验或 ELISA 法检测血清中抗狂犬病毒抗体，因该抗体产生较晚，主要用于流行病学调查和回顾性诊断。

3. 病毒分离 取患者的唾液、脑脊液、皮肤或脑组织，用细胞培养或用乳小白鼠接种法可分离病毒，因分离培养时间长，不适于临床早期诊断。

4. 内基小体检查 取死者或动物脑组织进行切片染色，镜检找内基小体，阳性率 70% ~80%。

5. 核酸测定 采用 RT - PCR 法检测狂犬病毒 RNA。

六、诊断

（一）诊断依据

依据有被病犬或病兽咬伤、抓伤史；临床上出现典型恐水、怕风、咽喉痉挛，或畏光、怕声、多汗、流涎和咬伤部位麻木、感觉异常等表现；结合狂犬病毒抗原检查、病毒核酸检查及内基小体检查（＋）即可确诊。

七、鉴别诊断

狂犬病应与破伤风、脊髓灰质炎、类狂犬病性癔症、狂犬病疫苗接种后神经系统并发症及其他病毒性脑炎等相鉴别。

八、治疗

狂犬病发病后以对症综合治疗为主。

（一）隔离患者

单室严格隔离患者，让其安静卧床，避免声、光、风的刺激。医护人员必须穿隔离服、戴口罩及手套、戴面罩及护目镜。患者的分泌物、排泄物及污染物品均须严格消毒。安装床栏，防止患者痉挛发作时坠床受伤。

（二）支持及对症疗法，防治并发症

①加强监护；②补充水、电解质及热量；③烦躁不安、惊厥或咽喉肌痉挛者可应用安定、氯丙嗪或巴比妥类镇静剂；④脑水肿：给予甘露醇等脱水剂；⑤呼吸功能维护：吸氧，保持呼吸道通畅，如痰液阻塞，予以吸痰，必要时气管切开，间歇正压给氧；⑥心功能维护：可用 β 受体阻断剂、降压药及强心剂治疗患者的心动过速、心律失常及血压升高等症状；⑦继发感染的防治：可适当使用抗生素。

九、预防

鉴于本病缺乏有效治疗措施，病死率几乎 100%，发病后一般于 1 周内死于呼吸或循环衰竭，故应加强预防措施有助于疾病控制。

（一）管理传染源

以犬的管理为主。捕杀野犬，对饲养的家犬、警犬、科研用犬登记，接种动物用狂犬疫苗。对病犬及其他患病动物应立即击毙，并焚烧或深埋处理。病犬、猫咬人应立即捕获并隔离观察 2 周，检查动物唾液是否带有狂犬病病毒，一旦出现症状立即处死，2 周后仍存活且无带毒证据可暂接触病畜隔离。加强进出口动物的检疫措施及野生动物免疫接种可进一步降低狂犬病发病。

（二）伤口处理

早期、正确、有效的伤口处理是预防本病的关键措施。被动物咬伤、抓伤部位应立即用 20% 的肥皂水（或弱碱性清洗剂）和一定压力的流动清水交替彻底清洗伤口至少 15 分钟，后用生理盐水冲洗肥皂液残留。然后用稀碘附（0.025% ~ 0.05%）、0.1% 苯扎溴铵反复消毒伤口内部。深在伤口需要使用注射器或导管深入伤口内液体彻底冲洗，必要时可予以清创，彻底暴露患处后冲洗。伤口一般不予包扎、缝合，以利排血引流。如有人高效抗狂犬病免疫球蛋白或马抗狂犬病免疫血清，则应在伤口底部或周围作浸润注射。此外，还应注意选用抗生素及破伤风抗毒素或类毒素预防细菌或破伤风感染。

（三）预防接种

预防接种对预防发病有肯定价值，严格管理病犬可降低发病率。人一旦被病犬咬伤及时伤口处理，注射疫苗及抗狂犬病血清至关重要。我国批准的疫苗有地鼠肾细胞疫苗、鸡胚细胞疫苗和 Vero 疫苗。

1. 暴露前的疫苗接种　对于频繁接触高风险患病动物或到本病高危地区旅游的人群推荐暴露前预防，如兽医、野外探险者，从事狂犬病研究人员和动物管理人员等。

1）接种程序　对接触动物机会较多的人员，可使用人二倍体细胞疫苗 0.1 ml 皮内注射或 1 ml 肌内注射，分别在第 1 天、7 天、28 天分别接种 1 支，共 3 支。作为增强免疫，每两年监测一次血清中和抗体效价水平应 ≥0.5U/ml，如 <0.5U/ml 需加强 1 支。

2）接种方式及部位 2 岁及以上儿童和成人于上臂三角肌内注射；2 岁以下儿童于大腿前外侧肌内注射。禁止在臀部肌内注射。

2. 暴露后的疫苗接种 人用浓缩狂犬病疫苗（地鼠肾疫苗）：是我国应用最多的狂犬病疫苗，免疫效果好，副作用少。轻度咬伤者于 0、3、7、14、30 天各肌内注射本疫苗 1 支（液体疫苗 2 ml/支；冻干疫苗 1 ml 或 2 ml/支），儿童用量相同。严重咬伤者，可全程注射 10 支本疫苗，分别于咬伤的 0、1、2、3、4、5、10、14、30、90 天肌内注射 1 支。

1）Vero 细胞疫苗 可应用 2－1－1 程序，即：第 0 天接种 2 剂（左右上臂三角肌各接种 1 剂），第 7 天和第 21 天各接种 1 剂，共接种 4 剂，儿童用量相同。

2）人二倍体细胞疫苗 免疫效果好，副作用少。世界卫生组织推荐的方案是于咬伤 0、3、7、14、30、90 天各肌内注射射该疫苗 1 ml，共接种 6 次。也可采用另一方案，即于咬伤后 0、7、14、21 天各肌内注射射该疫苗 1 ml，共接种 4 次。

3. 被动免疫制剂的应用 常用的制剂有精制抗狂犬病马血清与人抗狂犬病免疫球蛋白，应在伤口清洗完成后立即使用。凡被严重咬伤者（头面、颈部、手指、3 处以上部位咬伤、咬穿皮肤或舔伤黏膜），皮肤过敏试验阴性时可注射精制抗狂犬病免疫血清（每 ml 含 100 U），剂量按 40 U/kg 计算，以一半剂量作伤口处浸润注射，另一半剂量作臀部肌内注射。皮肤试验阳性时，须行脱敏注射法成功后方可使用。人抗狂犬病免疫球蛋白，一次剂量为 20I U/kg。

免疫血清与狂犬病疫苗联合应用时，因免疫血清可干扰宿主的主动免疫影响抗体的产生，因此，应在完成末次疫苗接种后的第 15、75 天，或第 10、20、90 天再各注射加强针一次。

第六节　麻　疹

扫码"学一学"

案例导入

患儿，女，15 岁，因发热伴咳嗽、流涕、畏光 4 日，出疹 1 日，于 2017 年 2 月 11 日入院。查体：T 39.0℃，P 110 次/分，R 28 次/分，BP：110/76 mmHg，急性病容，头面部、躯干散在红色斑丘疹，疹间皮肤正常，压之褪色，浅表淋巴结未触及肿大，结膜充血，口腔颊黏膜可见黏膜斑。双肺呼吸音粗，未闻及明显干湿啰音，心率 110 次/分，各瓣膜未闻及病理性杂音，腹部平软，无压痛反跳痛，肝脾未及。血常规：WBC 4.01×10^9/L、NEUT% 0.66，L 0.25，X 线显示：双肺纹理增多、增粗，心、膈未见明显异常。

问题：

1. 该患者可能诊断是什么？

2. 患者诊断依据有哪些？

3. 确诊需要哪些检查？

4. 该患者治疗原则有哪些？

麻疹（measles，rubeola）是麻疹病毒（measles virus）引起的急性呼吸道传染病。本病传染性强，好发于冬春季节，主要经呼吸道传播，常见于儿童，易造成流行，病后免疫力持久。

一、病原学

麻疹病毒属副黏液病毒科麻疹病毒属，只有一个血清型，抗原性稳定，与其他副黏液病毒不同之处是无特殊的神经氨酸酶。电镜下呈球状或丝状，直径 100～250 nm，核心由单股负链 RNA 和三种核衣壳蛋白组成，外层为脂蛋白包膜，表面带有齿状突起，病毒包膜上主要的致病物质是基质蛋白（matrix protein，M）、血凝素（hemagglutinin，H）、融合蛋白（fusion protein，F）3 种结构蛋白。麻疹病毒可在人、猴、犬、鸡的组织细胞中生长繁殖，经细胞培养连续传代后，无致病性，但仍保持免疫性，故常用人羊膜或鸡胚细胞培养传代而制备减毒活疫苗。

麻疹病毒在外界抵抗力弱，对常用消毒剂、紫外线、热敏感，过酸或过碱（pH＜5 或 pH＞10）均易被灭活。在空气飞沫中保持传染性不超过 2 小时，56℃加热 30 分钟即被灭活，但耐寒、耐干燥，在 0℃可保存约 1 个月，−70℃～−15℃可保存数月至数年。

二、流行病学

（一）传染源

人类是麻疹病毒唯一自然宿主，急性期患者是最重要传染源，发病前 2 天至出疹后 5 天的患者眼结膜分泌物，鼻、咽、气管分泌物均含有病毒，具有传染性。前驱期传染性最强，出疹后传染性逐渐减低，恢复期不带病毒。

（二）传播途径

主要通过呼吸道传播，患者咳嗽、打喷嚏时含有病毒颗粒的飞沫散布于空气中，易感者经口、咽、鼻黏膜或眼结合膜侵入而被感染。密切接触者可经沾染病毒的媒介物传播，如共用玩具等。

（三）人群易感性

普遍易感，易感者与患者接触后 90% 以上发病，病后免疫力持久。本病常年发生，以冬春季发病较多。如幼时患过麻疹多有免疫力，6 月内患儿可从母体获得抗体较少发病，因此易感人群主要为 6 个月至 5 岁小儿。

（四）流行病学特征

本病传染性强，在学校、社区人群聚集区，易造成流行。发病率无性别和种族差异，与营养状况及卫生条件关系甚大。近年来麻疹的发病年龄向大年龄组推移，青少年及成人发病率相对上升。

三、发病机制与病理解剖

麻疹病毒从上呼吸道和眼结膜上皮细胞侵入，并在其上皮细胞内增殖引起感染，1～2 天内形成第一次病毒血症。继而病毒被单核－吞噬细胞系统吞噬，并在其中大量增殖，5～7 天后大形成第二次病毒血症，引起广泛病变，以呼吸道、眼结合膜、口咽部、皮肤、胃肠道等为主要受累组织或器官。少数患者可发生麻疹病毒性肺炎。麻疹的发病机制涉及两方面因素，一方面病毒直接在细胞内增殖，引起细胞病变，另一方面是迟发超敏性细胞免疫反应造成的病变。

麻疹的病理变化是广泛的细胞融合形成多核巨细胞，麻疹皮疹一般认为系麻疹病毒感染或免疫损伤致真皮层毛细血管内皮细胞肿胀、增生，血管充血扩张所致。麻疹黏膜斑与皮疹相仿，由于黏膜与黏膜下炎症引起局部充血、渗出、坏死及角化。肺泡壁有增生和细胞浸润，有多核巨细胞及透明膜形成，严重者形成麻疹巨细胞肺炎。肝、肾等实质器官可见上皮细胞变性或灶性坏死。心肌也可出现间质水肿及单核细胞浸润。

四、临床表现

潜伏期 7～21 天，平均 10 天左右，感染严重者可短至 6 天，曾接受主动或被动免疫者可延长至 3～4 周。

（一）典型麻疹

主要见于未接种疫苗者，或疫苗接种失败者，典型临床经过可分三期。

1. 前驱期 从发热到出疹一般 3～4 天，主要表现如下。①发热及感染中毒症状：急性起病，呈稽留热，伴头痛、周身不适，乏力、食欲减退等感染中毒症状，小儿可急起高热伴惊厥；②上呼吸道炎症和眼结膜卡他性炎症：如咳嗽、咳痰、流涕等上呼吸道感染症状，畏光、流泪、眼结膜充血、分泌物增多等结膜炎症表现；③麻疹黏膜斑：发热 2～3 天，约 90% 患者在口腔内第二磨牙对侧颊黏膜，可见 0.5～1 mm 大小针尖样灰白色小点，绕以红晕，称麻疹黏膜斑（Koplik 斑）。该黏膜斑亦可见唇内、牙龈、鼻黏膜等处。初为数个，1～2 天迅速增多，2～3 天即可消失，为麻疹前驱期特有体征，对早期诊断有重要价值。

2. 出疹期 发热 3～4 天后，开始出现典型皮疹，一般持续 3～5 天。皮疹首先自耳后发际开始，渐及前额、面、颈、躯干及四肢，2～5 天延及全身，最后到达手掌及足底。皮疹初为稀疏的淡红色斑丘疹，直径 2～5 mm，疹间皮肤正常。皮疹呈充血性，压之褪色。出疹高峰时部分皮疹可融合，呈暗红色。部分病例出现出血性皮疹，压之不褪色。皮疹高峰时，全身中毒症状加重，严重者体温高达 40℃ 左右，精神萎靡、嗜睡或烦躁不安，咳嗽加重，结膜充血，面部浮肿，全身表浅淋巴结及肝脾肿大，可有谵妄，婴幼儿常出现惊厥。肺部有细湿性啰音，X 线胸片可见弥漫性肺部浸润病变。

3. 恢复期 皮疹出齐后，病情缓解，体温 12～24 小时内降至正常，上呼吸道症状减轻，皮疹按出疹顺序隐退，初留浅褐色色素斑，经 1～2 周消失，伴有糠麸样脱屑，2～3 周内退尽。无并发症者病程 10～14 天。

成人麻疹较小儿重，上呼吸道症状轻，全身中毒症状较重，体温高，皮疹密集、粗大、成片，出疹顺序不同，从四肢向躯干蔓延，四肢密集者多脱屑严重且瘙痒，出退疹较缓，并发症少。孕妇患麻疹可发生死胎。近几年发生的麻疹临床症状多不典型。

（二）非典型麻疹

由于易感者年龄、机体免疫力水平、麻疹病毒毒力和感染病毒数量、接种疫苗种类等因素不同，临床上可出现非典型麻疹。

1. 轻型麻疹 多见于对麻疹有部分免疫力者，如近期接受过麻疹疫苗者、不足 6 月婴儿体内保留母体免疫力者。多潜伏期长（21～28 天），表现为低热，多在 39℃ 以下，发热时间短，呼吸道症状轻，皮疹少而稀疏，无麻疹黏膜斑，病程 5～7 天，一般无并发症少，病后可获得与典型麻疹相同的免疫力。

2. 重型麻疹 病死率高，多见于全身情况差、免疫力功能异常或继发严重感染者。视病情严重及临床表现可为四种类型。①中毒性麻疹：起病急，进展快，全身感染中毒症状重，呈稽留热，体温迅速高达40℃以上，皮疹迅速增多，融合成片，伴有呼吸急促、口唇发绀，心率加快，甚至谵妄、抽搐及昏迷等中枢神经系统损害表现。②休克性麻疹：除中毒症状外，迅速出现循环衰竭表现，如面色苍白、发绀、四肢厥冷、脉搏细弱、心率快、血压下降等。而皮疹则色淡稀疏，或皮疹刚出现又突然隐退。③出血性麻疹：皮疹为出血性，压之不褪色，常伴有黏膜、内脏出血和严重中毒症状。④疱疹性麻疹：疱疹位于真皮内，内含澄清液，周围有红晕，疱疹有时融合成大疱，发热高，中毒症状严重。

3. 异型麻疹 主要发生于接种麻疹灭活疫苗者。多于接种后4~6年再次接触麻疹患者时出现，表现为：突起高热，多达40℃以上，无口腔黏膜斑，起病2~3天即出皮疹，呈多形性皮疹，初起自四肢远端，逐渐延及躯干。上呼吸道卡他症状轻，肺部可闻及干湿性啰音，常伴肢体水肿、肝脾肿大，甚至胸膜炎症渗出。异型麻疹多呈自限性，麻疹病毒分离阴性，故无传染性，如恢复期患者血清麻疹血凝抑制抗体高滴度是重要诊断依据。

五、实验室检查

（一）血常规检查

多数患者外周血白细胞总数初期正常或减少，淋巴细胞增多，尤其在出疹期。如淋巴细胞明显减少，常常提示预后不良；如麻疹患者外周血白细胞总数增加，中性粒细胞增加，常提示继发细菌感染。

（二）多核巨细胞及麻疹抗原检测

取麻疹早期患者的眼、鼻咽分泌物，尿沉渣涂片经瑞氏染色可见多核巨细胞，出疹前2天至出疹后1天阳性率最高，有助于早期诊断。

（三）血清抗体测定

取初期与恢复期血清，用红细胞凝集抑制试验、中和试验或补体结合试验检测特异性抗体，效价 >4 倍为阳性，有助于诊断及流行病学调查。目前用酶联免疫吸附试验法检测血中特异性 IgM 和 IgG 抗体，敏感性和特异性高，一般病后1~2周阳性率高。

（四）病原学检查

取前驱期或出疹早期患者的鼻咽部及眼结膜分泌物经原代人胚肾细胞接种，进行病毒分离，不适合临床大范围开展。采用 RT - PCR 检测患者标本麻疹病毒核酸，有助于确定麻疹诊断。

六、并发症

（一）肺炎

为5岁以下患儿最常见的并发症和死因。发病早期麻疹病毒性肺炎临床表现多不严重，若继发细菌、其他病毒或混合感染时往往病情加重，提示预后差。多表现为稽留高热，伴或不伴畏寒，寒战，咳嗽，咳脓痰，呼吸急促，唇、指发绀，肺部可闻及干湿性啰音。X

线检查可见片状病灶，边缘模糊，可融合成片。白细胞增多，继发细菌感染多中性粒细胞升高。病原体常为金黄色葡萄球菌、肺炎球菌及流感嗜血杆菌、腺病毒等。

（二）喉炎

2~3岁小儿多见，轻度喉炎表现声嘶或刺激性咳嗽，重症喉炎多系合并细菌或其他病毒感染，可出现犬吠样咳嗽，因喉头水肿可出现呼吸道梗阻致吸气性呼吸困难，甚至窒息而死亡，表现为吸气时三凹征，须及时气管插管或气管切开挽救生命。

（三）心功能不全

多见于2岁以下重型麻疹、并发营养不良或重症肺炎的婴幼儿。因高热、缺氧、全身中毒反应引起心肌损害，主要表现为呼吸急促、烦躁、发绀、面色苍白、四肢湿冷、脉搏细弱、心率明显加快、心音低钝、肝大等心力衰竭症状，皮疹不能透发或突然隐退者，多提示病情危重。

（四）脑炎

主要见于儿童，发生率为0.01%~0.5%，多发生在出疹后2~6天，也可发生在出疹后3周内。一般认为早期发生可能与麻疹病毒直接侵犯脑组织所致，晚期发生可能系免疫反应引起脑组织脱髓鞘病变有关。临床表现与其他病毒性脑炎相似。脑脊液检查细胞数升高至（50~500）×10^6/L，以单个核细胞为主，脑脊液蛋白质正常或稍升高，糖正常。多在1~5周后恢复，病死率为12%~15%。可留有智能障碍、瘫痪、失明及耳聋等后遗症。

（五）亚急性硬化性全脑炎

亚急性硬化性全脑炎（subacute sclerosing panencephalitis，SSPE）系麻疹病毒潜伏脑组织后引起的亚急性进行性退行性病变，潜伏期2~17年，是麻疹远期并发症。本病起病隐匿，进展缓慢，先是智能减退、行为异常、烦躁、睡眠障碍，数月后逐渐发展，出现持续性肌阵挛、智能低下、视听障碍、语言不清、共济失调，最后因昏迷、强直性瘫痪而死亡。脑中可查出麻疹抗原，分离出麻疹病毒。血清与脑脊液中麻疹抗体持续强阳性。多数患者于起病6~9天后死亡。

七、诊断

根据典型流行病学资料及临床表现，典型麻疹患者诊断不难。在麻疹流行期间，接触过麻疹患者的易感者出现急起发热、咳嗽、流涕、流泪、畏光、结膜充血、口腔黏膜见到典型的麻疹黏膜斑即可诊断，出现典型皮疹、疹退后糠麸脱屑、色素沉着等可确诊。非典型麻疹临床难以诊断，须借血清抗体测定或病毒分离来确诊。

八、鉴别诊断

1. 风疹　又称三日麻疹，由风疹病毒感染所致，多见于幼儿及学龄前儿童，前驱期短，全身症状和上呼吸道症状轻，无麻疹黏膜斑，发热1~2天后出疹，迅速延及全身，皮疹形态为稀疏斑丘疹，1~2天内消退，不脱屑，不留痕，常伴耳后、枕后、颈部淋巴结肿大。无并发症，预后好。

2. 幼儿急疹　见于1岁以内婴幼儿，急起高热，持续3~4天，无明显其他症状，或上呼吸道症状轻微，热退后出现淡红色斑丘疹，皮疹稀疏、大小不等，以躯干为多，疹退不脱屑亦无色素沉着。

3. 猩红热　多见于儿童，由 A 组 β 型溶血性链球菌感染引起，发热和咽痛明显，1~2天后全身出现针头大小密集红色充血性皮疹，压之褪色，皮肤皱褶处可见"帕氏线"，疹间皮肤发红，疹退后皮肤片状脱屑，尚有口周苍白圈、杨梅舌等特征。白细胞总数及中性粒细胞增高，咽拭子检查可获 A 组 β 型溶血性链球菌。

4. 药物疹　近期有用药史，皮疹呈多样性，多伴瘙痒，低热或无热，停药后皮疹不发展而逐渐消退，再次接触该药出现类似皮疹。

5. 肠道病毒感染　柯萨奇病毒、埃可病毒感染时常有皮疹，皮疹多样，大多为斑丘疹、疱疹、瘀点、荨麻疹或猩红熟样皮疹，疹退不脱屑，不留痕，常伴咽痛、肌痛、腹泻及无菌性脑膜炎，血象无异常。

九、治疗

对麻疹病毒无特异抗病毒药物，因此治疗重点在加强护理、对症治疗和预防并发症的发生。

（一）一般处理与对症治疗

单间隔离，严格卧床休息，注意室内清洁、温暖、通风，保持空气新鲜。眼、鼻、口腔及皮肤保持清洁，给富营养易消化饮食，补充各种维生素及矿物质，鼓励多饮水。高热者酌情使用小剂量解热药，避免因退热后大量出汗导致虚脱，需要及时补液。咳嗽用祛痰止咳剂，烦躁不安者用镇静剂。病情严重者可酌情使用丙种球蛋白。

（二）并发症治疗

1. 肺炎　如继发细菌感染，按一般细菌性肺炎根据药敏结果选用抗菌药物治疗，药敏结果之前可经验性抗菌治疗。常用青霉素 G、氨苄西林、红霉素等，疗程 1~2 周，或体温正常后 5 天停药。高热、中毒症状严重者，酌用糖皮质激素。进食少者可适当补液，加强支持疗法。

2. 喉炎　保持患者安静，烦躁者镇静剂治疗。继发感染者选用抗菌药物抗感染治疗。当病情严重时出现真发现痰阻塞症状及时予以吸氧、局部雾化治疗，重症者可用泼尼松或地塞米松静脉滴注。对于不能缓解的喉梗阻者及早气管插管或切开。

3. 心肌炎　严重心肌炎，应用激素治疗。有心衰者，宜早期使用快速洋地黄制剂，如去乙酰毛花苷，饱和量按 0.03~0.04 mg/kg，首次给总量的 1/3~1/2，用 10% 葡萄糖液稀释后缓慢注入或壶腹滴入，余量分 1~2 次间隔 4~6 小时给予。可连用 2 次或直至病情完全好转。毒毛花苷 K，按每次 0.007~0.01 mg/kg，以 10% 葡萄糖液稀释后缓慢静脉注射，必要时在 2~4 小时后重复一次。

4. 脑炎　处理同病毒性脑炎治疗，主要为对症及支持疗法。目前对亚急性硬化性全脑炎无特殊治疗（参考流行性乙型脑炎治疗）。

（三）中医中药治疗

根据不同病期进行辨证施治，如前驱期以透疹解表为主，宜用宣毒发表汤或葛根升麻汤加减。出疹期以清热解毒为主，可用银翘散加减；若疹出不透重用三黄石膏汤或犀角地黄汤；若皮疹色白不红、虚弱肢冷者，用人参败毒饮。恢复期宜养阴清肺，用沙参麦冬汤或竹叶石膏汤。

十、预防

采用预防接种为主的综合性预防措施。提高人群免疫力预防麻疹至关重要，对麻疹患者采取综合措施隔离治疗防止疾病传播流行。

（一）管理传染源

对麻疹患者应早期诊断，早期隔离治疗。患儿应隔离至出疹后 5 天，有并发症者延长至 10 天。流行期间，集体托幼机构的儿童应暂停接送，并加强晨间检查，对接触者中的易感儿童应隔离检疫 3 周，已做被动免疫者应隔离 4 周。

（二）切断传播途径

流行期间避免易感儿童到公共场所或探亲、访友。无并发症麻疹应居家隔离，患儿病室每天应开窗通风 1~2 小时。医护人员接触患者，应穿隔离衣和洗手。

（三）保护易感人群

1. 主动免疫 是保护易感人群预防麻疹的最好办法。接种对象为未患麻疹的小儿，最佳年龄为 15 个月左右。剂量为 0.2~0.25 ml，皮下注射。接种后 12 天左右，血中出现血凝抑制抗体，1 个月达高峰，阳性率可达 95%~98%。

2. 被动免疫 年幼体弱者接触麻疹患者后，可采用被动免疫以预防发病。接触患者后 5 天内注射，可有保护作用。目前常用人血丙种球蛋白 3 ml（或 0.25 ml/kg）肌内注射或胎盘丙种球蛋白 3~6 ml 肌内注射。

附：风疹

风疹（rubella，German measles）是风疹病毒引起的急性呼吸道传染病。

一、病原学

风疹病毒属披盖病毒科风疹病毒属，直径 50~70 nm，核心为单股正链 RNA 病毒，外层由脂蛋白组成的包膜，其表面刺突有凝集雏鸡等禽类红细胞的活性，只有一种血清型。风疹病毒外界抵抗力较弱，紫外线、乙醚、氯仿、甲醛、酸性（pH < 0.3）能灭活，耐寒不耐热，在 -70℃ 可保持活力 3 个月，干燥冰冻下保存 9 个月，但加热 56℃ 30 分钟、37℃ 1.5 小时可杀死。

二、流行病学

（一）传染源

人是风疹病毒感染的唯一自然宿主，风疹患者、无症状带病毒者是传染源，出疹前 7 天至出疹后 3~5 天均有传染性，患者鼻咽部分泌物、血、尿及粪中均含有病毒。

（二）传播途径

主要经空气飞沫传播，人与人密切接触也可传播，孕妇（尤其妊娠早期）可经胎盘屏障感染胎儿，出生后可排毒数周、数月，因此可经污染奶瓶、衣物、直接接触等传播。

（三）人群易感性

人群普遍易感，多见于 1～5 岁儿童，成人多数有抗体，但偶可发病，育龄妇女对风疹较易感，病后有较持久的免疫力。

（四）流行病学特征

风疹呈世界性流行，四季均可发生，以冬春季发病较高，常 6～10 年出现一次周期流行。

三、临床表现

（一）获得性风疹

1. 潜伏期　14～21 天，平均 18 天。

2. 前驱期　病初有低热、全身不适、乏力、喷嚏、流涕及轻咳等。

3. 出疹期　发热 1～2 天出现皮疹，始于面部，1 天波及全身，面部和四肢较少，躯干、背部皮疹较多，手掌和足底无皮疹，2～3 天皮疹消退，消退后不留色素或脱屑。皮疹初为淡红色斑疹，继以丘疹或斑丘疹，直径 2～3 mm，部分可融合似麻疹，躯干背部皮疹较密，融合成片，类似猩红热样皮疹。出疹时有低热与轻度上呼吸道感染症状。

4. 淋巴结肿大　以耳后、枕后及颈部淋巴结肿大明显，脾轻度肿大。皮疹一般持续 2～3 天消退，退后不留色素沉着，其他症状随之消失，肿大的淋巴结亦逐渐缩小。

（二）先天性风疹综合征

先天性风疹综合征（congenital rubella syndrome，CRS）是孕妇在妊娠早期感染风疹病毒经胎盘感染胎儿所致的一种先天性疾病。胎儿感染风疹病毒后，胎儿细胞分化受抑制，出现发育迟缓、多种脏器损害与畸形。常表现为白内障、视网膜病变、听力损害、心脏及大血管畸形，亦可出现活动性肝炎、贫血、紫癜、脑膜炎及进展性脑炎等并发症，长期影响还包括精神发育障碍、糖尿病等严重后果，总称为先天性风疹综合征。出生后婴儿病死率高，重者导致死胎、流产或早产。存活婴儿随年龄增长出现多种并发症，如糖尿病、进行性风疹性脑炎、智能障碍、甲状腺功能异常、肝肾功能损坏等。

四、诊断与鉴别诊断

对典型患者可依据典型临床表现、流行病学资料（确诊风疹患者接触史）可做出临床诊断。对不典型患者可采用初期及恢复期血清做血凝抑制试验检查血清抗体，效价增长 4 倍以上为阳性，有条件者可进行病毒分离。采用 ELISA 检测风疹 IgM 抗体，该抗体以出疹后 5～14 天阳性率最高，对风疹早期诊断以及提示患风疹的孕妇是否须终止妊娠非常重要。

先天性风疹综合征依据患儿母亲妊娠早期明确风疹病毒感染史，患儿出生后先天性畸形体征可临床诊断，确诊有赖于患儿血清风疹 IgM 抗体阳性，风疹 IgG 抗体水平升高，或患儿咽拭子、血液、脑脊液分离风疹病毒。

五、治疗与预防

目前尚无特效疗法，主要是对症和支持治疗。本病预后良好。

预防的重点是预防先天性风疹。一旦确诊为风疹患者应隔离至出疹后 5 天，对孕妇在孕期的前 3 个月应尽量避免与风疹患者接触，如已接触患者，应于 5 天内肌内注射丙种球蛋白，可有一定保护作用。对确诊风疹病毒感染的早期孕妇，建议终止妊娠。对儿童及易感育龄妇女，可接种风疹减毒活疫苗，孕妇不能接种。

六、预后

一般预后良好，并发脑膜脑炎、颅内出血、心肌炎者预后差。早期妊娠孕妇患风疹，其胎儿可发生 CRS，引起流产、早产，死胎以及各种先天性畸形，存活患儿预后差。

第七节　传染性非典型肺炎

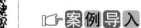

患者，男，40 岁，河北人。2003 年 1 月 4 日开始出现发高热，干咳，自觉胸闷、气促，活动后加重，甚至呼吸困难。发病前 1 天曾与非典患者同机到广东旅游。

查体：T 39.8℃，P 130 次/分，R 34 次/分，BP 114/66 mmHg，双肺可闻及散在湿啰音，腹软，无压痛反跳痛，肝脾未触及，双下肢不肿。实验室检查：WBC 4.01×10^9/L，N 0.75，L 0.22。胸片显示：双肺散在磨玻璃影。

问题：

1. 患者可能诊断是什么？

2. 为明确诊断，下一步需要做哪些检查？

3. 请写出诊断依据及治疗原则。

4. 如何预防本病发生？

传染性非典型肺炎又称严重急性呼吸综合征（severe acute respiratory syndrome，SARS）是由 SARS 冠状病毒（SARS Coronavirus，SARS - CoV）感染引起的一种以肺炎为主要临床表现的急性呼吸道传染病。该病具有传染性强，人群普遍易感，病情进展快，预后差，危害大的特点。2004 年 12 月传染病防治法将 SARS 列为乙类传染病，但预防、控制措施采取甲类传染病的方法执行。

一、病原学

SARS - CoV 是单股正链 RNA 病毒，SARS 冠状病毒能在 Vero 细胞和猴肾细胞中培养繁殖。SARS - CoV 对外界的抵抗力和稳定性要强于其他人类冠状病毒。SARS 冠状病毒在干燥塑料表面最长可活 4 天，尿液中至少 1 天，腹泻患者粪便中至少 4 天以上。病毒对温度敏感，随温度升高抵抗力下降，37℃存活 4 天，56℃加热 90 分钟或 75℃加热 30 分钟可灭活病毒。病毒对紫外线、有机溶剂敏感。紫外线照射 60 分钟可灭活，含氯消毒剂 5 分钟可灭活。SARS - CoV 特异性 IgM 抗体在起病后较早出现，在急性期或恢复早期达到高峰，约 3 个月后消失。IgG 抗体在起病后 2 周左右出现，在病程第 3 周即可达高滴度，12 个月后仍持续高效价。实验证明 IgG 抗体可以中和体外分离到的病毒颗粒，可能是保护性抗体。

扫码"学一学"

二、流行病学

（一）传染源

SARS 患者是最主要的传染源，急性期患者体内病毒含量高，打喷嚏、咳嗽等经呼吸道分泌物排出病毒。少数患者有腹泻，排泄物含有病毒。部分重症患者因频繁咳嗽或需要气管插管、呼吸机辅助呼吸等，呼吸道分泌物多，传染性强。个别病例可造成数十甚至上百人感染，被称为"超级传播者（super-spreader）"。

（二）传播途径

1. 呼吸道传播　以呼吸道飞沫传播为主。SARS-CoV 存在于患者呼吸道黏液或纤毛上皮脱落细胞里，当急性期患者咳嗽、打喷嚏或大声讲话时，携带病毒的飞沫直接被易感者吸入而发生感染。飞沫在空气中停留时间短，移动的距离约 2 米，故仅造成近距离传播。气溶胶传播是另一种方式，易感者吸入悬浮在空气中含有 SARS-CoV 的气溶胶而感染。

2. 消化道传播　患者粪便中可检出 SARS 病毒 RNA，因此消化道传播的可能性不能排除。

3. 接触传播　通过直接接触患者的呼吸道分泌物、消化道排泄物或其他体液，或者间接接触被污染的物品，亦可导致感染。实验室工作人员在处理或接触含 SARS-CoV 的标本时，未遵循严格的生物安全操作规程而感染。

4. 其他　患者分泌物、排泄物中均可含有病毒，因此经由污染水源、中央空调或排气系统可能引起局部环境污染而引起小范围的流行。血液传播、性接触传播、垂直传播尚无确切证据。

（三）人群易感性

人群普遍易感，以青壮年为主。高危人群为急性期患者密切接触者，如家庭成员、同病房患者、收治患者的医务人员和探视人员等。从事 SARS-CoV 相关实验室操作的试验员和从事果子狸等野生动物饲养销售的人员，在一定条件下，也可能称为高危人群。患病后可获得一定程度的免疫力，尚无再次发病的报告。

（四）流行病学特征

该病于 2002 年 11 月首先在我国广东省出现，随后蔓延至山西、北京、内蒙古、天津、河北等地，2003 年初迅速波及中国香港、越南、加拿大、新加坡等地。本次流行终止后 2003 年 8 月，卫生部公布我国 24 省、直辖市、自治区均有本病的病例报告，全国 5327 例，死亡 349 例。全球约 32 个国家和地区出现疫情，累计感染 8422 例，死亡 916 例，平均病死率 10.88%。医务人员发病 1725 例，约占 20%。本次流行后在新加坡、中国等出现实验室感染案例。本病爆发流行发生于冬末春初，有明显的家庭和医院聚集发病现象，主要流行于人口密集的大都市，农村地区甚少发病。

三、发病机制及病理改变

目前尚不完全清楚。SARS-CoV 侵入人体后在呼吸道上皮细胞繁殖后释放入血出现短暂的病毒血症。体外病毒培养分离过程中观察到病毒细胞的致病性，推测 SARS-CoV 可能对肺组织细胞和淋巴细胞有直接损伤作用,其他脏器如心、肝、肾等也可累及。此外,SARS 患者发病期间淋巴细胞减少,CD4$^+$和 CD8$^+$T 淋巴细胞均明显下降。肾上腺皮质激素可改善肺部炎症反应提示 SARS – CoV 感染诱导的细胞免疫损伤可能是发病机制之一。SARS 患者肺部病理改变显著,双肺明显充血、肿胀,镜下呈弥漫性肺泡病变为主,有肺水肿及透明膜形成,病程 3 周后可见肺间质纤维化,肺泡纤维闭塞。

四、临床表现

潜伏期 2~10 天,一般 2 周以内。

典型患者起病急,以发热为首发症状,多为高热、畏寒,呈稽留热、不规则热或弛张热型,热程 1~2 周,伴或不伴头痛、肌肉酸痛、全身乏力、食欲不振、胸痛、腹泻等症状,多无上呼吸道卡他症状。发病 3~7 天后出现呼吸道症状,以咳嗽为主,多为干咳,偶有血丝痰,可有胸闷、胸痛,肺部体征不明显,部分患者可闻及少许湿啰音,或有肺实变体征。病情于 10~14 天达到高峰,发热、乏力、全身酸痛乏力、头痛等感染中毒症状加重,并出现频繁咳嗽、气促,活动后症状加重,严重者可出现呼吸困难,甚至呼吸窘迫。病程进入 2~3 周后,发热渐退,感染中毒症状减轻。肺部炎症改变的吸收和恢复较为缓慢,体温正常后仍需 2 周左右才能完全吸收恢复正常。

轻型患者临床症状轻,病程短。重型患者病情重,进展快,易出现急性呼吸窘迫综合征。儿童患者的病情较成人轻。孕妇患者在妊娠早期易导致流产,妊娠晚期病死率增加。老年患者症状常不典型,例如不伴发热或同时合并细菌性肺炎等。有少数患者不以发热为首发症状,尤其有近期手术史或有基础疾病的患者。

五、实验室及其他辅助检查

(一)血常规检查

多数患者病初白细胞总数正常或降低,疾病后期多能恢复正常,晚期合并细菌性感染时,白细胞总数可增高,中性粒细胞比例升高。淋巴细胞计数绝对值常逐渐减少,T 细胞受损下降程度与病情严重程度有关,CD3$^+$、CD4$^+$及 CD8$^+$T 淋巴细胞减少,尤以 CD4$^+$亚群减低明显。部分病例血小板减少。

(二)血液生化检查

多数患者出现肝功能异常,ALT、LDH、肌酸激酶(CK)有不同程度升高,少数患者人血清白蛋白降低。肾功能及血清电解质大都正常。部分患者经血气分析可出现低氧血症和呼吸性碱中毒,重者出现 I 型呼吸衰竭。

(三)血清学检测

急性期标本指发病后 7 天内采集的标本,恢复期血清标本是发病后 3~4 周采集的标本。常用 ELISA 和 IFA 检测血清中 SARS – CoV IgG 抗体,敏感性、特异性超过 90%。检测进展期、恢复期血清 SARS – CoV IgG 抗体阳性或滴度升高 4 倍以上,可诊断近期感染。采用单克隆抗体检测样本 SARS – CoV 特异性抗原也可用于早期诊断。

(四)分子生物学检测

通过 RT – PCR 检测患者呼吸道分泌物、血液、大便等标本中的 SARS – CoV 的 RNA。

一般需至少两个不同部位的临床标本检测阳性，如血液、鼻咽分泌物、粪便等；或连续收集2天或以上的同一临床标本送检检测阳性。

（五）细胞培养分离病毒

将患者呼吸道分泌物、血液等标本接种到 Vero 细胞中进行培养，分离到病毒后用 RT - PCR 或 IFA 法进行鉴定。

（六）肺部影像学检查

SARS 患者的胸部 X 线和 CT 基本影像学表现为磨玻璃密度影和肺实变影。绝大多数患者早期即有胸部 X 线检查异常，肺部多呈不同程度的小片状、斑片状模糊影，CT 显示单发或多发小片状磨玻璃影像，部分可融合。随病情进展，原有斑片状磨玻璃影迅速扩大，病灶相互融合，呈大小不等的实变影，边缘模糊，形态不一，可见支气管充气征，由单个肺野发展到多个肺野，单侧肺发展到双侧肺，重症患者呈双肺弥漫性改变。部分重症患者 X 线显示双肺密度普遍增高，心影轮廓消失，仅在肺尖、肋膈角少量透光阴影，称为"白肺"。空洞、胸腔积液、肺门淋巴结增大少见。恢复期患者多于发病1月后肺部阴影逐渐吸收、消散，遗留不同程度的纤维条索状或网状肺间质增厚改变。

六、并发症

常见并发症包括肺部继发感染，肺间质改变，纵隔气肿、皮下气肿和气胸，胸膜病变，心肌病变，胸膜病变，骨质缺血性改变等。

七、诊断与鉴别诊断

（一）诊断依据

根据病例的流行病学资料、症状与体征、血常规检查、肺部影像学检查、血清学检查等综合判断进行临床诊断，一旦病原确定，检测方法特异，即可确诊病例。

1. 流行病学资料

（1）发病前2周与 SARS 患者有密切接触史（指与 SARS 共同生活，照顾 SARS 患者，曾经对 SARS 患者分泌物、排泄物等明确接触史），或属于被传染的群体发病者之一或有明确的传染他人的证据。

（2）发病前2周内曾前往或居住于 SARS 流行区。

2. 症状与体征　起病急，以发热为首发症状，体温一般 >38℃，伴畏寒；可伴有头痛、关节酸痛、肌肉酸痛、乏力、腹泻等；常无上呼吸道感染的卡他症状；可有咳嗽，多为干咳，少痰，偶有血丝痰；可有胸闷，严重者出现呼吸加速、气促，或有明显呼吸窘迫症状。肺部体征不明显，部分患者可闻及少许湿啰音，或有肺实变体征。

3. 血常规检查　血白细胞计数一般正常或降低；常有淋巴细胞绝对数减少；部分患者血小板减低。T 淋巴细胞亚群分析显示 CD3+T 淋巴细胞、CD4+T 淋巴细胞、CD8+T 淋巴细胞下降，尤其以 CD4+T 淋巴细胞下降明显，病情好转可逐渐恢复。

4. 肺部 X 线检查　肺部不同程度的片状、斑片状磨玻璃影，部分患者进展迅速，短期内融合呈大片状阴影；常为多叶或双侧改变，肺部阴影吸收消散较慢；肺部阴影与症状体征可不一致。若检查结果阴性，1～2天后应予以复查。若有条件，可安排胸部 CT 检查，有助于发现早期轻微病变或与心影及大血管影重合的病变。

5. 血清学检查 用 ELISA 或 IFA 法检测血清特异性抗体。特异性 IgM 抗体阳性，或特异性 IgG 抗体急性期和恢复期抗体滴度升高 4 倍或以上时，可作为早期诊断的依据。检测结果阴性，不能作为排除本病诊断的依据。

（二）诊断标准

1. 临床诊断病例 对于有 SARS 流行病学依据、有症状、有肺部 X 线影像改变，并排除其他疾病者，可做出 SARS 临床诊断。在临床诊断基础上，下列三种情况之一可确诊为 SARS：①分泌物 SARS – CoV RNA 检测阳性；②血清 SARS – CoV 抗体阳性；③抗体滴度 4 倍以上升高。

2. 疑似病例 对于缺乏流行病学依据，但具备其他 SARS 证据者作为疑似病例进行流行病学随访，及时完成病原学检查。对于有流行病学依据，有临床特征，但尚无肺部 X 线影像学变化者亦应作为疑似病例，需要动态复查胸部 X 线或 CT，一旦出现肺部病变，在排除其他疾病的前提下，可以做出临床诊断。

3. 医学隔离观察病例 对于近 2 周内有与 SARS 患者或疑似 SARS 患者接触史，但无临床表现者，应进行医学隔离观察 2 周。

4. 重症传染性非典型肺炎的诊断标准 符合下列标准的其中一条即可诊断为重症传染性非典型肺炎：①多叶病变且病变范围超过 1/3 或 X 线胸片显示 48 小时内病灶进展超过 50%。②呼吸困难，呼吸频率 ≥30 次/分。③低氧血症，在吸氧 3~5 L/min 条件下，动脉血氧饱和度（SpO_2）＜93%，动脉血氧分压（PaO_2）＜70 mmHg；或已可诊断为急性肺损伤（ALI）或 ARDS。④出现休克或多器官功能障碍综合征。⑤具有严重基础疾病，或合并其他感染性疾病，或年龄 >50 岁。

（三）鉴别诊断

需要与 SARS 进行鉴别的疾病主要有急性上呼吸道感染、流行性感冒、人感染高致病性禽流感、细菌性肺炎、艾滋病合并肺部机会性感染、军团菌病、肺结核、肺炎支原体肺炎、肺炎衣原体肺炎等。其他需要鉴别的疾病有肺部肿瘤、间质性肺炎、肺水肿、肺不张、肺栓塞、肺嗜酸性粒细胞浸润症、肺血管炎等。

八、治疗

目前缺乏特异性治疗手段。临床上以综合治疗为主，对症治疗，促进疾病恢复；在疾病早期应采取适当的抗病毒治疗。治疗总原则为早期发现、早期隔离、早期治疗。重型患者应注意防治急性呼吸窘迫综合征和多器官功能衰竭。同时应做好护理工作和心理治疗。

（一）隔离、护理、病情监测

按呼吸道传染病隔离和护理，按照甲类传染病防控措施对所有患者集中隔离治疗。疑似病例与临床诊断病例应分开收治。医务人员与患者都要采取严格的防护措施。对于重症病例必须严密监测病情变化，监测症状、体温、呼吸频率、血压，行动脉血气分析、血常规、电解质、尿常规、粪常规、心电图、胸部 X 线检查以及心、肝、肾相关检查等。

（二）一般治疗

卧床休息，避免用力、劳累和剧烈咳嗽咳痰。由于本病传染性强，严重者可致命，患者隔离期间存在不同程度的焦虑和恐惧心理，医护人员需耐心解释，消除患者疑虑，使其配合治疗。给予易消化、吸收的饮食，注意补充适量葡萄糖、维生素、人血清白蛋白、血浆和无机盐，注意保持水、电解质、酸碱平衡。

（三）对症治疗为本病重要治疗手段。

（1）发热超过 38.5℃者，可给予冰敷、酒精擦浴等物理降温措施，高热伴全身酸痛明显者可使用解热镇痛药，酌情使用糖皮质激素退热。儿童忌用阿司匹林，因该药可能引起 Reye 综合征。

（2）咳嗽剧烈者给予镇咳，咳痰者给予祛痰药。胸闷、气促、呼吸困难，$SpO_2 < 93\%$，$PaO_2 < 70$ mmHg 者应及早给予持续鼻导管吸氧或面罩吸氧，必要时予机械辅助呼吸，密切行动脉血气分析、中心静脉压测定等。出现肺水肿时可予以高流量吸氧，应用肾上腺皮质激素、利尿剂等减轻肺水肿，同时控制入液量。

（3）有心、肝、肾等器官功能损害者，应采取相应的治疗措施。

（4）腹泻患者注意补液及纠正水、电解质、酸碱平衡紊乱。

（5）预防和治疗继发感染本病应用抗菌药物治疗无明显效果，主要于治疗和控制细菌或真菌感染，可选择氟喹诺酮类、其他敏感抗生素。

（6）早期抗病毒治疗目前尚无针对 SARS – CoV 的特异性抗病毒药物。早期可试用蛋白酶类抑制剂类药物洛匹那韦及利托那韦等。亦可选用干扰素。利巴韦林的疗效未肯定，不推荐常规使用。

（7）糖皮质激素应用指征 ①有严重中毒症状，高热持续 3 天不退；② 48 小时内肺部阴影进展 >50%；③有急性肺损伤或出现 ARDS。一般成人剂量相当于甲泼尼松 80～320 mg/d，必要时可增加剂量，大剂量应用时时间不宜过长。具体剂量及疗程应根据病情来调整，待病情缓解或胸片上阴影有所吸收后逐渐减量至停用。一般每个 3～5 天减量 1/3，通常静脉给药 1～2 周改为口服泼尼松或泼尼松龙。儿童慎用糖皮质激素。注意激素的不良反应，大剂量应用时应警惕血压和血糖升高、消化道反应和真菌感染等，也应注意因长期使用糖皮质激素导致潜伏性感染的复发，如结核病、带状疱疹等。

（四）免疫治疗

重症患者可试用恢复期患者血清进行治疗，但其疗效和风险有待进一步评估。亦可使用免疫增强药物，如，胸腺素、免疫球蛋白等治疗。

（五）中医中药辅助治疗

本病属于中医学瘟疫、热病范畴，应根据不同病情、病期进行辨证施治。

（六）重症患者的处理

必须严密动态观察，加强监护，及时给予呼吸支持，合理使用糖皮质激素，加强营养支持和器官功能保护，注意水、电解质和酸碱平衡，防治继发感染，及时处理并发症。加强对患者的动态监测应尽可能收入重症监护病房，包括对生命体征、出入液量、血气分析、电解质、血糖、心电图、X 线胸片等监测。如患者在吸氧 5 L/min 条件下，$SpO_2 < 93\%$，呼吸频率 >30 次/分者建议使用无创正压人工通气；若患者不耐受无创正压通气（NIPPV）或血氧饱和度改善不满意，应该及时考虑进行有创的正压通气治疗。对出现休克或 MODS 者，应及时做相应的支持治疗。

九、预防

（一）控制传染源

1. 疫情报告 2003 年 4 月我国将 SARS 列入法定传染病管理范畴。2004 年 12 月新传染病防治法将 SARS 列为乙类传染病，但其预防、控制措施采用甲类传染病的方法执行。发现 SARS 患者和疑似 SARS 患者应于 2 小时内向卫生防疫机构报告。做到早发现、早诊断、早隔离、早治疗。

2. 隔离治疗患者 对临床诊断病例和疑似诊断病例应在指定的医院按呼吸道传染病分别进行隔离观察和治疗。同时具备下列 3 个条件方可考虑出院：①体温正常 7 天以上；②呼吸系统症状明显改善；③X 线胸片有明显吸收。

3. 隔离观察密切接触者 对医学观察病例和密切接触者，如条件许可应在指定地点接受隔离观察 14 天。在家中接受隔离观察时应注意通风，避免与家人密切接触，并由卫生防疫部门进行医学观察。如符合疑似病例或临床诊断病例时，应立即以专门交通工具转运至定点医院。

4. 加强对动物传染源的管理

（二）切断传播途径

1. 社区综合性预防 流行期间加强科普宣传，提高民众对 SARS 的识别，及早发现；减少大型集会活动，保持公共场所、环境等通风换气、空气流通；排除住宅建筑污水排放系统淤阻隐患；对患者的物品、住所及逗留过的公共场所进行充分的消毒处理。

2. 保持良好的个人卫生习惯 不随地吐痰，避免在人前打喷嚏、咳嗽、清洁鼻腔，且事后要洗手；确保住所或活动场所通风；勤洗手；流行季节避免去人多或相对密闭的地方；有咳嗽、咽痛等呼吸道症状应及时就诊，须外出医院以及其他人多的场所时注意戴口罩；避免与人近距离接触。

3. 特殊场所的预防措施 医院应设发热门诊，建立本病的专门通道；收治 SARS 的病区应设有无交叉的清洁区、半污染区和污染区；病房、办公室等均应通风良好；疑似或临床诊断病例应分开收治。医务人员诊治患者时应戴 N95 口罩，穿隔离衣，戴手套鞋套，戴帽子、戴防护眼镜及面罩，穿防护服，以期无体表暴露于空气中。实验室工作人员必须在具备生物安全防护条件的实验室，才能开展 SARS 患者人体标本或病毒株的检测或研究工作，必须采取足够的个人防护措施。

（三）保护易感人群

（1）医护人员及其他人员进入病区时，应注意做好个人防护工作。流行区普通人群勿恐慌，保持良好心态，均衡饮食，避免劳累，保持充足睡眠，适量运动，良好生活习惯有助于提高机体抵抗能力。

（2）目前尚无确切有效的预防性药物，SARS－CoV 灭活疫苗正在临床试验阶段。

十、预后

大部分患者经综合治疗后痊愈。少数患者可进展至 ARDS、MODS，甚至死亡。我国患者的病死率约为 6.55%，全球平均病死率为 10.88%。重型，合并其他严重基础疾病如糖尿病、肺气肿、心脏病、高血压、肿瘤等及高龄患者病死率明显升高。少数重型病例出院后随访发现肺部有不同程度的纤维化。

第八节　流行性感冒

扫码"学一学"

👉 **案例导入**

　　患者，女性，6 岁，学生，因"发热、头痛、流涕、肌肉酸痛、乏力 2 天"于 1 月 6 日入院。查体：T 39.5℃，P 106 次/分，R 22 次/分，BP 114/70 mmHg。神志清楚，营养中等，急性病容，自主体位，无皮疹及浅表淋巴结肿大，双侧眼结膜充血，咽部充血，扁桃体未见肿大及脓点，双肺呼吸音粗，心率 106 次/分，余心、腹未查及明显异常。辅助检查：血常规：WBC 3.8×10^9/L，N 35%，L 65%。

　　问题：

　　1. 该病例的初步诊断是什么？主要诊断依据是什么？

　　2. 主要和哪些病相鉴别？如何鉴别？

　　3. 进一步诊疗计划是什么？

流行性感冒（influenza）简称流感，是由流感病毒所引起的急性呼吸道传染病。它具有起病急、传播快、常引起流行，甚至世界性大流行等特点。临床以急起高热、头痛、全身肌肉酸痛、疲乏无力等全身中毒症状为主要表现，而呼吸道感染症状较轻。

一、病原学

流感病毒属正黏液科病毒，是一种有包膜的 RNA 病毒。病毒颗粒呈球形或细长形，直径 80～120 nm。其核心是由 8 个核糖蛋白和单链 RNA 形成的核糖核蛋白，病毒外包膜由基质蛋白、双层类脂膜和糖蛋白突起组成。糖蛋白突起由血凝素（hemagglutinin，H）和神经氨酸酶（neuramidinase，N）两种微粒组成。根据核蛋白和基质蛋白分为甲、乙、丙、丁四型。根据血凝素和神经氨酸酶抗原性的差异，同型病毒又分为若干亚型。目前感染人的主要是甲型流感病毒中的 H1N1、H3N2 亚型及乙型流感病毒中的 Victoria 和 Yamagata 系。

流感病毒对乙醇、碘附、碘酊等常用消毒剂敏感；对紫外线和热敏感，56℃加热 30 分钟可灭活。

二、流行病学

（一）传染源

流感患者和隐性感染者是流感的主要传染源。从潜伏期末到急性期都有传染性。受感染动物也可成为传染源。

（二）传播途径

流感主要通过打喷嚏和咳嗽等飞沫传播，也可经口腔、鼻腔、眼睛等黏膜直接或间接接触传播。接触被病毒污染的物品也可引起感染。

（三）人群易感性

普遍易感，5~20岁年龄段发病率较高。新型流感病毒出现时，各年龄组发病率无显著差异。病后有一定免疫力。

（四）流行病学特征

（1）甲型流感除散发外，尚易发生爆发、流行、大流行，甚至世界性大流行。小流行每2~3年一次，大流行每10~15年一次。乙型流感呈爆发或小流行。丙型流感多为散发。

（2）流感在一年四季均可流行，而以冬、春季较多。患者以小儿与青年多见。

三、发病机制与病理解剖

甲、乙型流感病毒通过结合呼吸道上皮细胞中含有唾液酸受体的细胞表面启动感染。流感病毒通过细胞内吞作用进入细胞，病毒基因组在细胞核内进行转录和复制。复制出大量新的子代病毒颗粒，这些病毒颗粒通过呼吸道黏膜扩散并感染其他细胞。流感病毒感染人体后，可以诱发细胞因子风暴，导致全身炎症反应，出现 ARDS、休克及 MODS。

病理变化主要表现为呼吸道纤毛上皮细胞呈簇状脱落、上皮细胞化生、固有层黏膜细胞充血、水肿伴单核细胞浸润等病理变化。重症肺炎可发生弥漫性肺泡损害。合并脑病时出现脑组织弥漫性充血、水肿、坏死。合并心脏损害时出现心肌细胞肿胀、间质出血，淋巴细胞浸润、坏死等炎症反应。

四、临床表现

潜伏期一般为1~7天，多为2~4天。

（一）典型流感

典型流感又称单纯流感。全身中毒症状重，呼吸道症状相对轻微。临床主要表现为急起畏寒、发热，体温可达39~40℃，头痛、眼痛、全身肌肉酸痛，显著乏力，食欲减退，胸骨后烧灼感等。体征可见急性病容，颜面红，结膜充血，有时扁桃体红肿，但无渗出物，肺部可闻干鸣音。发热多于1~2天内达高峰，3~4天内退热，但乏力与咳嗽可持续2周以上。

（二）轻型流感

轻型患者呈中轻度发热，体温在39℃以下，全身与呼吸道症状都较轻，病程2~3天。

（三）肺炎型流感（又称原发性流感病毒性肺炎）

1. 轻型 起病如典型流感，1~2天后咳嗽加剧，有淡灰色黏痰，无明显呼吸困难，肺有干、湿性啰音。X线胸片检查显示肺有炎性阴影，1~2周后症状渐减，炎症消散。一般多见于成年人。

2. 重型 起病同典型流感，1~2天后病情急剧加重；高热不退，全身多器官功能衰竭，剧烈咳嗽、咳血性痰液，呼吸急促、发绀。双肺满布湿啰音，但无肺实变体征。胸部X线检查可见双肺弥漫性结节性阴影，由肺门向周围扩散，边缘区阴影较少。痰培养无致病菌生长。此型多发于老年、孕妇、幼儿或原有较重慢性疾病与久用免疫抑制剂治疗者。

本型病情严重，抗生素治疗无效，常在 1~2 周内发生呼吸与循环衰竭而死亡。

（四）胃肠型流感

除发热外，以恶心、呕吐、腹泻为主。

五、并发症

（一）肺炎

肺炎是流感最常见的并发症，流感并发的肺炎可分为原发性流感病毒性肺炎、继发性细菌性肺炎或混合性肺炎。流感起病后 2~4 天病情进一步加重，或在流感恢复期后病情反而加重，出现高热、剧烈咳嗽、咳脓性痰、呼吸困难，肺部湿啰音及肺实变体征。外周血白细胞总数和中性粒细胞显著增多。病原菌以肺炎链球菌、金黄色葡萄球菌、流感嗜血杆菌等为主。

（二）肺外并发症

肺外并发症有神经系统损伤，心脏损害，肌炎、横纹肌溶解综合征和脓毒性休克等。

六、实验室检查

（一）血常规检查

白细胞总数正常或稍低，淋巴细胞相对增多。如继发细菌感染，白细胞总数及中性粒细胞均明显增高。

（二）血生化检查

部分病例出现低钾血症，少数病例肌酸激酶、天门冬氨酸氨基转移酶、丙氨酸氨基转移酶、乳酸脱氢酶、肌酐等升高。

（三）病原学相关检查

1. 病毒核酸检测　以 RT－PCR（最好采用 real－time RT－PCR）法检测呼吸道标本（咽拭子、鼻拭子、鼻咽或气管抽取物、痰）中的流感病毒核酸。病毒核酸检测的特异性和敏感性最好，且能区分病毒类型和亚型。

2. 病毒抗原检测（快速诊断试剂检测）　快速抗原检测方法可采用胶体金和免疫荧光法。由于快速抗原检测的敏感性低于核酸检测，因此，对快速抗原检测结果的解释应结合患者流行病史和临床症状综合考虑。

3. 血清学检测　检测流感病毒特异性 IgM 和 IgG 抗体水平。动态检测的 IgG 抗体水平恢复期比急性期有 4 倍或以上升高有回顾性诊断意义。

4. 病毒分离培养　从呼吸道标本中分离出流感病毒。在流感流行季节，流感样病例快速抗原诊断和免疫荧光法检测阴性的患者建议也做病毒分离。

（四）影像学检查

并发肺炎者影像学检查可见肺内斑片状、磨玻璃影，多叶段渗出性病灶；进展迅速者，可发展为双肺弥漫的渗出性病变或实变，个别病例可见胸腔积液。儿童病例肺内片状影出现较早，多发及散在分布多见，易出现过度充气，影像学表现变化快，病情进展时病灶扩大融合，可出现气胸、纵隔气肿等征象。

七、诊断

根据《中华人民共和国卫生行业标准 WS 285－2008》，流行性感冒诊断如下。

（一）诊断依据

1. 流行病学史 在当地流行季节（如我国北方的冬春季，南方的冬春季和夏季）一个单位或地区集中出现大量上呼吸道感染患者，或医院门诊、急诊上呼吸道感染患者明显增加。

2. 临床表现

（1）通常表现为急起高热（腋下体温≥38℃）、畏寒、头痛、头晕、浑身酸痛、乏力等中毒症状及咽痛、干咳等呼吸道症状，但卡他性症状常不明显。

（2）少数病例有食欲减退，伴有腹痛、腹胀、呕吐和腹泻等消化道症状。

（3）少数病例也可并发鼻窦炎、中耳炎、喉炎、支气管炎、肺炎等，甚至因呼吸循环衰竭而死亡。

（4）在两岁以下的幼儿，或原有慢性基础疾病者，两肺可有呼吸音减低、湿啰音或哮鸣音，但无肺实变体征。

（5）重症患者胸部 X 射线检查可显示单侧或双侧肺实质性病变，少数可伴有胸腔积液等。

（6）外周血象白细胞总数不高或偏低，淋巴细胞相对增加，重症患者多有白细胞总数及淋巴细胞下降。

3. 实验室检查

（1）从患者呼吸道标本中分离和鉴定到流感病毒。

（2）患者恢复期血清中抗流感病毒抗体滴度比急性期高 4 倍或以上。

（3）在患者呼吸道标本流感病毒特异的核酸检测阳性或检测出特异的抗原。

（4）采集标本经敏感细胞将病毒增殖一代后，流感病毒特异的核酸检测阳性或检测出特异的抗原。

（二）诊断原则

如果在非流行季节仅根据临床表现，流感很难与其他病原体，尤其呼吸道病原体导致的疾病区别，对流感病例的确诊往往需要实验室的诊断依据。但在流感流行季节，当地一个单位或局部地区出现大量上呼吸道感染患者或医院门诊、急诊上呼吸道感染患者明显增加时，具备相应临床表现的可作为流感临床诊断病例。

（三）诊断标准

1. 临床诊断病例 符合流行病学史和如上任何一项临床表现者。

2. 确诊病例 流感样病例或临床诊断病例并具备如上实验室检查的任何一项者。

八、鉴别诊断

1. 普通感冒 流感的全身症状比普通感冒重；追踪流行病学史有助于鉴别；普通感冒的流感病原学检测阴性，或可找到相应的感染病原证据。

2. 其他类型上呼吸道感染 包括急性咽炎、扁桃体炎、鼻炎和鼻窦炎。感染与症状主要限于相应部位。局部分泌物流感病原学检查阴性。

3. 其他下呼吸道感染流感 有咳嗽症状或合并气管－支气管炎时需与急性气管－支气管炎相鉴别；合并肺炎时需要与其他肺炎，包括细菌性肺炎、衣原体肺炎、支原体肺炎、病毒性肺炎、真菌性肺炎、肺结核等相鉴别。根据临床特征可做出初步判断，病原学检查可资确诊。

九、治疗

（一）一般对症治疗

对临床诊断病例和确诊病例应尽早隔离治疗。高热者可进行物理降温，或应用解热药物（儿童忌用阿司匹林或含阿司匹林的药物以及其他水杨酸制剂）。咳嗽咳痰严重者给予止咳祛痰药物。根据缺氧程度可采用鼻导管、开放面罩及储氧面罩进行氧疗。

（二）抗病毒治疗

神经氨酸酶抑制剂（NAI）对甲型、乙型流感均有效。

奥司他韦成人剂量每次 75 mg，每天 2 次，疗程为 5 天，重症病例剂量可加倍，疗程可延长。肾功能不全者要根据肾功能调整剂量。1 岁及以上年龄的儿童应根据体重给药：体重不足 15 kg 者，予 30 mg 每天 2 次；体重 15～23 kg 者，予 45 mg 每天 2 次；体重 23～40 kg 者，予 60 mg 每天 2 次；体重大于 40 kg 者，予 75 mg 每天 2 次。对于吞咽胶囊有困难的儿童，可选用奥司他韦颗粒剂。对用药过程中无效或病情加重的患者，要注意是否出现耐药。也可考虑应用扎那米韦或帕拉米韦。

（三）中医治疗

分为风热和风寒感冒两型。

1. 风热感冒 发热较高，微恶风寒，自汗，头痛，咽痛，鼻塞无涕或少涕。咳嗽，痰黄稠，口渴，小便短赤。舌质红，舌苔黄白或微黄，脉浮数。治则宜辛凉解表，宣肺清热。可选用银翘解毒丸、羚羊解毒片或桑菊感冒片等治疗。亦可用银翘散或桑菊饮加减。

2. 风寒感冒 明显发热，恶寒，头痛。无汗，鼻塞重，清涕，喷嚏，咳嗽，小便清长。舌质淡，舌苔薄白，脉浮紧。治则宜辛温解表，宣肺散寒。可选用葱豉汤或荆防败毒饮。

十、预防

（一）管理传染源

病后一周或退热后 2 天解除隔离。

（二）切断传播途径

在流行期间应减少大型集体活动。公共场所、居室应注意通风换气，进行空气消毒，可用漂白粉或其他消毒液消毒，室内可用简易蒸发法消毒（每立方米空间用食醋 5 ml 蒸发消毒）。

（三）保护易感人群

预防流感最基本的措施是疫苗接种。药物预防不能代替疫苗接种，只能作为没有接种疫苗或接种疫苗后尚未获得免疫能力的重症流感高危人群的紧急临时预防措施。

1. 流感减毒活疫苗　以健康成人及少年儿童为接种对象。禁用于年老体弱、婴幼儿、严重慢性病患者及长期使用免疫抑制剂治疗的患者。为单价疫苗，每次行双侧鼻腔各0.25 ml喷雾接种。

面临大流行时，在城市及其近郊人群，除禁忌者外，进行全民接种；有中、小流行危险时只在重点人群中接种，如医务人员、保育员、服务人员及交通运输人员等。

2. 流感灭活疫苗　主要用于老年、婴幼儿、孕妇、患有较严重慢性病者和长期接受免疫抑制剂治疗的患者。疫苗有单价与多价疫苗两种。基础免疫在秋季进行，成人每次 1 ml，皮下注射，间隔 6~8 周再皮下注射 1 ml。以后每年秋季再加强一次，如换用新型疫苗时，应重行基础免疫。

3. 药物预防　盐酸金刚烷胺对甲型流感有一定预防作用，但对已侵入细胞的病毒则无作用。每次 100 mg，每天 2 次，连服 7~14 天。该药对乙型流感病毒无效。副作用有兴奋、眩晕、共济失调等，服药期间应避免高空作业和驾驶汽车。孕妇、哺乳期妇女或有癫痫病史者忌用。老年动脉硬化者和有中枢神经系统疾病者应慎用。奥司他韦可用于甲型、乙型流感的预防，成人预防用药推荐剂量为 75 mg，每天 1 次，连用 7 天。

附：人禽流行性感冒

人禽流行性感冒（以下称人禽流感），是由禽甲型流感病毒某些亚型的毒株引起的急性呼吸道传染病。临床表现与流感相似，严重者可因并发症导致患者死亡。

一、病原学

禽流感病毒属甲型流感病毒。目前可分为 16 个 H 亚型（H1~H16）和 9 个 N 亚型（N1~N9）。甲型流感病毒除感染人外，还可感染猪、马、海洋哺乳动物和禽类。感染禽类的甲型流感病毒称为禽流感病毒；根据禽流感致病性的不同，可以将禽流感分为高致病性禽流感、低致病性禽流感和无致病性禽流感；其中感染 H5N1、H7N9 亚型的患者病情重，病死率高。

乙醚等有机溶剂及含氯石灰、碘剂等常用消毒剂都能灭火禽流感病毒。禽流感病毒对热比较敏感，65℃加热 30 分钟或煮沸（100℃）2 分钟以上可灭活。病毒在粪便中可存活 1 周，在水中可存活 1 个月，在 pH<4.1 的条件下也具有存活能力。病毒对低温抵抗力较强，在有甘油保护的情况下可保持活力 1 年以上。

知识链接

1997 年 5 月我国香港特别行政区 1 例 3 岁儿童发生流感样表现，死于不明原因的多脏器功能衰竭，同年 8 月经美国疾病控制中心以及世界卫生组织荷兰鹿特丹国家流感中心鉴定为禽甲型流感病毒 N5H1 引起的人类流感，这是世界上首次证实禽甲型流感病毒感染人类。之后相继有 N9H2、N7H7 亚型感染人类和 N5H1 亚型多次感染人类的报道。

二、流行病学

（一）传染源

主要是患禽流感或携带禽流感病毒的鸡、鸭、鹅等家禽，其中鸡是最主要的传染源。

（二）传播途径

主要是经呼吸道传播，也可通过密切接触受染的禽类及其分泌物、排泄物和被污染的水等感染。

（三）人群易感性

人群普遍易感，12 岁以下儿童发病率较高，病情较重。从事家禽养殖业者及其同地居住的家属，在发病前 1 周内到过家禽饲养、销售及宰杀等场所者，接触禽流感病毒感染材料的实验室工作人员及与禽流感患者有密切接触的人员为高危人群。

（四）流行病学特征

近年来，荷兰、越南、泰国、柬埔寨、印尼及我国相继出现了人禽流感病例。人的禽流感病毒感染与鸡的禽流感流行地区一致，通常呈散发。禽甲型流感病毒极易发生基因变异，不断产生新的亚型而造成禽流感的爆发流行。

三、发病机制与病理解剖

人禽流感的发病机制与普通流感的发病机制基本一致。病理解剖显示，支气管黏膜严重坏死，肺泡内大量淋巴细胞浸润，可见散在的出血灶和肺不张，肺透明膜形成。

四、临床表现

潜伏期通常在 7 天以内，一般为 1~3 天。

不同亚型的禽流感病毒感染人类后可引起不同的临床症状。感染 H9N2 亚型的患者通常仅有轻微的上呼吸道感染症状，部分患者甚至没有任何症状。感染 H7N7 亚型的患者主要表现为结膜炎；重症患者一般均为 H5N1 亚型病毒感染。H5N1 亚型病毒感染，急性起病，早期表现类似普通型流感。体温多持续在 39℃ 以上，热程 1~7 天，一般为 3~4 天。可伴有全身不适、肌肉酸痛、头痛、流涕、鼻塞、咳嗽、咽痛等症状。后期约半数病例出现肺部炎症，胸部 X 线检查显示肺炎及胸腔积液。部分患者可有恶心、腹痛、腹泻、稀水样便等消化道症状。重症患者病情发展迅速，可伴有肺间质纤维化的广泛肺泡损伤，导致肺出血、呼吸窘迫综合征。亦可并发败血性休克、肝肾功能衰竭及 Reye 综合征而死亡。

五、实验室检查

（一）血常规和肝功能检查

血液白细胞总数一般不高或降低，淋巴细胞比例降低。并发细菌感染时白细胞总数升高。严重病例可出现全血细胞减少。肝功能检查可见 ALT 升高。

（二）病毒抗原及基因检测

取患者呼吸道标本采用免疫荧光法（或酶联免疫法）检测甲型流感病毒核蛋白抗原

（NP）或基质蛋白（M1）、禽流感病毒 H 亚型抗原。还可用 RT－PCR 法检测禽流感病毒亚型特异性 H 抗原基因。

（三）病毒分离

从患者呼吸道标本（如鼻咽分泌物、口腔含漱液、气管吸出物或呼吸道上皮细胞）中分离禽流感病毒。

（四）血清学检查

发病初期和恢复期双份血清禽流感病毒亚型毒株抗体滴度 4 倍或以上升高，有助于回顾性诊断。

（五）影像学检查

并发肺炎者影像学检查可见肺内斑片状、弥漫性或多灶性浸润，但缺乏特异性。重者患者肺内病变进展迅速，呈大片毛玻璃状或肺实变影像，少数可伴有胸腔积液。

六、诊断

根据流行病学接触史、临床表现及实验室检查结果，可做出人禽流感的诊断。

（一）流行病史

发病前 1 周内曾到过疫点，或有病死禽接触史，或与被感染的禽或其分泌物、排泄物等有密切接触史，或与禽流感患者有密切接触史，或从事实验室有关禽流感病毒研究。

（二）诊断标准

（1）医学观察病例有流行病学接触史，1 周内出现流感样临床表现者。对于被诊断为医学观察病例者，医疗机构应当及时报告当地疾病预防控制机构，并对其进行 7 天医学观察。

（2）疑似病例有流行病学接触史和临床表现，呼吸道分泌物或相关组织标本甲型流感病毒 M1 或 NP 抗原检测阳性或编码它们的核酸检测阳性者。

（3）临床诊断病例被诊断为疑似病例，但无法进一步取得临床检验标本或实验室检查证据，而与其有共同接触史的人被诊断为确诊病例，并能够排除其他诊断者。

（4）确诊病例从患者呼吸道分泌物标本中分离出特定病毒，或采用 RT－PCR 法检测到禽流感 H 亚型病毒基因，或采用免疫荧光法（或酶联免疫法）检测禽流感病毒亚型特异抗原阳性，或从发病初期和恢复期双份血清中检出抗禽流感病毒抗体有 4 倍以上升高者，即可确定诊断。

七、鉴别诊断

人禽流感应与普通感冒、流行性感冒、巨细胞病毒感染、衣原体肺炎、支原体肺炎、传染性非典型肺炎和细菌性肺炎等疾病相鉴别。

八、治疗

（一）一般治疗

注意休息，多饮水，给予易消化的饮食。发热时可用适量的解热剂，但儿童忌用阿司匹林及含水杨酸制剂的药物，以避免引起儿童 Reye 综合征。

（二）抗病毒治疗

可在发病 48 小时内，试用下列抗病毒药物。

1. 离子通道 M$_2$ 阻滞剂 金刚烷胺（amantadine）对禽流感病毒有明显抑制作用，早期应用可阻止病情发展、减轻病情和改善预后。成人剂量每天 100～200 mg，儿童每天 5 mg/kg，分 2 次口服，疗程为 5 天。老年及肾功能不全者应酌减用量，有癫痫病史者忌用。

2. 神经氨酸酶抑制剂 奥司他韦（oseltamivir）为新型抗流感病毒药物，经实验研究证明对禽流感病毒 N5H1 和 N9H2 均有抑制作用。成人剂量每天 150 mg，儿童剂量每天 3 mg/kg，分 2 次口服，疗程 5 天。

（三）重症患者的治疗

重症患者应当送入 ICU 病房进行救治。对于低氧血症的患者应积极进行氧疗，保证患者血氧分压 >60 mmHg。如经常规氧疗患者低氧血症不能纠正，应及时进行机械通气治疗，治疗应按照急性呼吸窘迫综合征的治疗原则，可采取低潮气量（6 ml/kg）并加用适当呼气末正压（PEEP）的保护性肺通气策略。同时加强呼吸道管理，防止机械通气的相关合并症。出现多脏器功能衰竭时，应当采取相应的治疗措施。机械通气过程中应注意室内通风、空气流向和医护人员防护，防止交叉感染。

（四）其他抗菌治疗

应在有继发细菌感染时酌情使用。中医药治疗与流行性感冒相同。

九、预防

（一）管理传染源

加强对禽流感疫情的监测，一旦发现禽流感疫情，动物防疫部门应立即封锁疫区；加强对接触禽类人员的检疫。

（二）切断传播途径

发生禽流感疫情时，应及时销毁受染禽类动物，并对禽舍及禽粪等垃圾进行消毒和无害化处理。

（三）保护易感人群

与病禽和患者有密切接触史者，可口服金刚烷胺预防。用于预防人禽流感的 N5H1 的亚型疫苗正在研制中。

十、预后

人禽流感的预后与感染的病毒亚型有关。感染 H9N2、H7N7、H7N2、H7N3 者大多预后良好，而感染 H5N1 者预后较差，据目前医学资料报告，病死率超过 30%。影响预后的因素还与患者年龄、是否有基础性疾病、是否并发合并症以及就医、救治的及时性等有关。

扫码"学一学"

第九节　流行性腮腺炎

🖑案例导入

　　患者，男性，12 岁，学生，因"右腮肿大 4 天，发热、头痛 2 天"于 1 月 1 日入院。患者 6 天前出现右侧腮部肿胀、疼痛，进食后加重；2 天前出现发热，最高体温达 39℃，伴头痛，未于医院正规诊治，病情无缓解。查体：T 38.9℃，P 95 次/分，R 20 次/分，BP 112/68 mmHg。神志清楚，营养中等，急性病容，自主体位，全身皮肤黏膜未见黄染，无皮疹及浅表淋巴结肿大；右腮部肿胀，表面不红，有压痛，心肺腹未查及明显异常，脑膜刺激征阴性。该患者班级中有类似发病者。

　　问题：

　　1. 该病例的初步诊断是什么？主要诊断依据是什么？

　　2. 主要和哪些病相鉴别？如何鉴别？

　　3. 应如何治疗？

　　流行性腮腺炎（epidemic parotitis mumps）俗称痄腮，是腮腺炎病毒引起的急性呼吸道传染病。临床上以腮腺非化脓性肿胀、疼痛，发热伴咀嚼受限为特征。

一、病原学

　　腮腺炎病毒属于副黏病毒科，是单股核糖核酸病毒。呈球形，大小悬殊，直径 100~200 nm。有脂蛋白包膜，表面有含血凝素的神经氨酸酶糖蛋白（HN），相当于 V 抗原（病毒抗原），刺激机体在感染后 2~3 周产生 V 抗体，该抗体具有保护作用。其核蛋白（NP）又称 S 抗原（可溶抗原），刺激机体在发病后 1 周产生 S 抗体，此抗体无保护作用，可用于诊断。仅一个血清型，人是唯一的宿主。此病毒抵抗力不强，紫外线照射可迅速灭活，一般室温中 2~3 天传染性即消失，加热至 55~60℃，经过 10~12 分钟即失去活力。

二、流行病学

（一）传染源

　　患者及隐性感染者为传染源。患者腮腺肿大前 7 天至肿大后 9 天，均能从唾液中分离出病毒。

（二）传播途径

　　主要经空气飞沫传播，密切接触亦可传播。

（三）人群易感性

　　普遍易感。患病后可获得持久免疫力。80% 的成人曾患过显性或隐性感染而获得一定免疫力，发病率较低。约 90% 的病例为 1~15 岁的少年儿童，尤其 5~9 岁的儿童。

（四）流行病学特征

　　本病为世界性疾病。一年四季不断有散发病例，但以冬、春季为发病高峰。大多数的病例发生在 5 ~ 15 岁年龄组。

三、发病机制与病理解剖

腮腺炎病毒经鼻黏膜或口腔黏膜侵入，在局部上皮细胞内和淋巴结中大量复制，引起局部炎症，并进入血液形成第一次病毒血症。腮腺炎病毒经血流播散侵入腮腺组织，引起腮腺病变，亦可进入中枢神经系统而发生脑膜脑炎。腮腺炎病毒在腮腺及中枢神经系统进一步复制增殖后，再次进入血液循环，形成第二次病毒血症，侵犯第一次未受波及的器官，如睾丸、卵巢、胰腺等，因此临床上出现不同器官相继发生病变。

腮腺炎的病理特征是腮腺的非化脓性炎症。腺体组织充血、肿胀，被膜上可见点状出血。腺泡细胞呈混浊肿胀或坏死崩解，间质组织水肿，淋巴细胞、单核细胞及少量中性粒细胞浸润。腮腺导管壁细胞肿胀、坏死，管腔中充满坏死细胞及渗出物，从而造成腺导管阻塞、扩张，淀粉酶潴留。颌下腺、舌下腺、睾丸、卵巢、胰腺也可出现相似的病理变化。

四、临床表现

潜伏期 14 ~ 25 天，平均 18 天。

多数病例以耳下部肿胀为首发症状。部分病例有畏寒、发热、头痛、咽痛、无力、食欲不振等前驱症状。发病数小时至 1 ~ 2 天出现颧弓或耳部疼痛，腮腺逐渐肿大，体温上升可达 39 ~ 40℃。通常一侧腮腺先肿大，1 ~ 4 天后累及对侧，双侧腮腺肿大者约占 75%。腮腺肿大以耳垂为中心，向前、后、下发展，上缘可达颧骨弓，后缘达胸锁乳突肌，下缘延至颌骨下而达颈部，同时伴有周围组织水肿。局部皮肤张紧发亮但一般不发红，呈梨形，边缘不清，触之有弹性、疼痛，表面发热但不化脓。可影响张口、咀嚼、吞咽等，腮腺因其导管发炎阻塞，故进酸性食物时因腺体分泌增加而疼痛加重。腮腺管口（位于上颌第二磨牙旁颊黏膜上）早期红肿呈脐形，挤压无脓性分泌物。腮腺肿大 2 ~ 3 天达高峰，持续4 ~ 5 天后逐渐消退，整个病程 10 ~ 14 天。颌下腺或舌下腺可以同时受累。

五、并发症

流行性腮腺炎实际上是全身感染，病毒累及中枢神经系统或其他腺体或器官而产生相应的症状，甚至某些并发症不仅常见而且可不伴有腮腺肿大而单独出现。

（一）神经系统并发症

脑膜炎、脑膜脑炎、脑炎为儿童腮腺炎中最常见的并发症。一般发生在腮腺炎发病后4 ~ 5 天，也可发生在腮腺炎发病前 1 ~ 2 周或发病后 2 ~ 3 周，也可同时发生。临床表现和脑脊液变化与其他病毒性脑炎相同。预后一般良好。本病还可并发多发神经根炎、颜面神经炎、脑室管膜炎、小脑共济失调、耳聋等。

（二）生殖系统并发症

病毒多侵犯成熟生殖腺，故多见于青春期后的成人。

1. 睾丸炎　发生率占男性成人患者的 14% ~ 35%，多在腮腺肿大开始消退时，突然高热，睾丸肿大、疼痛，常合并附睾炎、鞘膜积液和阴囊水肿。常为单侧，约 1/3 的病例为双侧受累。急性症状持续 3 ~ 5 天，10 天左右消退。很少引起不育症。

2. 卵巢炎 发生率占女性成人患者的 5% ~ 7%，表现为下腹部及腰背部疼痛、月经不调等，一般不影响生育力。

（三）急性胰腺炎

多在腮腺肿大后 3 ~ 7 天发生，发生率低于 10%。主要症状为体温骤升、恶心、呕吐、中上腹部剧痛和触痛。由于单纯腮腺炎即可引起血、尿淀粉酶增高，因此需做脂肪酶检查，若升高则有助于胰腺炎的诊断。一般在一周左右恢复。

（四）其他

尚可并发心肌炎、肾炎、乳腺炎、甲状腺炎、前列腺炎等。

六、实验室检查

（一）血、尿常规检查

白细胞总数大多正常，淋巴细胞相对增加，有睾丸炎者白细胞可增加。尿常规一般正常，有肾损害时尿中可出现蛋白和管型。

（二）血清和尿中淀粉酶测定

90% 患者发病早期血清和尿淀粉酶增高，其增高幅度与腮腺肿胀程度成正比，但也有可能与胰腺受累有关。血脂肪酶增高，有助于胰腺炎的诊断。

（三）脑脊液检查

在无脑膜炎并发症患者中，约 50% 的病例脑脊液中白细胞数轻度增加，且能从脑脊液中分离出腮腺炎病毒。并发脑膜炎时脑脊液变化同其他病毒性脑膜炎。

（四）血清学检查

1. 抗体检查 一般用补体结合试验，分别检测 S 及 V 抗体。S 抗体出现早而消失快，S/V 比例高者提示急性感染，其效价一般高于 1：200 或双份血清效价上升 4 倍可诊断为腮腺炎。近年来采用 ELISA 或间接免疫荧光法检测血清中 NP 的 IgM 抗体，可做近期感染的诊断，有报道认为用于患者唾液检查阳性率亦很高。

2. 抗原检查 近年来已应用特异性抗体或单克隆抗体来检测腮腺炎抗原，有助于早期诊断。

（五）病原学检查

1. 病毒分离 取早期患者的唾液、血液、尿液、脑脊液等，接种于鸡胚、猴肾等组织中，可分离病毒。

2. 病毒 RNA 检测 应用 PCR 技术检测腮腺炎病毒 RNA，可大大提高可疑患者的诊断。

七、诊断

根据《中华人民共和国卫生行业标准 WS 270 - 2007》，流行性腮腺炎诊断如下。

（一）诊断依据

1. 流行病学史 发病前 14 ~ 28 天有与流行性腮腺炎患者接触史或当地有流行性腮腺炎流行。

2. 临床表现

（1）发热、头痛、乏力、食欲不振等。

（2）单侧或双侧腮腺和（或）其他唾液腺肿胀、疼痛，张口和咀嚼或进食酸性食物时疼痛加剧。

（3）伴脑膜脑炎时有头痛、呕吐、脑膜刺激征或意识改变。

（4）伴睾丸炎时有睾丸或附睾肿痛。

（5）伴胰腺炎时有呕吐、上中腹疼痛与压痛。

3. 实验室检查

（1）白细胞计数和尿常规一般正常，有睾丸炎者白细胞可以增高。

（2）90% 患者发病早期血清和尿淀粉酶增高。无腮腺肿大的脑膜脑炎患者，血、尿淀粉酶也可升高。血清脂肪酶增高，有助于胰腺炎的诊断。

（3）约半数患者可出现病毒性脑膜脑炎的脑脊液改变。

（4）1 个月内未接种过腮腺炎减毒活疫苗，血清中检测出腮腺炎病毒特异性 IgM 抗体。

（5）恢复期与急性期血清（间隔 2~4 周）腮腺炎病毒 IgG 抗体滴度比呈 4 倍或 4 倍以上升高（含抗体阳转）。

（6）唾液、尿、脑脊液等体液中分离到腮腺炎病毒。

（二）诊断原则

主要依靠流行病学史、腮腺和（或）其他唾液腺急性肿大，除外其他原因引起的腮腺肿大做出诊断。确诊病例需要做实验室特异性检查。

（三）诊断标准

1. 疑似病例符合下列一项可诊断。

（1）符合（一）中临床表现（2）。

（2）流行病学史，和（一）中临床表现（1）、（3）、（4）或（5）。

2. 临床诊断病例符合下列一项可诊断。

（1）符合（一）中临床表现（2）和临床表现（1）、（3）、（4）或（5）。

（2）流行病学史、（一）中临床表现（1）和（一）中实验室检查（1）、（2）或（3）。

3. 确诊病例　疑似病例或临床诊断例，同时符合（一）中实验室检查（4）、（5）或（6）。

八、鉴别诊断

（一）化脓性腮腺炎

腮腺肿大常为单侧，局部皮肤明显红肿，质硬，界限清楚。脓肿形成后，触之有波动感，挤压腺体时可于腮腺管口看到脓液流出。血白细胞总数及中性粒细胞均明显增高。

（二）其他病毒性腮腺炎

流感病毒、副流感病毒、肠道病毒中的柯萨奇 A 组病毒及淋巴细胞脉络丛脑膜炎病毒等均可以引起腮腺炎，需根据血清学检查和病毒分离进行鉴别。

（三）症状性腮腺肿大

糖尿病、慢性肝炎、结核病、营养不良等均可引起腮腺肿大，一般不伴有急性感染症状，局部也无明显疼痛和压痛。服用碘化物、羟保太松、硫氧嘧啶等也可引起腮腺肿大，呈对称性，质软，无疼痛感。

（四）急性淋巴结炎

主要与耳前、耳后、颌下、颈部淋巴结炎相鉴别。以边缘清楚、压痛明显、实质坚硬、不以耳垂为中心为临床特点，白细胞总数及中性粒细胞明显增高。

（五）其他原因引起的腮腺肿大

过敏性腮腺导管阻塞，均有反复发作史，且肿大突然，消退迅速。单纯性腮腺肿大多见于青春期男性，系因功能性分泌增多，代偿性腮腺肿大，无其他症状。

九、治疗

本病尚无特效治疗方法，主要为对症处理。

（一）一般治疗

患者应隔离、卧床休息至腮腺肿大消退，给予流质或半流质饮食，避免酸性、辛辣食物的摄入。保持口腔清洁卫生，餐后用生理盐水漱口。

（二）抗病毒治疗

发病早期可试用利巴韦林（病毒唑），成人 1 g/d、儿童 15 mg/（kg·d），静脉注射，5~7 天为一个疗程。亦有报道应用干扰素治疗成人腮腺炎合并睾丸炎患者，能使腮腺炎和睾丸炎症状较快消失。

（三）中医治疗

板蓝根注射液每次 2~4 ml，2 次/天，肌内注射，疗程 5~7 天。普济消毒饮加减、板蓝根 60~90 g 水煎服，板蓝根冲剂口服。紫金锭、醋调如意金黄散、醋调青黛散调匀外敷。

（四）对症治疗

对于腮腺肿胀较重的患者，可适当应用镇痛剂。体温过高者给予药物、物理降温。

（五）并发症治疗

1. 睾丸炎 用丁字带托起阴囊，局部冷湿敷。口服泼尼松 15~30 mg/d，分 3 次口服，用 2~3 天。男性成年患者，为预防睾丸炎的发生，早期可应用己烯雌酚 1 mg，3 次/日，口服。

2. 脑膜脑炎 若剧烈头痛、呕吐，可静脉滴注 20% 的甘露醇 1~2 g/kg，每 4~6 小时 1 次，直至症状好转。对于重症患者可应用地塞米松，5~10 mg/d，静脉滴注，疗程 5~7 天。

十、预防

（一）管理传染源

对患者按呼吸道传染病隔离，隔离至患者临床症状消失。集体机构儿童接触后医学观察 21 天。对疑似患者应立即给予隔离。

（二）切断传播途径

病室内要注意通风，对被污染的用具进行煮沸消毒或暴晒处理。

（三）保护易感人群

1. 主动免疫 应用腮腺炎减毒活疫苗进行皮内、皮下注射，还可采用喷鼻或气雾法（在气雾室内进行），90% 以上可产生抗体，免疫期一年。由于腮腺炎减毒活疫苗有致畸作用，故孕妇禁用。

2. 被动免疫 可应用恢复期血清或高价免疫球蛋白，其免疫力可保持 2～3 周。

第十节 水痘和带状疱疹

扫码"学一学"

> **案例导入**
>
> 患儿，男性，6 岁，因"发热 2 天、皮疹 1 天"于 2 月 8 日入院。入院 2 天前患者无明细诱因出现发热，最高体温 38.6℃，无其他不适，于当地给予肌内注射柴胡注射液候体温恢复正常。1 天前再次出现发热，最高体温 38.7℃，伴面部及躯干皮疹、皮肤瘙痒。患儿幼儿园同班同学有类似患者。查痰：T 38.7℃，P 105 次/分，R 24 次/分，BP 106/76 mmHg。全身皮肤见散在斑疹、丘疹、疱疹，部分结痂，以面部及躯干为主，部分疱疹已破溃。
>
> **问题：**
>
> 1. 该病例的初步诊断是什么？
>
> 2. 主要和哪些病相鉴别？如何鉴别？
>
> 3. 应如何治疗？

水痘（varicella，chicken pox）及带状疱疹（herpes zoster）是由同一病毒，即水痘 – 带状疱疹病毒（varicella – zoster virus，VZV）感染所引起的两种不同表现的急性传染病。原发感染为水痘，是常见小儿急性传染病。带状疱疹多见于成人，是潜伏在感觉神经节的水痘 – 带状疱疹病毒再激活后引起的皮肤感染。

【水痘】

一、病原学

水痘 – 带状疱疹病毒属疱疹病毒科，只有一个血清型，病毒呈圆形或椭圆形，直径为 150～200 nm，核心为线形双链 DNA，由对称 20 面体的核衣壳包裹，外层为脂蛋白膜。能在人胚成纤维细胞和上皮细胞中繁殖，并产生局灶性细胞病变。受感染的细胞形成多核巨细胞，核内有嗜酸性包涵体。人是已知的自然界唯一宿主。

该病毒体外抵抗力弱，不耐酸，不耐热，不能在痂皮中存活，能被乙醚灭活，但在疱疹液中 –65℃ 可存活 8 年。

二、流行病学

1. 传染源 患者为唯一的传染源，病毒存在于病变皮肤黏膜组织、疱液及血液中，可由鼻咽分泌物排出体外，发病前 1 天至疱疹完全结痂时均具有传染性。水痘和带状疱疹患者是本病的传染源，易感者接触带状疱疹患者可引起水痘而不会发生带状疱疹。

2. 传播途径 传染性很强，易感儿童接触后90%发病。主要经空气飞沫和直接接触疱液传播，也可通过接触污染的用具传播，孕妇分娩前6天患水痘，可感染胎儿，出生后10~13天发病。

3. 人群易感性 普遍易感，多见于儿童，6个月以下婴儿及大于20岁者较少发病。病后免疫力持久。

4. 流行病学特征 呈全球性分布。四季均可发生，以冬春季发病多见。多为散发，偏僻地区偶可爆发，城市每2~3年可发生周期性流行。

三、发病机制与病理变化

病毒经直接接触或经上呼吸道侵入人体后，在皮肤、黏膜细胞及淋巴结内增殖，然后进入血流，形成病毒血症，在单核－吞噬细胞系统内再次增殖后入血，形成第二次病毒血症，病毒散布全身各组织器官，引起病变，主要损害皮肤，偶可累及内脏。部分患者患水痘后，病毒潜伏在神经节内，形成潜伏性感染，当免疫力下降或出现某些诱因时，病毒被激活，即发生带状疱疹。

水痘的病变主要在表皮棘细胞，细胞水肿变性，形成单房性透明水疱，内含大量病毒。病灶周边及基底部有充血、单核细胞及多核细胞浸润形成红晕，浸润的多核巨细胞内含有嗜酸性包涵体。随后疱液中出现炎性细胞和脱落上皮细胞，使疱液变浊并减少，病毒量减少，下层的上皮细胞再生，最后结痂，痂脱落后一般不留痕迹。

四、临床表现

潜伏期12~21天。婴幼儿常无前驱症状或症状轻微，年长儿童及成人有发热、头痛、乏力、咽痛、食欲减退、咳嗽等表现，持续1~2天。起病后数小时或1~2天出现皮疹。皮疹首先见于躯干和头部，以后延及面部及四肢。初为红斑疹，数小时后变为丘疹，再经数小时发展为疱疹。水疱表浅壁薄易破，呈椭圆形，直径3~5 mm，周围有红晕。疱疹为单房性，形如露水珠滴，疱液透明，数小时后变混浊，疱疹处常伴有瘙痒。1~2天后疱疹中心干枯，形成脐征，红晕消失并结痂，1~3周后脱痂，若继发感染可持续数周，一般不留痕迹。发疹2~3天后，同一部位常可见斑疹、丘疹、疱疹和结痂同时存在，皮疹呈向心分布，以躯干为多，次为头面部，四肢远端较少，手掌及足底更少。部分患者可在鼻、口腔、咽喉、结膜及外阴等处出现疱疹，破裂形成浅溃疡，疼痛，愈后不结痂。

水痘为自限性疾病，10天左右自愈。儿童患者全身症状及皮疹均较轻，成人及婴儿病情较重，皮疹多而密集，病程可长达数周，易并发水痘肺炎。免疫缺陷者及婴儿患者症状较重，易形成播散性水痘和并发水痘肺炎。其表现为皮疹融合，迅速扩大形成大疱，或呈出血性水痘。继发细菌感染可导致坏疽型水痘，患者有高热、严重毒血症状，甚至发生败血症而死亡。妊娠期感染水痘，可引起胎儿畸形、早产或死胎。产前数日内母亲患水痘，可发生新生儿水痘，病情常较危重。

五、并发症

1. 皮疹继发细菌感染 如丹毒、蜂窝织炎、败血症等。

2. 水痘肺炎　儿童多为继发细菌感染，成人为原发性水痘肺炎，常发生于出疹后 1～6 天，有高热、咳嗽、咯血、气促、胸痛、呼吸困难、发绀等，但肺部体征少，X 线检查显示肺部弥散性结节浸润，以肺门和肺底为重。可持续 1～2 周，严重者于 24～48 小时因急性呼吸衰竭而死亡。

3. 水痘脑炎　发生极少，儿童多于成人。临床表现与其他病毒性脑炎相似，可出现惊厥、躁动、昏迷，部分小儿可有小脑功能障碍等。病死率为 5%～25%，少数可留有偏瘫、精神异常等后遗症。

4. 水痘肝炎　多表现为血清丙氨酸氨基转移酶增高，免疫障碍的患者可出现黄疸。儿童可于水痘后发生肝脂肪变性，伴发肝性脑病，称为 Reye 综合征，病情严重，预后差，约 80% 死亡。

5. 其他　可有心肌炎、肾炎、睾丸炎、关节炎、出血性疾病等；眼部可并发角膜炎、视网膜炎、视神经炎、白内障等；妊娠早期患水痘可导致先天性水痘综合征，表现为出生时体重轻、瘢痕性皮肤、肢体萎缩、视神经萎缩、白内障、智力低下等。

六、实验室检查

1. 血常规检查　白细胞总数正常或稍高，淋巴细胞相对增多。

2. 疱疹刮片检查　刮取新鲜疱疹基底组织涂片，瑞氏染色见多核巨细胞，苏木素伊红染色常可见细胞核内包涵体。

3. 病毒分离　将疱疹液直接接种于人胚成纤维细胞，分离出病毒再做鉴定，仅用于非典型病例。

4. 免疫学检测　补体结合抗体高滴度或双份血清抗体滴度升高 4 倍以上有诊断价值。取疱疹基底刮片或疱疹液，直接荧光抗体染色查病毒抗原简捷有效。

5. 病毒 DNA 检测　用聚合酶链反应检测患者呼吸道上皮细胞和外周血白细胞中水痘–带状疱疹病毒 DNA，比病毒分离简便。

七、诊断及鉴别诊断

典型病例根据临床表现及流行病学史即可诊断，非典型病例需靠实验室检测做出病原学诊断。水痘应与天花、带状疱疹、丘疹样荨麻疹、脓疱疹等相鉴别。

八、治疗

1. 一般处理和对症治疗　急性期应卧床休息，补充足够水分和营养，加强皮肤护理，避免抓伤以免继发感染。皮肤瘙痒者可用 0.25% 苯酚炉甘石洗剂涂擦或口服抗组胺药。疱疹破裂后可涂甲紫、杆菌肽或新霉素软膏等。维生素 B_{12} 500～1000 μg 肌内注射，每天 1 次，连用 3 天可促进皮疹干燥结痂。

2. 抗病毒治疗　对免疫缺陷及免疫抑制的患者，应尽早使用抗病毒药物治疗。阿昔洛韦为首选药物，也可用阿糖腺苷、阿昔洛韦或泛昔洛韦等。早期使用 α–干扰素能较快抑制皮疹发展，加速病情恢复。

3. 防治并发症　继发细菌感染时可选用抗生素，因脑炎出现脑水肿时应脱水治疗。一般禁用肾上腺皮质激素。

九、预防

1. 管理传染源　患者应隔离至疱疹全部结痂，理论上不少于发病后 14 天。

2. 切断传播途径　避免与急性期患者接触，患者呼吸道分泌物、污染物应消毒。

3. 保护易感人群　接触者早期应用丙种球蛋白 0.4～0.6 ml/kg 肌内注射，可减轻症状，也可用带状疱疹免疫球蛋白 5 ml 肌内注射，降低发病率或减轻症状。水痘病毒减毒活疫苗有较好的预防效果。

【带状疱疹】

一、流行病学

1. 传染源　水痘患者是本病的传染源，易感者接触带状疱疹患者可引起水痘而不会发生带状疱疹。

2. 传播途径　一般认为带状疱疹病毒主要不是通过外源性感染，而是患水痘后潜伏性感染的病毒再激活所致。

3. 人群易感性　普遍易感，感染后可获得持久性免疫力，带状疱疹愈后很少复发。

4. 流行病学特征　常年散发，发病率随年龄增长而增加，免疫功能低下者易发生带状疱疹

二、发病机制与病理解剖

水痘-带状疱疹病毒侵入易感者体内后，先引起原发感染水痘，病毒沿神经纤维进入感觉神经节，呈潜伏性感染。当免疫功能下降时，如患恶性肿瘤、使用免疫抑制剂、创伤、HIV 感染等，潜伏病毒被激活而复制，并沿感觉神经离心传播至该神经支配的皮肤细胞内增殖，引起相应皮肤节段发生疱疹，同时可引起神经节炎，使神经分布区域发生疼痛。

主要病变部位在神经和皮肤，病理变化主要是受累神经节炎症。局部可见单核细胞浸润、神经细胞变性，核内可发现包涵体。

三、临床表现

带状疱疹潜伏期长短不一且难以确定。发疹前数日患者沿病变神经节段的局部皮肤常有灼痒、疼痛、感觉异常或过敏等，部分患者有低热和全身不适，局部淋巴结可有肿痛。1～3 天后沿周围神经分布区域皮肤出现成簇的红色斑丘疹，很快发展为水疱，数个水疱集成簇状，数簇连接成片，沿神经支配的皮肤成带状排列，故名"带状疱疹"。疱疹多限于身体一侧，皮损很少超过躯干中线，伴有显著的神经痛为本病的突出特征。水疱成批发生，簇间皮肤正常。疱液 2～3 天后呈现浑浊或变成脓性，1 周左右干涸，10～12 天结痂，2～3 周脱痂，疼痛消失，不留瘢痕。病程为 2～4 周。

带状疱疹可发生于任何感觉神经分布区，但以脊神经胸段最常见，约占 60%。三叉神经第一支亦常受侵犯。

四、诊断与鉴别诊断

1. 诊断 典型病例根据单侧性、沿周围神经分布、排列呈带状的疱疹和伴有神经痛的症状，诊断多不困难，非典型病例需靠实验室检测做出病原学诊断。

2. 鉴别诊断 带状疱疹出疹前应与胸膜炎、肋软骨炎相鉴别，出疹后应与单纯疱疹、脓疱疮、丘疹样荨麻疹进行鉴别。

五、治疗

该病为自限性，治疗原则为止痛、抗病毒和预防继发感染。

1. 抗病毒治疗 免疫功能正常者，多不需抗病毒治疗。有免疫缺陷或应用免疫抑制剂的带状疱疹患者，侵犯三叉神经第一支有可能播散至眼球者以及播散性带状疱疹患者应及早使用抗病毒药。首选阿昔洛韦 600~800 mg，口服，每 4 小时一次，疗程为 7~10 天；或阿糖腺苷 15 mg/（kg·d），静脉滴注，疗程 10 天。

2. 对症治疗 带状疱疹患者应休息，患处给予保护，避免摩擦。应用炉甘石洗剂或 5% 碳酸氢钠局部涂擦止痒，疱疹破裂可涂抗生素软膏，防止继发细菌感染。疱疹局部可用阿昔洛韦溶液涂抹，可缩短疗程。神经疼痛剧烈者，可给予镇痛剂（如罗通定、布洛芬、吲哚美辛等）。

3. 防治并发症 眼部带状疱疹除应用抗病毒治疗外，亦可用阿昔洛韦眼药水滴眼，并用阿托品扩瞳，以防虹膜粘连。

六、预防

带状疱疹患者不必隔离，但应避免与易感儿及孕妇接触。主要是预防水痘，现尚无有效方法直接预防带状疱疹。

本章小结

病毒感染性传染病是目前传染性疾病中发病率最高，对人民身体健康危害最大的一类疾病，其中病毒性肝炎的发病率一直居我国传染病发病率之首，狂犬病的死亡率最高。目前，病毒感染性传染病的临床诊断方法主要依靠免疫学方法检测血清中的抗原抗体，治疗主要以支持和对症综合治疗为主，预防主要通过切断传播途径和保护易感人群。

目标检测

一、选择题

【A1/A2 型题】

1. 流行性乙型脑炎发患者群在年龄组成上 80% 为
   A. 10 岁以下
   B. 10~20 岁
   C. 21~30 岁
   D. 31~40 岁
   E. 41 岁以上

扫码"练一练"

2. 下列传染病中发病季节最为严格的是

    A. 流行性脑脊髓膜炎　　　　　　　　B. 伤寒

    C. 急性细菌性痢疾　　　　　　　　　D. 流行性乙型脑炎

    E. 白喉

3. 肾综合征出血热患者处于低血压休克期早期时最重要的处理措施是

    A. 纠正酸中毒　　　　　　　　　　　B. 补充血容量

    C. 使用血管活性药物提升血压　　　　D. 强心、利尿、给氧

    E. 纠正弥散性血管内凝血

4. 关于狂犬病发病后治疗，下列哪项是错误的

    A. 发病后严格隔离患者，防止唾液污染

    B. 减少光、风、声等刺激

    C. 狂躁时用镇静剂

    D. 维护心血管和呼吸功能

    E. 立即注射狂犬疫苗

5. 关于异型麻疹，下列说法错误的是

    A. 皮疹不同于典型麻疹

    B. 可见口腔黏膜斑

    C. 皮疹呈多形性皮疹，初起自四肢远端，逐渐延及躯干。

    D. 异性麻疹多呈自限性

    E. 无传染性

6. 关于典型麻疹的出疹特点，下列描述错误的是

    A. 发热 3~4 天后开始出现

    B. 始自四肢，渐及颈、躯干，3 天延及全身

    C. 淡红色针尖样斑丘疹

    D. 呈充血性皮疹，压之褪色

    E. 皮疹高峰时全身中毒症状加重

7. 下列关于 SARS 治疗的观点，错误的是

    A. 对于临床确定诊断为 SARS 患者，早期就应使用广谱、新一代强有力的抗生素预防感染

    B. 应用利巴韦林抗病毒，需注意引起溶血等毒副反应，孕妇不宜使用

    C. 临床确诊的 SARS 患者无继发细菌感染可以不应用抗生素

    D. SARS 恢复期患者血清可以用于 SARS 危重型患者治疗

    E. SARS 的激素治疗症状缓解后宜逐渐停药，减量维持

8. SARS 病区必须独立设置，与其他病区分隔无交叉，并保持一定距离，专用病区应分为

    A. 清洁区、污染区　　　　　　　　　B. 安全区、半污染区、污染区

    C. 相对清洁区、安全区、污染区　　　D. 相对清洁区、半污染区、污染区

    E. 清洁区、污染区

9. 流感确诊的主要依据是

A. 发病季节　　　　　　　　　　　　　B. 呼吸道症状轻微而全身症状重

C. 病毒分离　　　　　　　　　　　　　D. 血常规

E. 有流感接触史

10. 流行性腮腺炎的主要传播途径是

A. 消化道传播　　　　　　　　　　　　B. 血液传播

C. 呼吸道传播　　　　　　　　　　　　D. 母婴传播

E. 虫媒传播

11. 水痘皮疹特点是

A. 离心性分布，头面躯干稀疏

B. 离心性分布，躯干昊皮疹

C. 向心性分布，头面部无皮疹

D. 向心性分布，躯干、头面部较多，四肢较少

E. 皮疹呈全身散在性分布

12. 青年女性，来自林区，因"高热2天"于2001年11月12日入院。后迅速出现顽固性休克，于入院后第3天死亡。死后尸检病理结果主要特点是：垂体前叶充血、出血、坏死。双肾肿大，间质水肿明显，伴有点状出血灶，全身小血管内膜细胞肿胀，管壁呈网状变性。肺及胃肠道、肝、脾、淋巴结均可见程度不等的充血、出血及水肿。由以上结果分析本病例最可能的诊断是

A. 钩端螺旋体病　　　　　　　　　　　B. 肾综合征出血热

C. 革兰阴性杆菌败血症　　　　　　　　D. 暴发型流行性脑脊髓膜炎

E. 中毒性细菌性痢疾

13. 男孩，8岁，不慎被家犬咬伤左手，伤口深，家犬外观无异常，仍在家中。应告知家长对病孩和家犬进行下列各项处理，哪项是不正确的

A. 立即彻底冲洗伤口、消毒　　　　　　B. 立即击毙家犬，烧毁或深埋

C. 捕捉家犬，隔离观察2周　　　　　　D. 病儿注射抗狂犬病毒血清

E. 病儿注射狂犬疫苗

14. 患儿，男，9岁，因"畏寒、高热、全身肌肉酸痛"就诊，诊断为"流行性感冒"，下列处置措施不恰当的是

A. 呼吸道隔离　　　　　　　　　　　　B. 使用抗病毒药物

C. 控制继发性细菌感染　　　　　　　　D. 使用阿司匹林解热镇痛

E. 止咳等对症支持治疗

15. 小明因"流行性腮腺炎"在家休息，未能上学，家长给予如下护理措施，不见好转，反而加重。下列哪条措施是不对的

A. 保持口腔清洁卫生　　　　　　　　　B. 给予如意黄金散

C. 给予流质酸奶　　　　　　　　　　　D. 腮肿疼痛难忍给予热敷

E. 避免辛辣甜硬食物

16. 患儿，男，5岁，发热38.7℃，伴咳嗽，躯干、颜面部、四肢近端可见斑疹、丘疹、疱疹等不同形态的皮疹，部分皮疹已结痂，该患儿最可能的诊断是

A. 麻疹　　　　　　　　　　　　　　　B. 风疹

C. 带状疱疹　　　　　　　　　　　　　　D. 水痘

E. 手足口病

【A3/A4 型题】

(17～18 题共用题干) 患者，女，30 岁，妊娠 32 周，既往体健，2 年前发现 HBsAg 阳性，但无任何症状，肝功能正常。

17. 此孕妇目前状态属于

A. HBV 既往感染　　　　　　　　　　　B. 无症状 HBsAg 携带者

C. 轻度慢性乙型肝炎　　　　　　　　　D. 中度慢性乙型肝炎

E. 重度慢性乙型肝炎

18. 该孕妇分娩后，如该新生儿感染乙肝，其传播途径为

A. 消化道传播　　　　　　　　　　　　B. 注射途径传播

C. 母婴传播　　　　　　　　　　　　　D. 日常生活密切传播

E. 输血传播

【X 型题】

19. 下列属于艾滋病预防措施的是

A. 加强全民教育，规范人们社会行为

B. 禁毒

C. 禁止性乱

D. 严格血液及血制品管理

E. 严格医疗器械消毒

20. 某病房住进一位抗 HIV 阳性的患者，对他采取的下列措施中，哪些是正确的

A. 立即采取血液，体液隔离

B. 马上告诉同病房所有住院患者，避免交叉感染

C. 做好患者的心理护理

D. 为患者提供良好的营养

E. 对患者感染予以积极治疗，避免严重并发症

二、简答题

1. 狂犬咬伤后的伤口如何处理?

2. 简述麻疹、风疹、幼儿急疹、猩红热的鉴别诊断。

（王　辉　蒋　凤）

第十一章 细菌感染性疾病

📖 **学习目标**

1. **掌握** 伤寒、细菌性痢疾、流行性脑脊髓膜炎、霍乱、猩红热的临床表现、诊断、治疗。

2. **熟悉** 伤寒、细菌性痢疾、流行性脑脊髓膜炎、霍乱、猩红热的病原学、流行病学、预防。

3. **了解** 伤寒、细菌性痢疾、流行性脑脊髓膜炎、霍乱、猩红热的发病机制及病理解剖；布氏杆菌病、鼠疫、炭疽、百日咳的临床表现、诊断、治疗、预防。

4. 具备常见细菌性传染病的诊治能力。

5. 能对细菌性传染病进行预防宣教。

第一节 伤寒与副伤寒

扫码"学一学"

👉 **案例导入**

患者，男，28岁。因发热"9天，皮疹、腹泻3天"入院。曾到其他医院就诊，按病毒感染予以利巴韦林等治疗，效果欠佳。3天前病情加重，来院就诊。查体：T 39℃，R 23次/分，BP 130/85 mmHg。腹平软，无压痛。辅助检查：血常规示 WBC 3.0×10^9/L，N 0.58，嗜酸粒细胞消失；便常规：WBC 2～8/HP，RBC 0～2/HP；肥达反应示"O"抗体 >1：80，"H"抗体 >1：160。

问题：

1. 该病例初步诊断是什么？

2. 该病临床特点有哪些？

3. 应如何治疗？

【伤寒】

伤寒（typhoid fever）是由伤寒杆菌引起的一种急性肠道传染病。典型的临床特征为持续发热、表情淡漠、相对缓脉、玫瑰疹、肝脾肿大和白细胞减少等。有时可出现肠出血、肠穿孔等严重并发症。

一、病原学

伤寒杆菌属沙门菌属D组，革兰染色阴性，呈短杆状，有鞭毛，有活动力，无荚膜。

伤寒杆菌能在普通培养基中生长，但含胆汁的培养基上生长更好。伤寒杆菌具有菌体抗原（O 抗原）和鞭毛抗原（H 抗原），可刺激机体产生特异性 IgM 与 IgG 抗体。另外，还有多糖毒力抗原（Vi 抗原），Vi 抗原的抗原性较弱，Vi 抗体效价低，Vi 抗体的检测主要有助于伤寒杆菌带菌者的筛查。伤寒杆菌菌体裂解所释放的内毒素在发病机制中起重要作用。伤寒杆菌对干燥、寒冷的抵抗力较强，在干燥的污物、水和食物中可存活 2 ~ 3 周。对阳光、干燥、热及消毒剂敏感。

二、流行病学

（一）传染源

带菌者及患者是本病的传染源。伤寒患者整个病程均有传染性，在病程 2 ~ 4 周排菌量最大，每克粪便含菌量可达数十亿个，传染性强。慢性带菌者是伤寒不断传播甚至流行的主要传染源。

（二）传播途径

伤寒杆菌通过粪 – 口途径感染人体。水源被污染常引起爆发流行。食物被污染也会引起食物型的爆发流行。日常生活密切接触可引起伤寒散发流行；苍蝇和蟑螂等媒介可机械性携带伤寒杆菌引起散发流行。

（三）人群易感性

未患过伤寒和未接种过伤寒菌苗的个体对伤寒易感。伤寒发病后可获得较持久的免疫力，再次发病少见。伤寒和副伤寒之间没有交叉免疫。

（四）流行病学特征

世界各地均有伤寒的发生，可发生于任何季节，但以夏秋季多见。发病以学龄期儿童和青年多见。

三、发病机制与病理解剖

人体摄入被伤寒杆菌污染的水或食物后，是否发病决定于伤寒杆菌的数量、致病性以及人体的防御能力。摄入伤寒杆菌之后，部分伤寒杆菌没有被胃酸杀灭的将到达回肠下段，侵入回肠集合淋巴结的巨噬细胞内繁殖形成初发病灶；进一步侵犯肠系膜淋巴结经胸导管进入血循环，形成第一次菌血症，向肝、脾、胆、骨髓、肾等器官组织播散，繁殖后再次入血，形成第二次菌血症，并释放内毒素，引起临床表现。

伤寒的主要病理特征是全身单核 – 吞噬细胞系统增生性反应，以回肠下段的集合淋巴结与孤立淋巴结的病变最具特征性。巨噬细胞吞噬伤寒杆菌、红细胞、淋巴细胞及细胞碎片，称为"伤寒细胞"。伤寒细胞聚集成团，形成小结节，称为伤寒小结或伤寒肉芽肿（typhoid granuloma），具有病理诊断意义。

四、临床表现

潜伏期通常为 7 ~ 14 天，其长短与伤寒杆菌的感染量以及机体的免疫状态有关。

（一）典型伤寒的临床表现

可分为 4 期，自然病程为 4 ~ 5 周。

1. 初期　为病程的第 1 周。起病缓慢，发热为最早出现的症状，还可伴有全身疲倦、乏力、头痛、食欲减退等表现。发热前可伴有畏寒，寒战少见。热度呈阶梯形上升，在 3 ~ 7 天后逐步到达高峰，可达 39 ~ 40℃。

2. 极期　病程第 2 ~ 3 周。出现伤寒特征性的临床表现。

（1）**持续发热**　体温上升到达高热以后，多呈稽留热型。热程可持续约 2 周。

（2）**神经系统中毒症状**　患者表现为表情淡漠、呆滞、反应迟钝、耳鸣、重听或听力下降，严重患者可出现谵妄、颈项强直，甚至昏迷。

（3）**循环系统症状**　常见相对缓脉，并发心肌炎时，相对缓脉不明显。

（4）**玫瑰疹**　大约一半以上的患者，在病程 7 ~ 14 天可出现淡红色的小斑丘疹，称为玫瑰疹。直径 2 ~ 4 mm，压之褪色，多在 10 个以下，可分批出现，主要分布在胸、腹及肩背部，四肢罕见，一般在 2 ~ 4 天内变暗淡、消失。

（5）**消化系统症状**　食欲减退加重，大约半数患者可出现腹部隐痛，主要位于右下腹。便秘多见，仅有 10% 左右的患者出现腹泻，多为水样便。右下腹可有深压痛。

（6）**肝脾肿大**　大多数患者有轻度的肝脾肿大。

（7）**肠出血与肠穿孔**常在本期出现。

3. 缓解期　为病程的第 4 周。发热逐步下降，神经、消化系统症状减轻。由于本期小肠病理改变仍处于溃疡期，还有可能出现肠出血、肠穿孔等并发症。

4. 恢复期　为病程的第 5 周。体温正常，神经、消化系统症状消失，肝脾功能恢复正常。

（二）不典型伤寒

由于抗菌药物的早期使用，典型伤寒已不多见。除典型伤寒外，还有以下各种临床类型。

1. 轻型　多见于儿童或者发病初期使用有效抗菌药物者。全身毒血症状轻，病程短，1 ~ 2 周可恢复健康。由于临床特征不典型，容易出现漏诊或误诊。

2. 暴发型　急性起病，毒血症状严重，高热或体温不升，常并发中毒性脑病、心肌炎、肠麻痹、中毒性肝炎或休克等。

3. 迁延型　常见于合并胆道结石、原先有慢性乙型肝炎或慢性血吸虫病等消化系统基础疾病的患者。起病初期的表现与典型伤寒相似，但发热可持续 5 周以上至数月之久，呈弛张热或间歇热，肝脾肿大明显。

4. 逍遥型　起病初期症状不明显，患者能照常生活工作，部分患者直至发生肠出血或肠穿孔才被诊断。

5. 小儿伤寒　年龄越小，临床表现越不典型。一般起病比较急，呕吐和腹泻等胃肠症状明显，热型不规则，便秘少见。相对缓脉、玫瑰疹较少见，肝脾肿大明显。外周白细胞计数可不减少，容易并发支气管炎或肺炎，肠出血和肠穿孔少见。

6. 老年伤寒　发热通常不高，多汗时容易出现虚脱，易并发支气管肺炎和心力衰竭，病程迁延，恢复期长，病死率较高。

（三）再燃和复发

1. 再燃　部分患者于缓解期，体温还没有下降到正常时，又重新升高，持续 5 ~ 7 天后退热，称为再燃。可能与伤寒杆菌菌血症尚未得到完全控制有关。有效和足量的抗菌药物治疗可减少或杜绝再燃。

2. 复发　部分患者在退热后 1～3 周临床症状再度出现，称为复发。与病灶内的细菌未被完全清除，当机体免疫力降低时，伤寒杆菌再度繁殖，重新侵入血流有关。复发症状与初发症状相似，但病情较轻，如果治疗不恰当，病情也可转为严重。少数患者可有 2 次以上的复发。

五、实验室检查

（一）常规检查

1. 血常规　白细胞计数一般在（3～5）×10^9/L 之间，中性粒细胞减少。嗜酸性粒细胞减少或消失。嗜酸性粒细胞计数对诊断和评估病情均有重要的参考价值。血小板计数突然下降，应警惕出现溶血性尿毒综合征或弥散性血管内凝血等并发症的可能。

2. 尿常规　从病程第 2 周开始可有轻度蛋白尿或少量管型。

3. 粪便常规　腹泻患者大便可见少许白细胞，并发肠出血时可出现潜血试验阳性或肉眼血便。

（二）细菌学检查

1. 血培养　病程第 1～2 周阳性率最高，可达 80%～90%，第 2 周后逐步下降，第 3 周末 50% 左右，以后迅速降低。再燃和复发时可出现阳性。在使用抗菌药物之前以及体温上升阶段采集标本，可提高血培养的阳性率。

2. 骨髓培养　阳性率比血培养稍高，可达 80%～95%。尤其适应于血培养阴性或使用过抗菌药物诊断有困难的疑似患者。

3. 粪便培养　病程第 2 周起阳性率逐渐增加，第 3～4 周阳性最高，可达 75%。

4. 尿培养　初期多为阴性，病程第 3～4 周的阳性率仅为 25% 左右。

5. 其他　十二指肠引流液培养、玫瑰疹刮取液培养在必要时可进行，但不作为常规检查。

（三）血清学检查

1. 肥达反应（伤寒杆菌血清凝集反应）　对伤寒有辅助诊断意义。实验原理是使用伤寒杆菌菌体（O）抗原及鞭毛（H）抗原及副伤寒甲、乙、丙杆菌鞭毛五种抗原，采用凝集法测定患者血清中各种抗体的凝集效价。多数患者在病程第 2 周起出现阳性，第 3 周阳性率大约 50%，第 4～5 周可上升至 80%，痊愈后阳性可持续几个月。具体评价肥达反应的结果时，应注意以下特点。

（1）当 O 抗体效价在 1∶80 以上，H 抗体效价在 1∶160 以上；或者 O 抗体效价有 4 倍以上的升高，才有辅助诊断意义。

（2）O 抗体升高只能支持伤寒类细菌感染，不能区分伤寒或副伤寒。

（3）H 抗体增高超过阳性效价时，提示伤寒或副伤寒中某一种感染的可能。

（4）单独出现 H 抗体升高，对伤寒的诊断帮助不大。

（5）肥达反应必须动态观察，一般 5～7 天复查 1 次，效价逐渐升高，辅助诊断意义也随着提高。

（6）除伤寒和副伤寒甲、乙、丙之外的其他沙门菌属细菌也具有 O 和 H 两种抗原，与伤寒或副伤寒甲、乙、丙患者的血清可产生交叉反应。

（7）少数伤寒、副伤寒患者肥达反应效价始终不高或阴性，尤其以免疫应答能力低下的老弱或婴幼儿患者为多见。有些患者早期应用抗菌药物治疗，病原菌清除早，抗体应答低下，也可出现阴性，故肥达反应阴性不能排除本病。相反，如结核病、结缔组织病等疾病在发热病程中可出现肥达反应阳性，也不能误诊为伤寒。

（8）伤寒、副伤寒患者的 Vi 抗体效价一般不高。但是，带菌者常有高效价的 Vi 抗体，并且持久存在，对慢性带菌者的调查有一定意义，效价大于 1∶40 时有诊断参考价值。

2. 伤寒杆菌 IgM、IgG 抗体检测　近年建立的酶联免疫吸附试验或放射免疫测定检测伤寒杆菌 IgM 或 IgG 抗体，仍没有被临床广泛使用。特异性、敏感性和重复性有待进一步评价。

3. 伤寒杆菌核酸的检查　使用 DNA 探针和聚合酶链反应可检测血中伤寒杆菌的核酸，但实用性有待进一步评价。

六、并发症

1. 肠出血　为常见的严重并发症。多出现在病程第 2~3 周。常有饮食不当、活动过多、腹泻以及排便用力过度等诱发因素。少量出血时，患者可无症状或仅有头晕、心率加快等表现，大便潜血阳性或出现柏油样大便。大量出血时，常表现为体温突然下降，头晕、口渴、恶心和烦躁不安等症状；体检可发现患者有面色苍白、手足冰冷、呼吸急促、脉搏浅速、血压下降等休克体征，大便呈暗红色。

2. 肠穿孔　为最严重的并发症。常发生于病程第 2~3 周，穿孔部位多发生在回肠末段。穿孔前可有腹胀、腹泻或肠出血等前兆。临床表现为右下腹突然疼痛，伴恶心、呕吐，以及四肢冰冷、呼吸急促、脉搏浅速、体温和血压下降等休克表现，1~2 小时后，可出现腹膜炎体征，腹部 X 线检查可发现膈下有游离气体。

3. 中毒性肝炎　常发生在病程第 1~3 周。体检可发现肝脏肿大和压痛。血清 ALT 轻至中度升高，仅有部分患者血清胆红素轻度升高，发生肝功能衰竭少见。

4. 中毒性心肌炎　常出现在病程第 2~3 周。患者有严重的毒血症状，主要表现为脉搏增快、血压下降，第一心音低钝、心律失常。心肌酶谱异常。心电图检查可出现 PR 间期延长、ST 段下降或平坦、T 波改变等异常。

5. 支气管炎及肺炎　支气管炎常见于初期、肺炎多发生在极期。多数患者为继发细菌感染所致，少数为伤寒杆菌所引起。

6. 溶血性尿毒综合征　常发生在病程第 1~3 周。临床表现为进行性贫血、黄疸加深，接着出现少尿、无尿，严重时可发展为急性肾功能衰竭。

7. 其他并发症　包括急性胆囊炎、骨髓炎、肾盂肾炎、脑膜炎和血栓性静脉炎等。

七、诊断

（一）流行病学依据

当地的伤寒疫情，既往是否进行过伤寒菌苗预防接种，是否有过伤寒病史，最近是否与伤寒患者有接触史，以及夏秋季发病等流行病学资料均有重要的诊断参考价值。

（二）临床依据

持续发热 1 周以上，伴表情淡漠、食欲不振、腹胀等全身中毒症状，腹痛、腹泻或便秘等胃肠症状，以及相对缓脉、玫瑰疹和肝脾肿大等体征。如并发肠穿孔或肠出血，对诊断更有帮助。

（三）实验室依据

血和骨髓培养阳性有确诊意义。外周血白细胞数减少、淋巴细胞比例相对增多，嗜酸性粒细胞减少或消失。肥达反应阳性有辅助诊断意义。

八、鉴别诊断

1. 病毒性上呼吸道炎　患者有高热、头痛、白细胞减少等表现与伤寒相似。可借助患者起病急，咽痛、鼻塞、咳嗽等呼吸道症状明显，无表情淡漠、玫瑰疹及肝脾肿大，病程不超过 1~2 周等临床特点与伤寒相鉴别。

2. 细菌性痢疾　患者有发热、腹痛、腹泻等表现与伤寒相似。可借助患者腹痛以左下腹为主，伴里急后重、排脓血便，白细胞升高，大便可培养到痢疾杆菌等临床特点与伤寒相鉴别。

3. 疟疾　患者有发热、肝脾肿大、白细胞减少等表现与伤寒相似。可借助患者寒战明显、体温每日波动范围较大，退热时出汗较多，红细胞和血红蛋白降低，外周血或骨髓涂片可找到疟原虫等临床特点与伤寒相鉴别。

伤寒病程 1~2 周以后，临床特征逐渐得以表达，需要与以下长期发热性疾病进行鉴别。

4. 革兰阴性杆菌败血症　患者高热、肝脾肿大、白细胞减少等表现与伤寒相似。患者可有胆道、泌尿道或呼吸道等原发感染灶存在，寒战明显、弛张热多见，常有皮下瘀点、瘀斑，血培养找到相应的致病菌。

5. 血行播散性结核病　患者有长期发热、白细胞降低等表现与伤寒相似。患者常有结核病史或结核患者接触史，发热不规则、伴有盗汗，结核菌素试验阳性，X 线胸可见粟粒性结核病灶等临床特点。

6. 恶性组织细胞病　患者有长期发热、肝脾肿大、白细胞减少等表现与伤寒相似。可借助患者多为不规则高热，进行性贫血、出血，淋巴结肿大，骨髓检查可发现恶性组织细胞等临床特点与伤寒相鉴别。

此外，伤寒还需要与登革热、非伤寒沙门菌感染、细菌性心内膜炎、脑膜炎球菌败血症、布氏杆菌病、传染性单核细胞增多症、斑疹伤寒、钩端螺旋体病、阿米巴性肝脓肿和内脏利什曼原虫病等疾病相鉴别。

九、预后

伤寒的病死率在抗菌药物问世之前大约为 12%，使用氯霉素治疗之后下降至 4% 左右。发达国家病死率已下降至 1% 以下。

十、治疗

(一) 一般治疗

1. 消毒和隔离 患者入院以后应按照肠道传染病常规进行消毒隔离。临床症状消失后，每隔 5 ~ 7 天送粪便进行伤寒杆菌培养，连续 2 次阴性才可解除隔离。

2. 休息 发热期患者应卧床休息，退热后 2 ~ 3 天可在床上稍坐，退热后 1 周才由轻度活动逐渐过渡至正常活动量。

3. 护理 观察体温、脉搏、血压和大便性状等变化。注意口腔和皮肤清洁，定期更换体位，预防压疮和肺部感染。

4. 饮食 发热期应给予流质或无渣半流饮食，少量多餐。退热后饮食仍应从稀饭、软饭开始，逐渐过渡，退热后 2 周才能恢复正常饮食。饮食的质量应包括足量的碳水化合物、蛋白质和各种维生素，以补充发热期的消耗，促进恢复。过早进食多渣、坚硬或容易产气的食物有诱发肠出血和肠穿孔的危险。

(二) 对症治疗

1. 降温 高热时可进行物理降温，使用冰袋冷敷，或（和）25% ~ 30% 乙醇四肢擦浴。慎用发汗退热药。

2. 治疗便秘 可使用生理盐水 300 ~ 500 ml 低压灌肠。无效时可改用 50% 甘油 60 ml 或液状石蜡 100 ml 灌肠。禁用高压灌肠和泻剂。

3. 治疗腹胀 饮食应减少豆奶、牛奶等容易产气的食物。腹部使用松节油涂擦，或者肛管排气。禁用新斯的明等促进肠蠕动的药物。

4. 治疗腹泻 应选择低糖低脂肪的食物。酌情给予小檗碱。一般不使用鸦片酊，以免引起肠蠕动减弱，产生鼓肠。

5. 应用肾上腺皮质激素 仅使用于出现谵妄、昏迷或休克等严重毒血症状的高危患者，应在有效足量的抗菌药物配合下才能使用，可降低死亡率。可选择地塞米松或者氢化可的松，疗程一般 3 天。使用肾上腺皮质激素有可能掩盖肠穿孔的症状和体征，在观察病情变化时应给予重视。

(三) 病原治疗

1. 喹诺酮类药物 治疗伤寒的首选药物。

（1）诺氟沙星（氟哌酸） 每次 0.2 ~ 0.4 g，口服，每日 3 ~ 4 次；疗程 14 天。

（2）左旋氧氟沙星 每次 0.2 g，口服，每日 2 ~ 3 次；疗程 14 天。

（3）氧氟沙星（氟嗪酸） 每次 0.2 g，口服，每日 3 次；疗程 14 天。对于重型或有并发症的患者，每次 0.2 g，静脉滴注，每日 2 次，症状控制后改为口服，疗程 14 天。

（4）环丙沙星 每次 0.5 g，口服，每日 2 次；疗程 14 天。对于重型或有并发症的患者，每次 0.2 g，静脉滴注，每日 2 次，症状控制后改为口服，疗程 14 天。

2. 头孢菌素

（1）头孢噻肟 每次 2 g，静脉滴注，每日 2 次；儿童，每次 50 mg/kg，静脉滴注，每日 2 次，疗程 14 天。

（2）头孢哌酮 每次 2 g，静脉滴注，每日 2 次；儿童，每次 50 mg/kg，静脉滴注，每日 2 次，疗程 14 天。

（3）头孢他啶（头孢噻甲羧肟）　每次 2 g，静脉滴注，每日 2 次；儿童，每次 50 mg/kg，静脉滴注，每日 2 次，疗程 14 天。

（4）头孢三嗪　每次 1~2 g，静脉滴注，每日 2 次；儿童，每次 50 mg/kg，静脉滴注，每日 2 次，疗程 14 天。

3. 其他　氯霉素、氨苄西林、复方磺胺甲基异噁唑用于敏感株治疗。

（四）带菌者的治疗

1. 氧氟沙星或环丙沙星　氧氟沙星，每次 0.2 g，口服，每日 2 次；环丙沙星，每次 0.5 g，口服，每日 2 次，疗程 4~6 周。

2. 氨苄西林或阿莫西林　氨苄西林，每次 4~6 g，静脉滴注，每日 1 次，使用前必须做皮肤过敏试验；阿莫西林，每次 0.5 g，口服，每日 4 次；可联合丙磺舒，每次 0.5 g，口服，每日 4 次，疗程 4~6 周。

3. 合并胆结石或胆囊炎的慢性带菌者　病原治疗无效时，需行胆囊切除，以根治带菌状态。

（五）并发症的治疗

1. 肠出血　①绝对卧床休息，密切监测血压、脉搏和血便量的变化；②暂时禁食，或仅进食少量流质；③如烦躁不安，给予地西泮（安定）或者苯巴比妥；④补充血容量，维持水、电解质和酸碱平衡；⑤止血药，维生素 K、卡巴克洛（安络血）、酚磺乙胺（止血敏）等；⑥按照出血情况，必要时给予输血；⑦经过积极的内科止血治疗无效者，应考虑手术治疗。

2. 肠穿孔　①局限性穿孔的患者应给予禁食，使用胃管进行胃肠减压；除了对原发病给予有效的抗菌药物治疗之外，应加强控制腹膜炎的抗菌药物；②肠穿孔并发腹膜炎的患者，应及时进行手术治疗，同时加用足量有效的抗菌药物控制腹膜炎。

3. 中毒性心肌炎　①严格卧床休息；②保护心肌药物：高渗葡萄糖、维生素 B_1、三磷腺苷等；③必要时加用肾上腺皮质激素；④如果出现心力衰竭，应给予洋地黄和利尿剂维持至症状消失。

4. 溶血性尿毒综合征　①足量、有效的抗菌药物控制伤寒杆菌的原发感染；②肾上腺皮质激素，如地塞米松；③输血，碱化尿液；④小剂量肝素或（和）低分子右旋糖酐进行抗凝；⑤必要时进行血液透析，促进肾功能的恢复。

5. 肺炎、中毒性肝炎、胆囊炎和 DIC　采取相应的内科治疗措施进行治疗。

十一、预防

（一）控制传染源

患者应按肠道传染病隔离。体温正常后的第 15 天才解除隔离，或症状消失后 5 天和 10 天各做粪便培养，两次阴性，才能解除隔离。慢性伤寒携带者应调离饮食业，并给予治疗。接触者医学观察 15 天。

（二）切断传播途径

是预防和控制本病的主要措施。应做好水源管理、饮食管理、粪便管理和消灭苍蝇等卫生工作。要避免饮用生水，避免进食未煮熟的肉类食品。

（三）保护易感人群

对易感人群进行伤寒、副伤寒甲和副伤寒乙三联菌苗预防接种。伤寒 Ty21a 活疫苗，第 1、3、5、7 天各口服 1 个胶囊。以上疫苗仅有部分免疫保护作用，为此，已经进行免疫预防的个体，仍然需要注意饮食卫生。

【副伤寒】

副伤寒（paratyphoid fever）是甲、乙、丙型副伤寒杆菌引起的一组细菌性传染病。

副伤寒的临床疾病过程和处理措施与伤寒大致相同，以下为副伤寒与伤寒不同的临床特点。

（一）甲、乙型副伤寒

甲型副伤寒分布比较局限，乙型副伤寒呈世界性分布。我国成人的副伤寒以甲型副伤寒为主，儿童以乙型副伤寒较常见。甲、乙型副伤寒患者肠道病变表浅，范围较广，可波及结肠。潜伏期比较短，一般为 8～10 天。起病常有腹痛、腹泻、呕吐等急性胃肠炎症状，2～3 天后减轻，接着体温升高，出现伤寒样症状。体温波动比较大，稽留热少见，热程短、2～3 周左右。皮疹出现比较早，稍大，颜色较深，量稍多，可遍布全身。甲型副伤寒复发率比较高，肠出血、肠穿孔等并发症少见，病死率较低。

（二）丙型副伤寒

丙型副伤寒临床表现比较复杂，可表现为脓毒血症型和急性胃肠炎型，以脓毒血症型多见。起病急，寒战、体温迅速上升，热型不规则，热程 1～3 周。出现迁徙性化脓病灶时，病程延长，以肺部、骨骼及关节等部位的局限性化脓灶为常见。肠出血、肠穿孔少见。局部化脓病灶抽脓可检出丙型副伤寒杆菌。

甲、乙、丙型副伤寒的治疗与伤寒相同，当丙型副伤寒出现脓肿形成时，应进行外科手术排脓，同时加强抗菌治疗。一般预后良好，恢复后慢行带菌者少见。

副伤寒的预防与伤寒相同。

第二节　细菌性痢疾

扫码"学一学"

➡ 案例导入

　　患者，男，30 岁。因"发热、腹痛、脓血便 2 天"入院。2 天前突发畏寒、发热、腹痛、腹泻，大便每日 10 余次，有脓血便，伴里急后重感。患者有不洁饮食史。查体：T 38.6℃，R 20 次/分，BP 120/85 mmHg。意识清，急性病面容。心脏（－），肺（－），腹平软，左下腹轻压痛，无肌紧张及反跳痛，肝脾肋下未触及。辅助检查：血常规示 HB 120 g/L，WBC 15×10^9/L，N 0.88；便常规示黏液脓血便，WBC 5～10/HP，RBC 3～5/HP。

　　问题：

　　1. 该病例初步诊断是什么？

　　2. 为确诊应进一步做哪些检查？

细菌性痢疾（bacillary dysentery）简称菌痢，是由痢疾杆菌引起的肠道传染病，又称志贺菌病。菌痢是我国夏秋季常见的传染病。菌痢病后获得的免疫力短暂而不稳定，故可多次感染，多次发病。

一、病原学

痢疾杆菌属于志贺菌族肠杆菌科志贺菌属，无动力，革兰阴性，无荚膜，无芽孢，兼性厌氧，但最适宜于需氧生长。根据国际微生物学会的分类，致病性志贺菌可分为 4 群 47 型（表 11 - 1）。以福氏葡菌和宋内菌占优势，某些地区仍有志贺菌群流行。福氏菌感染易转为慢性，宋内菌感染则多呈不典型发作，志贺菌的毒力最强，可引起严重症状。

表 11 - 1　致病性志贺菌血清型

菌名	群别	甘露醇	鸟氨酸脱羧酶	血清型
痢疾志贺菌（S. dysenteriae）	A	-	-	1～12
福氏志贺菌（S. flexneri）	B	+	-	1a、1b、1c、2a、2b、3a、3b、3c、4a、4b、4c、5a、5b、6、x、y
鲍氏志贺菌（S. boydii）	C	+		1～18
宋内志贺菌（S. sonnei）	D	+	+	1

志贺菌存在于患者与带菌者的粪便中，在体外生存力较强，温度越低，志贺菌生存时间越长。如 60℃ 加热 10 分钟死亡，日光照射 30 分钟死亡，在 37℃ 水中存活 20 天，而在蔬菜水果上可存活 11～24 天。志贺菌对各种消毒剂敏感，如 0.1% 的酚液、氯化汞（升汞）、苯扎溴铵（新洁而灭）、过氧乙酸以及石灰乳等。

志贺菌的致病力与其侵袭过程很有关系，侵入上皮细胞后在细胞内繁殖可播散到邻近细胞，引起细胞死亡。志贺菌可产生内毒素和外毒素，内毒素是引起全身反应如发热、毒血症及休克的重要因素。A 群还可产生外毒素，又称为志贺神经毒素，具有神经、细胞、肠毒素作用。

二、流行病学

（一）传染源

主要为急性、慢性菌痢患者及带菌者。

（二）传播途径

本病通过消化道传播。志贺菌从粪便排出后，通过手、苍蝇、食物和水，经口感染。生活接触传播是指接触患者或带菌者的生活用具而感染。食物型传播与水型传播均可引起爆发流行

（三）人群易感性

人群普遍易感。年龄分布为学龄前儿童和青壮年期（20～40 岁）。病后可获得一定免疫力，但短暂而不稳定，不同菌群及血清型间无交叉保护性免疫，易于重复感染。

（四）流行病学特征

菌痢主要集中在温带或亚热带国家。我国各地区菌痢发病率差异不大，终年均可发生，

夏秋季发病率高。菌痢夏秋季发病率升高可能和降雨量多、苍蝇密度高及进食生冷瓜果食品的机会多有关。

三、发病机制与病理解剖

（一）发病机制

志贺菌进入人体后的发展过程取决于人体抵抗力和病菌的致病力与数量之间相互作用的结果。致病性与细菌黏附性和侵袭力有关。侵袭力是志贺菌致病的重要因素。志贺菌侵袭结肠黏膜后，通过基底膜进入固有层，引起黏膜炎症反应，并可产生毒素，引起结肠黏膜上皮细胞的广泛侵袭及坏死而引起脓血便，但很少进入黏膜下层，一般不侵入血循环引起败血症。

中毒性菌痢主要见于儿童，发病机制尚不十分清楚，可能和机体产生强烈的过敏反应有关。

（二）病理解剖

菌痢的肠道病变以乙状结肠与直肠为主，严重者可以累及整个结肠、回盲部，甚至回肠末端。肠黏膜的基本病理变化如下。

（1）急性期是弥漫性纤维蛋白渗出性炎症。肠黏膜形成多数不规则的浅表溃疡。严重者可深入黏膜下层，但穿孔少见。黏膜下组织及固有层内中性粒细胞及吞噬细胞浸润。黏膜上皮细胞表面敷有大量的黏液脓性渗出液。严重者肠黏膜大片脱落，由坏死的上皮细胞、纤维蛋白中性粒细胞及志贺菌等形成灰白色假膜。轻症病例肠道仅见弥漫性充血水肿，肠腔内含有黏液血性渗出液。

（2）慢性菌痢患者肠黏膜水肿、增厚，肠溃疡不断形成和不断修复，形成凹陷性瘢痕和肠息肉，少数病例因肠壁纤维瘢痕组织收缩而引起肠腔狭窄。

（3）中毒性菌痢肠道病变轻微，多数仅见充血水肿，个别病例结肠有浅表溃疡，特殊的病理改变为大脑及脑干水肿、神经细胞变性。

四、临床表现

潜伏期为 1~3 天，短者可为数小时，长者可达 7 天。痢疾志贺菌引起菌痢的症状较重，但预后大多良好。宋内志贺菌引起者症状较轻。根据病程长短和病情轻重可分为以下临床类型。

（一）急性菌痢

1. 普通型（典型）　起病急，畏寒高热，伴头痛、乏力、食欲减退，并出现腹痛腹泻，多数患者初为稀便或水样大便，量多，1~2 天后转为脓血便，每天 10~20 次或以上，大便量少，有时纯为脓血，此时里急后重明显。常伴肠鸣音亢进，左下腹压痛。病程为 1~2 周，多数病例可以缓解或恢复，少数可转为慢性。

2. 轻型（非典型）　无明显发热。急性腹泻，每天大便 10 次以内，稀便有黏液但无脓血。有轻微腹痛及左下腹压痛，无里急后重。病程 3~7 天而痊愈，少数可转为慢性。

3. 中毒型　多见于 2~7 岁儿童，成人偶尔也可发生。起病急骤，病势凶险，突然高热，全身中毒症状严重，可有嗜睡、昏迷及抽搐，迅速发生循环和呼吸衰竭。临床主要表现为严重毒血症、休克和（或）中毒性脑病，而局部消化道症状很轻，甚至缺如。在开始时甚至可无腹痛及腹泻症状。但发病后 24 小时内可出现腹泻及痢疾样大便。按临床表现可分为以下三型。

（1）休克型（周围循环衰竭型）　较为常见，主要表现为感染性休克。由于微血管痉挛，导致早期面色苍白、四肢发冷、脉细速、血压可正常或稍低。后期皮肤出现花斑，血压下降甚至测不出，并可出现心、肾功能不全及意识障碍等症状。

（2）脑型（呼吸衰竭型）　是中毒性痢疾最严重的一种类型。早期可有剧烈头痛、频繁呕吐、烦躁、嗜睡、昏迷等表现。严重者可出现中枢性呼吸衰竭，表现为呼吸节律不齐、深浅不匀、叹息样呼吸及呼吸暂停。

（3）混合型　此型兼有上两型的表现，病情最为凶险，病死率很高。

（二）慢性菌痢

菌痢病程反复发作或迁延不愈达 2 个月以上，即为慢性菌痢。菌痢慢性化的原因与下列因素有关：①患者抵抗力低下，如急性失水、营养不良、胃肠道疾患、肠道分泌型 IgA 减少等；②细菌菌型，如福氏菌易致慢性感染；③有些耐药性菌株感染也可引起慢性痢疾；④治疗不彻底。根据临床表现可分为 3 型：急性发作型、慢性迁延型和慢性隐匿型。以慢性迁延型最为多见。

五、实验室检查

（一）常规检查

1. 血常规　急性菌痢患者白细胞总数可轻至中度增多，以中性粒细胞为主，可达 $(10 \sim 20) \times 10^9/L$。慢性菌痢患者可有贫血表现。

2. 大便常规　粪便外观多为黏液脓血便。镜检可见白细胞（＞15 个/HP）、脓细胞及少数红细胞，如有巨噬细胞则有助于诊断。

（二）病原学检查

1. 细菌培养　粪便培养出痢疾杆菌可以确诊，同时应做药物敏感试验以指导临床抗菌药物治疗。为提高细菌培养阳性率，应在抗菌药物使用前采样，取粪便脓血部分及时送检，早期多次送检。

2. 特异性核酸检测　采用核酸杂交或 PCR 可直接检查粪便中的痢疾杆菌核酸，具有灵敏度高、特异性强、快速简便、对标本要求较低等优点，但临床上尚未广泛应用。

（三）乙状结肠镜和 X 线钡剂检查

乙状结肠镜检查可见急性期肠黏膜弥漫性充血、水肿、大量渗出、有浅表溃疡，有时有假膜形成。慢性期的肠黏膜呈颗粒状，可见溃疡或息肉形成，自病变部位刮取分泌物进行培养，可提高检出率。X 线钡剂检查在慢性期患者，可见肠道痉挛、动力改变、袋形消失、肠腔狭窄、肠黏膜增厚等变化。

六、诊断与鉴别诊断

（一）诊断

1. 流行病学资料　夏、秋季发病，有不洁饮食史或与菌痢患者接触史。

2. 临床症状 急性期为发热、腹痛、腹泻、里急后重及黏液脓血便，左下腹有明显压痛。慢性菌痢患者则以有急性菌痢史，病程超过 2 个月而病情未愈者。中毒性菌痢则以儿童多见，有高热、惊厥、意识障碍及循环、呼吸衰竭，而胃肠道症状轻微甚至无腹痛、腹泻，应及时用直肠拭子采便或盐水灌肠取便送检。

3. 粪便镜检 有大量白细胞、红细胞和巨噬细胞即可诊断，但确诊有赖于粪便培养出痢疾杆菌。

（二）鉴别诊断

菌痢应与多种腹泻性疾病相鉴别，中毒性菌痢则应与夏秋季急性中枢神经系统感染性疾病相鉴别。

1. 急性菌痢 需与下列疾病鉴别。

（1）阿米巴痢疾 鉴别要点见表 11 –2。

表 11 – 2 细菌性痢疾与阿米巴痢疾鉴别点

鉴别要点	细菌性痢疾	阿米巴痢疾
病原体	痢疾杆菌	阿米巴原虫
流行病学	散发性，可引起流行	散发性
潜伏期	数小时至 7 天	数周至数月
全身症状	多有发热及毒血症症状	多不发热，少有毒血症症状
胃肠道症状	腹痛重，有里急后重，腹泻每日十多次及数十次，多为左下腹压痛	腹痛轻，无里急后重，腹泻每日数次，多为右下腹压痛
粪便检查	量少，黏液脓血便，镜检有大量白细胞及红细胞，可见吞噬细胞。粪便培养有痢疾杆菌	量多，暗红色果酱样血便，有腥臭，镜检白细胞少，红细胞多，有夏科－莱登晶体。可找到溶组织阿米巴滋养体
血白细胞	急性期总数及中性粒细胞增多	早期略增多
乙状结肠镜检查	肠黏膜弥漫性充血、水肿及浅表溃疡	肠黏膜大多正常，其中有散在溃疡，边缘隆起，周围有红晕

（2）其他细菌性肠道感染 如空肠弯曲菌肠炎、大肠埃希菌感染等，主要鉴别均需依靠粪便培养分离并鉴定致病菌型。

（3）细菌性食物中毒 由伤寒沙门菌、变形杆菌引起的肠道感染都可引起腹泻，特别是副溶血弧菌肠道感染，可引起血水样便。确诊有赖于病原体的检出。

（4）急性肠套叠 多见于婴幼儿。婴儿肠套叠早期无发热，因腹痛而阵阵啼哭，发病数小时后可排出血黏液便，镜检以红细胞为主，腹部可扪及包块。

（5）急性出血、坏死性小肠炎 多见于青少年，有发热、腹痛、腹泻及血便，毒血症严重，短期内出现休克。大便镜检以红细胞为主。常有全腹压痛及严重腹胀，大便培养无志贺菌生长。

2. 中毒性菌痢

（1）脑型 发病季节、年龄及高热、惊厥等均和流行性乙型脑炎相似，但是中毒性菌痢病势凶猛，早期出现休克和（或）呼吸衰竭，可以用温盐水灌肠后检查粪便可发现脓细胞。乙型脑炎病情发展相对缓慢，常在发热数日后出现昏迷或呼吸衰竭，休克少见，脑脊液检查有阳性发现。

（2）休克型　与其他病菌引起的感染性休克相鉴别。由于金葡菌败血症或革兰阴性杆菌败血症引起的中毒性休克，患者常有原发病灶如疖、痈等，血及粪便培养出不同病原体可鉴别。

3. 慢性菌痢　应与下列疾病相鉴别。

（1）直肠癌与结肠癌　常合并有肠道感染，当癌肿患者有继发感染时可出现腹泻及脓血便。所以，凡是遇到慢性腹泻患者，不论何种年龄，都应该常规肛门指检和乙状结肠镜检查，对疑有高位肿瘤应行 X 线钡剂检查或纤维结肠镜检查。

（2）血吸虫病　可有腹泻与脓血便。有流行区接触疫水史，常伴肝大及血中嗜酸性粒细胞增多，粪便孵化与直肠黏膜活检压片可确诊。

（3）非特异性溃疡性结肠炎　病程长，有脓血便或伴发热，乙状结肠镜检查肠黏膜充血、水肿及溃疡形成，黏膜松脆易出血。常伴其他自身免疫性疾病表现，抗菌痢治疗常无效。

七、治疗

（一）急性菌痢

1. 一般治疗　症状明显的患者必须卧床休息，忌疲劳。按照肠道传染病消毒隔离。以流质为主，或半流质少渣饮食，病情好转后改食稀饭、面条等，忌食生冷、油腻及不易消化的食物。

2. 对症治疗　只要有水和电解质丢失，无论有无脱水表现，均应口服补液或静脉补液，补液量为丢失量加上生理需要量。腹痛明显的患者，可用阿托品、颠茄片等解痉药。

3. 抗菌治疗　目前成人菌痢首选氟喹诺酮类药物。学龄前儿童忌用。诺氟沙星（氟哌酸）每次 0.2 g，3~4 次/天；环丙沙星每次 0.2 g，2~3 次/天，口服或肌内注射；其次可用庆大霉素，8 万 U，3 次/天（口服）或 2 次/（肌内注射）。抗生素治疗的疗程一般为 5~7 天。因黄连素有减少肠道分泌的作用，故在使用抗生素时可同时使用，0.3 g/次，3 次/天，7 天为一疗程。

近年细菌多重耐药性增多。所以应结合药物敏感试验选药。抗菌药物疗效的考核应以粪便培养阴转率为主，治疗结束时阴转率应达 90% 以上。

（二）中毒性菌痢

病情凶险，变化迅速，应采取综合急救措施，早期治疗。

1. 抗菌治疗　药物选择基本与急性菌痢相同，但应先采用静脉给药，情况好转后改为口服。此外也可用第三代头孢菌素，如头孢哌酮、头孢他啶（复达欣）、头孢噻肟等。

2. 抗休克治疗

（1）扩充血容量　早期应快速输液，立即用低分子右旋糖酐 10~15 ml/kg 及 5% 碳酸氢钠 5 mg/kg，于 30 分钟至 1 小时静脉快速滴注，以迅速扩张血容量。

（2）解除血管痉挛　中毒性菌痢主要为高阻低排性休克，宜采用血管活性药，常用山莨菪碱（654-2）成人剂量为 10~20 mg/次，儿童每次 0.3~0.5 mg/kg；或阿托品成人 1~2 mg/次，儿童每次 0.03~0.05 mg/kg，注射间隔和次数视病情轻重和症状缓急而定，轻症者每隔 30~60 分钟肌内注射或静脉注射 1 次，重症者每隔 10~20 分钟静脉注射 1 次，直至面色变红润、四肢转暖、呼吸好转、血压回升即可停药。如用药后效果不佳，可以改用酚妥拉明加去甲肾上腺素静脉滴注，或用异丙肾上腺素。

（3）**防治脑病**　脑水肿者，用20%甘露醇，每次1.5～2 g/kg，快速静脉注射，每6～8小时重复1次。同时给予地塞米松静脉滴注，限制钠盐摄入，对控制脑水肿有一定作用。

（三）慢性菌痢

以综合治疗为主。

1. 一般治疗　饮食应富于营养、容易消化，忌生冷、油腻饮食。

2. 抗菌治疗　如细菌培养获得阳性结果，应根据药敏选择适当抗生素，可采用联合用药或交叉用药，连续治疗2个疗程。对肠道黏膜病变经久不愈的患者应同时采用局部灌肠疗法，可用5%～10%的大蒜溶液200 ml或0.5%～1%新霉素100～200 ml加泼尼松（强的松）20 mg及0.25%普鲁卡因10 ml，每晚1次保留灌肠，10～14天为一疗程。

3. 调整肠道菌群　慢性菌痢患者由于长期使用抗菌药物，常有菌群失调，应限制乳类和豆制品。可采用微生态制剂，如乳酸杆菌或双歧杆菌制剂治疗。

4. 肠道紊乱的处理　可酌情用镇静、解痉或收敛剂。

八、预防

菌痢的预防应采取综合措施，重点是切断传播途径，同时做好传染源的管理。

1. 管理传染源　早期发现患者和带菌者，及时隔离和彻底治疗。急性患者应住院或在家中隔离、消毒和彻底治疗，隔日1次大便培养，连续2次阴性才可解除隔离。从事饮食业、保育及水厂工作的人员，定期进行大便培养，必要时暂调离工作岗位并给予彻底治疗。

2. 切断传播途径　养成良好的卫生习惯。抓好"三管一灭"即饮水、食物、粪便的管理，消灭苍蝇，饭前便后要洗手，不喝生水，不吃腐烂不洁的食物，不随地大小便。

3. 保护易感人群　可采用口服活菌苗，目前国内主要采用变异菌株，如F_2a型依链株。活菌苗主要通过刺激肠道产生分泌型IgA及细胞免疫而获得免疫性，免疫期可维持6～12个月，少数人服用后可出现腹泻症状。由于志贺菌属免疫具有型的特异性，不同菌型之间无交叉免疫作用。

第三节　霍　乱

扫码"学一学"

案例导入

患者，男，40岁，农民。因"突发无痛性腹泻1天"入院。患者于1天前突发腹泻，大便每小时10余次，开始为黄色水样，后为米泔水样，无腹痛、恶心及里急后重感。查体：T 36.6℃，R 30次/分，P 101次/分，BP 80/55 mmHg。精神萎靡，皮肤干皱，没有弹性，声音嘶哑，并可见眼眶下陷，两颊深凹，肺（−），腹平软，肌张力减低，腱反射消失。辅助检查：血常规增 WBC $15.2×10^9$/L，RBC $7.1×10^9$/L，HB 160 g/L，N 0.88；便常规示 WBC 0～1/HP。

问题：

1. 该病例最可能的诊断是什么？

2. 为确诊应做哪些检查？

霍乱（cholera）是由霍乱弧菌所引起的一种烈性肠道传染病，发病急、传播快，属国际检疫传染病。在我国霍乱属于甲类传染病。

一、病原学

（一）分类

WHO 腹泻控制中心根据弧菌的生化性状，O 抗原的特异性和致病性等不同，将霍乱弧菌分为如下类型。

1. O₁ 群霍乱弧菌 包括古典生物型霍乱弧菌和埃尔托生物型霍乱弧菌，本群霍乱弧菌是霍乱的主要致病菌。

2. 非 O₁ 群霍乱弧菌 本群弧菌鞭毛抗原与 O₁ 群相同，而菌体（O）抗原则不同，不被 O₁ 群霍乱弧菌多价血清所凝集，又称为不凝集弧菌。本群根据 O 抗原的不同，可分为 137 个血清型，即 $O_2 \sim O_{138}$。以往此类弧菌感染不作霍乱处理。但 1992 年在印度和孟加拉等地发生霍乱爆发流行，后经证实是一种新的血清型，被命名为 O_{139} 霍乱弧菌。

3. 不典型 O₁ 群霍乱弧菌 本群霍乱弧菌可被多价 O₁ 群血清所凝集，但本群弧菌在体内、外均不产生肠毒素，因此没有致病性。

（二）形态及染色

霍乱弧菌是革兰阴性杆菌，呈弧形或逗点状，菌体尾端有一鞭毛，运动活泼，在暗视野悬滴镜检可见穿梭状运动。患者粪便直接涂片可见弧菌呈"鱼群"样。

（三）培养特性

霍乱弧菌在普通培养基中生长良好，属兼性厌氧菌。在碱性环境中生长繁殖快。

（四）生化反应

O₁ 群霍乱弧菌和非典型 O₁ 群霍乱弧菌均能发酵蔗糖和甘露糖，不发酵阿拉伯糖。非 O₁ 群霍乱弧菌对蔗糖和甘露糖发酵情况各不相同。此外埃尔托生物型能分解葡萄糖产生乙酸甲基甲醇（即 VP 试验）。O_{139} 型能发酵葡萄糖、麦芽糖、蔗糖和甘露糖，产酸不产气，不发酵肌醇和阿拉伯糖。氧化酶试验和明胶试验呈阳性，靛基质试验阳性，对绵羊红细胞溶血试验结果不定（+/−），对多黏菌素（50 单位）和复方新诺明不敏感，鸡血球凝集试验阳性，对 O₁ 群霍乱弧菌的 IV 和 V 型噬菌体不敏感。

（五）抗原结构

霍乱弧菌有耐热的 O 抗原和不耐热的鞭毛（H）抗原。H 抗原为霍乱弧菌属所共有；O 抗原特异性高，有群特异性和型特异性两种抗原，是霍乱弧菌分群和分型的基础。

霍乱弧菌的致病力包括鞭毛运动、粘蛋白溶解酶、黏附素，霍乱肠毒素，内毒素，弧菌的代谢产物及其他毒素。霍乱弧菌体表有一种特殊的菌毛，能与 CT 协同调节表达，称为毒素协同菌毛（toxin coregulated pilus，Tcp）。

（六）抵抗力

霍乱弧菌对干燥、加热和消毒剂均敏感。一般煮沸 1~2 分钟，可杀灭。0.2%~0.5% 的过氧乙酸溶液可立即将其杀死。正常胃酸中仅能存活 5 分钟。但在自然环境中存活时间较长，如在江、河、井或海水中，埃尔托生物型霍乱弧菌能生存 1~3 周，在鱼、虾和介壳类食物中可存活 1~2 周。O_{139}霍乱弧菌在水中存活时间较 O_1 群长。

二、流行病学

1. 传染源 患者和带菌者是霍乱的主要传染源，其中轻型和隐性感染者由于病情轻不易确诊，因而不能及时隔离和治疗，在疾病传播上起着重要意义。

2. 传播途径 霍乱是胃肠道传染病，患者及带菌者的粪便和排泄物污染水源和食物后可引起传播。其次，日常的生活接触和苍蝇亦起传播作用。

3. 人群易感性 人群对霍乱弧菌普遍易感，本病隐性感染较多，而有临床症状的显性感染则较少。病后可获一定免疫力，但持续时间短。

4. 流行病学特征 在我国霍乱流行季节为夏秋季，以 7~10 月为多。流行地区以沿海一带，如广东、广西、浙江、江苏、上海等省市为多。

三、发病机制与病理解剖

（一）发病机制

霍乱弧菌进入机体后是否发病，主要取决于机体的免疫力和食入弧菌的量。霍乱弧菌经胃抵达肠道后黏附于小肠上段肠黏膜上皮细胞刷状缘上，产生霍乱肠毒素（即霍乱原）。霍乱肠毒素可使 GTP 酶活性受抑制，导致腺苷环化酶（AC）持续活化，使三磷腺苷不断转变为环磷酸腺苷（cAMP）。当细胞内 cAMP 浓度升高时，可刺激肠黏膜隐窝细胞过度分泌水、氯化物及碳酸盐。同时抑制绒毛细胞对钠和氯离子的吸收，使水和 NaCl 等在肠腔积累，因而引起严重水样腹泻。霍乱肠毒素还能促使肠黏膜杯状细胞分泌黏液增多，使腹泻水样便中含大量黏液。此外，腹泻导致的失水，使胆汁分泌减少，因而腹泻排出的大便可成"米泔水"样。

（二）病理生理

1. 水和电解质紊乱 霍乱患者由于剧烈的呕吐与腹泻，体内水和电解质大量丧失，因而导致脱水和电解质紊乱。严重脱水患者可出现循环衰竭，进一步引起急性肾功能衰竭。

2. 代谢性酸中毒 由于腹泻丢失大量碳酸氢根。此外，失水导致周围循环衰竭，组织因缺氧进行无氧代谢，因而乳酸产生过多，可加重代谢性酸中毒。急性肾功能衰竭者不能排泄代谢的酸性物质，也是引起酸中毒的原因。

（三）病理解剖

本病主要病理变化为严重脱水，脏器实质性损害不重。皮肤苍白、干瘪、无弹性，皮下组织和肌肉脱水，心、肝、脾等脏器因脱水而缩小，色暗无光泽，肾小球和肾间质毛细血管可见扩张，肾小管可有混浊变性和坏死。但小肠明显水肿，色苍白暗淡，黏膜面粗糙。

四、临床表现

本病潜伏期，短者为数小时，长者可达 3~6 天，一般为 1~3 天。典型患者多突然发病。少数患者发病前 1~2 天可有头昏、乏力或轻度腹泻等症状。

（一）病程分期

典型病例的病程可分为三期。

1. 吐泻期　以剧烈的腹泻开始，继而出现呕吐。一般不发热，少数病例有低热。腹泻是发病的第一个症状，其特点为无里急后重感，多数不伴腹痛，排便后自觉轻快感。排出的粪便初为黄色稀便，后为水样便，以黄色水样便多见。重者排出白色混浊的"米泔水"样大便。有肠道出血者排出洗肉水样大便。出血多者则呈柏油样便，以埃尔托霍乱弧菌引起者多见。腹泻次数由每日数次至数十次不等，量大。呕吐一般发生在腹泻之后，不伴恶心，多为喷射性呕吐。呕吐物初为胃内食物，继而为水样，严重者亦可呕吐"米泔水"样物，与粪便性质相似，轻者可无呕吐。

2. 脱水期　由于剧烈的呕吐与腹泻，使体内大量水分和电解质丧失，因而出现脱水，电解质紊乱和代谢性酸中毒。严重者出现循环衰竭。本期病程长短，主要决定于治疗是否及时和正确与否。一般为数小时至 2～3 天。

（1）脱水　可分轻、中、重三度。轻度脱水，可见皮肤黏膜稍干燥，皮肤弹性略差，一般约失水 1000 ml，儿童 70～80 ml/kg。中度脱水，丧失水分 3000～3500 ml，儿童 80～100 ml/kg。重度脱水，患者脱水 4000 ml，儿童 100～120 ml/kg。脱水的分度见表 11-3。

表 11-3　脱水分度

	轻度	中度	重度
皮肤弹性	轻度减低	中度减低	明显减低
皮皱恢复时间	1～2 秒	2～5 秒	5 秒以上
眼窝	稍凹陷	明显下陷	深度凹陷使眼不能闭紧
指纹	正常	皱瘪	干瘪
声音	正常	轻度嘶哑	嘶哑或失声
神志	正常	呆滞或烦躁	嗜睡或昏迷
尿量	正常	少	无尿
血压	正常	轻度下降	出现休克

（2）循环衰竭　是严重失水所致的失水性休克。出现四肢厥冷、脉搏细速甚至不能触及、血压下降或不能测出，继而由于脑部供血不足，脑缺氧而出现神志意识障碍，开始为烦躁不安，继而呆滞、嗜睡甚至昏迷。

（3）尿毒症、酸中毒　临床表现为呼吸增快，严重者除出现库斯莫尔（Kussmaul）大呼吸外，可有神志意识障碍，如嗜睡、感觉迟钝，甚至昏迷。

（4）肌肉痉挛　由于呕吐、腹泻使大量的钠盐丧失，严重的低血钠引起腓肠肌和腹直肌痉挛。临床表现为痉挛部位的疼痛和肌肉呈强直状态。

（5）低钾血症　频繁的腹泻使钾盐大量丧失，血钾可显著降低。临床表现为肌张力减弱，膝反射减弱或消失，腹胀，亦可出现心律失常。心电图示 QT 延长，T 波平坦或倒置，出现 U 波。

3. 恢复期或反应期　腹泻停止，脱水纠正后多数患者症状消失，尿量增加，体力逐步恢复。少数病例由于残留于肠腔的内毒素被吸收入血，可引起轻重不一的发热。一般体温可达 38℃～39℃，持续 1～3 天后自行消退。

（二）临床类型

根据失水程度、血压、脉搏和尿量情况，可分为轻、中、重三型。

1. 轻型　起病缓慢，腹泻每天不超出 10 次，为稀便或稀水样便，一般不伴呕吐，持续腹泻 3~5 天后恢复。无明显脱水表现。

2. 中型（典型）　有典型的腹泻和呕吐症状，腹泻每天达 10~20 次，为水样或"米泔水"样便，量多，因而有明显失水体征。血压下降，收缩压为 70~90 mmHg，尿量减少，24 小时尿量在 500 ml 以下。

3. 重型　患者除有典型腹泻（20 次/天以上）和呕吐症状外，存在严重失水，因而出现循环衰竭。表现为脉搏细速或不能触及，血压明显下降，收缩压低于 70 mmHg 或不能测出。24 小时尿量在 100 ml 以下。

除上述三种临床类型外，尚有一种罕见的暴发型霍乱，又称"干性霍乱"。本型起病急骤，尚未出现腹泻和呕吐症状，即迅速进入中毒性休克而死亡。

五、实验室检查

（一）常规检查

1. 血常规及生化　严重失水可引起血液浓缩，红细胞计数升高，血红蛋白和红细胞压积增高。白细胞数可达 10×10^9/L 以上，分类计数中性粒细胞和单核细胞增多。失水期间血清钠、钾、氯均可见降低，尿素氮、肌酐升高，而 HCO_3^- 下降。

2. 尿常规　可有少量蛋白，镜检有少量红细胞、白细胞和管型。

3. 大便常规　可见黏液和少许红细胞、白细胞。

（二）血清学检查

霍乱弧菌的感染者，能产生抗菌抗体和抗肠毒素抗体。抗菌抗体中的抗凝集抗体，一般在发病第 5 天出现，病程 8~21 天达高峰。血清免疫学检查主要用于流行病学的追溯诊断和粪便培养阴性可疑患者的诊断。若抗凝集素抗体双份血清滴度 4 倍以上升高，有诊断意义。

（三）病原学检查

1. 粪便涂片染色　取粪便涂片做革兰染色镜检，可见革兰阴性弧菌，呈鱼群状排列。

2. 动力试验与制动试验　将新鲜粪便做悬滴或暗视野显微镜检，可见运动活泼呈穿梭状的弧菌，即动力试验阳性。加入 O_1 群多价血清一滴，若是 O_1 群霍乱弧菌，弧菌运动即停止；如细菌仍有运动，再加入一滴 O_{139} 血清，若是 O_{139} 群霍乱弧菌，弧菌运动即停止，为制动试验。

3. 增菌培养　所有怀疑霍乱患者的粪便，除做显微镜检外，均应做增菌培养。粪便留取应在使用抗菌药物之前。增菌培养基一般用 pH 8.4 的碱性蛋白胨水，36~37℃ 培养。

4. 核酸检测　可应用 PCR 技术来快速诊断霍乱。

六、并发症

1. 急性肾功能衰竭　若补液不及时，脱水加重引起休克，使肾脏供血不足，可引起肾小管缺血性坏死，出现少尿、无尿和氮质血症。

2. 急性肺水肿 严重脱水者快速补液时，若不注意同时纠正酸中毒，容易发生肺水肿。是代谢性酸中毒导致肺循环高压所致。

七、诊断

在霍乱流行地区、流行季节，任何有腹泻和呕吐的患者，均应考虑患霍乱的可能，均需做排除霍乱的粪便细菌学检查。凡有典型症状者，应先按霍乱处理。

（一）诊断标准

符合下列之一者，可诊断为霍乱。

（1）有腹泻症状，粪便培养霍乱弧菌阳性。

（2）在霍乱疫区、流行期间内有典型的霍乱腹泻和呕吐症状，迅速出现严重脱水、循环衰竭和肌肉痉挛者；虽然粪便培养未发现霍乱弧菌，但并无其他原因可查者；如有条件可做双份血清凝集素试验，滴度4倍上升者可确诊。

（3）在流行病学调查中发现粪便培养阳性，既往5天内有腹泻症状者及接触者，可诊断为轻型霍乱。

（二）疑似诊断

符合以下之一者，疑似诊断为霍乱。

（1）具有典型霍乱症状，但病原学检查尚未确定前。

（2）霍乱流行期间与霍乱患者有明确接触史，并发生泻吐症状，而无其他原因可查者。

疑似患者应进行隔离、消毒，做疑似霍乱的疫情报告，并每日做大便培养，若连续二次大便培养阴性，可做否定诊断并做更正报告。

八、鉴别诊断

1. 急性细菌性胃肠炎 包括副溶血弧菌、金黄色葡萄球菌、变形杆菌、蜡样芽孢杆菌、致病性和产肠毒素性大肠埃希菌等引起。本病起病急骤，同食者常集体发病。先吐后泻，排便前有阵发性腹痛。粪便常为黄色水样便或偶带脓血。

2. 病毒性胃肠炎 常由人轮状病毒、诺沃克等病毒引起。患者一般有发热，除腹泻、呕吐外可伴有腹痛、头痛和肌痛。少数有上呼吸道症状。大便为黄色水样便。粪便中能检出病毒抗原。

3. 急性细菌性痢疾 典型患者有发热、腹痛、里急后重和脓血便，易与霍乱鉴别。轻型患者仅腹泻黏液稀便，需与轻型霍乱相鉴别，主要依靠粪便细菌学检查。

九、治疗

治疗原则为严格隔离、及时补液、辅以抗菌和对症治疗。

（一）严格隔离

患者应按甲类传染病进行严格隔离，及时上报疫情。确诊患者和疑似病例应分别隔离，患者排泄物应彻底消毒。患者症状消失后，隔日粪便培养 1 次，连续 3 次粪便培养阴性方可解除隔离。

（二）补液疗法

及时补充液体和电解质是治疗本病的关键。

1. 静脉补液的种类 通常选择 541 溶液，即每升溶液中含氯化钠 5 g，碳酸氢钠 4 g，氯化钾 1 g，另加 50% 葡萄糖 20 ml，以防低血糖。可以按照 0.9% 氯化钠 550 ml，1.4% 碳酸氢钠 300 ml，10% 氯化钾 10 ml 和 10% 葡萄糖 140 ml 的比例配制。

2. 输液的量和速度 根据失水程度而定，轻度失水患者以口服补液为主。如有呕吐不能口服者给予静脉补液 3000 ~ 4000 ml/d，最初 1 ~ 2 小时宜快速滴入，速度为 5 ~ 10 ml/min。中度失水者补液 4000 ~ 8000 ml/d，最初 1 ~ 2 小时宜快速滴入，待血压、脉搏恢复正常后，再减慢速度为 5 ~ 10 ml/min。重度脱水者补液 8000 ~ 12000 ml/d，一般以 2 条静脉管道，开始按 40 ~ 80 ml/min 的速度输入，以后按 20 ~ 30 ml/min 快速滴入，至休克纠正后相应减慢输液速度，直至脱水纠正。若患者没有呕吐，部分液体可经口服途径补充。

儿童轻型患者亦可采用口服补液法，不能口服者 24 小时内补液 100 ~ 150 ml/kg。中、重型患儿 24 小时静脉补液各自为 150 ~ 200 ml/kg 和 200 ~ 250 ml/kg，可用 541 溶液。若应用 2：1 溶液（即 2 份生理盐水，1 份 1.4% 碳酸氢钠溶液），则应注意补钾。

3. 口服补液 一般应用葡萄糖 20 g，氯化钠 3.5 g，碳酸氢钠 2.5 g，氯化钾 1.5 g 加水 1000 ml。适用于轻型患者，亦可用于中、重型经静脉补液后已纠正休克的患者。口服量可按成人 750 ml/h，小儿 15 ~ 20 ml/kg。5 ~ 6 小时后根据腹泻和脱水情况再调整。

（三）抗菌治疗

仅作为液体疗法的辅助治疗。抗菌药物能缩短病程，减少腹泻次数和迅速从粪便中清除病原菌。常用药物：复方磺胺甲噁唑，成人每次 2 片，每天 2 次，小儿 30 mg/kg，分 2 次口服。多西环素，成人每次 200 mg，每天 2 次，小儿每天 6 mg/kg 分 2 次口服。诺氟沙星成人每次 200 mg，每天 3 次或环丙沙星成人每次 250 ~ 500 mg，每天 2 次口服。以上药物任选一种，连服 3 天。不能口服者可应用氨苄西林肌内或静脉注射。O_{139} 菌对四环素、氨苄西林、氯霉素、红霉素、先锋霉素 V、环丙沙星敏感，而对复方磺胺甲噁唑、链霉素、呋喃唑酮耐药。

（四）对症治疗

1. 纠正酸中毒 应用 5% 碳酸氢钠酌情纠酸。

2. 纠正休克和心力衰竭 少数患者经补液后血容量基本恢复，皮肤黏膜脱水表现已逐渐消失，但血压仍低者，可应用地塞米松 20 ~ 40 mg 或氢化可的松 100 ~ 300 mg，静脉滴注，并可加用血管活性药物多巴胺和间羟胺静脉滴注。若出现心衰、肺水肿等表现，则应暂停或减慢输液速度，应用强心药物毛花苷 C 或毒毛花苷。

3. 纠正低血钾 补液过程中出现低血钾者应静脉滴入氯化钾，浓度一般不宜超过 0.3%，轻度低血钾者可口服补钾液。

4. 抗肠毒素治疗 氯丙嗪对小肠上皮细胞的腺苷环化酶有抑制作用，临床应用能减轻腹泻症状。小檗碱亦有抑制肠毒素和具有抗菌作用。

十、预防

1. 控制传染源 加强疫情监测，建立肠道门诊，以便及时发现患者和疑似患者。对密切接触者进行粪检和预防性服药，一般应用多西环素 200 mg 顿服，次日口服 100 mg，儿童每天 6 mg/kg，连服 2 天。亦可应用诺氟沙星，每次 200 mg，每天 3 次，连服 2 天。

2. 切断传播途径 加强饮水消毒和食品管理，确保用水安全，改善环境卫生。对患者和带菌者的排泄物进行彻底消毒。此外，积极消灭苍蝇等传播媒介。

3. 保护易感人群 目前应用基因工程技术制成并试用的菌苗有多种，其中包括：B 亚单位－全菌体菌苗（BS－WC），由灭活的霍乱弧菌全菌体细胞（WC）和纯化的霍乱肠毒素 B 亚单位（BS）组成的菌苗，此菌苗保护率为 65% ~85%，对古典生物型霍乱弧菌的预防作用优于埃尔托生物型霍乱弧菌；②减毒口服活菌苗（CVD103－HgR），此菌苗通过口服可诱导黏膜的免疫保护作用，能明显对抗 O_1 群古典生物型和埃尔托生物型霍乱弧菌的感染。

第四节 流行性脑脊髓膜炎

扫码"学一学"

> 👉**案例导入**
>
> 患者，男，9 岁，学生，因"发热头痛 3 天，呕吐、神志不清 2 天"于 3 月 3 日入院。患者于 3 天前突起畏寒、发热、头痛，全身肌肉酸痛，次日头痛加剧，伴呕吐多次，呕吐物为胃内容物，并发现左下肢有一片出血斑，当日下午即神志不清，经治疗无效，上述症状持续加重。起病以来无咳嗽、咳痰、腹痛、腹泻、尿频、尿急。无外伤及皮肤化脓感染史，病后 3 天未进食，尿量少。既往体健，家中无肺结核患者。体格检查：体温 39℃，脉搏 100/分，呼吸 30/分，血压 130/90 mmHg。瞳孔等大同圆，光反应消失，营养良好，发育正常，神志欠清醒，烦躁不安，全身皮肤有米粒大小的皮下出血点，球结膜充血，咽稍红，心肺正常，腹软，肝脾未扪及。膝反射存在，脑膜刺激征（＋）。血常规：白细胞 $16×10^9$/L，中性粒细胞 0.86，淋巴细胞 0.14，尿粪常规检查正常。
>
> **问题：**
>
> 1. 该病例最可能的诊断是什么？有哪些诊断依据？
>
> 2. 应进一步做何检查以确诊？

流行性脑脊髓膜炎（epidemic cerebrospinal meningitis）简称流脑，是由脑膜炎奈瑟菌引起经呼吸道传播的急性化脓性脑膜炎。本病在小儿化脓性脑膜炎的发病率中居首位。

一、病原学

脑膜炎奈瑟菌（又称脑膜炎球菌）属于奈瑟菌属，为革兰染色阴性双球菌，菌体呈肾形或豆形，凹面相对成对排列或四联排列。专性需氧菌，人是本菌的唯一宿主，可从带菌者鼻咽部和患者的血液、脑脊液、皮肤瘀点中检出，在脑脊液中多见于中性粒细胞内，仅少数在细胞外。

该菌按其表面特异性多糖抗原之不同，分为 A、B、C、D、X、Y、Z、E、W135、H、I、K、L 等 13 个群。根据细菌壁脂蛋白多糖成分不同，还可进一步分成不同血清亚群。其中以 A、B、C 三群最常见，占 90% 以上。

该菌对外界环境抵抗力弱，不耐热，低于 30℃ 或高于 56℃ 及干燥环境极易死亡。对一般消毒剂敏感，如在漂白粉、乳酸中 1 分钟死亡，紫外线照射 15 分钟死亡。本菌可产生自溶酶，在体外易自溶而死亡。

二、流行病学

1. 传染源 带菌者和患者是本病的传染源。流行期间，带菌率达 50% 以上，因此带菌者是流行的重要传染源。患者从潜伏期末到发病后 10 天均有传染性。

2. 传播途径 病原菌主要是通过咳嗽、喷嚏等形成的飞沫直接从空气中传播。细菌在外界生活力极弱，故很少间接传播。但密切接触如同睡、怀抱、喂奶、接吻等，对 2 岁以下婴幼儿传染本病有重要意义。

3. 人群易感性 人群普遍易感，隐性感染率高。5 岁以下儿童尤其是 6 个月至 2 岁的婴幼儿发病率最高。人感染后可产生持久免疫力，各菌群间有交叉免疫，但不持久。

4. 流行病学特征 全年均可发生，但有明显季节性，多发生在冬春季，3~4 月为高峰。呈世界性分布。本病呈周期性流行，一般每 3~5 年一次小流行，7~10 年一次大流行。近年来流行年发患者群在向高年龄组推移。

三、发病机制与病理解剖

（一）发病机制

当机体的免疫力低下或一时性下降时，细菌通过菌毛黏附于鼻咽部无纤毛上皮细胞表面，在黏附因子的作用下进入鼻咽部无纤毛上皮细胞，到达黏膜下层，侵入血液循环，形成短暂菌血症。临床上，患者可无明显症状或有轻微症状，如皮肤出血点。少数患者由于缺乏特异性抗体，发展为败血症，随血液循环侵入中枢神经系统导致化脓性脑膜炎，其他脏器会出现迁徙性化脓性病灶如心内膜炎、心包炎、肺炎等。

暴发型流脑的发病机制主要是脑膜炎球菌内毒素引起微循环障碍，导致感染性休克。暴发型脑膜脑炎型，则是脑膜炎球菌内毒素导致脑血管痉挛、缺血及出血。严重脑水肿时，脑组织可向颅内小脑幕裂孔及枕骨大孔突出形成脑疝，而出现昏迷加深、瞳孔变化及呼吸衰竭。患者迅速死亡。

（二）病理解剖

败血症期主要病变是血管内皮损害，血管壁炎症、坏死及血栓形成和血管周围出血。

皮肤黏膜发生局灶性出血，而肺、心、胃肠道及肾上腺皮质等组织器官可有广泛出血。

脑膜炎期主要病变部位在软脑膜和蛛网膜，表现为脑膜血管充血、出血、炎症和水肿，可引起颅内压升高。大量纤维蛋白、中性粒细胞及血浆外渗，引起脑脊液混浊。也可引起视神经、外展神经、动眼神经、面神经或听神经等脑神经损害，并出现相应的临床表现。暴发型脑膜脑炎型病变主要在脑实质，引起脑组织坏死、充血、出血及水肿，颅内压显著升高，严重者可发生脑疝。

四、临床表现

潜伏期为 1～10 天，一般为 2～3 天。流脑的病情轻重不一，按病情分为以下四型。

（一）普通型

最常见，占全部病例的 90% 以上。

1. 前驱期（上呼吸道感染期）　患者主要表现上呼吸道感染症状，如低热、咽痛、咳嗽、鼻塞等。持续 1～2 天。

2. 败血症期　多数起病后迅速出现此期表现，高热、寒战，体温迅速达 40℃ 左右，伴明显毒血症症状。幼儿常表现哭闹、拒食、烦躁不安、皮肤感觉过敏及惊厥等。70%～90% 患者可有皮肤黏膜的瘀点、瘀斑，大小 1～2 mm 至 1～2 cm，开始为鲜红色，以后为紫红色，病情严重者瘀斑迅速扩大，中央可呈紫黑色坏死或大疱。持续 1～2 天后进入脑膜炎期。

3. 脑膜炎期　此期症状多与败血症期症状同时出现，除高热及毒血症症状外，主要是中枢神经系统症状。剧烈头痛，频繁呕吐，呈喷射状，烦躁不安，出现颈项强直、克氏征及布氏征阳性等脑膜刺激征，重者可有谵妄、神志障碍及抽搐。有些婴儿脑膜刺激征缺如，前囟未闭者常可饱满，对诊断有很大意义。患者通常在 2～5 天内进入恢复期。

4. 恢复期　患者体温逐渐下降至正常，皮肤瘀点、瘀斑消失，大瘀斑中央坏死部位可形成溃疡，以后结痂而愈。其他症状逐渐好转，神经系统检查均恢复正常。病程中约 10% 患者可出现口周单纯疱疹。患者一般在 1～3 周内痊愈。

（二）暴发型

少数患者起病急骤，病势凶险，如不及时治疗可于 24 小时内危及生命，病死率高。多见于儿童。可见如下各型。

1. 休克型　起病急骤，高热、寒战，严重者体温不升，伴头痛、呕吐，短时间内出现全身皮肤、黏膜广泛瘀点及瘀斑，可迅速融合成大片伴中央坏死。随后出现面色苍白、四肢末端厥冷、发绀、皮肤呈花斑状，脉搏细数甚至触不到，血压下降甚至测不出等周围循环衰竭症状。可伴有呼吸急促，少尿或无尿，甚至昏迷。但脑膜刺激征大多缺如。易并发DIC。脑脊液检查大多澄清，细胞数正常或轻度增加。血培养脑膜炎球菌多为阳性。

2. 脑膜脑炎型　主要表现为脑膜及脑实质损害。患者除高热、瘀斑外，迅速进入昏迷状态。可有反复惊厥，锥体束征阳性。眼底检查可见静脉迂曲及视盘水肿等脑水肿表现。严重者可发生脑疝，

3. 混合型　以上两型临床表现同时或先后出现，病情极重，病死率高。

（三）轻型

多见于流脑流行后期。病变轻微，临床表现为低热、轻微头痛及咽痛等上呼吸道感染症状，皮肤黏膜可有少数细小出血点及脑膜刺激征，脑脊液多无明显变化，咽拭子培养可有脑膜炎球菌。

（四）慢性败血症型

罕见，多见于成人。病程可持续数周至数月，表现为间歇性发热，反复出现皮肤瘀点或皮疹，关节痛，少数患者脾大。需反复多次血培养或瘀点涂片检查才可检到病原菌。若误诊及漏诊，可发展为脑膜炎或心内膜炎等。

五、实验室检查

（一）血常规检查

白细胞计数明显增高，多在 $20 \times 10^9/L$ 以上，中性粒细胞在 80% 以上，并发弥散性血管内凝血者血小板减少。

（二）脑脊液检查

对明确诊断有重要意义。表现为脑脊液压力升高，外观混浊，白细胞数明显升高达 $1000 \times 10^9/L$ 以上。以中性粒细胞增高为主，蛋白质含量增高，糖及氯化物明显减低。

（三）细菌学检查

1. 涂片　刺破皮肤瘀点，挤出少量组织液做涂片及染色，细菌阳性率为 60%～80%。在抗生素治疗早期也可获得一定的阳性结果，此法简便易行，有早期诊断价值。脑脊液沉淀涂片染色，阳性率 60%～70%。

2. 细菌培养　可取血液、皮肤瘀点刺出液或脑脊液检测，但阳性率较低，应在使用抗菌药物前进行检测。

（四）血清免疫学检测

多应用于已用抗菌药物治疗，细菌学检查阴性者，可协助确诊。

1. 特异性抗原　可用对流免疫电泳法、乳胶凝集试验、葡萄球菌 A 蛋白协同凝集试验、ELISA 法检测患者早期血及脑脊液中的细菌抗原。上述方法灵敏、特异、快速，有助于早期诊断。

2. 特异性抗体　可用间接血凝法、杀菌抗体试验、ELISA 及 RIA 法检测，阳性率在 70% 左右。尤其用固相放射免疫分析法（SPRIA）可定量检测 A 群脑膜炎球菌特异性抗体，阳性率可高达 90%，明显高于其他方法。但因抗体多在发病 1 周后开始升高，故不能作为早期诊断指标。

（五）其他检查

1. RIA 法检测脑脊液 β_2 微球蛋白　流脑患者明显增高，早期脑脊液检查尚正常时此项检测即可升高，恢复期可正常。故有助于早期诊断、鉴别诊断、病情监测及预后判断。

2. 核酸检测　应用 PCR 检测患者急性期血清或脑脊液中脑膜炎球菌的 DNA 特异片段是更敏感的方法，且不受早期抗生素治疗的影响。

六、并发症

早期应用抗菌药物治疗使并发症及后遗症均已少见。

可能出现中耳炎、化脓性关节炎、心内膜炎、心包炎、肺炎等并发症。

七、后遗症

可出现硬膜下积液、脑积水、脑神经损害而引起的动眼神经麻痹、耳聋及失明等，也可有肢体瘫痪、癫痫和精神障碍等后遗症，主要由脑及周围组织粘连所致，因缺血、坏死，可引起皮肤、肢体及指趾的永久性损伤。

八、诊断

冬春季在有本病发生或流行地区，儿童突发高热、剧烈头痛、频繁呕吐、皮肤黏膜瘀点、瘀斑及脑膜刺激征。应结合实验室检查进行诊断，细菌学检查阳性即可确诊。当患者迅速出现脑实质损害或感染性休克临床症状时提示暴发型，应引起重视。

九、鉴别诊断

1. 其他化脓性脑膜炎及结核性脑膜炎 除通过肺炎链球菌脑膜炎、流感嗜血杆菌脑膜炎、金黄色葡萄球菌脑膜炎及结核性脑膜炎等的临床表现进行鉴别外，确诊有赖于细菌学证实。

2. 流行性乙型脑炎 鉴于严格的季节性、以脑实质损伤为主的临床表现、脑脊液检查呈浆液性改变特点和特异性 IgM 抗体阳性可做诊断。

3. 其他 败血症休克型须与其他细菌引起的败血症及感染性休克鉴别，后者可有原发病灶，发病无季节性，确诊则有赖于血培养检出致病菌。

十、治疗

（一）普通型

1. 一般治疗 强调早期诊断，就地住院隔离治疗。保证足够液体量及电解质。密切观察病情变化。做好护理，保持皮肤清洁，防止瘀斑破溃感染，保持呼吸道通畅，预防并发症。

2. 病原治疗

（1）青霉素 G 青霉素对脑膜炎球菌仍是高度敏感的杀菌药物。青霉素不易透过血脑屏障，但加大药物剂量可使脑脊液中药物达到治疗的有效浓度，尤其用于败血症患者疗效更佳。剂量成人每日 20 万 U/kg，儿童 20 万 ~40 万 U/kg，分次加入 5% 葡萄糖液内静脉滴注，疗程 5 ~7 天。

（2）头孢菌素 如头孢曲松等，此类药物对脑膜炎球菌抗菌活性强，易透过血脑屏障，且不良反应小。适用于不能用青霉素 G 或氯霉素的患者及青霉素耐药菌株感染患者。

（3）氯霉素 对脑膜炎球菌有良好的抗菌活性，且易通过血脑屏障，脑脊液浓度为血浓度的 30% ~50%。剂量成人每日 2 ~3 g，儿童 50 mg/kg，分次加入葡萄糖液内静脉滴注，症状好转后可改为口服或肌内注射，疗程 5～7 天。但须注意其对骨髓造血功能抑制作用，故一般不首选。儿童不推荐应用。

（4）磺胺嘧啶 在脑脊液中浓度高，仅约 10% 的耐药菌株，但本药对败血症期患者疗效欠佳，有较大的不良反应，故一般用于对青霉素过敏者、轻症患者或流行期间大面积治疗者。磺胺嘧啶（SD）剂量成人每日 6～8 g，小儿 75～100 mg/kg，分 4～6 次口服。

3. 对症治疗 高热时可用物理降温及应用退热药物，如有颅压升高，可用 20% 甘露醇 1～2 g/kg 脱水降颅压，每隔 4～6 小时 1 次，静脉快速滴入，其间可与高渗葡萄糖交替应用。

（二）暴发型

1. 休克型

（1）尽早应用有效抗菌药物 可用青霉素 G，剂量每日 20 万～40 万 U/kg，用法同前，如发现为青霉素耐药菌株感染必须应用第三代头孢菌素治疗。

（2）迅速纠正休克 在纠正血容量及纠正酸中毒的基础上，如休克仍无明显好转，应选用血管活性药物。临床上采用解痉药物，同时给予补充血容量以防止或逆转休克。山莨菪碱每次 0.3～0.5 mg/kg，重者可用 1 mg/kg，每隔 10～15 分钟静脉推注 1 次，用至颜面潮红、四肢温暖、血压上升，减少剂量及延长注射间隔时间而逐渐停用。在经过上述处理后，如休克仍未纠正，可应用血管活性药物。一般首选多巴胺，剂量为每分钟 2～6 μg/kg，根据治疗反应调整速度和浓度。其他还有间羟胺、去甲肾上腺素等药物。

（3）肾上腺皮质激素 可短期应用，减轻毒血症，稳定溶酶体，也可解痉、增强心肌收缩力及抑制血小板凝集，有利于纠正休克。可用氢化可的松，成人每日 100～500 mg，儿童 8～10 mg/kg，休克纠正即停用，疗程不超过 3 天。

（4）治疗 DIC 当患者皮肤瘀点、瘀斑不断增加，迅速融合成片，并有血小板明显减少，应及早应用肝素治疗，剂量每次 0.5～1 mg/kg，加入 10% 葡萄糖 100 ml 内静脉滴注，4～6 小时可重复 1 次，多数患者应用 1～2 次即可见效而停用。同时应输入新鲜血、血浆或纤维蛋白原、凝血酶原复合物，以补充被消耗的凝血因子。

（5）保护重要脏器功能 心率明显增快时可用强心剂。

2. 脑膜脑炎型

（1）尽早应用有效抗菌药物 用法同休克型。

（2）减轻脑水肿及防止脑疝 治疗的关键是早期发现颅压增高，及时脱水治疗，防止脑疝及呼吸衰竭。可用 20% 甘露醇，用法同前。如症状严重，可交替加用 50% 葡萄糖40～60 ml 静脉推注，直到颅内高压症状好转，同时注意补充电解质。

（3）肾上腺皮质激素 除前述作用外，还有减轻脑水肿、降颅压作用。常用地塞米松，成人每日 10～20 mg，儿童 0.2～0.5 mg/kg，分 1～2 次静脉滴注。

（4）治疗呼吸衰竭 注意患者体位及吸痰，以保持呼吸道通畅。呼吸困难者可予吸氧。出现脑水肿者应用脱水治疗，同时可应用呼吸兴奋剂。呼吸停止时，应尽早气管切开及应用人工呼吸器。

（5）处理高热及惊厥 及时采用物理及药物降温，并及早应用镇静剂，必要时行亚冬眠疗法。

十一、预防

（一）管理传染源

及早发现患者，就地隔离治疗。隔离至症状消失后 3 天或病后 7 天，以防止疫情扩散。密切接触者应医学观察 7 天。

（二）切断传播途径

搞好环境卫生，保持室内通风。儿童尽量避免到人多拥挤的公共场所。托幼机构及集体单位如有本病发生及流行，应及早隔离患者。

（三）提离人群免疫力

1. 菌苗预防注射　以 15 岁以下儿童为主要对象。国内多年来应用脑膜炎球菌 A 群多糖菌苗，保护率达 90% 以上，由于 C 群流行，已开始接种 A + C 菌苗。

2. 药物预防　对密切接触者可用复方磺胺甲噁唑，成人每日 2 g，儿童 50 ~ 100 mg/kg，连用 3 天。也可用利福平，成人每日 600 mg，儿童 5 ~ 10 mg/kg，2 次服用，连服 3 天。

第五节　猩红热

扫码"学一学"

▷ 案例导入

　　患者，男，5 岁，因"发热两天，出疹 1 天"入院。患儿于昨天突发发热，伴畏寒、咽痛、头痛等。今早耳后、颈部及上胸部开始出现皮疹，然后迅速及全身。查体：T38.5℃，R23 次/分，P111 次/分。急性病容，咽部充血，皮肤弥漫充血，均匀分布针尖大小的丘疹，压之褪色。

问题：

1. 该病例最可能的诊断是什么？
2. 为确诊应做哪些检查？
3. 需和哪些疾病鉴别？

猩红热（scarlet fever）是 A 组 β 型溶血性链球菌引起的急性呼吸道传染病。

一、病原学

A 组 β 型溶血性链球菌，又称化脓链球菌，直径 0.5 ~ 2.0μm，革兰染色阳性，有荚膜，无鞭毛，无芽胞。根据抗原性可以将该细菌分为不同亚型，已知有 M、R、T、S 四种表面抗原，与致病有关的主要为 M 抗原，根据 M 不同，将 A 组溶血性链球菌分为 80 个血清型。

A 组 β 型溶血性链球菌的致病力来源于细菌本身及其产生的毒素和蛋白酶类。M 蛋白是细菌的菌体成分，对中性粒细胞和血小板都有免疫毒性作用，而脂壁酸（LTA）对生物膜有较高的亲和力，有助于链球菌黏附于人的上皮细胞。A 组 β 型溶血性链球菌产生的毒素有：①致热性外毒素，即红疹毒素，其抗体无交叉保护力，均能致发热和猩红热皮疹；

②溶血素，有溶解红细胞、破坏白细胞和血小板以及损伤心脏的作用。A 组 β 型溶血性链球菌产生的蛋白酶有：①链激酶，又称溶纤维蛋白酶，可溶解血块并阻止血浆凝固；②透明质酸酶，能溶解组织间的透明质酸，最终有利于细菌在组织内扩散；③链道酶，又称为脱氧核糖核酸酶，能溶解 DNA，从而破坏宿主的组织和细胞；④烟酰胺腺嘌呤二核苷酸酶，可杀伤白细胞；⑤血清混浊因子，可抑制机体特异性和非特异性免疫反应，有利于细菌的感染和扩散。

该菌对热及干燥抵抗力不强，56℃加热 30 分钟及一般消毒剂均能将其杀灭，但在痰和脓液中可生存数周。

二、流行病学

1. 传染源　猩红热患者和带菌者是主要传染源。猩红热自发病前 24 小时至疾病高峰期传染性最强。A 组 β 型溶血性链球菌引起的咽峡炎患者，排菌量大且不易被重视，也是重要的传染源。

2. 传播途径　主要由飞沫传播，偶亦可经污染的用具、书籍、饮料等间接传播，也可经皮肤创伤处或产妇产道而引起"外科型猩红热"或"产科型猩红热"。

3. 人群易感性　人群普遍易感，感染后可产生抗菌免疫和抗毒免疫。抗菌免疫主要来自抗 M 蛋白的抗体，具有型特异性，但各型之间无交叉免疫。抗红疹毒素的免疫力较持久，但由于红疹毒素有 5 种血清型，其间无交叉免疫，若感染另一种红疹毒素的 A 组链球菌仍可再发病。

4. 流行病学特征　本病多见于温带地区，寒带和热带少见。全年均可发生，但冬春季多，夏秋季少。可发生于任何年龄，但以儿童最为多见。

三、发病机制与病理解剖

猩红热的临床表现主要由化脓性、中毒性和变态反应性病变综合而成，并引起相应的病理改变。

（一）化脓性病变

细菌在入侵部位引起化脓性病变。患者扁桃体充血、水肿，并形成脓性分泌物。细菌向周围组织扩散，可引起扁桃体周围脓肿、鼻旁窦炎、颈部淋巴结炎等化脓性病变。细菌入血，可引起败血症和迁徙性化脓性病灶。

（二）中毒性病变

链球菌产生的毒素进入血液循环后引起毒血症，表现为发热、头晕、头痛等。并使皮肤血管充血、水肿，上皮细胞增殖，白细胞浸润，以毛囊周围最为明显，形成典型的猩红热样皮疹。最后表皮死亡而脱落，形成脱屑。黏膜亦可充血，有时呈点状出血，形成"内疹"。肝、脾、淋巴结等间质血管周围有单核细胞浸润，并不有同程度的充血及脂肪变性。心肌可有混浊肿胀和变性，严重者可坏死。肾脏呈间质性炎症。中毒型患者的中枢神经系统可见营养不良变化。

（三）变态反应性病变

个别患者在病程第 2～3 周时，可在心、肾及关节等组织出现变态反应性变化，表现为风湿性关节炎、心包炎、心内膜炎及急性肾小球肾炎等。

四、临床表现

潜伏期为 1～12 天，一般为 2～5 天。根据病情轻重不同，分为以下 4 个类型。

（一）普通型

在流行期间 95% 患者以上属于此型。

1. 前驱期 多为持续性发热，体温可达 39℃ 左右。咽痛明显，吞咽痛，可伴有头痛、全身不适等全身中毒症状。咽部充血并可有脓性渗出液。

2. 出疹期 病程第 2 天开始发疹，始于耳后、颈部及上胸部，然后迅速遍及全身。典型的皮疹为皮肤弥漫充血的基础上出现均匀分布的性针尖大小的丘疹，压之褪色，伴有痒感。部分患者可见带黄白色脓头且不易破溃的皮疹，称为"粟粒疹"。严重的患者出现出血性皮疹。在皮肤皱褶，皮疹密集或由于摩擦出血呈紫色线状，称为"线状疹"或 Pastia 线（帕氏线）。如颜面部位仅有充血而无皮疹，口鼻周围充血不明显，相比之下显得发白，称为"口周苍白圈"，腭部可见有充血或出血性黏膜内疹。病程初期舌覆白苔，红肿的乳头凸出于白苔之外，称为"草莓舌"。2～3 天后白苔开始脱落，舌面光滑呈肉红色，乳头仍凸起，此称"杨梅舌"。多数情况下，皮疹出现后 48 小时达高峰，然后按出诊顺序开始消退，2～3 天内退尽，重者可持续 1 周左右。

3. 恢复期 皮疹退后约一周开始脱屑，皮疹密集处脱屑更为明显，尤以粟粒疹为重，可呈片状脱皮，手、足掌、指（趾）处可呈套状，而面部、躯干常为糠屑状。

（二）其他非典型表现

有轻型、脓毒型、中毒型、外科或产科型。近年来轻症患者较多，仅有低热、轻度咽痛等症状，皮疹稀少，消退较快，脱屑较轻或无脱屑，但仍可发生变态反应性并发症。脓毒型、中毒型近年已很少见。

五、实验室检查

（一）常规检查

1. 血常规 白细胞总数升高可达（10～20）×10^9/L，中性粒细胞在 80% 以上，严重患者可出现中毒颗粒。出疹后嗜酸粒细胞增多占 5%～10%。

2. 尿常规 一般无明显异常，如果发生肾脏变态反应并发症，则可出现尿蛋白、红细胞、白细胞及管型。

（二）血清学检查

可用免疫荧光法检测咽拭子涂片进行快速诊断。

（三）病原学检查

可用咽拭子或其他病灶分泌物培养 A 组 β 型溶血性链球菌。

六、诊断与鉴别诊断

（一）诊断依据

1. 流行病学资料 冬春季节，在流行区或有与猩红热患者的密切接触史。

2. 临床表现　临床上具有猩红热特征性表现，骤起发热、咽峡炎，病程第二日出疹，皮肤弥漫充血的基础上出现均匀分布的针尖大小的丘疹，以及疹后脱皮现象。

3. 实验室检查　白细胞数高达（10~20）×10^9/L，中性粒细胞占80%以上。咽拭子、脓液培养获得 A 组链球菌为确诊依据。

（二）鉴别诊断

本病应与其他咽峡炎如白喉等相鉴别。白喉患者的咽峡炎症状比猩红热患者轻，假膜较坚韧且不易抹掉，猩红热患者咽部脓性分泌物容易被抹掉。还应与其他发疹性疾病，如麻疹、风疹、药疹、金黄色葡萄球菌（金葡菌）感染等相鉴别。

七、治疗

（一）一般治疗

急性期卧床休息，呼吸道隔离。

（二）病原治疗

目前首选青霉素，每次80万U，2~3次/天，肌内注射，连用5~7天。脓毒型患者应加大剂量到800万~2000万U/d，分2~3次静脉滴注，儿童20万U/（kg·d）分2~3次静脉滴注，连用10天，或热退后3天。对青霉素过敏者，可用红霉素。

八、预防

1. 管理传染源　隔离患者，隔离至咽拭子培养3次阴性，且无化脓性并发症，可解除隔离。接触者医学观察7天。

2. 切断传播途径　患者的分泌物及污染物应随时消毒，本病流行期间，儿童应避免到公共场所活动。

3. 保护易感人群　目前无主动免疫菌苗。可用药物预防，如苄星青霉素，青霉素过敏者，可用红霉素口服。

第六节　布氏杆菌病

扫码"学一学"

案例导入

患者，男，58岁，因"头痛发热15天"入院，主诉近半月来持续发热，时高时低，夜间大汗淋漓，膝关节疼痛，追问病史，患者长期从事牧羊工作，近期有数只母羊流产。查体：体温38.5℃，肝右肋下2 cm，腹股沟淋巴结肿大。血常规：白细胞9.67×10^9/L，淋巴细胞比例47%。疾控中心结果回报：布鲁氏虎红平板实验（+），布氏杆菌试管凝集实验1：400。

问题：

1. 该病例初步诊断是什么？通过什么途径传播？

2. 应如何治疗？

布氏杆菌病（brucellosis）是布氏杆菌（Brucella）所引起人畜共患性传染病，又称马耳他热或波浪热，临床表现主要为长期发热、多汗、关节疼痛及肝、脾淋巴结肿大。

一、病原学

布氏杆菌是革兰阴性小杆菌，无芽胞，无鞭毛，对营养要求较高，在普通培养基中生长缓慢。根据其储存宿主、生化、代谢和免疫学的差异，世界卫生组织把布氏杆菌属分为6个种19个生物型，其中牛布氏杆菌（Brucella abortus）、猪布氏杆菌（B. suis）、羊布氏杆菌（B. melitesis）和犬布氏杆菌（B. canis）四种对人类致病，以羊布氏杆菌致病力最强。在我国流行的主要是羊布氏杆菌，其次为牛布氏杆菌。

该菌抵抗力强，在土壤、乳及乳制品、病畜的分泌物和排泄物及死畜的脏器能存活数周至数月，但对常用的物理消毒方法和化学消毒剂敏感，加热至60℃或日光下暴晒10～20分钟可被杀死。

二、流行病学

（一）传染源

病畜及带菌动物均可成为传染源，目前已知60多种动物是布氏杆菌宿主，与人相关的传染源主要是羊、牛、猪、马、骆驼等。

（二）传播途径

1. 皮肤黏膜接触传播 直接接触病畜或其排泄物、分泌物、娩出物，可经皮肤微伤或眼结膜受染；也可间接接触病畜污染的环境及物品受染。

2. 经消化道传播 食用被病菌污染的食品、水或食生乳以及未熟的肉受染。

3. 经呼吸道传播 病菌污染环境后可形成气溶胶，通过呼吸道感染。

（三）人群易感性

人群普遍易感，其中兽医、畜牧者、屠宰工人、皮毛工等常与动物接触者为高危人群，病后可获得较强免疫力。

（四）流行病学特征

该病为全球性疾病，世界各国每年上报 WHO 的布氏杆菌病患者超过50万例。我国年发病为6000人次左右。但近年来有增高趋势，主要流行于西北、东北、青藏高原及内蒙古等牧区。

三、发病机制与病理解剖

该病发病机制复杂，布氏杆菌为胞内寄生菌，经皮肤或黏膜侵入人体，被吞噬细胞吞噬后，可在细胞内生长繁殖，形成局部原发病灶。当吞噬细胞内的细菌大量繁殖导致吞噬细胞破裂，大量细菌进入淋巴液和血循环形成菌血症、败血症。同时释放出内毒素及菌体其他成分，造成内毒素血症的表现，内毒素在病理损伤、临床症状方面起着重要作用。当机体免疫功能正常，通过细胞免疫及体液免疫清除病菌而获痊愈。如果免疫功能不健全，或感染的菌量大、毒力强，则部分细菌逃脱免疫，导致疾病复发。

本病病理变化广泛，损伤全身多组织器官。损伤涉及间质细胞和实质细胞，其中以单核－吞噬细胞系统的病变最为显著。病理改变初期为炎性细胞渗出，细胞变性、坏死；亚急性和慢性期以组织细胞增生和肉芽肿的形成为特点；部分慢性期患者肉芽组织发生纤维硬化性改变，是患者产生后遗症的基础。

四、临床表现

本病潜伏期 1~3 周，但部分患者可长至数月。临床上可分为亚临床感染、急性感染、亚急性感染、慢性感染、局限性感染和复发。

1. 亚临床感染　主要见于高危人群中，血清学检测 30% 以上有高水平的抗布氏杆菌抗体但无明确的临床感染史。

2. 急性和亚急性感染　急性感染，指患病 3 个月以内；亚急性感染，指患病 3 个月到 1 年。起病慢，95% 以上患者表现为发热，发热多不规则，以波浪热较为常见。多汗是本病的又一主要症状，每于夜间或凌晨退热时大汗淋漓，汗味酸臭。患者同时伴有游走性大关节疼痛及睾丸肿痛。体格检查可发现肝、脾和淋巴结肿大。

3. 慢性感染　病程持续 1 年以上称为慢性布氏杆菌病。多由急性期不恰当治疗发展而来，也可缺乏急性病史由无症状感染者或轻症者逐渐变为慢性。慢性期症状多不明显，无特异性，主要表现为疲劳、全身不适、精神抑郁等类似神经官能症，少数患者有骨和关节的器质性损害。

4. 复发　约 10% 患者经治疗后出现复发。复发常在初次治疗后的数月内，少数在多年后发生。其机制与布氏杆菌可在细胞内寄生，与耐药性及不规范治疗有关。

五、实验室检查

（一）血常规检查

白细胞半数正常或轻度减少，淋巴细胞增多，分类可达 60% 以上。血沉加快。

（二）病原学检查

取血液、骨髓、组织、脓性脑脊液等标本做细菌培养，但该菌生长缓慢，10 天以上才可获阳性结果，注意假阴性。

（三）免疫学检查

1. 虎红平板凝集　阳性可用于初筛。

2. 试管凝集试验　布氏杆菌抗体效价≥1∶160 时，有诊断意义。

3. 胶乳凝集　检测布氏杆菌 IgM 抗体，可在数分钟内判断结果，快速简便。

（四）其他检查

并发症可对受累器官进行相关检测，骨关节损害者可行 X 线检查；有心脏损害者可做心电图检查；有肝功能损伤者做肝功能检查；对于肿大的淋巴结必要时可做淋巴结活检。

六、诊断

我国疾病预防与控制中心的布氏菌病诊断标准为：①有流行病学接触史，密切接触家畜、野生动物（包括观赏动物）、畜产品、布鲁氏杆菌培养物等，或生活在疫区的居民；②临床症状和体征应排除其他疑似疾病；③实验室检查，如病原分离、试管凝集试验、补体结合试验、抗人球蛋白试验阳性。凡具备①、②项和第③项中的任何一项检查阳性即可确诊为布氏菌病。

七、鉴别诊断

本病主要需与长期发热性疾病相鉴别，如伤寒、副伤寒、风湿热、肺结核、疟疾等。鉴别时注意本病特征性表现，如发热伴出汗、关节痛或游走性关节痛、全身软弱。同时结合流行病学和实验室检查可以做出正确诊断。

八、治疗

（一）急性和亚急性感染

1. 对症和一般治疗　注意休息，充足营养，对症治疗。

2. 病原治疗　布氏杆菌为胞内寄生菌，应选择能进入细胞内的抗菌药物。成人及 8 岁以上儿童，利福平（每次 600～900 mg，每天 1 次）和多西环素（每次 100 mg，每天 2 次）为首选方案，连用 6 周。有神经系统受累者选用多西环素（每次 100 mg，每天 2 次，连用 6 周）加链霉素（每次 1000 mg，每天 1 次，连用 3 周）。

（二）慢性感染

治疗较为复杂，包括病原治疗、脱敏治疗及对症治疗。

1. 病原治疗　与急性和亚急性感染者治疗相同，必要时需要重复治疗几个疗程。

2. 脱敏治疗　采用少量多次长间隔注射布氏杆菌抗原，可起到一定的脱敏作用。

3. 对症治疗　根据患者的具体情况采取相应的治疗。

九、预防

1. 消灭传染源　对疫区的传染源进行检疫，治疗及捕杀病畜，加强畜产品的消毒和卫生监督，对流行区家畜普遍进行菌苗接种可防止本病流行。

2. 保护易感人群　做好高危职业人群的劳动防护和菌苗接种。必要时可用药物预防。

第七节　鼠　疫

扫码"学一学"

👉案例导入

患者，女，43 岁，因"发热头痛一周，伴右侧腋下淋巴结溃烂 1 天"入院，于一周前发热，寒战，恶心，呕吐，全身疼痛，5 天前出现右侧腋下淋巴结肿大，自服感冒药无效。追问病史，半月前去丽江旅游，住民俗，卫生条件差。查体：体温 39.8℃，脉搏 112 次/每分，呼吸 28 次/每分。神智清楚，皮肤黏膜可见出血点，右侧腋下红肿，压痛，明显破溃，可触及淋巴结肿大。血常规：白细胞 21.8×10^9/L，中性粒细胞比例 0.78。

问题：

1. 该病例初步诊断是什么？

2. 还需进一步做哪些检查以明确诊断？

3. 应如何治疗？

鼠疫（plague）是由鼠疫耶尔森菌（Yersinia pestis）引起的烈性传染病，主要在啮齿类动物中传播，可通过媒介动物鼠蚤叮咬传播给人类，属于自然疫源性疾病。该病传染性强、病死率高，是国际检疫的传染病和我国法定的甲类传染病。

一、病原学

鼠疫耶尔森菌俗称鼠疫杆菌，属于肠杆菌科的耶尔森菌属，是两端钝圆、两级浓染的短小杆菌，革兰染色阴性，无鞭毛，无芽胞，有荚膜，兼性需氧，在普通培养基上生长良好。

该菌抗原结构复杂，与致病相关的主要有荚膜 FI 抗原、V/W 抗原和鼠毒素。荚膜 FI 抗原具有抗吞噬作用，是该菌能在细胞内生存和繁殖的原因之一。V 和 W 抗原是菌体产生的毒力抗原，V/W 抗原结合物有促使产生荚膜、抑制吞噬等作用，并有在细胞内保护细菌生长繁殖的能力。鼠疫杆菌产生两种毒素，一为鼠毒素或外毒素，对鼠类有很强的毒性；另一为内毒素（脂多糖），较其他革兰阴性菌内毒素毒性强，能引起发热、弥散性血管内凝血、组织器官内溶血、中毒休克、局部及全身施瓦茨曼（Shwartzman）反应。

本菌对外界抵抗力较弱，对热和干燥敏感。日晒、煮烤和常用化学消毒剂均可将其杀灭。但潮湿低温和有机物中存活时间较久，在脓液或痰液中可存活 10～20 天，在鼠蚤体内可存活 1 个月，在尸体中可存活数周至数月。

二、流行病学

（一）传染源

鼠疫为典型的自然疫源性疾病，传染源主要有野鼠、地鼠等啮齿类动物，其他如猫、兔、狼、犬、狐、猫、豹等也可成为鼠疫的传染源，其中黄鼠属和旱獭作为储存宿主最为重要。褐家鼠、黄胸鼠短期保菌动物，但鼠间疫情扩散或流行期，往往成为人之间鼠疫的直接传染源。

（二）传播途径

1. 经鼠蚤叮咬传播　一般情况下以啮齿动物→鼠蚤→人的方式传播。

2. 经皮肤传播　因破损皮肤接触感染动物的皮、肉或细菌直接接触患者的脓、痰而感染。

3. 经呼吸道传播　患者痰液中的细菌可借助飞沫在人与人之间通过呼吸道传播，造成人鼠疫的流行。

（三）人群易感性

人群对本病普遍易感，病后可获得持久的免疫力，有一定数量的隐形感染存在。预防接种获一定免疫力，可降低易感性。

（四）流行病学特征

人感染鼠疫主要集中在非洲、亚洲和美洲，我国有 12 种类型鼠疫自然疫源地，分布于 19 个省区，近年主要发生于滇西和青藏高原周围区域。人间鼠疫多发生，与鼠类活动、繁殖有关，多在夏秋季节流行。

三、发病机制与病理解剖

鼠疫耶尔森菌经皮肤侵入人体后，细菌被吞噬细胞吞噬，经淋巴管至局部淋巴结引起剧烈的出血性、坏死性炎症反应，形成腺鼠疫。其组织破坏性和抗吞噬作用使其易进入血循环，形成败血症。大量代谢产物和内毒素导致严重的败血症症状。也可自血循环进入肺组织引起继发性肺鼠疫。自呼吸道进入易感者体内，引起原发性肺鼠疫。各型鼠疫均可发生败血症，肺鼠疫最易引起。

鼠疫的基本病理改变为淋巴管、血管内皮细胞损害和急性出血、坏死性炎症。腺鼠疫表现为淋巴结的出血性改变和凝固性坏死。肺鼠疫主要以肺部充血、水肿、出血为主。发生鼠疫败血症时，全身各组织、器官都可有充血、水肿、出血和坏死性改变，出现多浆膜腔血性渗出物。

四、临床表现

（一）腺鼠疫

腺鼠疫最为常见，潜伏期 2～5 天，临床表现包括急性出血性、坏死性淋巴结炎和严重的出血表现，其中感染部位淋巴结肿大是主要特点，一般为单侧淋巴结，多在腹股沟，其次为腋下和颈部。淋巴结明显变硬、疼痛、肿大，与周围组织粘连失去活动性，同时伴有寒战、高热、乏力、头痛和全身疼痛。

（二）肺鼠疫

肺鼠疫潜伏期 1～3 天，可由呼吸道吸入细菌引起，或继发于腺鼠疫或败血症鼠疫，该型起病急骤，病情进展迅猛，患者出现高热、寒战、剧烈胸痛、咳嗽、咳大量粉红色泡沫痰及呼吸困难。可有湿性啰音及胸膜摩擦音，也可无明显肺部体征，与严重的症状不相称。

（三）败血症型鼠疫

潜伏期 2～7 天，为鼠疫中最凶险的类型，常继发于腺鼠疫和肺鼠疫，原发型少见。患者表现为寒战、高热、神志不清、谵妄、昏迷，很快出现感染性休克，以及弥散性血管内凝血。病情发展异常迅猛，常于 1～3 天内死亡。因皮肤黏膜广泛出血、瘀斑、坏死，死后身体呈紫黑色，故称"黑死病"。

（四）其他型鼠疫

轻型鼠疫临床症状轻，血培养阳性，多见于预防接种者或流行初期、末期。

其他类型鼠疫还包括鼠疫脑膜炎、皮肤鼠疫、肠鼠疫、眼鼠疫和扁桃体鼠疫等，均少见。

五、实验室检查

因鼠疫为甲类传染病，标本应送到有严格防护措施的实验室进行检查。

（一）常规检查

1. 血常规　白细胞总数明显增高，可达（20～30）×10⁹/L 以上，以中性粒细胞增高为主。

2. 尿常规 可有蛋白尿及血尿。肠炎型者呈血性或黏液血便，潜血试验阳性。

（二）病原学检查

不同类型鼠疫可取淋巴结穿刺液、脓、痰、血、脑脊液等涂片，革兰染色或亚甲蓝染色，光学显微镜下可找到革兰阴性、两端浓染短小杆菌。同时应做细菌培养，挑取可疑菌落进行进一步鉴定，必要时进行动物接种。

（三）血清学检查

1. ELISA 法 检测特异性抗原，敏感性高。

2. 荧光抗体法 用荧光标记抗体检测标本中抗原，可快速诊断。

（四）核酸检测

采用 PCR 技术和 DNA 探针检测鼠疫特异性核酸，具有快速敏感的优点。

六、诊断

对 10 天内曾到过鼠疫流行区，有与可疑鼠疫动物或患者接触史，突然发病，病情迅速恶化且伴高热，且具有下列临床表现之一者，应做出鼠疫的疑似诊断。

（1）起病急骤，高热 39~40 度，白细胞剧增，病情迅速恶化。

（2）急性淋巴结肿大，疼痛剧烈并出现被动体位。

（3）咳嗽，胸痛，呼吸急促，咳血性痰。

（4）出现严重毒血症症状及中枢神经系统症状明显，出现休克综合征。

（5）未接种过鼠疫菌苗，FI 抗体效价在 1：20 以上者。

本病起病急骤，发展快速，死亡率高，应先做出疑似诊断，以便早期治疗，提高治愈率。

七、鉴别诊断

腺鼠疫应与急性淋巴结炎、丝虫病等相鉴别；肺鼠疫需与大叶性肺炎、炭疽相鉴别；败血症型鼠疫需与构体病、流行性出血热、流脑及其他细菌败血症相鉴别。

八、治疗

治疗的同时更要注重控制该病的流行。对确诊或疑似患者，均应迅速组织严密隔离，就地治疗，不宜转送，防治流行。

（一）一般治疗

急性期卧床休息，给予流质饮食，维持水、电解质平衡。

（二）病原治疗

早期、足量、联合应用抗生素治疗是降低病死率的关键。

1. 腺鼠疫 链霉素成人首次 1 g，以后常用 0.5~0.75 g，每 6 小时 1 次，肌内注射，好转后改为 0.5 g，每 12 小时 1 次，症状消失后继续用药 3~5 天。联合磺胺嘧啶或磺胺甲噁唑治疗可获更好疗效。

2. 肺鼠疫和败血症型鼠疫 链霉素，成人首次 2 g，以后常用 1 g，每 4~6 小时 1 次，肌内注射，好转后减量。疗程 10~20 天，链霉素使用总量一般不超过 90 g。三代头孢菌素、喹诺酮类、氨基糖苷类亦有效。

（三）对症治疗

在维持机体内环境平衡的基础上，高热者可用物理降温，使用解热镇痛药，中毒症状严重者可给予肾上腺皮质激素，烦躁和局部疼痛者适量给镇静和止痛剂。注意保护重要脏器功能，出现休克时按感染性休克治疗。

九、预防

（一）消灭传染源

控制鼠间鼠疫，灭鼠、灭蚤，加强疫情报告，严格隔离患者，对疑似患者与确诊患者应分别隔离。患者的分泌物与排泄物应彻底消毒或焚烧；死于鼠疫的尸体应用尸体袋严密封包后焚烧。

（二）切断传播途径

加强国际检疫，对来自疫区的各类交通工具严格检疫，并灭鼠、灭蚤。对可疑人员应检疫隔离。

（三）保护易感人群

1. 加强个人防护　治疗或进入疫区的医护人员必须特别加强个人防护。

2. 预防服药　与患者接触者可口服磺胺嘧啶，每次 1 g，每日 2 次；亦可用四环素，每次 0.5 g，每日 4 次，均连用 6 天。

3. 预防接种　主要对象是疫区及其周围有潜在感染可能性的人群、进入疫区的防疫人员和医护人员。非流行区人员应在疫苗接种 10 天后方可进入疫区。

扫码"学一学"

第八节　炭　疽

案例导入

患者，男，27 岁，牧民，因"右下肢外伤 7 天，伤口坏死 1 天"入院，于 7 天前在放牧过程中不慎刮伤右腿，3 天前伤口周围形成水泡，伤口周围肿胀，1 天前伤口周围皮肤破溃，血样渗出，形成黑色焦痂，无疼痛感。查体：体温 38.5℃，脉搏 86 次/分，呼吸 18 次/分。血常规示白细胞 18.8×10^9/L，中性粒细胞比例 0.78。

问题：

1. 该病例最有可能的诊断是什么？

2. 该病主要通过什么途径传播？

炭疽（anthrax）是炭疽芽胞杆菌引起的动物源性传染性疾病。牛、羊等草食动物感染率最高。人因接触这些病畜及其产品或食用病畜的肉类而被感染。

一、病原学

炭疽芽胞杆菌（Bacillus anthracis）是一种革兰阳性粗大杆菌，两端钝圆，培养后形成竹节状排列的长链，有氧条件下形成卵圆形芽胞，位于细菌中心，在宿主体内形或含血清的培养基中可形成荚膜。炭疽杆菌产生三种毒性蛋白（外毒素），包括保护性抗原（protective angenten，PA）、水肿因子（edema factor，EF）和致死因子（lethal factor，LF），共同发挥致病作用。芽胞具有极强的抵抗力，可在动物尸体及环境中存活数年到 20 余年，对化学消毒剂抵抗力也很强，高压蒸汽灭菌法可杀灭芽胞。

二、流行病学

1. 传染源 主要为患病的食草动物，如牛、羊、马、骆驼等，其次是猪和狗，它们的皮、毛、肉、骨粉均可带病原菌。炭疽患者的痰、粪便及病灶渗出物均可检出细菌，但少见人与人之间的传播。

2. 传播途径 人直接或间接接触病畜或染菌的皮毛、肉、内脏等均可引起皮肤炭疽；进食未煮熟的病畜肉类、奶或污染的食物可发生肠炭疽；如吸入大量带芽胞的尘埃形成肺炭疽，较少见。

3. 人群易感性 人群普遍易感，其中参与动物屠宰、制品加工、动物饲养、管理、运输以及兽医及实验室人员为高位人群。大部分炭疽病为散发病例，病后可获持久免疫力。

4. 流行病学特征 炭疽主要在牧区呈地方性流行，发达国家兽类及人类炭疽病几乎消失。发展中国家，本病仍在流行，我国近几年发患者数在一千以内，主要集中在新疆、甘肃及西部地区。

三、发病机制与病理解剖

炭疽芽胞杆菌主要致病物质为荚膜和炭疽毒素，一旦侵入皮下组织，细菌迅速繁殖。荚膜具有抗吞噬、抗溶解作用，炭疽毒素引起明显的水肿和组织坏死。巨噬细胞可吞噬细菌，但不能将其杀灭，如细菌播散至局部淋巴结，毒素引起出血、坏死、水肿性淋巴结炎和毒血症，如细菌进入血液循环并大量繁殖还可引起败血症。

炭疽的特征性病理改变为受侵袭组织和脏器的出血、坏死和水肿。皮肤炭疽呈痈样肿胀、焦痂溃疡，周围为凝固性坏死区。肺炭疽呈小叶出血性肺炎、纵隔淋巴结炎、胶胨样水肿。肠炭疽主要病变在回盲部，表现为出血性炎症和周围高度水肿，以及肠系膜淋巴结炎，腹腔有血性浆液性渗出液。上述病灶内均可检出炭疽杆菌。

四、临床表现

炭疽因不同感染途径及病理损伤可分为皮肤炭疽、肺炭疽、肠炭疽，还可出现炭疽败血症。

1. 皮肤炭疽 占 90% 以上，潜伏期一般为 1～5 天。病变多见于裸露部位的皮肤，如面部、颈部、肩、手和脚等。初为斑疹或丘疹，次日出现水疱，含淡黄色液体，周围组织硬而肿胀，继而呈现出血性坏死而稍下陷，四周有成群小水泡，水肿区继续扩大。第 5～7 天坏死区溃破成浅溃疡，形成黑色焦痂，痂下有肉芽组织（即炭疽痈）。焦痂坏死区直径大小不等，其周围皮肤浸润及水肿范围较大，疼痛不显著，稍有痒感，无脓肿形成。此后随水肿消退，黑痂在 1～2 周内脱落，逐渐愈合成瘢痕。病程中常有轻至中度发热、头痛和全身不适等中毒症状。

2. 肺炭疽 很少见。病初有短暂"流感样"表现，2～4天后表现为严重的呼吸困难、高热、发绀、咯血、喘鸣、胸痛和出汗。通常诊断困难，很快可导致死亡。较常并发败血症和脑膜炎。

3. 肠炭疽 极罕见。其症状包括高热、剧烈腹痛、腹泻、呕血、黑便，很快出现腹水。有的腹部可有明显的压痛、反跳痛，甚至腹肌紧张，极似外科急腹症。易并发败血症。

4. 炭疽败血症 常继发于肺、肠道和严重皮肤炭疽。除原发部位表现外，全身毒血症状严重，易发生感染性休克和脑膜炎，病情迅速恶化而死亡。

五、实验室检查

1. 血常规检查 白细胞增高，一般为（10～20）×10⁹/L，甚至达60×10⁹/L以上，中性粒细胞显著增多。

1. 血常规检查 白细胞增高，一般为 $(10～20) \times 10^9/L$，甚至达 $60 \times 10^9/L$ 以上，中性粒细胞显著增多。

2. 病原学检查 取分泌物、水疱液、血液、脑脊液涂片，采集标本时注意个人防护，做革兰染色后显微镜镜检，检出呈竹节状排列的粗大革兰阳性杆菌有助于临床诊断。进一步做细菌培养，培养结果阳性是该病确诊的依据。

3. 血清学检查 由于该病起病急，血清学检测主要用于炭疽的回顾性诊断和流行病学调查。抗荚膜抗体和PA外毒素抗体的免疫印迹试验对未及时获得病原学诊断依据的病例是特异和敏感的方法。

4. 动物接种 上述标本接种于豚鼠或小白鼠皮下，出现局部肿胀、出血等阳性反应。

六、诊断

如患者有病畜接触史或从事接触动物相关工作，结合无痛性非凹陷性水肿、焦痂溃疡等典型临床症状即可初步诊断为皮肤炭疽；肺炭疽的典型表现为出血性肺炎和纵隔影增宽；肠炭疽的出血性肠炎，结合实验室检查即可做出确定诊断。但如果没有明确的流行病学资料，肺炭疽和肠炭疽的诊断异常困难。

七、鉴别诊断

皮肤炭疽应同痈、蜂窝织炎、恙虫病等相鉴别；肺炭疽应与大叶性肺炎、钩端螺旋体病和肺鼠疫等相鉴别；肠炭疽须与出血坏死性肠炎、肠套叠等相鉴别。

八、治疗

（一）一般治疗

患者应严密隔离，卧床休息。多饮水及给予流食或半流食，对呕吐、腹泻或进食不足者给予适量静脉补液。

（二）病原治疗

首选青霉素G，尚未发现耐药菌株。皮肤型炭疽用青霉素G，每天240万～320万U，静脉注射，疗程7～10天；肺炭疽、肠炭疽和并发脑膜炎者，推荐大剂量青霉素G，400万～800万U，每6小时1次，静脉滴注。青霉素过敏者，可使用氨基糖苷类、喹诺酮类、红霉素与氯霉素代替，亦有较好的治疗效果。

（三）对症治疗

患者有出血、休克和神经系统症状时，应给予相应处理。对皮肤恶性水肿和重症患者，可应用肾上腺皮质激素，对控制局部水肿的发展及减轻毒血症有效。皮肤炭疽局部可用1:2000高锰酸钾溶液温敷，切忌切开引流。重度颈部肿胀影响呼吸道通畅者，可考虑气管插管或气管切开。

九、预防

1. 严格管理传染源 炭疽防治重点在于控制家畜感染和牧场污染，做好流行区草食动物减毒疫苗接种、动物检疫、病畜治疗，病死动物焚烧深埋，严格禁止对剥皮煮食。患者严密隔离至治疗痊愈，分泌物及排泄物彻底消毒。

2. 切断传播途径 对从事可疑污染物接触人群加强劳动保护。对可疑污染的皮毛原料用甲醛消毒后再加工。牧畜收购、调运、屠宰加工等过程要有兽医检疫。

3. 保护易感人群 疫区的人群，从事畜牧业和畜产品的收购、加工、屠宰业等工作人员以及兽医用炭疽杆菌活疫苗0.1 ml皮肤划痕法接种，接种后2天可获得免疫力，每年1次，疫情发生时应做紧急接种。

第九节 百日咳

扫码"学一学"

> 案例导入
>
> 患儿，男，2月龄，第2胎第1产，足月儿，因"咳嗽1周，加重1天"入院，母亲代诉入院前1周，呼吸道感染者接触患者后，患者出现阵发性咳嗽，无流涕、发热，一天前咳嗽加重，较剧烈，咳嗽时伴口周发绀和呕吐，并有喘息，吃奶不佳。查体：体温37℃，胸部X片检查少许肺炎病变。血常规示白细胞34.67×10^9/L，淋巴细胞占61%，百日咳IgM抗体阳性。呼吸道分泌物百日咳杆菌特异性插入系列IS 481基因阳性。
>
> **问题：**
>
> 1. 该病例的初步诊断是什么？
>
> 2. 该病主要和哪些病相鉴别？应如何鉴别？
>
> 3. 应如何治疗？

百日咳（pertussis，whooping cough）是由百日咳鲍特菌引起的急性呼吸道传染病。病程可达2~3个月，故称"百日咳"，此病多发于儿童。

一、病原学

百日咳鲍特菌（Bordtella pertussis，BP）又称百日咳杆菌，属于鲍特菌属，革兰染色阴性，两端着色较深的短杆菌，无鞭毛、无芽胞，有毒菌株有荚膜和菌毛。

百日咳鲍特菌主要致病物质有：①外膜蛋白，对细菌黏附、定居宿主细胞有重要作用；

②百日咳外毒素（PT），又称组胺过敏因子（HSF）、淋巴细胞促进因子（LPF）等，引起炎症反应；③其他毒性物质，如内毒素（ET）、气管细胞毒素（TCT）、不耐热毒素（HLT）。

该菌抵抗力较弱，不耐热，56℃加热30分钟死亡，对紫外线及一般消毒剂均敏感。

二、流行病学

1. 传染源 包括患者、隐性感染者、带菌者。患者从潜伏期末就有传染性，卡他期传染性最强。

2. 传播途径 主要经飞沫传播，感染者说话、咳嗽排出的细菌在空气中形成气溶胶，经呼吸道吸入感染，以家庭内传播较多见；接触也可引起传播，但少见。

3. 人群易感性 人群普遍易感，幼儿易感性最强。胎儿不能从母体获得足够的保护性抗体，6个月以下婴儿发病率较高。感染后能获得持久免疫力。

4. 流行病学特征 百日咳多见于温带、寒带，于冬春两季多见。常为散发，在儿童聚集的场所，如幼儿园等可出现流行。近五年来我国百日咳报告病例明显增多，

三、发病机制与病理解剖

百日咳鲍特菌侵入机体后，不入血，主要在局部造成损伤。该菌通过丝状凝血素和菌毛凝集原等黏附于呼吸道上皮细胞纤毛定居繁殖，同时产生大量百日咳外毒素和其他毒性物质，引起纤毛运动受抑制、局部炎症、细胞变性坏死及全身反应。细菌分泌的淋巴细胞促进因子入血后使免疫器官释放淋巴因子增多，导致外周血白细胞和淋巴细胞大量增高。

由于呼吸道上皮细胞纤毛麻痹，运动受抑制，使正常呼吸道防御功能受损，导致黏稠的炎症分泌物与病原体不能及时清除，刺激呼吸道末梢神经再经咳嗽中枢引起痉挛性咳嗽（spasmodic cough，简称痉咳）。由于长期咳嗽刺激，导致咳嗽中枢持续兴奋，咽部检查及进食等也可引起痉咳。

百日咳除支气管及细支气管黏膜受损外，鼻咽部、喉布及气管的黏膜上皮细胞层有中性粒细胞及单核细胞浸润，或细胞坏死；支气管和肺泡周围间质炎，气管和支气管旁淋巴结肿大。大量分泌物阻塞支气管时，可导致肺不张或支气管扩张。并发脑病者有脑水肿、充血、出血及神经细胞变性等。

四、临床表现

百日咳典型临床过程分三期，卡他期、痉咳期和恢复期。

1. 卡他期 潜伏期为3~21天，平均为1周。可有低热、咳嗽、喷嚏、流泪等症状，类似感冒。初为单声干咳，2~3天后热退但咳嗽加剧，以夜晚为甚。此期如及时治疗，可控制病情发展，但常因缺乏特征性症状而漏诊。

2. 痉咳期 本期患者已热退，典型特征是出现阵发性痉咳，常为短促咳嗽10~30声，继之深长吸气。同时因吸气时空气经狭窄、紧张状态的声带而发出"鸡鸣样"吸气声。随后反复连串阵咳，直到大量黏痰咳出或随胃内容物吐出为止，一般持续2~6周或更长。

3. 恢复期 本期持续2~3周，阵发性痉咳减少至消失。有并发症者恢复期相应延长。

五、实验室检查

1. 血常规检查 病初白细胞和淋巴细胞就开始升高，痉咳期白细胞可达（20~100）×10^9/L，淋巴细胞占 60% 以上。继发其他细菌感染时中性粒细胞增高。

2. 病原体检查 常用鼻咽拭子或鼻咽冲洗液培养，卡他期阳性率最高，可达 90% 以上。

3. 血清学学检查 ELISA 检测百日咳杆菌特异性 IgM，荧光抗体测标本中抗原，均可作为早期诊断参考。

4. 核酸检测 采用 PCR 检测患者分泌物中百日咳杆菌特异性插入系列 IS 481 基因，特异性和敏感度高，已用于临床诊断。

六、诊断

结合流行病学资料，患者卡他性表现而体温下降后咳嗽加剧，尤其夜间明显，血常规示白细胞增高、淋巴细胞比例明显增高可做出临床诊断。细菌学或血清学检查可明确诊断。

七、鉴别诊断

痉咳期较易诊断，但仍应与下列疾病相鉴别：副百日咳杆菌，腺病毒 1、3 及 5 型或呼吸道合胞病毒等感染可有与百日咳相似表现。鉴别诊断依赖于病原体分离或血清学检查。

八、治疗

1. 一般治疗 呼吸道隔离，6 个月以内婴儿常突然发生窒息，需有专人守护。

2. 抗菌治疗 卡他期抗菌治疗可减轻或阻断痉咳。首选红霉素，每日 30~50 mg/kg 分3~4 次给药，疗程不少于 10 天。

3. 对症治疗 痉咳剧烈或脑病、惊厥者可使用苯巴比妥钠 5 mg/kg，或地西泮（diazepam）0.1~0.3 mg/kg；脑水肿者甘露醇每次 1~2 g/kg；重症患者可应用泼尼松 1~2 mg/kg，疗程 3~5 天；并发其他细菌感染者给予相应治疗，必要时以纤维支气管镜排除堵塞的分泌物。

九、预防

1. 控制传染源 隔离患者至自发病日起 40 天，或隔离至痉咳后 30 天。流行期儿童集体机构的可疑病例应先予隔离，密切接触的易感者医学观察 14~21 天。

2. 切断传播途径 对患者口鼻分泌物进行严格消毒，必要时可进行空气消毒。

3. 注射菌苗 白百破（PDT）三联制剂注射 3 次，每次间隔 4 周。流行时可提前至出生后 1 个月接种，密切接触而曾注射过菌苗的 7 岁以下儿童可加强注射 1 次。接种后有效免疫期为 4~5 年。

本章小结

　　本章所述传染病主要为临床常见的细菌感染性传染病，包括甲类传染病中的霍乱和鼠疫，以及乙类传染病中按照甲类传染病管理的炭疽等共九种疾病。细菌感染性疾病的临床表现轻重主要和病原菌的毒力和数量有关，其毒力主要包括病原菌的侵袭力及释放的毒素。细菌感染性传染病的临床诊断主要依靠病原学检查，取材可为血液、骨髓、粪便、尿液及其他分泌物，治疗以抗菌治疗为主，可根据药物敏感试验选取有效的抗生素。

目标检测

一、选择题

【A1/A2 型题】

1. 伤寒患者排菌量最多的时期是
   A. 起病后第 1 周
   B. 起病后第 2 ~ 4 周
   C. 起病前 1 周
   D. 起病后第 5 周
   E. 起病后第 6 周

2. 伤寒常用的确诊依据是
   A. 血培养和骨髓培养
   B. 大便培养
   C. 尿培养
   D. 肥达反应
   E. 胆汁培养

3. 可用于调查伤寒慢性带菌者的抗体
   A. H 抗体
   B. O 抗体
   C. A 抗体
   D. B 抗体
   E. Vi 抗体

4. 伤寒较为常见的严重并发症是
   A. 肠出血
   B. 肠穿孔中毒性肝炎
   C. 中毒性肝炎
   D. 中毒性心肌炎
   E. 支气管肺炎

5. 预防伤寒的关键性措施是
   A. 提高人群免疫力
   B. 切断传播途径
   C. 控制传染源
   D. 注射疫苗
   E. 饭前与便后洗手

6. 确诊菌痢最可靠的依据是
   A. 典型脓血便
   B. 明显里急后重
   C. 大便培养阳性
   D. 免疫检查阳性
   E. 大便镜检发现大量脓细胞、吞噬细胞

7. 关于脑膜炎球菌的描述，错误的是

扫码"练一练"

A. 在常见菌群中，C 群致病力最强，B 群次之，Y 群最弱

B. 在体外生活力及抵抗力较强

C. 营养要求高，常用巧克力色血平板

D. 使用合适的培养基，在 5% ~10% CO_2、pH 7.4 ~7.6 时最易生长

E. 对磺胺药耐药以 C、B 群最严重，A 群亦在增加

8. 造成流脑周期性流行的主要因素是

A. 细菌毒力增强

B. 菌群变迁规律的改变

C. 人群带菌率增高

D. 人群免疫力下降及新易感人群聚集

E. 普遍进行预防接种

9. 猩红热的病原菌是

A. A 组 β 溶血性链球菌　　　　　B. 草绿色链球菌

C. B 组链球菌　　　　　　　　　D. C 组链球菌

E. D 组链球菌

10. 猩红热治疗的首选药物是

A. 红霉素　　　　　　　　　　　B. 青霉素

C. 氯霉素　　　　　　　　　　　D. 第一代头孢霉素

E. 氨苄西林

11. 菌痢的病变部位主要位于

A. 乙状结肠与直肠　　　　　　　B. 结肠

C. 回盲部　　　　　　　　　　　D. 回肠

E. 结肠和空回肠

12. 治疗霍乱的关键环节是

A. 抗菌药物　　　　　　　　　　B. 抑制肠黏膜分泌药

C. 并发症治疗　　　　　　　　　D. 补充液体和电解质

E. 休息

13. 我国流行的布氏杆菌病主要是由哪种布氏杆菌引起的

A. 牛布氏杆菌　　　　　　　　　B. 羊布氏杆菌

C. 猪布氏杆菌　　　　　　　　　D. 犬布氏杆菌

E. 马布氏杆菌

14. 鼠疫主要的传播途径是

A. 呼吸道传播　　　　　　　　　B. 消化道传播

C. 鼠蚤叮咬传播　　　　　　　　D. 血液传播

E. 性传播

15. 临床炭疽最常见的类型为

A. 皮肤炭疽　　　　　　　　　　B. 肺炭疽

C. 口腔炭疽　　　　　　　　　　D. 肠炭疽

E. 炭疽败血症

二、简答题

1. 菌痢的临床表现有哪些？治疗首选那种抗生素？

2. 简述布氏杆菌病的临床表现及治疗。

（杨银芳　张婷波）

第十二章　寄生虫感染性疾病

学习目标

1. **掌握**　寄生虫感染性疾病的临床表现。
2. **熟悉**　寄生虫感染性疾病的传染源及传播途径。
3. **了解**　寄生虫感染性疾病的病原学特点、发病机制及病理改变。
4. 具备常见寄生虫感染性疾病的初步诊断和治疗能力。
5. 能够利用所学知识进行寄生虫感染性疾病预防的科普宣传。

第一节　阿米巴病

扫码"学一学"

案例导入

患者，男，42岁，因"发热、腹痛、腹泻、黏液血便半月"入院。半月前，患者不明原因出现发热恶寒（体温不详），腹痛、腹泻，开始为稀溏便，后为暗红色黏液血便，10余次/日，肛门坠胀，偶感恶心，在当地诊所以"急性菌痢"治疗1周（头孢曲松钠，氧氟沙星静点等），症状未减轻。

问题：

1. 该病例的初步诊断是什么？
2. 该病主要和哪些疾病相鉴别？应如何鉴别？
3. 主要治疗措施是什么？

阿米巴病是溶组织内阿米巴寄生于人体组织或器官引起的一种寄生虫病。临床上主要有肠阿米巴病（阿米巴痢疾）及继发性肠外阿米巴病，主要表现为肝、肺、脑等脏器的脓肿，尤以阿米巴肝脓肿最常见。

【肠阿米巴病】

肠阿米巴病也称阿米巴痢疾，是溶组织内阿米巴滋养体侵入结肠黏膜引起的一种寄生虫病，多在盲肠、阑尾或升结肠寄生。主要表现为腹痛、血性黏液腹泻、里急后重等。本病易于复发转为慢性，也可导致肠外并发症。

一、病原学

溶组织内阿米巴生活史（图12-1）有滋养体和包囊二期。

滋养体按其形态分为大滋养体和小滋养体两型。大滋养体直径为20~60 μm，寄生于结肠腔或肠壁内，以二分裂法繁殖，具有侵袭与吞噬作用，是阿米巴原虫的致病型，多见于急性患者的粪便和病灶内。小滋养体直径为 10～20 μm，为大滋养体在环境不利时转变而成。小滋养体为大滋养体及包囊的中间型，当宿主免疫功能及肠道环境恢复正常时，其伪足消失，活动停止，形成包囊。滋养体抵抗力甚弱，在体外极易死亡。

包囊为圆球形，直径 10～20 μm，外周为透明囊壁，内含 1～4 个核，中央有核仁。包囊有感染性，对外界抵抗力强，对常用消毒剂耐受，是阿米巴原虫的感染型，普通饮水消毒的余氯浓度对其无杀灭作用，但 50℃ 加热数分钟即可杀灭，在 10% 苯酚液中 30 分钟可被杀死，50% 乙醇中即刻死亡。

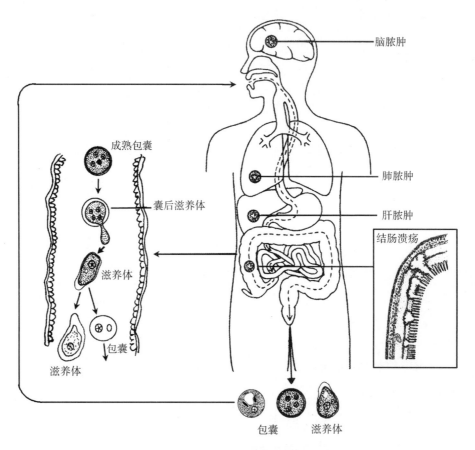

图 12-1　溶组织内阿米巴生活史

二、流行病学

1. 传染源　凡粪便中能够排出阿米巴包囊的宿主均为传染源，以无症状排包囊者最为重要，其次是慢性和恢复期患者。

2. 传播途径　主要经口感染。通过食入被包囊污染的食物、饮水感染，被污染的手、苍蝇和蟑螂等可也起到一定的传播作用。

3. 人群易感性　普遍易感。因感染后不产生保护性抗体，故重复感染多见。

4. 流行病学特征　本病遍及全球，以热带和亚热带地区多见。感染率与当地经济条件、卫生状况、生活环境和饮食习惯有关，通常以青壮年感染率高，男性多于女性，农村高于城市，夏秋季多见。

三、发病机制与病理解剖

成熟包囊被吞食后，滋养体脱囊而出在盲肠、结肠等部位滋养体可变为包囊，成为无症状排包囊者。大滋养体在黏膜下层引起组织溶解性坏死，形成局限性脓肿。滋养体还可随血流进入肝、肺、脑等部位形成脓肿。

病变主要部位在结肠，盲肠、升结肠、直肠、乙状结肠、阑尾和回肠末端均可累及。溃疡为口小底大的烧瓶形，大小自针帽大至 3~4 cm，呈圆形或不规则，溃疡间黏膜大多完好。溃疡内可见棕黄色坏死物质，内含溶解的细胞碎片、黏液和阿米巴原虫。溃疡进一步累及肌层和浆膜层时可并发肠出血、肠穿孔。慢性期肠黏膜上皮增生，肠壁肥厚或偶可呈瘢痕性狭窄、肠息肉、肉芽肿等。

四、临床表现

潜伏期一般为 1~2 周。短者 4 天，长者 1 年以上。

1. 无症状型 最常见。临床无症状，多于粪检时查到阿米巴包囊。

2. 普通型 大多缓起，急性型全身症状轻，可无发热或有低热，主要表现果酱样黏液血便，每日 10 余次，便量中等，粪质较多，有腥臭味。右下腹可有腹痛及压痛，症状持续数日或数周后可自行缓解，但易复发或转为慢性。慢性者症状可持续数月以致数年，迁延不愈可导致贫血、乏力、肠道功能紊乱。

3. 暴发型 罕见，多发生于体弱及营养不良者。起病急骤，畏寒、高热，剧烈腹痛、腹胀，伴有恶心、呕吐及频繁腹泻，粪便为水样或洗肉水样，奇臭，里急后重及腹部压痛明显。有不同程度的脱水与电解质紊乱，有的可出现休克，易并发肠出血与肠穿孔。若处理不当，可在 1~2 周内因毒血症或并发症而死亡。

五、并发症

（一）肠道并发症

1. 肠出血 肠道病变广泛或侵袭肠壁血管时可引起便血。侵袭大血管时，可致大出血并发生失血性休克。

2. 肠穿孔 多见于暴发型或有深溃疡的患者。穿孔部位多在盲肠、阑尾和升结肠。以慢性穿孔多见，X 线检查可见膈下游离气体，有肠粘连时可形成局部脓肿或内瘘。

3. 阑尾炎 临床症状同一般阑尾炎相似，但易发生穿孔。

4. 结肠病变 慢性病例由于黏膜增生常可在盲肠、乙状结肠及直肠等处引起肉芽肿及阿米巴瘤。

（二）肠外并发症

阿米巴滋养体可经肠壁静脉、淋巴管或直接蔓延，播散至肝、肺、胸膜、心包、脑、泌尿生殖道或邻近皮肤，形成脓肿。

六、实验室检查

1. 血常规检查 暴发型或普通型伴细菌感染时，白细胞总数和中性粒细胞比例增高，其余患者周围血白细胞总数和分类均正常。

2. 粪便检查 粪便呈暗红色果酱状，腥臭，粪质多，含血液及黏液。急性期粪便可检查到溶组织内阿米巴滋养体，慢性患者成形粪便中一般只能找到阿米巴包囊。

3. 血清学检查 酶联免疫吸附试验、间接血凝试验（IHA）、间接荧光抗体试验（IF-AT），检测溶组织内阿米巴滋养体的抗体或 IgG、IgM 抗体，阳性率达 80% ~ 90%。

4. 分子生物学检查 DNA 探针杂交技术、PCR 反应可应用于检测或鉴定患者粪便、脓液或血液中病原物质与虫种，也是特异和灵敏的诊断方法。

5. 乙状结肠镜或纤维肠镜检查 可见大小不等的散在溃疡，表面覆有黄色脓液，边缘整齐，稍充血，溃疡间黏膜正常。取溃疡边缘部分涂片及活检可查到滋养体。

七、诊断与鉴别诊断

（一）诊断

（1）慢性腹泻或肠功能紊乱者，应考虑本病的可能。

（2）根据起病缓慢、中毒症状轻、腹泻次数少、果酱样粪便、有特殊的腥臭、容易反复发作等特点，粪便镜检找到吞噬红细胞的溶组织内阿米巴滋养体，可确诊为肠阿米巴病。

（3）有典型症状但粪便未发现病原体时，可借助血清学检查、分子生物学检查或在谨慎观察下应用抗阿米巴药物进行治疗，如疗效明显，可间接做出诊断。

（二）鉴别诊断

1. 细菌性痢疾 全身中毒症状重，黏液脓血便，里急后重明显，粪便中有大量白细胞或脓细胞，便培养可有志贺氏菌。

2. 血吸虫病 患者有疫水接触史，间歇性腹泻，肝脾大，血嗜酸性粒细胞增高，粪便中检出血吸虫卵或孵出毛蚴，肠黏膜活检虫卵阳性及血清学试验可资鉴别。

3. 结肠癌 多数年龄较大，有排便习惯改变，消瘦，贫血，肛指检查、X 线钡剂造影、结肠镜检查等有助于鉴别。

4. 非特异性溃疡性结肠炎 临床表现与慢性肠阿米巴病较难区别。左腹痉挛性疼痛，多次病原体检查阴性，乙状结肠镜检见肠黏膜广泛充血、水肿、溃疡多而易出血，血清免疫学试验阿米巴抗体阴性，特效治疗无效时可考虑本病。

八、治疗

（一）一般治疗

急性期应卧床休息，流质或半流质饮食，注意补充热量及水分。慢性期应加强营养，增强体质，避免刺激性食物。暴发型患者给予输液、输血等支持疗法。

（二）病原治疗

1. 硝基咪唑类 对肠内和组织内阿米巴滋养体均有杀灭作用。甲硝唑（灭滴灵），口服，每次 0.4 g，每日 3 次，10 天为一疗程。儿童 35 mg/kg。替硝唑每日 2 g 口服，5 天为一疗程。奥硝唑口服每次 0.5 g，每日 2 次，5 天一疗程。

2. 依米丁类 去氢依米丁剂量 1 mg/（kg·d），成人每日不超过 60 mg，分 2 次臀部皮下注射，连用 6 天。有心、肝、肾功能损害者及婴幼儿、孕妇忌用。

3. 卤化羟基喹啉类 主要包括双碘喹啉、氯碘喹啉（消虫痢）和喹碘方（药特灵）。口服后很少吸收，肠腔内浓度高，对小滋养体和包囊有效。适用于慢性患者和无症状排包囊者。双碘喹啉，成人 600 mg，每日 3 次，儿童 30 ~ 40 mg/（kg·d），连用 15 ~ 20 天；氯碘喹啉成人 250 mg，每日 3 次，连用 10 天；喹碘方，成人 500 mg，每日 3 次，连用 8 ~ 10 天。不良反应为腹泻、恶心、呕吐和腹部不适。碘过敏、甲状腺疾患、严重肝病、视神经病变者及孕妇忌用。

4. 二氯尼特（糠酯酰胺） 本品是目前最有效的杀包囊药物。成人 500 mg，每日 3 次，儿童 20 mg/（kg·d），分 3 次服，连服 10 天。本品毒性小，仅见恶心、腹胀等不良反应。孕妇禁用。

急性阿米巴患者应联和应用作用于滋养体和包囊的药物。

5. 抗菌药物 主要通过抑制肠道共生细菌而影响阿米巴的生长繁殖，尤其对阿米巴痢疾伴发细菌感染时效果尤佳。如四环素、巴龙霉素或氟喹诺酮类等抗菌药物。

九、预防

与细菌性痢疾基本相同。关键是彻底治疗患者和无症状排包囊者，养成良好的卫生习惯，消灭苍蝇和蟑螂，讲究饮食卫生，加强粪便管理等。

【肝阿米巴病】

肝阿米巴病是肠阿米巴病最常见的肠外并发症，又称阿米巴肝脓肿。是由位于肠黏膜下的溶组织阿米巴滋养体经血行播散至肝，引起肝细胞坏死，形成的脓肿。主要临床表现为肝大、肝区痛伴发热等。约半数患者在 1 周至数年前曾有患肠阿米巴病的病史。

一、发病机制与病理解剖

结肠溃疡中阿米巴滋养体侵入肝脏的途径主要有三个：①由肠系膜静脉，经门静脉到达肝脏；②通过肠壁直接侵入肝脏；③经淋巴系统到达肝内。约 80% 的肝脓肿见于肝右叶。早期以多发性小脓肿较为常见，以后互相融合形成单个大脓肿。脓肿脓液为液化的肝组织，含有溶解和坏死的肝细胞、红细胞、脂肪、夏科 – 雷登结晶等，呈棕褐色或"巧克力"色，有腥臭味。滋养体不多见，继发细菌感染时，脓液呈黄色或黄绿色，有臭味并有大量脓细胞。

二、临床表现

临床表现的轻重与脓肿的位置、大小及是否合并感染等有关。

（一）全身症状

起病多缓慢，常以不规则发热、盗汗等症状开始，发热以间歇型或弛张型居多，食欲缺乏、恶心、呕吐、腹胀及体重减轻。

（二）肝脏局部症状

肝进行性变大、肝区疼痛伴叩击痛及挤压痛。当脓肿向上发展时，疼痛可向右肩部放射，如病变接近膈肌，可出现反应性胸膜炎和右侧胸腔积液，引起气急、咳嗽、右侧胸痛等症状；脓肿表浅时，可有局限性压痛点，局限性凹陷性水肿或局限性隆起，且有波动感；脓肿位于肝前下缘时，常表现为右上腹痛、肌紧张、压痛及反跳痛，似胆囊炎；脓肿位于右叶中央部时，症状不明显，待脓肿增大时才出现肝区下垂样疼痛；脓肿位于肝后面时，常无疼痛，直至穿破后壁并向下蔓延至肾周围，才出现类似肾周脓肿的症状；左叶肝脓肿时，疼痛出现早，类似溃疡病穿孔样表现或有剑突下肝脏肿大或中、左上腹部包块，易向心包腔或腹腔穿破。本病很少引起脾大。多发性脓肿时可出现黄疸。

慢性病例发热多不明显，可有消瘦、贫血、水肿等。少数患者肝大可向邻近器官或组织穿破而并发脓胸、肺脓肿、膈下脓肿、心包积液、弥漫性或局限性腹膜炎等。

三、诊断

（一）临床表现

起病缓慢，不规则长期发热，肝大和局限性压痛，或右下胸腋中线区有压痛等为常见症状和体征。痢疾史和腹泻史有助于诊断。

（二）实验室检查

1. 血常规检查 急性期白细胞总数及中性粒细胞增多。慢性期白细胞数大多正常，血红蛋白降低。

2. 粪便或十二指肠引流液检查 可找到病原体，以包囊为主。

3. 血清学检查 可用酶联免疫吸附试验、间接荧光抗体试验，检测血清中抗溶组织内阿米巴滋养体的 IgG、IgM 抗体，阳性有助于本病的诊断。

4. 脓肿穿刺检查 选择局部压痛最明显处或在超声波定位下进行，一般多在右侧腋中线 7 ~ 8 肋间穿刺。如获典型脓液，即有诊断意义。脓液中有时可找到阿米巴滋养体，但阳性率不高。

（三）影像学检查

B 型超声可示肝脏肿大，脓肿的部位、大小、数目等。X 线检查可见右侧膈肌抬高，运动受限，胸膜反应或积液；左叶脓肿时，钡剂 X 线检查可见胃小弯受压，胃体左移现象。CT、肝动脉造影、放射性核素肝扫描及 MRI 均可显示肝内占位性病变，对肝阿米巴病、肝癌、肝囊肿的鉴别有较大的帮助。

（四）诊断性治疗

在各种检查不能确诊而又高度疑似本病时，可用高效、速效的抗阿米巴药物治疗，若治疗有效，可以确诊。

四、鉴别诊断

1. 细菌性肝脓肿 与肝阿米巴病的鉴别要点如下（表 12 - 1）。

表 12 – 1　肝阿米巴病与细菌性肝脓肿的鉴别

鉴别点	肝阿米巴病	细菌性肝脓肿
病史	有肠阿米巴病史	常在败血症或腹部化脓性疾病后发生
症状	起病缓慢，病程长，毒血症状轻	起病急，毒血症状明显，如寒战、高热、休克、黄疸等
肝脏病变	肿大与压痛较显著，可局部隆起，常为大型单个，右叶多见	脓肿肿大不显著，局部压痛亦较轻，一般无局部隆起，脓肿常为小型，多发
肝穿刺检查	脓量多，多呈棕褐色，可找到阿米巴滋养体	脓液少，黄白色，细菌培养可阳性，肝组织病理检查可见化脓性病变
血常规检查	白细胞计数轻、中度增高，细菌培养阴性	白细胞计数，尤以中性粒细胞显著增多，细菌培养可阳性
阿米巴抗体	阳性	阴性
治疗反应	甲硝唑、氯喹、依米丁等有效	抗生素治疗有效
预后	相对较好	易复发

2. 原发性肝癌　一般无明显发热，肝脏肿大迅速，质坚而表面不平。经甲胎蛋白测定及影像学检查可明确诊断。

3. 其他　肝包虫病、急性血吸虫病、膈下脓肿、胆囊炎、胆石症等亦应鉴别。

五、治疗

（一）病原治疗

应选组织内杀阿米巴药物为主，并辅以肠内抗阿米巴药，以达根治。目前大多首选甲硝唑，400 mg，每日 3 次，连服 10 天为一疗程，必要时酌情重复，一般病情于 2 周左右恢复，脓腔吸收在 4 个月左右。也可选用替硝唑、奥硝唑治疗。少数对硝基咪唑类无效者应换用氯喹或去氢依米丁。

（二）肝穿刺引流

积极使用抗阿米巴药物的同时，进行穿刺引流，以加快脓肿愈合。适应证如下。

（1）经 5 ~ 7 天药物治疗无显著改善。

（2）B 型超声显示，脓肿直径 > 3 cm。

（3）脓肿位置表浅，压痛明显，随时有穿孔危险。一般首次排脓 > 200 ml 者，应在 3 ~ 5 天后重复抽吸。

穿刺部位应借助超声检查结果或压痛最明显之处。穿刺次数不宜过多，以免继发感染。如果脓肿过深，有刺穿肝脏或损伤大血管、胆管危险时不宜进行。当脓液过多时，可采用闭式引流。每次穿刺尽量吸出脓液。对于脓液黏稠者，应在无菌条件下用生理盐水冲洗后再抽取。

（三）抗菌药物治疗

有混合感染时，视细菌种类及其对药物的敏感性，选用抗菌药物。

（四）外科治疗

外科治疗的适应证如下。

（1）左叶肝脓肿，估计穿刺易损伤邻近重要器官者。

（2）经抗阿米巴药物、肝穿刺及抗生素等反复治疗无效或引流不畅者。

（3）肝脓肿穿破入腹腔，引起弥漫性腹膜炎者。

（4）多发性脓肿，致穿刺引流困难或失败者。

六、预防

及时、彻底治疗肠阿米巴病是预防本病的关键。

第二节　疟　疾

扫码"学一学"

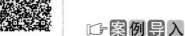

案例导入

　　患者，男，38岁，海南探亲回来一个月后发病，急起畏寒、寒战，体温升高达40℃，持续2小时后出汗热退，感头痛、疲乏。以上症状隔日发作一次。查体：口唇较苍白，肝右肋下2 cm。自服感冒药无效。于再次发作时在当地医院做外周静脉血厚涂片检查，发现红细胞中有环状体。血常规检查示红细胞数量显著减少。

　　问题：

　　1. 该病例的初步诊断是什么？

　　2. 主要和哪些病相鉴别？应如何鉴别？

　　3. 应如何治疗？

　　疟疾是由疟原虫寄生于人体引起的传染性的寄生虫病。临床类型有间日疟、恶性疟、三日疟、卵形疟等。临床特征为间歇性、周期性、发作性的寒战、高热和大汗，反复发作者可有脾脏肿大及贫血。

一、病原学

　　感染人类的疟原虫共有4种，即间日疟原虫、三日疟原虫、卵形疟原虫和恶性疟原虫。疟原虫的发育过程需要2个宿主，在人体内进行无性繁殖，在蚊体内进行有性繁殖，人类为中间宿主，蚊为终末宿主。

　　疟原虫的生活史如图12－2。

（一）疟原虫在人体内的发育

　　蚊虫（我国主要以按蚊为主）叮咬人体，子孢子随按蚊唾液注入人体后，在30~60分钟内侵入肝细胞进行裂体增殖，经一周左右，分裂成数以万计的裂殖子。导致肝细胞肿大破裂，逸出的裂殖子部分被吞噬细胞吞食而消灭，部分侵入红细胞内发育繁殖。经过环状体、滋养体，最后发育成裂殖体，裂殖体内含数个到数十个裂殖子，红细胞被胀破，逸出的裂殖子及其代谢产物、红细胞碎片等进入血液中引起人体寒战、发热等临床症状，进入血流的裂殖子可再次侵入红细胞使病变重复发作。疟原虫经过上述裂体增殖3~4代后，其中部分裂殖子在红细胞内发育为雌、雄配子体。若被雌性按蚊吸入胃内，则在蚊体内进行有性增殖。疟原虫在红细胞内发育的时间不一，故临床症状发作不规则，间日疟为48小时，三日疟为72小时，恶性疟为36~48小时，卵形疟为48小时。

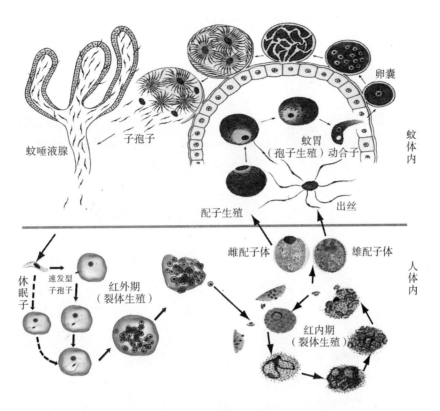

图 12 - 2 疟原虫生活史

疟原虫在遗传学上具有速发型和迟发型两种类型，速发型进入宿主的肝细胞后迅速发育，于感染后 1 周左右产生裂殖子侵入血流；迟发型进入肝细胞内不发育，经过一定时间的静止期，然后被激活，继而发育为成熟裂殖体。

（二）疟原虫在按蚊体内的发育

患者的血液被雌蚊吸入胃内后，雌、雄配子体则在蚊胃内发育为雌、雄配子，两者交配受精结合成合子，进一步发育为动合子，穿过胃壁，在弹性纤维膜下成为囊合子，囊合子再进一步发育成孢子囊，内含成千上万个子孢子。子孢子从囊内逸出，进入蚊唾液腺内。此时按蚊即具有传染性。

二、流行病学

1. 传染源 疟疾现症患者和无症状感染者。

2. 传播途径 经媒介按蚊叮咬传播或（和）血液传播。患疟疾的孕妇，也可通过胎盘造成胎儿先天性感染。

3. 人群易感性 不同种族、性别、年龄和职业的人，除具有某些遗传特征的人群外，对 4 种人体疟原虫普遍易感。病后免疫力短暂，不同疟原虫之间亦无交叉免疫力。在疫区，以外来人口和儿童发病率较高。

4. 流行病学特征 全球疟疾主要分布在非洲、加勒比海地区、中美、南美、东亚、东南亚、中东、印度次大陆、南太平洋地区和东欧等。我国除西北及东北大部分地区外，自辽宁省南部以南 24 个省（自治区、直辖市）具备疟疾传播条件。热带地区通常全年都能传播，我国亚热带地区主要传播季节在 5 ~ 10 月。各年龄组均有发病，通常以青壮年发病为多，男、女发病无明显差异。除云南和海南两省为间日疟和恶性疟混合流行外，其余地区以间日疟为主。

三、发病机制与病理解剖

临床发作主要是红细胞破裂释放裂殖子同时释放大量细胞因子及代谢产物引起临床高热、大汗的症状。因各种疟原虫裂殖体成熟所需时间不同，故疟疾发作的周期性也随之而异。反复多次的疟疾发作，红细胞遭到大量破坏，可产生贫血。全身单核－吞噬细胞系统显著增生，导致肝脾大，以脾大为显著。

近来认为疟疾临床发作主要是由于疟原虫刺激机体释放某些免疫介质（TNF、IL－1 和 IL－2 等）所引起。

脑型疟疾系因脑血管广泛地充斥红细胞并黏附于血管内皮，阻塞血管，妨碍了脑组织的气体交换，导致脑缺氧、新陈代谢紊乱，加之原虫有毒因子的作用等，从而造成严重的脑部病变和神经症状。

脾脏在早期充血肿大，并有疟色素沉着，吞噬细胞增生活跃，晚期质地变硬，脾功能亢进。镜检可见脾髓内网状组织纤维化，血管及血窦壁增厚，脾髓中多数为单核细胞。肝仅轻微肿大，肝细胞可有混浊肿胀与变性，以小叶中心为甚，Kupffer 细胞大量增生，内含疟原虫与疟色素。脑型疟疾患者的脑组织水肿，充血显著，白质内有弥漫性小出血点。显微镜检脑内微血管明显充血，管腔内充满疟原虫与疟色素。含疟原虫的红细胞有凝集现象，阻塞微血管引起灶性坏死与环状出血等。

四、临床表现

潜伏期间日疟有长短潜伏期，短者一般为 12～30 天，长者可达 1 年左右；卵形疟与间日疟相似；恶性疟一半为 11～16 天，三日疟一般为 18～40 天。

（一）典型发作过程

1. 寒战期 骤然发冷，继以剧烈寒战，面色苍白，口唇与指甲发绀，皮肤鸡皮状，脉速有力，伴头痛、恶心等。此期持续数分钟至 2 小时。

2. 高热期 寒战停止后，继之高热，体温常达 40℃ 或更高。患者颜面潮红、皮肤干热、脉搏洪大有力、头痛、全身酸痛、口渴，有时可出现恶心、呕吐。发热过高者，可出现烦躁不安、谵语、抽搐等症状。此期持续 2～6 小时。

3. 大汗期 高热后期全身大汗淋漓，随之体温骤降至正常或正常以下。除感疲乏外无其他不适。此期持续 1～2 小时。

以上典型表现间日疟明显，三日疟症状与间日疟相同，但三天发作一次，周期常较规则，每次发作时间较间日疟稍长。恶性疟多起病急，寒战、出汗不明显，热性不规则、持续高热，可达 20 小时以上，前后两次发作的间歇较短。卵形疟与间日疟相似，但多症状较轻，发作时间持续较短。

（二）发作周期

间日疟和卵形疟的发作周期为隔天一次，但初发病例常不典型。恶性疟一般间隔 24～48 小时发作一次，在前后两次发作的间歇期，患者的体温可不恢复正常。三日疟隔 2 天发作一次，且较规律。疟疾的发作多始于中午前后至晚 9 点以前，偶见于深夜。

（三）其他症状与体征

数次发作后常见鼻唇部疱疹。发作 3~5 次后，可在左肋缘下扪及变大的脾，质软，有压痛，退热后可回缩，反复发作者脾大明显，质较硬。肝轻度大、压痛，血清丙氨酸转氨酶可增高。贫血常见于反复多次发作者，恶性疟疾贫血较明显。

（四）重症疟疾

重症疟疾患者可出现以下一项或多项临床表现或实验室指征。

昏迷、重度贫血（血红蛋白 < 5 g/dl，红细胞 < 15%）、急性肾功能衰竭（血清肌酐 > 265 μmmol/L）、肺水肿或急性呼吸窘迫综合征、低血糖症（血糖 < 2.2 mmol/L 或 < 40 mg/dl）、循环衰竭或休克（成人收缩压 < 70 mmHg，儿童收缩压 < 50 mmHg）、代谢性酸中毒（血浆碳酸氢盐 < 15 mmol/L）等。

（五）特殊类型疟疾

1. 输血疟疾　由输入含有疟原虫的血液而引起，具有潜伏期短和无复发的特点。

2. 婴幼儿疟疾　见于 5 岁以下的婴幼儿，起病多呈渐进型，常表现为烦躁不安、厌食、呕吐、发热，热型不规则，易发展成重症疟疾。

3. 孕妇疟疾　症状一般较重，特别是感染恶性疟原虫时，易于发展为重症疟疾。

4. 先天性疟疾　含有疟原虫的母体血经受损的胎盘或胎儿通过产道时皮肤受损而进入胎儿体内，多在出生后 7 天内发病。症状与婴幼儿疟疾相似。

5. 脑型疟疾　由按蚊传播，主要有恶性疟原虫（间日疟原虫偶见）寄生于人体红细胞内而导致脑部微血管栓塞或弥散性血管内凝血所引起的一种寄生虫病。主要临床表现为剧烈头痛、高热、抽搐、烦躁、谵妄、嗜睡甚至昏迷、死亡。

（六）复发与再燃

1. 疟疾的复发　主要为迟发型子孢子在肝细胞中形成的休眠体进行裂体增殖，裂殖子进入红细胞内发育引起的发作。恶性疟原虫和三日疟原虫无迟发型子孢子，故无复发。

2. 疟疾的再燃　疟疾初发停止后，患者若无再感染，仅由于体内残存的少量红细胞内期疟原虫在一定条件下重新大量繁殖而引起的疟疾发作。间日疟原虫、恶性疟原虫、三日疟原虫和卵形疟原虫均可引起再燃。

五、实验室检查

1. 血常规检查　白细胞数正常或减少，单核细胞增多，经多次发作后，红细胞数与血红蛋白量可有不同程度下降，网织红细胞增多。

2. 疟原虫检查　血中查到疟原虫是确诊的最可靠依据。用一次性采血针在耳垂或指端采血（婴幼儿可从拇指或足跟采血），做成厚、薄血膜，采用吉氏染色和瑞氏染色后显微镜下检查。自发作起 6 小时内，血内疟原虫较多，易于查出。必要时做骨髓穿刺涂片检查疟原虫。

3. 疟原虫抗原检测　用一次性采血针在耳垂或指端采血（婴幼儿可从拇指或足跟采血），通过间接血凝试验、间接荧光抗体试验与酶联免疫吸附试验等方法检测。目前使用快速检测试剂盒，按不同试剂盒产品说明书要求操作并在规定时间内判读结果。

4. 疟原虫核酸检测 采用核酸检测方法从患者血液中检测疟原虫特异性基因。用一次性采血针在耳垂或指端采血（婴幼儿可从拇指或足跟采血），采用核酸提取试剂盒或其他基因组 DNA 提取方法提取疟原虫 DNA。

> **考点提示**
>
> 确诊疟疾最可靠的依据是血中查到疟原虫。

六、诊断

根据《中华人民共和国卫生行业标准 WS 259 – 2015》，疟疾诊断标准如下。

（一）诊断依据

1. 流行病学史 疟疾传播季节在疟疾流行区有夜间停留史或近 2 周内输血史。

2. 临床表现

（1）典型临床表现 呈周期性发作，每天或隔天或隔两天发作一次。发作时有寒战、发热、出汗等症状。发作多次后可出现脾大和贫血。

（2）不典型临床表现 具有发冷、发热、出汗等症状，但热型和发作周期不规律。

（3）重症临床表现 重症患者可出现昏迷、重度贫血、急性肾功能衰竭、肺水肿或急性呼吸窘迫综合征、低血糖、循环衰竭或休克、代谢性酸中毒等。

3. 实验室检查

（1）显微镜检查血涂片查见疟原虫。

（2）疟原虫抗原检测阳性。

（3）疟原虫核酸检测阳性。

（二）诊断原则

根据流行病史、临床表现以及实验室检查结果等予以诊断。

（三）诊断标准

1. 无症状感染者符合下列一项可诊断

（1）无临床表现，同时显微镜检查血涂片查见疟原虫。

（2）无临床表现，同时疟原虫抗原检测阳性。

（3）无临床表现，同时疟原虫核酸检测阳性。

2. 临床诊断病例符合下列一项可诊断

（1）有流行病学史，同时有上述诊断依据中的典型临床表现。

（2）有流行病学史，同时有上述诊断依据中的不典型临床表现。

3. 确诊病例符合下列一项可诊断

（1）临床诊断病例，同时显微镜检查血涂片查见疟原虫。

（2）临床诊断病例，同时疟原虫抗原检测阳性。

（3）临床诊断病例，同时疟原虫核酸检测阳性。

4. 重症病例 确诊病例同时符合有上述诊断依据中的重症临床表现。

七、鉴别诊断

1. 伤寒 患者常呈面部表情淡漠状，相对缓脉，胸、腹部常见玫瑰疹，白细胞数减少伴嗜酸粒细胞减少或消失，血、尿、便培养可有伤寒杆菌生长，疟原虫实验室检测阴性。

2. 乙型脑炎、流行性脑脊髓膜炎　乙脑、流脑均有中枢神经系统症状，与脑型疟疾症状和体征相似。乙脑抗体（特异性 IgM）检测阳性，疟原虫实验室检测阴性。流脑脑脊液检测有脑膜炎球菌可以鉴别。

3. 血吸虫病　急性血吸虫病一般中毒症状较轻，间歇热较多，常伴畏寒、大汗、腹泻或黏液血便，血常规检查示嗜酸性粒细胞显著增多和白细胞总数增加，血清免疫诊断阳性，粪便检查见血吸虫虫卵，疟原虫实验室检测阴性。

4. 钩端螺旋体病　有疫水接触史，多数畏寒，少有反复寒战，体温多持续热或弛张热，偶见间歇热。眼结膜充血和出血，全身肌肉酸痛，以腓肠肌及腰背肌疼痛最重。重者有肺出血。钩体病显微镜凝集试验阳性，疟原虫实验室检测阴性。

5. 登革热　起病急骤，临床表现复杂多样，有高热、头痛、眼球痛、肌肉与关节疼痛、鼻出血、淋巴结肿大、出疹等症状，一般在发热 4~5 天时出现斑疹，分布于躯干、面部和四肢，随体温下降皮疹消失。血液中特异性 IgM 抗体阳性。恢复期血液 IgG 抗体比急性期高 4 倍以上。疟原虫实验室检测阴性。

6. 恙虫病　患者在阴部或细嫩的皮肤上有焦痂或黄豆大溃疡，全身浅表淋巴结肿大数月消失，病后 4~6 天胸腹部有红色斑丘疹。其热型为稽留热或弛张热。恙虫外斐反应阳性，疟原虫实验室检测阴性。

7. 黑热病　一般有不规则发热，肝脾肿大，并伴有咳嗽及腹泻。早期常见恐惧和失眠。消化系统症状可有口腔炎症，除黏膜有溃疡外，常有牙龈腐烂。还可有脉搏增速、鼻出血等症状。骨髓涂片可查见利杜体，疟原虫实验室检测阴性。

8. 中毒型菌痢　儿童中毒型菌痢脑膜脑炎型和脑型疟疾症状相似，但多有休克。大便检查可见大量黏液细胞及脓细胞。便培养志贺菌阳性，疟原虫实验室检测阴性。

9. 败血症　有畏寒、发热、出汗等症状，但无周期性，有原发病灶和皮肤脓肿以及挤压疖、痈等病史，白细胞总数和中性粒细胞增高，血培养有致病菌生长。疟原虫实验室检测阴性。

八、治疗

根据国家卫生健康委《抗疟药使用原则和用药方案》及疟疾药物治疗应结合当地疟原虫的虫种及其对抗疟药敏感性，根据抗疟药使用原则，选择适当的药物和用药方案，做到合理、规范用药。

（一）使用原则

我国疟疾的主要治疗药物分为一、二线药物。

1. 对间日疟的治疗　一线药物有磷酸氯喹（下称氯喹）和磷酸哌喹（下称哌喹）；二线药物是青蒿素类衍生物，用于一线药物治疗失败的病例。

2. 对恶性疟的治疗　一线药物有蒿甲醚、青蒿琥酯、双氢青蒿素、磷酸咯萘啶（下称咯萘啶）；二线药物是以青蒿素类衍生物为基础的复方或联合用药，治疗非重症恶性疟病例。

3. 对重症疟疾的治疗　首先选用一线药物的非口服剂型，病情缓解后，应改用一线或二线药物的口服剂型。

📖 **知识链接**

屠呦呦获诺贝尔奖

2015 年屠呦呦因发现青蒿素治疗疟疾的新疗法获诺贝尔生理学或医学奖。屠呦呦是第一位获得诺贝尔科学奖项的中国本土科学家、第一位获得诺贝尔生理医学奖的华人科学家。

青蒿素是从植物黄花蒿茎叶中提取的有过氧基团的倍半萜内酯药物。其对鼠疟原虫红内期超微结构的影响，主要是疟原虫膜系结构的改变，该药首先作用于食物胞膜、表膜、线粒体，内质网，此外对核内染色质也有一定的影响。提示青蒿素的作用方式主要是干扰表膜 - 线粒体的功能。可能是青蒿素作用于食物胞膜，从而阻断了营养摄取的最早阶段，使疟原虫较快出现氨基酸饥饿，迅速形成自噬泡，并不断排出虫体外，使疟原虫损失大量胞质而死亡。体外培养的恶性疟原虫对氚标记的异亮氨酸摄入情况也显示其起始作用方式可能是抑制原虫蛋白合成。

（二）用药方案

1. 间日疟的治疗（本方案也可用于卵形疟和三日疟的治疗）

（1）氯、伯八日疗法　氯喹：口服，总剂量 1200 mg。第 1 天 600 mg，顿服或分 2 次服，每次 300 mg；第 2、3 天各服 1 次，每次 300 mg。伯氨喹：口服，总剂量 180 mg。在服用氯喹的第 1 天起，同时服用伯氨喹，每天 1 次，每次 22.5 mg，连服 8 天。

（2）哌、伯八日疗法　哌喹：口服，总剂量 1200 mg。第 1 天 600 mg，顿服或分 2 次服，每次 300 mg；第 2、3 天各服 1 次，每次 300 mg。伯氨喹用法同上。

2. 恶性疟的治疗（选用以下一种疗法）

（1）咯萘啶　口服，总剂量 1600 mg。分 3 天服，第 1 天服 2 次，每次 400 mg，间隔 8 小时；第 2、3 天各服 1 次，每次 400 mg。

（2）青蒿琥酯　口服，总剂量 640~800 mg。分 7 天服，每天 1 次，每次 80~100 mg，首剂加倍。

（3）蒿甲醚　口服，总剂量 640~800 mg。分 7 天服，每天 1 次，每次 80~100 mg，首剂加倍。

（4）双氢青蒿素　口服，总剂量 480~640 mg。分 7 天服，每天 1 次，每次 60~80 mg，首剂加倍。以上药物需加服伯氨喹总剂量 45 mg，分 2 天服，每次 22.5 mg。

（5）双氢青蒿素加哌喹　每天服 2 次，每次服 2 片，连服 2 天。

（6）青蒿琥酯加阿莫地喹　每天服青蒿琥酯片 4 片加阿莫地喹片 4 片，连服 3 天。

（7）青蒿琥酯加磺胺多辛 - 乙胺嘧啶复方片　第 1 天服青蒿琥酯 2 片加磺胺多辛 - 乙胺嘧啶复方片（SP）3 片，第 2、3 天各服青蒿琥酯 2 片。

治疗中如发现配子体，需加服伯氨喹总剂量 45 mg。分 2 天服，每天 1 次，每次 22.5 mg。

3. 重症恶性疟的治疗（选用以下一种疗法）

（1）蒿甲醚　肌内注射，总剂量 640 mg。每天肌内注射 1 次，每次 80 mg，连续 7 天，首剂加倍。

（2）咯萘啶　肌内注射或静脉滴注。肌内注射，每天 1 次，每次 160 mg，连续 3 天；静脉滴注，每天 1 次，每次 160 mg，连续 3 天。静脉滴注需加大剂量时，滴注的总剂量不得超过 640 mg。静脉滴注时，将 160 mg 药液注入 500 ml 的 5% 葡萄糖或 0.9% 生理盐水溶液中摇匀，滴注速度不得超过 60 滴/分。

（3）青蒿琥酯　静脉注射，总剂量 480 mg，每天 1 次，每次 60 mg，连续 7 天，首剂加倍。静脉注射时，需先将 5% 碳酸氢钠注射液 1 ml 注入含青蒿琥酯 60 mg 粉针剂中，反复振摇 2~3 分钟，待溶解澄清后，即为钠盐溶液，再注入等渗葡萄糖或生理盐水稀释至 6 ml，混匀，缓慢静脉注射。配制稀释的钠盐溶液因未用完或未及时使用而放置，如发生浑浊，则不能使用。重症恶性疟患者病情缓解后，应改用口服剂型完成所需的疗程。包括加服伯氨喹总剂量 45 mg，分 2 剂，每天顿服 22.5 mg。

4. 间日疟休止期根治（抗复发治疗）

（1）乙胺嘧啶　加伯氨喹乙胺嘧啶 100 mg，分 2 天服，每天 1 次，每次 50 mg；加服伯氨喹 90 mg，分 4 天服，每天服 1 次，每次 22.5 mg。

（2）伯氨喹　口服总剂量 180 mg，每天 1 次，每次 22.5 mg，连服 8 天。

5. 特定人群预防服药（选用以下一种服法）

（1）乙胺嘧啶加伯氨喹　乙胺嘧啶 50 mg，同时加服伯氨喹 22.5 mg，每 10 天服 1 次。

（2）氯喹　每次 300 mg，每 7~10 天服 1 次。

（3）哌喹　每次 600 mg，每月服 1 次，睡前服。

6. 疑似疟疾病例的假定性治疗

（1）单一间日疟流行区　氯喹 600 mg，顿服或两次分服，每次 300 mg，间隔 6~8 小时。疑似疟疾病例经假定性治疗后，临床症状消失者，即可为临床诊断疟疾，可按疟疾病例采用氯喹加伯氨喹八天疗法进行规范治疗。

（2）恶性疟与间日疟混合流行区　可用哌喹 600 mg 顿服。疑似疟疾病例经假定性治疗后，临床症状消失，应按恶性疟疟疾病例进行规范治疗。

注：①上述的氯喹、哌喹、伯氨喹和咯萘啶的剂量都以基质计。②上述均为成人剂量，儿童剂量按体重或年龄递减。③对 G6PD 缺陷地区的人群，必须在医护人员的监护下服用伯氨喹，有溶血史者禁用伯氨喹。

九、预防

我国消除疟疾行动计划（2010 - 2020 年）提出到 2020 年全国实现消除疟疾的目标，指导思想为贯彻预防为主，科学防治的方针。

（一）加强传染源的控制与管理

1. 及时发现疟疾患者　对"三热"患者开展疟原虫血片镜检，或疟疾检测试剂盒（RDT）辅助检测，RDT 检测阳性者，须采集并保留血片备查。

2. 规范治疗疟疾患者　按照卫生部下发的《抗疟药使用原则和用药方案》进行治疗，对所有疟疾患者进行全程督导服药。

3. 加强疟疾疫情报告　发现疟疾患者，按照《中华人民共和国传染病防治法》和《传染病信息报告管理规范》的规定报告疟疾病例。

4. 病例核实 县级疾控部门应当对网络直报的所有病例立即进行疟原虫血片镜检核实，并在 3 个工作日内完成流行病学个案调查。

5. 疫点处理 对出现疟疾病例的疫点由县级疾控开展病例搜索，对近 2 周有发热史者采血进行疟原虫镜检或 RDT 检测，同时对疫点采取相应的媒介防制措施，发放疟疾防治宣传材料，提供疟疾咨询服务信息。

6. 休止期根治 在疟疾传播休止期，对上年度间日疟患者进行抗复发治疗。

（二）加强媒介防治

1. 防蚊灭蚊 灭蚊是预防疟疾综合措施中的主要环节，尤以消灭幼蚊重要。最有效的措施是消灭和控制按蚊滋生，如填洼、疏沟、消灭积水等。疫点采用杀虫剂室内滞留喷洒和杀虫剂处理蚊帐等措施。

2. 加强个人防护 提倡使用驱避剂、蚊香、蚊帐、纱门纱窗等防护措施。

（三）加强健康教育

包括加强大众媒体宣传教育，加强出入境人员健康教育，加强中小学生健康教育，加强社区宣传教育等。

（四）加强流动人口的疟疾防治

包括建立健全信息通报制度，加强出境人员疟疾保护，如安排随队医生、准备抗疟药品和防疟蚊帐等，做好出入境人员疟疾筛查，做好境内流动人口疟疾防控。

（五）完善疟疾监测检测网络

包括建立疟疾确认实验室网络，消除疟疾地区的监测，对已经达到消除目标的地区和非流行省份应当继续开展医务人员疟疾治疗技术培训，重点加强对来自疟疾流行区人员的监测，防止继发病例发生。

第三节　日本血吸虫病

扫码"学一学"

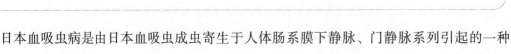

案例导入

患者，男，18 岁，湖南长沙人，因"发热 3 周"入院。患者于 3 周前开始出现发热，体温以下午及晚上明显，高时达 39.8℃，病程早期还出现过荨麻疹及咳嗽。2 个月前到过湖区游泳。体格检查：T 38℃，P 89 次/分，R 20 次/分，BP 120/76 mmHg，未见皮疹及淋巴结肿大，腹平软，无压痛，肝肋下 2 cm，轻触痛，脾肋下 1.5 cm。实验室检查：血常规示 WBC 12×10^9/L，嗜酸性粒细胞占 28%；肝功能检查示 ALT 120 U/L。

问题：

1. 该病例初步诊断是什么？

2. 主要治疗措施是什么？

3. 应如何预防？

日本血吸虫病是由日本血吸虫成虫寄生于人体肠系膜下静脉、门静脉系列引起的一种寄生虫病。主要表现为腹痛、腹泻、黏液血便、肝脾大等，晚期血吸虫病的临床分型有巨脾型、腹水型、侏儒型、结肠肥厚型。

一、病原学

日本血吸虫雄虫长 12 ~ 24 mm，宽 0.50 ~ 0.55 mm，体表基本光滑或仅有极小的棘。睾丸 7 个，排为一行；雌虫有卵巢一个，长圆形。子宫颈长，其中含有 50 个以上的虫卵，体呈紫色。成虫寄生于人或其他哺乳动物的肠系膜静脉中，雌雄虫常合抱在一起。雌虫产卵于肠壁，随粪便排出体外，在水中孵出毛蚴，如遇钉螺则侵入其体中，毛蚴在钉螺体内经过无性生殖，产生大量的尾蚴。尾蚴自螺体内逸出后，借尾部摆动在水中遇到人或易感染的动物而从皮肤钻入，引发感染（图 12 - 3）。其寄生能引起人和动物的血吸虫病。

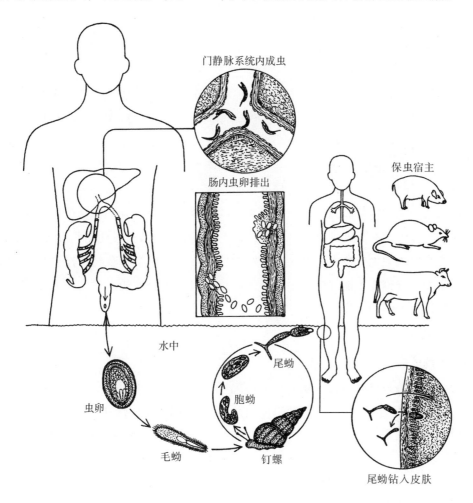

图 12 - 3　日本血吸虫生活史

二、流行病学

本病流行于中国、日本、菲律宾等地。国内见于长江流域及其以南地区，分布在湖北、湖南、江西、安徽、江苏、四川、云南、广东、广西、上海、福建、浙江等 12 个省（直辖市、自治区）。流行区最东为上海市南汇区，东经 121°51′；最南为广西的玉林市，北纬 22°20′，最西为云南省云龙县，东经 99°04′；最北为江苏省宝应县，北纬 38°15′。血吸虫病的传播具有地方性和季节性特点。

1. 传染源　粪便中含有活卵排除的日本血吸虫患者为本病主要传染源。

患者或病畜（牛、羊、犬）及鼠粪便入水使水源被污染。钉螺为血吸虫的唯一中间宿主，是本病传染过程的主要环节。

2. 传播途径　主要通过皮肤、黏膜与疫水接触受染。如游泳、洗澡、洗衣、洗菜、淘米、捕鱼、捉蟹、耕作稻田等生活、生产方式。尾蚴侵入的数量与皮肤暴露面积、接触疫水的时间长短和次数成正比。有时因饮用疫水或漱口时被尾蚴侵入口腔黏膜受染。

3. 人群易感性　血吸虫病是人畜共患病。人与40多种哺乳动物对血吸虫均易感，流行区以学龄儿童及青少年感染率最高。影响血吸虫病流行的因素包括自然因素和社会因素两方面。自然因素如地理环境、气温、雨量、水质、土壤、植被等。社会因素是指影响血吸虫病流行的政治、经济、文化、生产方式、生活习惯等。

三、发病机制及病理变化

（一）发病机制

血吸虫尾蚴、童虫和虫卵对宿主产生机械性损伤，并引起复杂的免疫病理反应。尾蚴穿透皮肤时引起皮炎，是一种速发型和迟发型变态反应。童虫在体内移行时，主要影响肺脏，引起血管炎，毛细血管栓塞、破裂，出现局部细胞浸润和点状出血。成虫的代谢产物可形成免疫复合物，引起全身反应与局部血管损害及组织病变；寄居于门静脉系统，可引起轻度静脉内膜炎与静脉周围炎；死虫可随血流入肝，在栓塞处引起周围组织炎。虫卵主要形成虫卵肉芽肿。肉芽肿可影响宿主的肝脏和肠组织，造成肝硬化与肠壁纤维化。

人对血吸虫无先天免疫力，可能具有保护性免疫力。宿主经过初次感染产生抗感染抵抗力之后，在一定程度上能破坏重复感染的虫体，但不能杀伤初次感染的成虫或阻止其产卵，这种现象称为伴随免疫。

（二）病理变化

血吸虫病的基本病变是由虫卵沉着组织中所引起的虫卵结节。虫卵结节分急性和慢性两种；急性由成熟活卵引起，结节中央为虫卵，周围集聚淋巴细胞、巨噬细胞、嗜酸粒细胞、中性粒细胞及浆细胞等，形成虫卵肉芽肿，即虫卵结节。肉芽肿中心可坏死，称为嗜酸性脓肿。病变部位主要在结肠及肝脏，较多见的异位损害则在肺及脑。

1. 肠道变病　以结肠，尤其是直肠、降结肠和乙状结肠为最显著。早期变化为黏膜水肿，片状充血，黏膜有浅溃疡及黄色或棕色颗粒。晚期变化主要为肠壁因纤维组织增生而增厚，黏膜高低不平，有萎缩、息肉形成、溃疡、充血、瘢痕形成等复杂外观。由于肠壁增厚，肠腔狭窄，可致机械性梗阻。由于阑尾炎组织也常有血吸虫卵沉着，阑尾黏膜受刺激及营养障碍，易发生阑尾炎。

2. 肝脏病变　肝表面和切面可见粟粒或绿豆大结节，肝窦充血，肝窦间隙扩大，窦内充满浆液，有嗜酸性粒细胞及单核细胞浸润；肝细胞可有变性。小灶性坏死与褐色素沉着。晚期可见门静脉周围有大量纤维组织增生，形成肝硬化，严重者形成粗大突起的结节。较大门静脉分支管壁增厚，管腔内血栓形成。由于肝内门静脉阻塞，形成门静脉高压，引起腹水、脾大及食管静脉曲张。

3. 脾脏病变 早期肿大，与成虫代谢产物刺激有关。晚期因肝硬化引起门静脉高压和长期淤血，致脾脏呈进行性肿大，并伴有脾功能亢进现象。镜检可见脾窦扩张充血，脾髓内、血管周围及脾小梁的结缔组织增生，脾小体萎缩减少，中央动脉管壁增厚发生玻璃样变。脾脏中偶有虫卵发现。

4. 其他脏器病变 在胃及肠系膜以及淋巴结、胰、胆囊等偶有虫卵沉积。血吸虫病侏儒患者有脑垂体前叶萎缩性病变和坏死，并可继发肾上腺、性腺等萎缩变化，骨骼发育迟缓，男子有睾丸退化，女子有盆腔发育不全。

异位性损害主要由于急性感染时大量虫卵由静脉系统进入动脉，以肺和脑的异位损害为多见。肺部可有大量虫卵沉积和发生出血性肺炎。脑部病变多见于顶叶皮层部位，脑组织有肉芽肿和水肿。

四、临床表现

（一）侵袭期

自尾蚴侵入体内至其成熟产卵的一段时期，平均 1 个月左右。症状：①尾蚴性皮炎，在接触疫水后数小时至 2 ~ 3 天内，尾蚴侵入处局部有红色小丘疹，奇痒，数日内自行消退。②尾蚴行经肺部时，可造成局部小血管出血和炎症，患者有咳嗽、胸痛、偶见痰中带血丝等。③幼虫被杀死后引起异体蛋白反应，而出现低热、荨麻疹、嗜酸性粒细胞增多等表现。

（二）急性期

见于初次大量感染 1 个月以后，大量虫卵沉积于肠壁和肝脏，同时由于虫卵毒素和组织破坏时产生的代谢产物，引起机体的过敏与中毒反应。临床上常有如下特点。

1. 发热 为本期主要的症状，发热的高低、期限和热型视感染轻重而异。热型不规则，可呈间歇或弛张热，多在 39 ~ 40℃，伴有畏寒和盗汗。发热的特点是午后体温开始逐渐升高，傍晚时达高峰，至午夜大汗后退热，热退后症状明显减轻。可持续数周至数月，轻症患者一般不超过 38℃，仅持续数日后自动退热。

2. 胃肠道症状 表现腹痛、腹泻、痢疾样大便。重者可引起腹膜刺激症状，腹部饱胀，有柔韧感和压痛，可误诊为结核性腹膜炎，少数患者可因虫卵结节所产生的炎症渗出及虫卵引起肝内广泛病变，致肝内血流不畅，淋巴液增多漏入腹腔而形成腹水。

3. 肝脾肿大 绝大多数急性期患者有肝脏肿大，质软有压叩痛。以右叶更为明显。脾脏受虫卵毒素刺激而充血肿大，可明显触及。

4. 肺部症状 咳嗽多见，可有胸痛、血痰等症状。肺部体征不明显。X 线摄片可见肺纹理增加，片状阴影，粟粒样改变等。

（三）慢性期

慢性血吸虫病是由于经常接触疫水或少量多次感染血吸虫尾蚴而引起的一种寄生虫病。急性血吸虫病未治愈者可演变为慢性血吸虫病。本期一般可持续 10 ~ 20 年，因其病程漫长，症状轻重可有很大差异。

绝大多数轻度感染者可始终无任何症状，可有轻度肝脾肿大，或皮内试验阳性，血中嗜酸性粒细胞比例可增高，或其大便查出虫卵或毛蚴孵化阳性。有症状者常见症状有间歇性慢性腹泻、慢性痢疾。腹泻、黏液血便常于劳累后加重。有的可表现明显肝脾肿大，以肝左叶显著。嗜酸粒细胞比例多数增高。

（四）晚期

晚期血吸虫病是由于反复或大量感染血吸虫尾蚴，未经及时、彻底治疗，经过 2～10 年的病理发展过程而演变成的一种寄生虫病。主要临床表现为不规则的腹痛、腹泻，或大便不规则，食欲缺乏、食后上腹部饱胀感及低热、消瘦、面色萎黄等症状。后期发展至肝硬化，可出现腹水、巨脾、腹壁静脉怒张等严重症状。可出现食道静脉破裂，造成致命性上消化道出血，诱发肝功能衰竭。晚期血吸虫病分为 4 种类型。

1. 巨脾型　指脾脏肿大超过脐平线或横径超过腹中线者。

2. 腹水型　患者常在上消化道出血、合并感染、过度劳累或使用损害肝功能的药物后诱发，腹水时消时现，病程从数年到 10 年以上。

3. 结肠增厚型　也称结肠肉芽肿型或结肠增殖型。常表现有腹痛、腹泻、便秘或腹泻与便秘交替。左下腹可触及肿块或条索状物，有轻度压痛。

4. 侏儒型　系儿童时期反复感染血吸虫，又未及时治疗所致，患者发育迟缓、身材矮小。实验室检查多见贫血、肝功能异常，严重病例（如腹水型）可出现水、电解质紊乱。

五、实验室检查

（一）病原学检查

1. 粪便检查

（1）尼龙绢袋集卵孵化法　将 30 g 受检者粪便置于尼龙绢袋中经淋水冲洗后沉渣放入三角烧瓶中放入孵化箱或室温下（25℃以上）孵化，一定时间后取出观察毛蚴。

（2）改良加藤厚涂片法　使用尼龙绢片处理粪便标本后，粪便进行涂片镜检虫卵。

（3）集卵透明法　将 5 g 受检者粪便经过淋洗处理后取沉渣涂片镜检虫卵。

2. 直肠活组织检查　通过直肠镜或乙状结肠镜，自病变处取部分黏膜压片镜检虫卵。本法可用于医院和血防站内对疑似患者的诊断，不宜用于普查。

（二）血清学检查

主要检测血吸虫感染者所产生的特异性抗体。方法敏感、特异、简便、快捷。常用：间接红细胞凝集试验、酶联免疫吸附试验、胶体染料试纸条试验、环卵沉淀试验和斑点金免疫渗滤试验。

（三）其他检查

1. 血常规检查　急性期白细胞总数及嗜酸性粒细胞显著增多，白细胞总数多在（10～30）×10^9/L，嗜酸性细胞常占 20%～40% 或更高，有时可达 80% 以上。部分患者嗜酸性粒细胞增高不显著。慢性期嗜酸性粒细胞轻度增多。晚期因脾功能亢进，白细胞明显减少，并伴有贫血及血小板减少。

2. 肝功能试验　急性期血清球蛋白显著增高，蛋白电泳显示丙种球蛋白增高，部分患者 α_2 球蛋白增高，嗜异性凝集试验呈阳性反应，晚期及少数慢性期患者血清白蛋白明显降低，白蛋白与球蛋白比例倒置。血清丙氨酸转氨酶多正常或轻度增高。

六、诊断

（一）诊断依据

1. 流行病学史

（1）发病前2周至3个月有疫水接触史。

（2）居住在流行区或曾到过流行区，有多次疫水接触史。

2. 临床表现

（1）发热、肝脾肿大及周围血液嗜酸粒细胞增多为主要特征，伴有肝区压痛、咳嗽、腹胀及腹泻等。

（2）无症状，或间有腹痛、腹泻或脓血便。多数伴有以左叶为主的肝脏肿大，少数伴有脾脏肿大。

（3）临床有门脉高压症状、体征，可有结肠肉芽肿或侏儒表现。

3. 实验室检查

（1）下列血清学试验至少一种反应阳性 ①间接红细胞凝集试验；②酶联免疫吸附试验；③胶体染料试纸条试验；④环卵沉淀试验；⑤斑点金免疫渗滤试验。

（2）粪便找到血吸虫卵或毛蚴。

（3）直肠获奖发现血吸虫虫卵。

（4）吡喹酮试验性治疗有效。

（二）诊断标准

1. 急性血吸虫病

（1）疑似病例 应同时符合流行病学史（1）和临床表现（1）。

（2）临床诊断病例 应同时符合疑似病例和实验室检查（1）或（4）。

（3）确诊病例 应同时符合流行病学史（2）、临床表现（2）和实验室检查（2）或（3）。

2. 慢性血吸虫病

（1）临床诊断病例 应同时符合流行病学史（2）、临床表现（2）和实验室检查（1）。

（2）确诊病例 应同时符合流行病学史（2）、临床表现（2）和实验室检查（2）或（3）。

3. 晚期血吸虫病

（1）临床诊断病例 应同时符合流行病学史（2）、临床表现（3）和实验室检查（1）（既往确诊血吸虫病者可血清学诊断阴性）。

（2）确诊病例 应同时符合流行病学史（2）、临床表现（3）和实验室检查（2）或（3）。

七、鉴别诊断

（一）急性血吸虫病需与下列疾病相鉴别

1. 疟疾 大多数患者有寒战，间歇型发热，可每日发作，但多为隔日发作，脾大不明显。白细胞计数往往正常或减少，嗜酸粒细胞百分比不增高，血液检查可找到疟原虫。

2. 钩端螺旋体病 潜伏期较短，病程也短，临床表现多为"流感伤寒型"，患者先寒战，并有头痛、眼结膜充血、怕光及全身肌肉疼痛等，肌肉疼痛尤以腰、颈及腓肠肌为明显，白细胞总数升高，以中性粒细胞为主，占 80% ~ 90%。在发病的第 1 周的血液和第 2 周的尿液内，可找到钩端螺旋体，血培养可分离出病原体。发病 2 周以后，患者血清抗体凝集试验或补体结合试验可呈阳性。

3. 伤寒、副伤寒 持续高热，表情淡漠，相对缓脉。起病第二周胸腹壁出现少量斑丘疹（玫瑰疹）。白细胞计数减少及嗜酸粒细胞百分比减低甚至降至零；血、尿、便细菌培养可获得伤寒杆菌。肥达氏反应阳性。

4. 肝脓肿 患者常有肝区疼痛，压痛明显，且较局限。X 线透视下，常见到右侧横隔抬高、表面不整齐以及运动障碍等现象。B 型超声检查肝脓肿患者肝区探查可见蜂窝状结构，回声较低，液化处出现无回声区，肝穿刺有脓液。

5. 粟粒性肺结核 发热，多为弛张热，白细胞总数近正常，中性粒细胞比例有时偏高。胸部 X 线摄片可协助诊断。

6. 败血症 弛张热、畏寒、出汗、全身关节酸痛、毒血症和白细胞总数及中性粒细胞增高。皮肤黏膜常有出血点。多伴有皮下脓肿、肺炎、胸膜炎、胆道及泌尿道感染等感染性疾病。血细菌培养常可阳性。

（二）慢性血吸虫病需与下列疾病相鉴别

慢性痢疾、慢性结肠炎、肠结核以及慢性病毒性肝炎等疾病的症状有时与慢性血吸虫病相似，应注意鉴别。慢性痢疾或肠炎患者粪便培养可获得致病菌或阿米巴原虫。肠结核多继发于肺或其他部位结核病，常伴有发热等毒性症状。胃肠道钡餐或内镜检查有助于明确诊断。慢性病毒性肝炎患者大多有食欲减退、肝区胀痛、乏力等表现，转氨酶常反复增高。乙型肝炎抗原、抗体检测有助于鉴别。

（三）晚期血吸虫病需与下列疾病相鉴别

1. 肝硬化 多由病毒性肝炎发展而来。肝细胞损害较明显，临床上乏力、食欲减退、腹胀、黄疸、蜘蛛痣、肝掌及男性乳房肿大等较为多见。肝脏表面有时可扪及较粗大的结节，后期肝脏常萎缩而难以触及。脾大不明显。肝功能损害显著，血清丙氨酸转氨酶常增高。乙肝表面抗原及核心抗体测定可呈阳性，病情进展快，预后较差。但应注意晚期血吸虫病可并存乙型肝炎病毒感染，表现为以肝炎后肝硬化为主的混合性肝硬化。

2. 原发性肝癌 病情进展迅速，常有发热、体重显著减轻，肝区持续疼痛，肝呈进行性变大，质地坚硬，表面凹凸不平，可出现迅速加深的黄疸和急剧增加的腹水，腹水呈草黄色或血性。血清碱性磷酸酶增高，甲胎蛋白阳性。肝脏 B 超检查、放射性核素扫描和 CT 检查显示占位性病变。

3. 结核性腹膜炎 无门脉高压症，常有发热及肺部原发结核病灶，腹水量少或中等，为渗出液，少数呈血性。

4. 慢性粒细胞性白血病 脾大明显，可达巨脾程度，常伴有低热，血液检查周围血液中白细胞数明显增多，并有幼稚白细胞，骨髓检查有助诊断。

八、治疗

（一）支持与对症治疗

急性期持续高热患者，可先用肾上腺皮质激素或解热剂缓解中毒症状和降温处理。对慢性和晚期患者，应加强营养给予高蛋白饮食和复合生素，并注意对贫血的治疗，肝硬化有门脉高压时，应加强治疗。

（二）病原疗法

1. 吡喹酮 对幼虫、童虫及成虫均有杀灭作用。急性血吸虫病临床治疗总药量为 120 mg/kg，儿童为 140 mg/kg，分 4~6 日服，每日 2~3 次，治愈率 100%。对慢性与晚期患者，一疗程总剂量成人 60 mg/kg，儿童 70 mg/kg，分 1~2 日服，每日 3 次。副作用可有头昏、乏力、出汗、轻度腹疼等。

2. 硝硫氰胺 6~7 mg/kg，每晚睡前服，或 100 mg/日顿服，连服 3 天为 1 疗程，总剂量不超过 350 mg。疗程中宜低脂饮食，忌烟酒。适用于各期血吸虫病，该药对血吸虫成虫及虫卵有杀灭作用，对童虫无效，对急性血吸虫病患者有退热较快的疗效。远期疗效 85%。肝炎未满 1 年、慢性肝炎、肝硬化者，晚期血吸虫病有肝功能明显减退者，有精神病史及神经者，以及在妊娠或哺乳期妇女忌用。有器质性心脏病者慎用。药物副作用有头昏、乏力、眩晕、走路漂浮感、多梦、食欲缺乏、恶心、腹泻、腹痛、肝区痛等，少数有肢体麻木、肌颤、眼球震颤、期前收缩、心律失常等，停药一周消退。少数患者可出现黄疸及肝功能改变。偶见阿－斯综合征。

3. 恩波副品红（双副） 对各期血吸虫病均有较好疗效。每片 0.1 g，每日总量 50~60 mg/kg，分 3 次服，连服 20 或 28 天为一疗程。远期疗效达 90% 以上，药物副作用有头昏、眼花、视物模糊、乏力、心悸、消化道症状等反应，严重者可有全身皮疹、粒细胞缺乏症等过敏反应。对有肝、肾功能障碍者慎用。

九、预防

（一）控制传染源

流行区要加强对人和动物的普查，对感染血吸虫的患者和动物给予积极治疗。

（二）切断传播途径

1. 消灭钉螺灭螺 是预防的关键措施。可采用物理灭螺法配合化学灭螺法。

2. 加强水源和粪便管理 保护水源避免被粪便污染。

（三）保护易感人群

在生产和生活中加强个人防护，避免接触疫水。重疫区特定人群如防洪抢险人员，可预防性服药预防感染。

知识链接

血吸虫病控制标准

《中华人民共和国国家标准》（GB 15976 – 2015）规定了血吸虫病疫情控制、传播控制、传播阻断和消除的要求和考核方法。

（一）疫情控制同时符合下列各项：

1. 居民血吸虫感染率低于5%；

2. 家畜血吸虫感染率低于5%；

3. 不出现急性血吸虫病爆发。

（二）传播控制应同时符合下列各项：

1. 居民血吸虫感染率低于1%；

2. 家畜血吸虫感染率低于1%；

3. 不出现当地感染的急性血吸虫病爆发；

4. 连续2年以上查不到感染性钉螺。

（三）传播阻断应同时符合下列各项：

1. 连续5年未发现当地感染的血吸虫病患者；

2. 连续5年未发现当地感染的血吸虫病病畜；

3. 连续5年以上查不到感染性钉螺；

4. 以县为单位，建立和健全敏感、有效的血吸虫病监测体系。

（四）消除

达到传播阻断要求后，连续5年未发现当地感染的血吸虫病患者、病畜和感染性钉螺。

扫码"学一学"

第四节　肠道寄生虫病

案例导入

　　患者，女，3岁，3个月前出现会阴部瘙痒，尤以夜间为甚，有时有遗尿。夜间突发惊哭，睡眠不安。患儿心情烦躁、焦虑不安，食欲减退，注意力不集中、喜好咬指甲。会阴局部皮肤被患儿搔破。病程中患儿食欲缺乏，近日来有尿频、尿急等症状。外阴稍红，见抓痕，无分泌物。

问题：

1. 该病例的初步诊断是什么？

2. 应如何治疗？

3. 应如何预防？

【钩虫病】

钩虫病（ancylostomiasis）是由钩虫（主要为十二指肠钩口线虫和美洲板口线虫）寄生于人体小肠所引起的一种寄生虫病。主要临床表现为胃肠道症状和缺铁性贫血。传播途径以皮肤接触污染的土壤感染为主，手指和脚趾间皮肤是最常见入侵部位。在有生吃蔬菜习惯的地区，也可经口感染。钩虫病的症状主要由钩蚴及成虫所致，成虫所致的症状较为长久和严重。粪便中有钩虫卵而无明显症状者称"钩虫感染"，粪便中有钩虫卵又有明显临床症状者称"钩虫病"。

一、病原学

寄生人体的钩虫，主要包括十二指肠钩口线虫及美洲板口线虫两种。钩虫成虫长约1 cm，大小因虫种而异。雌虫较粗长，雄虫较细短，尾部扩展成伞形，称交合伞。活时呈半透明米黄色或淡红色，死后呈灰白色或砖灰色。虫卵椭圆形，无色透明，大小58 μm×36 μm。卵壳很薄。在新鲜粪便中虫卵常已发育至2~8个细胞。

钩虫生活史中不需要任何中间宿主，成虫寄生空肠，少数见于十二指肠与回肠上中段。虫卵随粪便排出，24小时内发育为杆状蚴，破卵而出，经5~7天发育为丝状蚴。丝状蚴是钩虫的感染期，体表有鞘，对外界的抵抗力甚强，可在土壤中生存数周。它具有向温性，当接触人体皮肤或黏膜时，可在5~10分钟内侵入人体，经淋巴管或微血管，随血流经右心至肺，穿过肺微血管进入肺泡，沿支气管上行至会厌部，随人的吞咽活动，经胃进入小肠；3~4周后发育为成虫。雌虫经交配后产卵。成虫约存活5~7年，但多数于1~2年内被排出体外。

二、流行病学

1. 传染源 患者与带虫者。

2. 传播途径 以皮肤接触污染的土壤感染为主，手指间和脚趾间皮肤是最常见的入侵部位。也可经口感染。

3. 人群易感性 普遍易感。青壮年农民、矿区工人易发。夏秋季节为发病高峰季节。

4. 流行病学特征 几乎遍及全国。南方高于北方，农村高于城市。大部分地区为两种钩虫混合感染，北方多见十二指肠钩虫感染，南方以美洲钩虫感染为主。

三、临床表现

（一）钩蚴所致表现

1. 钩蚴皮炎 钩蚴侵入处，可在20~60分钟内出现瘙痒、水肿、红斑，继而形成丘疹，尤以足趾间，足底、手背及指间最为常见。1~2天内转为水疱。一般于1周后自行消失。

2. 钩蚴肺炎 钩蚴移行过肺，可致肺部点状出血及炎症反应。一般在感染后3~5天内出现咳嗽、咳痰、血丝痰、发热或喘息症状。重者可出现胸痛、剧烈干咳、哮喘样发作，一般持续数日至数十日后自行消失。

（二）钩虫成虫所致症状

轻度感染可无症状。较重感染可有下列症状。

1. 消化系统症状　病初食欲亢进，但乏力、易倦，1~2 个月后逐渐有恶心、呕吐、腹痛、腹泻及大便隐血。部分患者有异食癖。

2. 贫血及循环系统症状　由于钩虫附着肠壁，长期吸血及咬伤处不断渗血，造成慢性失血、营养不良和肠道功能失调等改变，贫血为缺铁性小细胞性贫血。贫血严重者可有心悸、气短，心前区不适或疼痛，心脏明显扩大，心率快，收缩期及舒张期杂音，肺底啰音，肝大伴压痛。

3. 神经系统症状　轻度患者有头昏、乏力、注意力分散表现。后期可出现神经兴奋或抑郁的表现。

4. 其他　重症儿童患者可影响生长发育，成年可致性功能低落，孕妇则易致流产或死胎。

四、诊断

在农村、矿区等流行地区曾接触污染钩蚴土壤或生食被钩蚴污染的蔬菜，并有钩蚴皮炎及咳嗽、哮喘等病史者，有贫血、劳动力减退、消化道症状如异食癖、上腹部隐痛不适者，儿童有营养不良、发育迟缓者，均应考虑本病，并进行粪便检查以确定诊断。

五、治疗

（一）补充铁剂

纠正贫血尤为重要。常用硫酸亚铁 0.3 g，每天 3 次，8~12 周为一疗程；或用 10% 枸橼酸铁溶液，每次 20 ml，每天 3~4 次。同时服用维生素 C 以助铁剂的吸收。一般病例宜先驱虫治疗后补充铁剂，但重度感染伴严重贫血者，宜先纠正贫血。输血仅适于严重贫血者。

（二）局部治疗

钩蚴进入皮肤后 24 小时内可采用左旋咪唑涂肤剂或 15% 阿苯达唑软膏涂擦，1 天 3 次，重者连续用 2 天。皮炎广泛者，口服阿苯达唑，10~15 mg/（kg·d），连续 3 天。

（三）驱虫治疗

1. 苯咪唑类药物　对肠道线虫有选择性与不可逆性抑制其摄取葡萄糖的作用，使虫体糖源耗竭和抑制延胡索酸还原酶，阻碍三磷腺苷产生，导致虫体死亡，而且还有杀死钩虫卵作用。阿苯达唑成人常用 400 mg 顿服，隔 10 天再服 1 次，或每天 200 mg，连服 3 天；12 岁以下儿童减半量。虫卵阴转率达 90% 以上。甲苯达唑成人 200 mg，连服 3 天；儿童同成人或酌减。治疗后十二指肠钩虫阴转率平均为 95%，美洲钩虫阴转率平均为 77%。此类药副作用轻，偶有轻度头昏、腹痛、恶心等。

2. 噻嘧啶　本药也是一种广谱驱线虫药，为神经肌肉阻滞剂，能使虫体产生痉挛麻痹而被排出。常用剂量 10 mg/kg，临睡前服，连服 2~3 天。十二指肠钩虫阴转率达 95%，美洲钩虫阴转率 85%。本药副作用轻，常有恶心、呕吐、腹痛、腹泻等。冠心病、严重消化性溃疡、急性肝炎、肾炎者慎用。早孕者忌用。

3. 其他 近年来认为氟苯咪唑（每天 100 mg，连服 3～4 天），奥苯达唑（10 mg/kg，每天 1 次，连服 2～3 天）均有较好疗效。

六、预防

采取综合性防治措施。

1. 粪便管理 是消灭钩虫病的关键，目的在于杀灭钩虫卵，可采用粪尿混合贮存，高温堆肥、三坑式沉淀密封粪池、密封沼气粪池等。亦可用化学灭卵剂，如生石灰、尿素、美曲膦酯等。

2. 个人防护 采用机械操作，提倡穿鞋下地、下矿劳动，尽量避免赤足与污染土壤接触。局部用左旋咪唑涂肤剂。

3. 普查普治 集体驱虫适宜钩虫病感染率高的地区，治疗后两个月复查，未治愈者复治。

【蛔虫病】

蛔虫病是由似蚓蛔线虫（简称人蛔虫或蛔虫）成虫寄生于人体肠道所引起的寄生虫病。主要变现为胃肠道症状，少数患者可出现胆道蛔虫症、蛔虫性阑尾炎、肠梗阻、肠穿孔等并发症。

一、病原学

蛔虫是雌雄异体，形似蚯蚓，活虫略带粉红色或微黄色。成虫寄生于人体小肠，以肠内容物为食物，雌虫每天排卵可多达 20 万个，随粪便排出的蛔虫卵在适宜环境条件下 5～10 天发育成熟即具感染性。虫卵被吞食后，幼虫破卵而出穿入肠壁通过门静脉系统循环而进入肺脏，穿破肺组织进入肺泡腔，沿支气管向上移行到气管又重新被吞咽。幼虫进入小肠逐步发育成熟为成虫。在移行过程中幼虫也可随血流到达其他器官，一般不发育为成虫，但可造成器官损害。自人体感染到雌虫产卵需 60～75 天，雌虫寿命为 1～2 年。

二、流行病学

1. 传染源 蛔虫感染者是本病唯一传染源。

2. 传播途径 因生食含有感染性虫卵的不洁蔬果和水而受到感染。也可通过污染的手，经口感染。

3. 人群易感性 普遍易感。在温暖、潮湿和卫生条件差的地区感染较普遍。感染率农村高于城市，儿童高于成年人。无明显季节性。

三、临床表现

因虫体的寄生部位和发育阶段不同而异。

（一）蛔蚴移行症

蛔蚴在寄主体内移行时引起发热、全身不适、荨麻疹等。抵达肺脏后引起咳嗽、哮喘、痰中带血丝等症状，重者可有胸痛、呼吸困难和发绀。

肺部 X 射线检查可见迁徙性浸润性阴影，末梢血液嗜酸性粒细胞明显增多，约 10% 的患者痰中可查到蛔蚴。

（二）肠蛔虫症

常见症状有脐周围疼痛、食欲缺乏、善饥、腹泻、便秘、荨麻疹等，儿童有流涎、磨牙、烦躁不安等，重者出现营养不良。蛔虫如在肠腔内扭结成团，阻塞肠腔而形成蛔虫性肠梗阻，患者可出现剧烈的阵发性腹部绞痛，以脐部为甚，伴有恶心、呕吐，并可吐出蛔虫，腹部可触及能移动的腊肠样肿物。还可发展成绞窄性肠梗阻、肠扭转或套叠，蛔虫也可穿过肠壁，引起肠穿孔及腹膜炎。

（三）异位蛔虫症

蛔虫有钻孔的习性，肠道寄生环境改变时可离开肠道进入其他带孔的脏器，引起异位蛔虫症，常见以下几种。

1. 胆道蛔虫症 以儿童及青壮年为多，女性较常见。诱因有高热、腹泻、妊娠、分娩等。突然发病，右上腹偏中有剧烈阵发性绞痛，钻凿样感，患者辗转不安、恶心、呕吐，可吐出蛔虫。发作间期无疼痛或仅感轻微疼痛。

2. 胰管蛔虫症 多并发于胆道蛔虫症，临床征象似急性胰腺炎。

3. 阑尾蛔虫症 多见于幼儿，其临床征象似急性阑尾炎，但腹痛性质为绞痛，并呕吐频繁，易发生穿孔，宜及早手术治疗。

四、诊断

1. 肠蛔虫病诊断 临床患者出现腹痛，伴近期有排虫或吐虫史，粪便检查发现蛔虫卵即可做出诊断。但仅有雄虫或蛔虫尚未发育成熟时，粪便检查可阴性。

2. 蛔虫幼虫移行症诊断依据 ①近期有生食蔬菜或瓜果史；②呼吸道症状尤其伴有哮喘；③胸部 X 线片检查有短暂游走性肺部浸润；④血常规示嗜酸性粒细胞增多。

五、治疗

（一）驱虫治疗

应用苯咪唑类药物、噻嘧啶或左旋咪唑进行驱虫治疗。

1. 苯咪唑类药物 包括阿苯达唑与甲苯达唑，均为广谱驱虫药，可抑制蛔虫摄取葡萄糖，导致糖消耗增加和三磷腺苷减少，使虫体麻痹。阿苯达唑，400 mg，一次顿服。甲苯达唑，500 mg，一次顿服。有效率达 90% 以上。一般无明显副作用，偶有头痛、恶心、呕吐、轻度腹泻等。

2. 噻嘧啶 为广谱驱虫药，可阻断虫体神经肌肉传导，引起虫体收缩后麻痹不动而死亡，驱虫作用快。儿童剂量 10 mg/kg，成人为 500 mg，一次顿服。可引起头痛、呕吐等。孕妇以及有肝、肾脏、心脏等疾病患者慎用。

3. 左旋咪唑 具有抑制蛔虫肌肉中琥珀酸脱氢酶的作用，使虫体麻痹而排出体外。儿童剂量 2.5 mg/kg，成人 150~200 mg，一次顿服。本药偶可引起中毒性脑病，故应慎用。

（二）并发症治疗

1. 蛔虫性肠梗阻　可服豆油或花生油，使蛔虫团松解再驱虫。肠穿孔者可手术治疗。

2. 胆道蛔虫　阿司匹林 1 g 或食醋，或肌内注射阿托品，症状缓解后再驱虫。

六、预防

加强粪便管理。开展卫生宣传，加强个人卫生，饭前、便后洗手，不吃生菜和未洗净的瓜果。

【蛲虫病】

蛲虫病是由蠕形住肠线虫（简称蛲虫）成虫寄生于人体小肠末端、盲肠和结肠引起的一种寄生虫病。主要临床表现为肛门及肛门周围皮肤瘙痒，异位寄生时可引起阑尾及泌尿生殖系统炎症等。多见于儿童，世界各地均有本病。温带、寒带地区感染率高于热带地区，城市高于农村。

一、病原学

蠕形住肠线虫（简称蛲虫）成虫形体细小如棉线头，呈乳白色。雌雄异体，雄虫长 2～5 mm，雌虫长 8～13 mm，虫卵长 50～60 μm，宽 20～30 μm，两侧不对称，一侧扁平，一侧稍凸，呈柿核状。成虫寄生于人体的盲肠、阑尾、结肠及回肠下段，严重感染时也可寄生于小肠上段甚至胃及食管等部位。虫体吸附于肠黏膜上，或在肠腔内游离，以肠内容物、组织或血液为食。蛲虫雌雄交配后，雄虫很快死亡随粪便排出。受精后雌虫向宿主肠腔下段移行至直肠。在宿主入睡后，肛门括约肌松弛，部分雌虫移行至肛门外，在肛门周围的皮肤上产卵，每条雌虫可以产卵 5000～17000 个。排卵后的雌虫大都枯萎死亡，有少数可爬回肛门或进入阴道、尿道、膀胱等处，引起异位损害。黏附在肛门附近的虫卵，在适宜温度（34～36℃）、湿度（90%～100%）情况下，经约 6 小时发育成感染期卵。当患者用手搔抓肛门周围皮肤时，虫卵可污染手指，再经口食入造成自身感染。感染期卵也可脱落并黏附在衣被玩具或食物上，经口进入人体使自身或他人感染。虫卵可随灰尘飞扬，经空气被人吸入，黏附在咽部而进入消化道而感染。

二、流行病学

（一）传染源

蛲虫感染者和蛲虫病患者。

（二）传播途径

1. 直接感染　肛-手-口的直接感染是本病的主要传播途径。患者搔抓肛周皮肤后手被蛲虫卵污染，当用不洁的手抓取食物或吸吮手指时虫卵经口食入引起自身重复感染。

2. 间接感染　人体接触被虫卵污染内衣裤、被褥、玩具、食物等后经口食入而感染。

3. 吸入感染　散落在被褥及衣裤上的虫卵借风力或尘土漂浮于空气中，被吸入并黏附于人口、鼻腔随吞咽进入消化道使人感染。

4. 逆行感染　虫卵在肛门附近自孵，幼虫经肛门逆行爬回肠内发育为成虫并产卵。

（三）人群易感性

各种人群对蛲虫普遍易感，以儿童多见，6～9岁组感染率最高。托儿所、幼儿园及中小学校等人群聚集地，特别是在一些卫生条件较差的场所，易发生聚集性蛲虫感染。男女感染率无显著差异。

（四）流行病学特征

蛲虫感染呈世界分布。寒带和温带地区较热带地区感染更为普遍。

三、临床表现

（一）肠道寄生

最突出症状为肛周和会阴部皮肤瘙痒，以夜间为甚，搔抓后可造成皮肤破损、充血、皮疹、湿疹，甚至诱发细菌感染。多伴有遗尿、噩梦、夜惊、失眠、烦躁不安、食欲不振等临床表现。

蛲虫寄生肠道可引起胃肠功能紊乱，感染程度较重可刺激局部肠黏膜引起炎症或溃疡，出现恶心、呕吐、腹痛、腹泻、粪便中黏液增多等。少数患者可出现嗜酸粒细胞性小肠结肠炎，可伴有发热、急性腹痛、水样腹泻症状，粪便中可有大量蛲虫幼虫。虫体侵入肠壁组织，可致肉芽肿产生，引起腹痛、腹泻等，影响幼儿生长发育。严重感染者可出现神经功能和心理行为的异常，如烦躁、焦虑、易激动、多动、咬指甲、夜惊、夜间磨牙、注意力不集中和不合群等，幼儿还可能出现异食症等。

（二）异位寄生

1. 蛲虫性阑尾炎 蛲虫可寄生于阑尾腔，也可侵入阑尾组织，引起阑尾炎相应临床表现。

2. 蛲虫性尿道炎 蛲虫逆行钻入尿道可引起尿道炎，出现尿频、尿急、尿痛等刺激症状，儿童夜间可发生遗尿。

3. 蛲虫性生殖道炎 雌虫侵入女性外阴，经阴道进入生殖系统各脏器，可引起外阴炎、阴道炎、子宫颈炎、子宫内膜炎和输卵管炎等。患者表现为外阴瘙痒、红肿，分泌物增多，下腹部隐痛等临床表现。

四、实验室检查

（一）虫卵检查

1. 胶带纸肛试法 将透明胶带纸含胶面粘贴于肛门周围皮肤，用手指压迫使胶面与皮肤充分粘贴，将胶带纸拿下后粘贴于载玻片上，镜检虫卵。本检查应在清晨受检者大便前进行。

2. 棉签肛试法 用生理盐水浸湿的棉签在受检者肛门周围皮肤上擦拭，然后涂于载玻片上镜检虫卵。在在清晨受检者大便前进行。

（二）成虫检查

儿童入睡后1～3小时，仔细检查肛门周围，若发现白色小虫，用镊子夹住放入盛有70%乙醇的小瓶内，镜检成虫。因蛲虫未必每晚都爬出产卵，若为阴性应连续观察3～

5 天。

五、诊断

根据《中华人民共和国卫生行业标准 WS 469 - 2015》，诊断标准如下。

（一）蛲虫感染符合下列一项即可诊断。

（1）未见相应临床表现，且同时肛周采样查见蛲虫卵。

（2）未见相应临床表现，且同时肛周检获蛲虫成虫或幼虫。

（二）蛲虫病

1. 疑似病例　符合下列一项即可诊断。

（1）同时有流行病史，即与蛲虫感染者共同生活或工作史及蛲虫病临床表现。

（2）同时有流行病史同，即与蛲虫感染者共同生活或工作史及蛲虫异位寄生所致疾病临床表现。

2. 确诊病例　符合下列一项即可确诊。

（1）疑似病例且同时肛周采样查见蛲虫卵。

（2）疑似病例且同时肛周检获蛲虫成虫或幼虫。

六、鉴别诊断

1. 肛周神经性皮炎　肛门周围瘙痒，夜间加剧，搔抓后皮肤损害呈扁平的圆形或多角形丘疹、密集成群，表面覆有一层很薄的糠皮样鳞屑。随病情进展，丘疹逐渐融合，病灶增大，色暗褐，皮肤肥厚，形成苔藓样硬化，外形粗糙，表皮及周围有抓痕、出血点或结痂。

2. 外阴炎　常表现为外阴部瘙痒，伴有湿疹或尿布疹，但无明显日轻夜重现象。

3. 滴虫性阴道炎　主要临床表现为稀薄的泡沫状白带增多及外阴瘙痒，若有其他细菌混合感染则排出物呈脓性，可有臭味。瘙痒部位为阴道口及外阴，间或有灼热感、疼痛等。若尿道口有感染，可有尿频、尿痛、尿急。

4. 霉菌性阴道炎　主要临床表现为白带增多，外阴或阴道瘙痒、灼烧感，小便疼痛，外阴周围红肿，表皮变化多样，水样白带直至凝乳状白带均可出现。

5. 阿米巴阴道炎　多继发于肠道感染，阴道分泌物呈浆液性或黏液性，可找到阿米巴滋养体。

6. 肛周湿疹　主要临床表现为肛周瘙痒，浆液渗出明显，搔抓后出现抓痕、血痂、合并细菌感染可出现脓性渗出和结痂，呈现湿疹特有外观。可扩展至会阴、阴囊、臀部皮肤。慢性期局部皮肤增厚，苔藓变，皱襞皲裂明显。

七、治疗

应用苯咪唑类药物、恩波吡维铵或噻嘧啶进行驱虫治疗。

（一）苯咪唑类药

阿苯达唑 400 mg，顿服；或甲苯达唑 500 mg，顿服。成人剂量与儿童剂量相同。两周后再服一次防复发。副作用轻，可有头昏、腹痛、腹泻。

（二）恩波吡维铵

恩波吡维铵 5 mg/kg，顿服。该药服后大便染成红色。副作用少，偶有恶心、呕吐、腹痛和感觉过敏。

（三）噻嘧啶

噻嘧啶 10 mg/kg，顿服，两周后复治一次。副作用小，可有轻度头痛、恶心、腹部不适。

八、预防

加强宣传，使儿童家长了解本病传播方式。注意个人卫生习惯，勤剪指甲，勤洗手、洗澡，勤换内衣裤，不吸吮手指。换下的内裤煮沸消毒。集体儿童机构或家庭内感染率高时，可集体普治。

第五节　绦虫病

扫码"学一学"

> **案例导入**
>
> 患者，男，25 岁，农民，夏天某日大便时，发现大便中带有白色蠕动虫体。自觉头痛、头晕、易疲乏、四肢无力、记忆力减退、阵发性脐周疼痛和腹胀、食欲减退。
>
> **问题：**
> 1. 该病例的初步诊断是什么？
> 2. 如何治疗及预防？

绦虫病是由绦虫成虫或幼虫寄生于人体不同组织、器官引起的一类寄生虫病。临床表现因寄生虫种、寄生阶段和寄生部位不同而异。

一、病原学

我国常见的绦虫有猪肉绦虫和牛肉绦虫。其形态基本相似，成虫虫体扁长呈带状，前端较细，向后逐渐变宽。乳白色。体长数米，牛肉绦虫长于猪肉绦虫。虫体分头节、颈节与链体三部分。头节近似球形，颈部纤细，链体又称体节，由 700 ~ 1000 个节片构成。节片较薄，略透明。雌雄同体。末端的称孕节，每一孕节内含虫卵 3 ~ 5 万个。石灰小体是绦虫的特征性结构，普遍存在于绦虫成虫及中绦期虫体的实质中。虫卵卵壳很薄，呈圆球形，内含一个发育成熟的六钩蚴。

猪或牛食入含虫卵或孕节的人粪而感染。虫卵在小肠内经消化，24 ~ 72 小时，胚膜破裂，六钩蚴逸出，借小钩或胚体分泌物，钻入肠壁，随血或淋巴散布到猪体各处，如肌肉、心脏、脑等处。虫体逐渐长大，约经 10 周发育为成熟的囊尾蚴。人若食入生的或未煮熟的有囊尾蚴的猪肉或牛肉，在小肠内经消化时，囊尾蚴翻出头节吸附在肠黏膜上，2 ~ 3 个月后发育为成虫，并随粪便排出孕节或虫卵。成虫寿命可长达 25 年以上。人若食入猪肉绦虫卵后，也可在人体内发育成囊尾蚴，而致囊尾蚴病。

二、流行病学

1. 传染源 人作为猪肉绦虫和牛肉绦虫的终末宿主，其患者是唯一传染源。

2. 传播途径 进食未煮熟的带有囊尾蚴的猪肉或牛肉而感染。生尝肉馅或菜板、餐具生熟不分也可感染。

3. 人群易感性 普遍易感，男性多于女性，青壮年多发。

三、临床表现

潜伏期为 2~3 个月。

猪肉与牛肉绦虫病的症状多数较轻，常常为患者不自觉发现粪便中白色带状节片。重者可出现腹痛、腹泻、恶心、呕吐、食欲缺乏、消化不良、头痛、失眠、磨牙、神经过敏等。部分患者有肛门瘙痒，体重减轻。牛肉绦虫的节片因为蠕动能力较强，常可自动从肛门脱出。儿童可表现发育迟缓，甚至贫血。2.5%~25% 猪肉绦虫患者因自体感染而同时患有囊虫病，感染期越长危险性越大。牛肉绦虫寄生数量多时偶可引起机械性肠梗阻。

四、诊断

有进食含囊尾蚴的猪、牛肉史，粪便中有白色带状节片或虫卵即可确诊。

五、治疗

本病主要针对病原治疗，常用以下药物驱虫。

1. 吡喹酮 为首选药物。无须导泻，疗效可达 95% 以上。药物主要作用在绦虫颈部表皮，出现空泡和破溃，使虫体肌肉发生痉挛，致虫体随肠蠕动从粪便排出体外。剂量为 15~20 mg/kg，顿服。

2. 甲苯达唑 300 mg，2 次/天，疗程 3 天。疗效亦佳，肠道内很少吸收，副作用少。

驱虫注意事项：驱虫后应留 24 小时内全部粪便，以便寻找头节。如治疗后 6 个月无节片排出，虫卵转阴，则认为痊愈，否则应复治。

六、预防

在流行区，做好卫生宣传教育，避免人粪便污染牧场；讲究个人卫生，饭前、便后洗手，不吃生肉及未熟肉，饮食器具应生熟分开；加强屠宰卫生管理；禁止出售含囊尾蚴的猪肉和牛肉，囊尾蚴在 -10℃ 储藏 5 天即可死亡。

扫码"学一学"

第六节 囊虫病

案例导入

患者，女，34岁，已婚、农民。主诉：头晕、呕吐、进行性四肢无力10多天，近4天内间歇癫痫发作20多次，急诊入院。患者10多日前，无明显诱因出现头晕，非旋转性，呕吐，非喷射性，多吐出胃内容物，同时四肢无力进行性加重，尚能行走。视力、语言、神志如常。近4天来症状加重，右侧肢体强直性抽搐，每日5次，每次约持续1分钟，自行缓解，伴口吐白沫和小便失禁，不伴意识障碍，右侧肢体肌力进一步减退，不能下床行走，右手不能持物。无发热、不畏寒。否认生吃食物习惯，否认进食米猪肉史。已闭经5个多月。

问题：

1. 该病例的初步诊断是什么？
2. 应如何治疗及预防？

囊虫病（囊尾蚴病）是由链状带绦虫的幼虫猪囊尾蚴寄生于人体皮下与肌肉、脑、眼等部位引起的一种寄生虫病。主要临床表现因囊尾蚴寄生的部位和数量的不同而异，可有高热、肌肉酸痛、乏力、食欲不振、皮内结节、心悸、胸闷气短、呃逆、头痛、头晕、颅内压增高、精神障碍等。

一、临床表现

潜伏期3个月左右。

临床表现与感染的轻重及囊虫寄生的部位有关。病变部位以脑、皮下组织、肌肉为多，但也可累及其他脏器。脑囊虫病变以大脑皮层为多，是临床上癫痫发作的病理基础。亦可从脉络膜丛进入脑室及蛛网膜下腔，使脑脊液循环阻塞产生脑积水，甚至形成脑疝。寄生在软脑膜者可引起蛛网膜炎。寄生在椎管压迫脊髓可致截瘫、感觉障碍、大小便潴留等。大量囊尾蚴在脑组织中可引起炎症改变，充血、水肿、脑膜肥厚及粘连等。囊尾蚴在皮下和肌肉表现为囊虫结节，在眼部常寄生于视网膜、玻璃体、眼肌及眼结膜，引起视力障碍。

二、诊断

（1）根据患者在流行区尤其有肠绦虫史，临床表现有癫痫发作、颅内压增高、精神障碍、皮下肌肉结节、脑脊液有异常表现等可作为疑似病例。

（2）凡疑似病例经间接血凝试验、酶联免疫吸附试验法检测血清或脑脊液中囊虫特异性抗体阳性，可做临床诊断。

（3）CT和MRI检查有助于脑囊虫病的临床诊断。皮下结节活检或脑手术病理组织检查证实者可确诊。

三、治疗

（一）颅内高压患者

宜先每天静脉滴注 20% 甘露醇 250 ml，再加地塞米松 10 mg 静脉滴注，连续 3 天后再开始病原治疗。

（二）癫痫发作频繁者

可酌情选用地西泮（安定）、戊巴比妥钠及苯妥英钠等药物。

（三）药物治疗

1. 吡喹酮　对各种囊虫均有效，常用量每次 10 mg/kg，3 次/天，4～6 天为一疗程，总量 120～180 mg/kg，一般需 2～3 个月后重复一个疗程。治疗皮肌型囊虫病，囊尾蚴多在 4 周内死亡。

2. 阿苯达唑　对猪囊尾蚴有杀灭作用，但较吡喹酮作用温和而缓慢，反应较轻而安全，故为首选药，有效率达 85% 以上。剂量为每日 20 mg/kg，2 次分服，10 天为一疗程，脑型患者需 2～3 个疗程，每个疗程间隔 14～21 天。副作用主要有头痛、低热，少数可有视力障碍、癫痫等。

（四）其他治疗

1. 各型囊虫病患者　应住院治疗，因皮肌型囊虫患者也有潜在脑囊虫病的可能，治疗中可能有较严重的不良反应或脑疝等症状，故必须住院治疗。

2. 癫痫发作频繁者　应同时给予抗癫痫治疗，颅内压增高须先降颅压治疗。必要时须外科行脑室引流减压术后方能进行药物治疗。

3. 眼内囊虫病患者　禁止杀虫治疗，以免囊虫在眼内死亡后引起的炎症加重视力障碍，甚至失明。所以必须手术治疗，还应注意同时存在其他器官囊虫病的可能性。

4. 脑室内囊虫致脑室梗阻者　可先考虑手术治疗再行驱虫治疗。

5. 晚期囊虫病患者　有痴呆、幻觉、妄想及性格改变者，疗效较差，且易发生严重不良反应。

四、预防及预后

广泛宣传本病的危害和传播方式。对患者应早进行驱虫治疗及其粪便管理，饭前＼便后要洗手，防止吞食猪肉绦虫卵。生猪饲养不得任意放牧，应进行圈养，以阻断人与猪间的传播。认真做好上市猪肉的检疫工作，禁止出售含囊尾蚴的肉。

本章小结

本章主要介绍了常见的寄生虫感染性疾病，包括原虫感染性疾病的阿米巴病和疟疾、蠕虫感染中的日本血吸虫病及肠道寄生虫病。寄生虫感染性疾病的确诊主要依靠病原体检测，治疗的主要措施我驱虫治疗，预防寄生虫病主要为切断传播途径。

扫码"练一练"

目标检测

一、选择题

【A1/A2 型题】

1. 最常见的阿米巴病的肠外并发症是
    A. 腹膜炎　　　　　　　　　　B. 肺脓肿
    C. 肝脓肿　　　　　　　　　　D. 脑脓肿
    E. 胸膜支气管瘘

2. 传播疟疾的主要媒介是
    A. 中华按蚊　　　　　　　　　B. 三带喙库蚊
    C. 刺挠伊蚊　　　　　　　　　D. 白蛉子
    E. 螨虫

3. 典型疟疾表现中哪项是错误的
    A. 定时性、周期性寒热、大汗发作　　B. 有完全缓解间歇
    C. 贫血　　　　　　　　　　　D. 症状发作后无间歇期
    E. 间歇期因疟原虫种类不同而不同

4. 阿米巴痢疾的发病是由于经口感染以下哪种病原
    A. 结肠阿米巴滋养体　　　　　B. 溶组织阿米巴滋养体
    C. 结肠阿米巴包囊　　　　　　D. 溶组织阿米巴包囊
    E. 溶组织阿米巴小滋养体

5. 血吸虫病的确诊可通过从大便中孵育出什么而获得
    A. 尾蚴　　　　　　　　　　　B. 毛蚴
    C. 虫卵　　　　　　　　　　　D. 成虫
    E. 幼虫

6. 钩虫幼虫引起的临床表现除外
    A. 钩蚴性皮炎　　　　　　　　B. 咽痒
    C. 脓疱　　　　　　　　　　　D. 贫血
    E. 肺炎

7. 钩虫病的主要临床特征是
    A. 皮炎　　　　　　　　　　　B. 过敏性肺炎
    C. 嗜异食症　　　　　　　　　D. 贫血
    E. 消化道症状

8. 钩虫病贫血严重程度与下列哪项关系不大
    A. 感染钩虫种类　　　　　　　B. 感染钩虫数量
    C. 患者的职业和年龄　　　　　D. 消化道大出血
    E. 患者的营养状态

9. 蛔虫主要寄生于人体的
    A. 小肠　　　　　　　　　　　B. 胆道
    C. 升结肠　　　　　　　　　　D. 盲肠

　　E. 乙状结肠和直肠

10. 诊断胆道蛔虫症的方法中最常用的无创检查是

　　A. 血常规　　　　　　　　　　　　B. 粪便查虫卵

　　C. B 超　　　　　　　　　　　　　D. 逆行胰胆管造影

　　E. 胃镜

11. 蛔虫病的传染源是

　　A. 蛔虫患者　　　　　　　　　　　B. 猪

　　C. 牛　　　　　　　　　　　　　　D. 马

　　E. 猫

12. 蛲虫成虫主要寄生于人体的

　　A. 十二指肠　　　　　　　　　　　B. 空场

　　C. 回盲部　　　　　　　　　　　　D. 结肠

　　E. 直肠

13. 蛲虫病的主要症状是

　　A. 皮肤瘙痒、皮疹，夜晚尤甚　　　B. 肛门会阴部溃疡、剧痛

　　C. 肛门会阴部奇痒，夜晚尤甚　　　D. 阴道炎，下腹隐痛

　　E. 尿路刺激症状

14. 确诊蛲虫病的依据是

　　A. 驱虫治疗有效　　　　　　　　　B. 家中有蛲虫病患者

　　C. 特异性抗体阳性　　　　　　　　D. 典型症状

　　E. 发现虫卵或成虫

15. 肠绦虫病患者最初和唯一的症状是

　　A. 消瘦、乏力　　　　　　　　　　B. 粪便中发现白色带状节片

　　C. 失眠　　　　　　　　　　　　　D. 食欲亢进

　　E. 上腹痛

二、简答题

1. 简述阿米巴病的临床表现及治疗。

2. 简述疟疾的传播途径及预防。

（王春梅）

第十三章 螺旋体感染性疾病

学习目标

1. **掌握** 钩端螺旋体病的治疗方法。
2. **熟悉** 钩端螺旋体病的临床表现。
3. **了解** 钩端螺旋体病的发病机制。
4. 学会钩端螺旋体病的诊断技能及预防。
5. 通过钩端螺旋体病的预防能够进一步了解螺旋体感染病的预防。

钩端螺旋体病

扫码"学一学"

案例导入

患者，男，22岁，于发病后20小时就诊。诉起病时自觉全身不适，微恶寒，继之高热，头痛，口渴喜饮，伴四肢无力，双小腿酸胀，小便黄。查体温39.7℃，球结膜充血，颜面潮红，腓肠肌压痛明显，腹股沟可触及三枚蚕豆大淋巴结、压痛明显。

问题：

1. 该病例的初步诊断是什么？
2. 应如何治疗？

钩端螺旋体病简称钩体病，是由一组致病性钩端螺旋体（简称钩体）引起的急性传染病。本病属自然疫源性疾病，猪和鼠类是主要传染源。

一、病原学

钩端螺旋体属于螺旋体目，密螺旋体科，钩端螺旋体属。是一种纤细的螺旋状微生物，菌体有紧密规则的螺旋，长 $4 \sim 20 \mu m$，宽约 $0.2 \mu m$。菌体的一端或两端弯曲呈钩状，沿中轴旋转运动。旋转时，两端较柔软，中段较僵硬。

钩端螺旋体对热、酸、干燥和一般消毒剂都敏感。在人的胃液中30分钟内可死亡。在胆汁中迅速被破坏，以致完全溶解。在碱性（pH $7.2 \sim 7.4$）水中能生存 $1 \sim 2$ 个月，在碱性尿中可生存24小时，但在酸性尿中则迅速死亡。

二、流行病学

（一）传染源

鼠类和猪是两个重要保菌带菌宿主，它们可通过尿液长期排菌成为本病的主要传染源。

（二）传染途径

病原体通过皮肤、黏膜侵入人体，这是本病的主要传染途径。人接触有钩端螺旋体的疫水是传染本病的重要方式。与疫水接触时间愈长，次数愈多，发病的机会也愈多。也可通过接触病畜排泄物及进食被鼠、猪排泄物污染的食物而传播。

（三）人群易感性

普遍易感。农民发病较高，新进入疫区的人发病率较高。不同型别间无交叉免疫。

（四）流行病学特征

全球均有，在热带地区全年都可能有病例发生，国内大部流行区主要于 7～10 月份发病，其中 8～9 月份为高峰。

三、临床表现

潜伏期 2～20 天，一般为 7～12 天。

因受染者免疫水平的差别以及受染菌株的不同，可直接影响其临床表现。临床特点为起病急骤、高热、全身酸痛、结膜充血、腓肠肌压痛、浅表淋巴结肿大、出血倾向等。重者可并发黄疸、肺出血、肾功能不全、脑膜炎等，预后较差。临床经过可分为早期、中期和恢复期三个时期。

（一）早期

病程第 2～3 天，为钩体血症阶段，系各型钩体病所共有。以早期中毒症候群为特点，表现为三症状：发热、肌肉酸痛（腓肠肌和腰背酸较明显）、身软（全身乏力、肢体软弱）和三体征：眼红（眼结膜充血）、腿痛（腓肠肌压痛、重者拒压）和淋巴结肿大（腹股沟、腋下淋巴结肿大与疼痛、红肿）等。

（二）中期

病程第 3～10 天，为器官损伤期。临床表现差异较大，分为感染中毒型、肺出血型、黄疸出血型、脑膜脑炎型和肾衰竭型。

（三）恢复期

患者热退后各种症状逐渐消退，但也有少数患者退热后经几天到 3 个月左右，再次发热，出现症状，称后发症。

四、诊断

（一）诊断依据

1. 流行病学资料 发病前 1～30 天接触疫水或动物尿或血。

2. 早期主要临床表现

（1）发热 起病急，可有畏寒，短期内体温可高达 39℃，常为弛张热。

（2）肌痛 全身肌痛，特别是腓肠肌痛。

（3）乏力 全身乏力，特别是腿软明显。

（4）眼结膜充血 轻者主要在眼球结膜，外眦及上下穹隆部，重者除角膜周围外的全球结膜血管扩张呈网状，无分泌物，不通，不畏光。

（5）腓肠肌压痛　双侧腓肠肌压痛，重者拒按。

（6）淋巴结肿大　主要为表浅淋巴结及股淋巴结，一般为 1～2 cm，质偏软，有压痛，无化脓。

3. 实验室诊断

（1）从血液、尿液或脑脊液分离到钩端螺旋体。

（2）从血液、尿液或脑脊液检测到钩端螺旋体核酸。

（3）患者恢复期血清比早期血清抗钩端螺旋体抗体效价 4 倍或 4 倍以上升高。

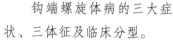

考点提示

钩端螺旋体病的三大症状、三体征及临床分型。

（二）诊断标准

1. 疑似病例　具备流行病史加上发热或肌痛或乏力任何一个症状。

2. 临床确诊病例　疑似病例加上眼结膜充血或腓肠肌压痛或淋巴结肿大任何一个体征。

3. 确诊病例疑似病例　加上上述实验室诊断中任何一项。

五、治疗

（一）治疗原则

本病治疗主要为使用有效抗生素及时消灭体内病原体，并应强调休息，悉心护理，注意营养，酌情补充热量及 B 族维生素和维生素 C。

（二）治疗方案

1. 流感伤寒型

（1）抗菌疗法　是钩体病最基本的治疗措施，是早期治疗的核心。青霉素 G 为首选药物，庆大霉素次选，多西环素等也可酌情选用。青霉素尽量早用，200 万 U/次，静脉注射，每 6～8 小时 1 次；小儿，5 万 U/（kg. d），分 4～6 次，静脉注射，疗程 5～7 天。次选青霉素，过敏者可用庆大霉素，（16～24）万 U/天，分 2 次肌内注射，或用多西环素，100～200 mg，一天 2 次，口服，疗程 7 天。

赫氏反应：部分患者在青霉素治疗首剂后 0.5～4 小时常发生赫氏反应（即治疗后加重反应）。表现为突起寒战、高热、头痛、全身酸痛、脉速、呼吸急促等，比原有症状加重。重者可发生低血压、休克、冷厥等反应，一般在 0.5～1 小时后消失。此反应是由钩体被杀灭裂解后所产生的毒素引起的。重危患者大出血时，可先静脉滴入氢化可的松及肌内注射镇静剂。等病情稳定后再给予青霉素治疗，以避免赫氏反应诱发大出血。各种重型患者与有并发症者，青霉素用量应加大，疗程延长，或联合用药。

（2）对症支持治疗

1）一般支持治疗　注意卧床休息，给予易消化食物，适当补充 B 族维生素和维生素 C。

2）补液　静脉补液 24 小时总量成人 2000～2500 ml，以 5% 葡萄糖生理盐水为主，适量补充 10% 葡萄糖 500 ml 左右，已补充肌体对热能消耗增加的需求。

3）高热的处理　可应用物理降温，明确诊断的前提下使用解热镇痛药。

4）鼻出血　是钩体病的常见症状，一般鼻出血可用棉条或纱布条浸 1% 麻黄素或 0.1% 肾上腺素塞鼻，也可用大剂量维生素 K。

2. 肺弥漫性出血型

（1）抗菌疗法　同流感伤寒型。

（2）宜用适量镇静剂　首选氯丙嗪、异丙嗪各 25～50 mg，肌内注射。重者也可用 10% 水合氯醛 30 ml 灌肠，再用安定 10 mg 肌内注射。

（3）及早应用氢化可的松　200～300 mg 加入 5%～10% 葡萄糖液 100～150 ml 静脉滴注。

（4）酌用强心剂　如毒毛花苷 K 0.125～0.250 mg 或毛花苷 C（西地兰）0.4 mg 加入 5%～10% 葡萄糖液静脉缓注。

（5）补液疗法　以 5% 葡萄糖、10% 葡萄糖或 5% 葡萄糖生理盐水为好。避免使用高渗溶液如甘露醇等，病情重者第一日总量 800～1000 ml。

（6）氧气疗法

（7）止血药疗法　维生素 K 10～20 mg 静脉滴注或大剂量维生素 C 3～5 g 静脉滴注。

3. 黄疸出血型　治疗的药物剂量宜偏大，疗程宜偏长，鉴于本型患者多有不同程度的肝或肾功能损伤，用药时注意肝肾功能情况及其变化。治疗除给予青霉素外，亦可参考急性黄疸型肝炎的治疗。

4. 脑膜脑炎型　病情较轻。抗菌治疗上青霉素不易透过血脑屏障可加大剂量，成人每日 320 万单位肌内注射或静脉滴注，疗程 5～7 天。其他参考流行性乙型脑炎的治疗。

5. 其他治疗　眼后发症的治疗可用青霉素同时扩瞳热敷，可的松滴眼或做结膜下注射，口服烟酸等。神经系统后发症用中西医结合的综合疗法，药物可用青霉素、肾上腺皮质激素、血管扩张药等。肾功能不全者除注意水、电解质及酸碱平衡，应及时采用腹膜透析或血透析治疗以挽救患者生命。

六、预防

灭鼠、防鼠、管理好猪、犬及注射钩体菌苗是减少发病与防止流行的关键。

（一）控制传染源

1. 管理好牲畜　结合两管（管水、管粪）和五改（改良水井、厕所、畜圈、炉灶、环境），开展圈猪积肥。猪是我国南北方洪水型和雨水型钩体病流行的主要传染源，要注意家畜粪尿无害化处理，不让粪尿污染阴沟、池塘、稻田、河流、水井等水源，流行区加强病畜的检查和治疗，预防接种。此外，因犬带菌率高，活动面广，污染范围宽，对犬的管理十分必要。应消灭野犬，栓养家犬或不养犬。

2. 灭鼠　田间野鼠是稻田型钩体病流行的主要传染源，在每年 2～3 月份及 9～10 月份鼠类繁殖高峰时间可进行大规模灭鼠。可用鼠夹或鼠药灭鼠。

3. 隔离治疗患者　并对其血、尿、痰严格消毒处理。

（二）切断传播途径

保护水源和食物清洁，防止鼠和病畜尿污染。防洪排涝，收割前放干田中积水。对猪畜的饲养场所，应搞好环境卫生和消毒。流行季节避免在河塘嬉水或游泳。

（三）提高人群免疫力

用于各地流行菌制备的多价钩体菌苗，接种对象以青壮年农民及进入疫区者为主，在流行季节前 1 个月进行皮下注射，前后接种两次，间隔 7～10 天。普通菌苗剂量为 14～60 岁第 1 针 1 ml，第 2 针 2 ml；7～13 岁用量减半；7 岁以下酌减量注射。浓缩菌苗剂量为普通菌苗的一半。菌苗接种后 1 个月左右产生免疫力，其免疫力可维持 1 年左右。当年保护率可达 95%。

对高度怀疑已受钩体感染者，用青霉素（20～40）万 U，肌内注射，每天 2～3 次，连续 2～3 天，亦可口服多西环素 200 mg，每周 1 次。在接触疫水期按时使用，保护率为 90% 左右。

本章小结

钩端螺旋体病是由钩端螺旋体感染引起的自然疫源性疾病，主要传染源为鼠和猪，主要传播途径为接触疫水传播，临床表现主要为表现为三症状：发热、肌肉酸痛（腓肠肌和腰背酸较明显）、身软（全身乏力、肢体软弱）和三体征：眼红（眼结膜充血）、腿痛（腓肠肌压痛、重者拒压）和淋巴结肿大（腹股沟、腋下淋巴结肿大与疼痛、红肿），重者可有肺、肝、肾、脑的病变，治疗主要为使用有效的抗生素。

目标检测

一、选择题

【A1/A2 型题】

扫码"练一练"

1. 钩体病的主要传染源是

    A. 家鼠和猪   B. 按蚊和伊蚊

    C. 野鼠和猪   D. 患者和携带者

    E. 以上都不是

2. 钩体病的传播方式为

    A. 呼吸道飞沫传播   B. 消化道传播

    C. 直接接触传播   D. 节肢动物间接传播

    E. 血液传播

3. 钩体病黄疸出血型的常见死亡原因为

    A. 败血症休克   B. 上消化道出血

    C. 肺出血   D. 脑膜脑炎

    E. 急性肾功衰竭

4. 钩体病治疗首剂使用大剂量青霉素治疗可出现的不良反应是

    A. 急性血管内溶血   B. 二重感染

    C. 弥散性血管内溶血   D. 赫克斯海默尔反应

E. 中毒性休克

5. 钩体病治疗的重要原则是

　　A. 抗菌治疗、对症治疗及后发证治疗　　　B. 抗生素治疗首选青霉素

　　C. 抗生素首剂应小剂量　　　　　　　　　D. 早诊断、早治疗及就近治疗

　　E. 使用肾上腺皮质激素

6. 下列哪项不是钩体病的流行特征

　　A. 无明显的季节性　　　　　　　　　　　B. 地区性

　　C. 流行性　　　　　　　　　　　　　　　D. 职业性

　　E. 流行类型可发生变化

7. 下列对钩体病诊断意义较大的常用实验室检查内容是

　　A. 血常规和血沉　　　　　　　　　　　　B. 尿常规

　　C. 钩体显微镜下凝集试验　　　　　　　　D. 血培养

　　E. PCR 检测钩体 DNA

8. 关于钩体病肺弥漫出血型的治疗，下列哪项是错误的

　　A. 短程大剂量肾上腺皮质激素　　　　　　B. 维生素 K 注射止血

　　C. 哌替啶镇静　　　　　　　　　　　　　D. 酌情使用毛花苷 C

　　E. 血压偏低时及时使用升压药

9. 下列关于钩体病发病机制的描述中，错误的是

　　A. 钩体经皮肤进入人体

　　B. 钩体存在的数量与器官受损的程度完全一致

　　C. 基本病理改变是全身性毛细血管损害

　　D. 后发症状主要与变态反应有关

　　E. 主要受累器官为肝、肾、肺、脑

10. 下列不属于钩体病后发症的是

　　A. 后发热　　　　　　　　　　　　　　　B. 心肌炎

　　C. 闭塞性脑动脉炎　　　　　　　　　　　D. 反应性脑膜炎

　　E. 虹膜睫状体炎

11. 钩体对下列何种抗生素最敏感

　　A. 多西环素　　　　　　　　　　　　　　B. 庆大霉素

　　C. 青霉素　　　　　　　　　　　　　　　D. 吉他霉素

　　E. 四环素

12. 下列关于钩体病使用抗生素治疗的描述，错误的是

　　A. 首次应大剂量以快速杀灭钩体

　　B. 早期使用抗生素

　　C. 青霉素过敏者可选用庆大霉素或多西环素

　　D. 大剂量抗生素使用可诱发或加重肺弥漫性出血

　　E. 首剂抗生素使用后应监测有无赫克斯海默尔反应

13. 钩体病后发症的治疗

　　A. 使用长疗程抗生素治疗　　　　　　　　B. 酌情使用肾上腺皮质激素

C. 血液透析   D. 护肝治疗

E. 康复治疗

14. 患者男性，31岁，环卫工人，于7月26日入院。6天前突起高热、头痛、乏力、四肢肌肉疼痛不能行走，服用感冒药无效。2天前出现尿量减少，约300 ml/d。体检发现全身皮肤和巩膜重度黄染，双侧腹股沟淋巴结肿大、压痛，结膜充血，肝肋下1 cm，脾肋下1.5 cm，WBC 12×10^9/L，PLT 120×10^9/L，血沉33 mm/h，胆红素420 μmmol/L，BUN 21 mmol/L，肌酐275 μmmol/L。该患者最可能的诊断是

A. 流行性出血热   B. 恙虫病

C. 钩体病黄疸出血型   D. 登革热

E. 重型肝炎

15. 患者男性，42岁，于8月5日入院。5天前开始畏寒、发热。全身肌肉疼痛，小腿痛明显。来院途中出现胸闷、心悸、洛少量鲜血。体检：体温39.4℃，脉搏132次/分，血压80/40 mmHg。皮肤巩膜轻度黄染，结膜充血，双肺满布湿啰音，肝脾肋下未触及，移动性浊音阴性，双侧腓肠肌压痛，腹股沟淋巴结肿大疼痛。该患者最可能的诊断是

A. 血行播散性肺结核   B. 大叶性肺炎

C. 重型肝炎合并肺部感染   D. 败血症合并DIC

E. 钩体病肺出血型

二、简答题

1. 钩体病肺弥漫出血型的诱因是什么？治疗要点有哪些？

2. 简述钩体病的诊断依据。

（王春梅）

第三篇

外科感染性疾病

第十四章　软组织化脓性感染

学习目标

1. **掌握**　常见软组织化脓性感染的临床表现、诊断与治疗原则。
2. **熟悉**　常见软组织化脓性感染的预防。
3. **了解**　常见软组织化脓性感染的病因。
4. 能按照临床思维方法对常见软组织化脓性感染的患者进行诊断及鉴别诊断，并做出正确处理。

第一节　疖

扫码"学一学"

案例导入

患者，男，27 岁，因"右小腿红肿、疼痛 3 天伴发热"来诊。患者 3 天前自觉右小腿疼痛不适，局部肿胀、发红伴发热，自测体温 38.3℃，右下肢行走不便，自行口服"阿莫西林"无好转，遂来院就诊。患者近期有右足足癣病史。查体：T 38.7℃，神志清楚，右小腿局部片状红疹，略隆起，颜色鲜红，中间较淡，边界清楚，皮温增高，局部压痛明显。实验室检查：血 WBC 14.2×10^9/L，N 85%。

问题：

1. 该患者的诊断及诊断依据是什么？
2. 该患者的治疗原则是什么？

疖（furuncle）是指单个毛囊及其周围组织的急性化脓性感染。

一、临床表现

初起时皮肤局部出现红、肿、痛的小结节，渐增大呈锥形隆起。数日后结节中央组织坏死、软化，顶端出现黄白色脓栓，有波动感。随后脓栓可自行破溃脱落，脓液流尽后局部炎症可逐步消退，病灶愈合。面部"危险三角区"的疖症状常较重，若伴发化脓性海绵状静脉窦炎时，患者可出现眼部及周围组织进行性红、肿、硬结、疼痛，伴寒战、高热、头痛、呕吐，甚至发生昏迷等，病情严重，死亡率高。糖尿病患者、营养不良的儿童易发生疖病，表现为在身体各部位同时发生多个疖，或在一段时间内反复发生疖。

考点提示

面部"危险三角区"的疖受到挤压时，易引起化脓性海绵状静脉窦炎。

二、诊断与鉴别诊断

疖一般为单发、亦可多发，根据患者病史、临床表现，皮损的形态易于诊断，可行脓液细菌培养和药敏试验，发热患者应做血常规检查。老年人及疖病患者注意查找有无诱因、基础疾病，可做血糖、尿糖检查。

需与疖鉴别的病变有：痈、皮脂囊肿继发感染、痤疮轻度感染等。

三、病因与病理

致病菌以金黄色葡萄球菌为主，表皮葡萄球菌等致病菌偶可引起。金黄色葡萄球菌的毒素中含凝固酶，能限制炎症的扩散，感染多局限，常形成脓栓。疖好发于毛囊和皮脂腺较多的部位，如头面、颈项部、背部、腋部、腹股沟和会阴部等。正常情况下，皮肤的毛囊和皮脂腺常有细菌寄居，在局部皮肤不洁、擦伤、毛囊与皮脂腺开口堵塞、环境温度较高或机体抗感染能力降低时，细菌大量生长繁殖产生毒素，引起炎症。面部"危险三角区"（鼻、上唇和周围）的疖如受挤压、碰撞或处理不当时，易促使病菌经内眦静脉、眼静脉进入颅内，引起化脓性海绵状静脉窦炎。

> **考点提示**
>
> 1. 疖的主要致病菌。
> 2. 面部"危险三角区"病的特点。

四、处理措施

（一）全身治疗

有发热等全身症状及白细胞增高时需应用足量抗生素，加强营养支持疗法，注意观察并发症。有基础疾病者应给与相应治疗。

（二）局部处理

疖在红肿阶段可外涂碘酊、黄金散、鱼石脂软膏等，可用热敷或超短波、红外线等理疗措施。若疖顶部出现脓头，用苯酚或碘酊点涂其顶部，也可在消毒后用针尖或刀尖将脓栓剔出，禁忌挤压。脓肿形成、触之有波动感时，应切开引流。

（三）预防

加强个人日常卫生及环境卫生，保持皮肤的清洁，避免皮肤受到摩擦、擦伤。

第二节 痈

痈（carbuncle）是指邻近的多个毛囊及其周围组织的急性化脓性感染，或由多个疖融合而成。

一、临床表现

早期局部皮肤硬肿，呈暗红色，略隆起，与周围组织界限不清，可有数个脓点，多伴有畏寒、发热、食欲减退和乏力等全身症状。随后皮肤炎症范围逐渐扩大，组织坏死，皮肤表面出现脓点数目增多、扩大，破溃出脓后呈蜂窝状，病变中央部坏死、塌陷后呈"火山口"状凹陷。患者自觉患处疼痛加剧，常伴区域淋巴结肿大，全身症状加重甚至可危及生命。患者发生唇痈时，可表现为唇部疼痛、极度肿胀，张口受限，容易引起脓毒血症、颅内化脓性海绵状静脉窦炎等。

二、诊断与鉴别诊断

根据患者病史、典型的局部症状、全身症状、辅助检查等做出诊断，辅助检查主要包括脓液细菌培养和药物敏感试验、血常规检查、血糖及尿糖检查等。

本病需与脓癣、急性蜂窝织炎等疾病相鉴别。

三、病因与病理

主要致病菌为金黄色葡萄球菌。患者多为中老年人，部分患者合并有糖尿病、低蛋白血症、心脑血管疾病等。痈好发于皮肤较厚韧的部位，如颈项和背部，俗称"对口疮"和"搭背"，也可发生于腹壁皮肤及上唇等处。痈的发生与皮肤不洁、擦伤、机体抵抗力不足等有关。痈的急性炎症浸润范围比疖大，感染常从毛囊底部开始，然后沿皮下组织、深筋膜向外周扩散。病变可累及深层皮下结缔组织，向上累及毛囊群，使多个毛囊同时发生感染形成多个脓头，病变中心处皮肤可发生血运障碍，甚至坏死。

考点提示

痈的主要致病菌和好发部位。

四、处理措施

（一）全身治疗

注意休息，加强营养，对症治疗，感染严重者注意纠正水、电解质和酸碱平衡紊乱。合理选用磺胺甲噁唑或青霉素类等抗菌药物，然后根据病原种类及药物敏感试验结果调整用药。若伴有全身基础疾病，要积极治疗。

（二）局部处理

早期患处有红肿时可用 50%硫酸镁或 75%乙醇湿敷、理疗或者鱼石脂软膏、金黄散等敷贴。患处有多个脓点、组织坏死软化或已破溃流脓时，应及时手术切开引流。在静脉麻醉下行"＋"

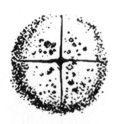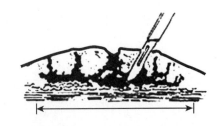

图 14-1　痈的切开引流

或"＋＋"形切口，切口长度应超出皮肤炎症范围少许，深度达筋膜，尽量清除脓液及所有的坏死组织，然后填塞生理盐水纱条并记录纱条的数目（图 14-1），外用干纱布绷带包扎。一般术后 24 小时换药，用呋喃西林或依沙吖啶的纱条湿敷，促使肉芽组织生长。较大的创面可在健康肉芽组织长出后行植皮手术修复。唇痈一般不宜手术治疗，以全身治疗为主。

（三）预防

注意个人卫生，保持皮肤清洁，避免食用辛辣刺激的食物，积极治疗引起抵抗力下降的各种疾病。

第三节 急性蜂窝织炎

急性蜂窝织炎（acute cellulitis）是指发生在皮下、筋膜下、肌间隙或深部疏松结缔组织的急性弥漫性化脓性炎症。

一、临床表现

1. 皮下蜂窝织炎 局部红肿、疼痛，压痛明显，指压后可稍褪色，中央呈暗红色，可因缺血而发生坏死，病变区与周围正常组织界限不清，扩散迅速。病情加重时，皮肤可产生水疱、大疱，破溃出脓后可形成溃疡。病变部位较深者，局部皮肤红肿多不明显，但有局部水肿和深压痛，常伴寒战、高热等全身症状。

2. 产气性皮下蜂窝织炎 主要致病菌是厌氧菌，早期为皮下蜂窝组织炎，病情加重时表现为皮肤、皮下组织及深筋膜进行性坏死，脓液恶臭，局部可触及捻发音，病变进展快，全身状况迅速恶化。常发生在会阴部或下腹部伤口处。

3. 口底、颌下、颈部急性蜂窝织炎 感染多起源于面部或口腔。面部感染可向下方蔓延累及颌下及颈深部，继发于口腔感染的患者颌下肿胀明显，而表面皮肤红、热较轻，检查见口底肿胀。病变可迅速波及咽喉部而引起气管压迫、喉头水肿。患者表现为高热、寒战、头痛、乏力、吞咽困难、不能正常进食、呼吸急迫，甚至呼吸困难及窒息。感染还可波及纵隔。

> **考点提示**
>
> 口底、颌下、颈部急性蜂窝织炎的特点

二、诊断与鉴别诊断

主要根据病史、临床表现、辅助检查等进行诊断，辅助检查包括血常规检查、分泌物涂片检查，血液、脓液细菌培养和药物敏感试验等。

本病要与下列疾病进行相鉴别。

1. 丹毒 皮肤出现片状的稍隆起的红疹，色鲜红、中间稍淡、周围色深、指压褪色，边界较清楚，表面可有水疱，伴烧灼样疼痛，附近淋巴结常肿大，常伴全身症状。丹毒发病部位较表浅，局部水肿轻，边界较清楚，一般疼痛较轻，很少有组织坏死和化脓。

2. 坏死性筋膜炎 常为需氧菌和厌氧菌混合感染。发病急，全身症状重，而局部症状不明显。感染沿筋膜迅速蔓延，筋膜与皮下组织大量坏死，患者常有贫血、中毒性休克。皮肤可见溃疡、脓液稀薄，脓液培养可有多种细菌生长。

3. 气性坏疽 需与产气性蜂窝织炎相鉴别，气性坏疽病前创伤较严重，常深及肌肉、伴有伤肢或躯体功能障碍，伤口分泌物多有特殊腥味。可做脓液涂片检查区分病菌种类。

4. 小儿急性咽喉炎 可表现为高热、咽痛、吞咽困难，但口咽部症状明显而颌下肿胀较轻。

此外，此病还要和接触性皮炎、血管性水肿等疾病相鉴别。

三、病因与病理

溶血性链球菌为主要的致病菌，金黄色葡萄球菌、大肠埃希菌、厌氧菌等也可引起本病。本病的发生与皮肤、黏膜损伤、机体抵抗力下降等有关，也可继发于身体其他部位的化脓感染病灶。

> **考点提示**
>
> 急性蜂窝织炎的常见致病菌。

四、处理措施

（一）全身治疗

注意休息，早期予足量、高效的抗生素，可选用水溶性青霉素、一代头孢菌素等，合并厌氧菌感染时可加用甲硝唑。注意改善患者全身状态，对症处理，高热时物理降温，呼吸急促、呼吸困难时给予吸氧或辅助呼吸，进食困难者输液维持营养和体液平衡。

（二）局部处理

病程早期可敷贴金黄散、玉露散，进行理疗等，积极治疗仍不能控制感染扩散时，可做多个小切口减压引流。脓肿形成应切开引流。口底及颌下急性蜂窝织炎应及早切开减压，并做好急救准备，以防喉头水肿、气管受压。产气性蜂窝织炎应尽早广泛切开引流，伤口应以3%过氧化氢溶液冲洗、湿敷，并采取隔离措施。

（三）预防

注意皮肤的清洁和卫生，避免受伤。

第四节　新生儿皮下坏疽

新生儿皮下坏疽（neonatal infectious gangrene of subcutaneous tissue）是发生在新生儿的一种皮下组织的严重的急性感染。

一、临床表现

初起时患处皮肤发红、肿胀，皮温增高，质地稍变硬。继之感染很快向周围扩展，中心部分变暗、变软，呈暗红色或紫色，有时可起水疱，皮肤与皮下组织分离，触之有浮动感。皮下组织可发生广泛坏死，皮肤坏死时变成灰褐色或黑色，皮肤表面可破溃出脓。本病发病急，病情发展迅速，炎症可在数小时内扩散。患儿常有发热、不进乳、哭闹不安或嗜睡、昏睡等表现，全身状况不佳，有的患儿可出现呕吐、腹泻。若治疗不及时，可并发支气管炎、肺脓肿、脓毒血症、败血症、感染性休克等，甚至危及生命。

二、诊断与鉴别诊断

患儿哭闹、拒食、发热时应全面检查身体，特别是易受压部位，根据患儿病史、临床表现、辅助检查等进行诊断。常用辅助检查包括血常规检查、分泌物细菌培养加药敏试验等。本病应与硬皮病、新生儿硬肿症等疾病相鉴别。

三、病因与病理

致病菌主要是金黄色葡萄球菌，少数为表皮葡萄球菌、大肠埃希菌、铜绿假单胞菌等。病变多在背部、臀部等经常受压部位，也可发生在枕后、颈部、会阴区等处。皮肤不洁、擦伤等易发生本病。主要病理变化是皮下组织广泛炎症及坏死，仅少部分局限形成脓肿。

四、处理措施

（一）全身治疗

加强营养，将患儿安置于隔离病房，做好消毒隔离措施，接触患儿及其用品前后做好手的清洁和消毒，积极控制感染，及时使用抗生素进行治疗。密切观察病情变化，做好并发症的预防及处理。

（二）局部处理

患儿高热应给予降温措施，首选物理降温；当皮肤呈暗红色或皮肤有漂浮感时及早进行切开引流，术后每日定时换药，保持引流通畅，注意严密观察病情变化。

（三）预防

做好新生儿的生活护理，避免皮肤损伤、受压、受潮，及时清理大小便，保持皮肤的清洁卫生。

第五节 丹 毒

丹毒（erysipelas）是皮肤及其网状淋巴管的急性炎症。

一、临床表现

急性起病，多发部位为面部和下肢。患者常有明显的全身症状，如畏寒、发热、头痛、全身不适等。皮肤可出现片状的红疹，略隆起，色鲜红，中间稍淡、周围色深，轻压后红色即可消退，去除压力红色很快恢复，边界较清楚，表面可有水疱。患者自觉烧灼样疼痛，邻近淋巴结常肿大、疼痛，但少见化脓、破溃。丹毒可反复发作可引起淋巴管堵塞，淋巴液淤积。下肢丹毒反复发病，局部皮肤可变厚，肢体肿胀，甚至发展成"象皮肿"。

二、诊断与鉴别诊断

根据病史、典型的皮损表现、白细胞和中性粒细胞增多等进行诊断。查找诱因，下肢丹毒需做足趾真菌检查。

本病需与下列疾病相鉴别。

1. 急性接触性皮炎 患者有接触史，可表现为红斑、丘疹、水疱或大疱，皮损多在接触部位，瘙痒为主，多无发热、畏寒等全身症状。

2. 蜂窝织炎 病变部位中央红肿明显，炎症浸润较深，病变区与周围正常组织界限不清。

3. 类丹毒 多发生在手部，表现为环状暗红色皮疹，可有水疱，边界清楚，多无明显全身症状，有相关职业接触史。

三、病因与病理

致病菌为乙型溶血性链球菌，发病前患者可有皮肤损伤或口咽部炎症、鼻窦炎、足癣等感染病史。起病急，发展快，全身症状明显，近侧的淋巴结常受累，但组织坏死和化脓很少见。

考点提示

丹毒的致病菌。

四、处理措施

（一）全身治疗

患者卧床休息，抬高患肢。早期、足量抗感染治疗，选用敏感抗生素，如青霉素、头孢类等，及时治疗与丹毒相关的疾病以免引起复发。本病有接触传染性，接触患者及换药前后须洗手，采取床边隔离措施，防止交叉传染。

（二）局部处理

积极处理原发病灶。急性期患处用50%硫酸镁溶液湿热敷，局部可外敷药物、理疗。

考点提示

丹毒的抗感染治疗。

（三）预防

注意皮肤清洁卫生，增强抵抗力，尽量避免皮肤受到损伤，皮肤受伤时应积极处理，积极治疗口咽部炎症、鼻窦炎、足癣等疾病。

第六节　急性淋巴管炎和急性淋巴结炎

急性淋巴管炎（acute lymphangitis）是指致病菌经破损的皮肤、黏膜或其他感染灶侵入淋巴管，引起淋巴管及其周围组织的急性炎症。淋巴管炎或化脓病灶波及淋巴结引起的急性感染称为急性淋巴结炎（acute lymphadenitis）。

一、临床表现

1. 管状淋巴管炎　多见于四肢，尤其是下肢。患者可出现发热、畏寒、头痛、乏力、食欲不振和全身不适等全身症状。皮下浅层急性淋巴管炎在表皮下可见一条或多条沿淋巴管走行的红色线条，触之较硬，压痛明显，可向近心端延伸。皮下深层的淋巴管炎患者患肢肿胀，不出现红线，但局部有条索状触痛区。

2. 急性淋巴结炎　发病初期患者淋巴结肿大，自觉疼痛，有压痛，可活动，与周围软组织分界清楚，轻者常能自愈。病情加重时患者体温升高，白细胞增加，患处表面可出现皮肤发红、皮温升高，多个淋巴结连成肿块，疼痛明显，可发展形成脓肿，少数可破溃出脓。

二、诊断与鉴别诊断

根据病史、临床表现、血常规检查可有白细胞和中性粒细胞增多等表现进行诊断，形成脓肿者取脓液做细菌培养和药物敏感试验。急性淋巴管炎需与血栓性浅静脉炎、下肢深静脉血栓形成等疾病进行鉴别。急性淋巴结炎需与淋巴结结核、传染性单核细胞增多症等疾病相鉴别。

三、病因与病理

致病菌常为乙型溶血性链球菌、金黄色葡萄球菌等。急性淋巴管炎分为网状淋巴管炎（丹毒）和管状淋巴管炎，管状淋巴管包括浅层和深层淋巴管。浅部急性淋巴管炎可引起管内淋巴液回流障碍，炎症也可波及淋巴管周围组织，很少发生局部组织坏死或化脓。急性淋巴结炎为化脓性感染，可化脓或形成脓肿。浅部急性淋巴结炎在颈部、腋窝和腹股沟等部位好发，有的患者可发生在肘内侧或腘窝部。感染常来源于口咽部感染、足癣以及各种皮肤、皮下化脓性感染灶。

四、处理措施

（一）全身治疗

注意休息，抬高患肢，积极治疗原发感染灶。对高热患者采取降温措施。合理使用抗菌药物。

（二）局部处理

局部皮肤红肿的患者可给予中、西药外敷或湿热敷。急性淋巴结炎形成脓肿时，应试行穿刺抽脓，然后切开引流。

（三）预防

注意保持个人清洁卫生，避免皮肤及黏膜外伤，若有损伤应及时处理，患有疖、痈、龋齿、扁桃体炎、足癣等疾病者应积极治疗，处理原发病灶。

第七节　脓　　肿

病变组织在急性感染后发生坏死、液化，形成局限性脓液积聚，周围有完整的腔壁者，称为脓肿（abscess）。

一、临床表现

浅表脓肿有红、肿、热、痛等典型表现，局部隆起，与正常组织分界较清，压之剧痛，有波动感，可自行破溃愈合。深部脓肿局部红肿和波动感多不明显，表面组织可出现水肿，一般有疼痛、压痛。体积小或位置表浅的脓肿，发热等全身症状较轻。大脓肿或深部脓肿，常有发热、头痛、乏力、食欲不振和白细胞计数升高等明显的全身症状和体征。

二、诊断与鉴别诊断

浅表脓肿有红、肿、热、痛等典型表现，随之出现波动感。深部脓肿在压痛最明显处，用粗针穿刺，抽出脓液，即可确诊。也可行 B 超检查，有助于脓肿的诊断。脓液常规做细菌培养和药物敏感试验。

脓肿要与动脉瘤、先天性脑脊髓膨出等疾病相鉴别。

知识链接

动脉瘤、先天性脑脊髓膨出与脓肿的鉴别

1. 动脉瘤　无急性炎症表现。以搏动性肿块为主要症状，呈膨胀性搏动，听诊有杂音，要与主干动脉附近肿块的传导性搏动相鉴别。

2. 先天性脑脊髓膨出　局部无急性炎症表现。B超引导下穿刺可抽出脑脊液，但膨出部位反复受到摩擦可出现患处皮肤红肿。

知识链接

寒性脓肿

寒性脓肿是结核分枝杆菌引起的脓肿，常并发于脊柱结核，与一般的软组织化脓性感染引起的脓肿不同，局部无红、热、压痛等急性炎症的表现，又称为冷脓肿，冷脓肿破溃后若合并其他细菌混合感染可出现急性炎症表现。

三、病因与病理

致病菌以金黄色葡萄球菌为主。脓肿常继发于各种化脓性感染，或从远处感染灶经血循环或淋巴道播散。

四、处理措施

（一）非手术治疗

选用有效的抗生素，脓肿尚未形成时，采取局部外用鱼石脂软膏等药物、热敷、理疗等措施。

（二）手术治疗

脓肿形成后及时切开引流，一些特殊部位的脓肿要在B超细针穿刺下进行切开引流，保持引流通畅，加强换药。

> **考点提示**
>
> 脓肿形成后应及时切开引流。

（三）预防

同疖和痈。

第八节　坏死性筋膜炎

坏死性筋膜炎（necrotizing fasciitis）是一种皮下组织和筋膜进行性水肿、坏死为特征的软组织急性感染。常伴有明显的全身感染中毒症状。

一、临床表现

起病急，发展迅速，初起时患处皮肤红肿不明显，触之有明显疼痛感，边界不清。随后皮肤迅速出现苍白、青紫、发黑，皮肤表面出现大小不一的水疱或血疱，皮下组织、浅筋膜和深筋膜发生进行性水肿、液化坏死，病变广泛，向周围扩散，有时可伴皮下积气。血性浆液或脓液外渗。患者在发病早期即可出现高热、寒战等全身感染中毒症状，随着病情的发展，可发生水、电解质平衡紊乱及低蛋白血症等，甚至出现休克、多器官功能衰竭等严重并发症。

二、诊断与鉴别诊断

根据主要症状和体征，血常规检查、影像学检查（如 X 线、CT、MRI 等），病变部位渗液或疱液需氧菌和厌氧菌培养等可有助于诊断。术后坏死组织常规病理检查可确诊。本病发展迅速，早期诊断至关重要。

本病需与丹毒、蜂窝织炎、气性坏疽、骨筋膜室综合征等相鉴别，肛周坏死性筋膜炎需与肛周脓肿等相鉴别。

三、病因与病理

致病菌多为厌氧菌和需氧菌的混合感染。细菌在皮下沿着筋膜组织潜行蔓延，引起皮下、筋膜和邻近组织充血、水肿、坏死、微血管栓塞等病理改变，病变一般不累及肌肉。本病的发生与各种损伤、诊疗操作或手术有关，如皮肤擦伤、挫伤、刺伤、叮咬、压疮、拔牙、不洁注射及空腔脏器手术后等。患有糖尿病、心血管病或肾脏疾病的患者和长期使用皮质类固醇和免疫抑制剂者好发本病。本病可累及全身各个部位，以四肢发病多见，尤其是下肢。

四、处理措施

（一）非手术治疗

选用有效的广谱抗生素，可联合使用对厌氧菌敏感的抗生素，根据细菌培养加药敏试验结果调整用药。及时补液，纠正患者水、电解质平衡，加强营养支持，注意观察并及时处理并发症。

（二）手术治疗

早期彻底清创手术治疗，彻底清除所有坏死的皮下组织及筋膜，直至有新鲜出血，边缘至健康组织，伤口敞开，用3%过氧化氢或1∶5000 高锰酸钾溶液冲洗，通畅引流。术后勤换药，密切观察伤口情况。

（三）预防

避免外伤，皮肤损伤时，要及时清除污物并消毒。

本章小结

　　软组织是指人体的皮肤、皮下组织、肌肉、肌腱、韧带、关节囊、滑膜囊以及神经、血管等。软组织是比较重要的一个人体组织。皮肤及软组织常见的化脓性感染主要有毛囊炎、疖、痈、急性蜂窝组织炎、脓肿、丹毒、急性淋巴管炎等。致病菌多为金黄色葡萄球菌、乙型溶血性链球菌。临床表现患部多有红、肿、热、痛。治疗主要为对症处理和抗菌药物治疗。

目标检测

一、选择题

【A1／A2 型题】

1. 疖的概念是
    A. 一个毛囊及其附属汗腺的急性化脓性感染
    B. 多个毛囊及其皮脂腺或汗腺急性化脓性感染
    C. 是单个毛囊及其周围组织的急性化脓性感染
    D. 是毛囊的非化脓性感染
    E. 以上都不对

2. 下列关于疖的治疗原则，不正确的是
    A. 局部涂2%碘酊　　　　　　　　　　　B. 应用抗生素
    C. 热敷、理疗　　　　　　　　　　　　D. 脓肿形成应切开引流
    E. 疖顶出现脓点可以用手挤压

3. 疖病皮肤感染常见于
    A. 糖尿病患者　　　　　　　　　　　　B. 肝炎患者
    C. 胃癌患者　　　　　　　　　　　　　D. 胃溃疡患者
    E. 血管病患者

4. 下列对痈的描述，正确的是
    A. 好发于毛囊丰富的部位
    B. 为溶血性链球菌感染引起
    C. 病变中心区有多个脓栓，破溃后呈蜂窝状
    D. 全身反应不明显
    E. 病变处隆起、色鲜红

5. 有关痈的处理方法，下列哪项是错误的
    A. 初期治疗与疖相同　　　　　　　　　B. 中央部坏死组织应切除
    C. 切口大小与皮肤病变边缘平齐　　　　D. 全身反应严重应切开引流
    E. 创面大者可择期植皮

6. 口底、颌下及颈部蜂窝织炎最严重的后果是

扫码"练一练"

A. 全身性感染　　　　　　　　　　　B. 发热

C. 呼吸困难、窒息　　　　　　　　　D. 吞咽困难

E. 化脓性海绵状静脉窦炎

7. 下列关于急性蜂窝织炎特点的描述，错误的是

A. 病变不易局限，可迅速扩散　　　　B. 多数伴有全身症状

C. 产气性皮下蜂窝织炎可触及皮下捻发音　D. 病变部位与周围界限清楚

E. 颌下急性蜂窝织炎要警惕窒息

8. 急性蜂窝织炎的主要致病菌是

A. 金黄色葡萄球菌　　　　　　　　　B. 梭状芽孢杆菌

C. 铜绿假单胞菌　　　　　　　　　　D. 乙型溶血性链球菌

E. 大肠埃希菌

9. 新生儿皮下坏疽的致病菌主要是

A. 金黄色葡萄球菌　　　　　　　　　B. 溶血性链球菌

C. 大肠埃希菌　　　　　　　　　　　D. 变形杆菌

E. 类杆菌

10. 关于新生儿皮下坏疽下列哪项不正确

A. 病变多发生在背部及臀部　　　　　B. 患儿表现为发热、哭闹

C. 早期皮肤发红、质地稍变硬　　　　D. 病变部位不化脓

E. 晚期病变皮肤出现局部坏死变为灰褐色

11. 丹毒的致病菌是

A. 金黄葡萄球菌　　　　　　　　　　B. 乙型溶血性链球菌

C. 大肠埃希菌　　　　　　　　　　　D. 拟杆菌

E. 以上都不是

12. 关于丹毒临床表现的描述，下列哪项是错误的

A. 局部鲜红　　　　　　　　　　　　B. 易复发

C. 常化脓　　　　　　　　　　　　　D. 边界清楚

E. 局部皮温高

13. 感染灶近侧皮肤出现"红线"是

A. 网状淋巴管炎　　　　　　　　　　B. 浅部静脉炎

C. 深部淋巴管炎　　　　　　　　　　D. 浅表淋巴管炎

E. 以上都不是

14. 急性淋巴管炎最常见的病因是

A. 静脉炎　　　　　　　　　　　　　B. 足癣

C. 血栓形成　　　　　　　　　　　　D. 甲沟炎

E. 脓性指头炎

15. 诊断浅部脓肿的主要依据是

A. 红　　　　　　　　　　　　　　　B. 肿

C. 压痛　　　　　　　　　　　　　　D. 波动感

E. 全身症状

二、简答题

1. 简述疖、痈的相同点与不同点。

2. 简述丹毒和蜂窝织炎的鉴别点。

（杨　丽）

第十五章　有芽胞的厌氧菌感染

学习目标

1. **掌握**　破伤风和气性坏疽的临床表现、治疗原则及预防。
2. **熟悉**　破伤风和气性坏疽的诊断与鉴别诊断。
3. **了解**　破伤风和气性坏疽的病因。
4. 能按照临床思维方法对破伤风和气性坏疽患者进行诊断及鉴别诊断，并做出正确处理。

第一节　破伤风

扫码"学一学"

案例导入

患者，男，40 岁。因右足铁钉刺伤 1 周，张口困难 3 天"入院。1 周前患者被生锈的钉子刺伤右足足底，予自行包扎，未到医院就诊。3 天前自觉乏力，出现张口困难，颈部及背部肌肉发紧、僵硬，四肢抽搐，稍受刺激就会发作，每次约持续 3～5 分钟，发作期间患者意识清醒。

查体：T 37.5℃，P 87 次/分，R 23 次/分，BP 110/75 mmHg。意识清醒，颈项强直，张口受限，浅表淋巴结不大，心肺未见异常。背部肌肉紧张，四肢肌力正常，肌张力稍高，病理征阴性，右足底局部青紫，稍肿胀。

实验室检查：血 WBC 12×10^9/L，N 80%。

问题：

1. 该患者的诊断及诊断依据是什么？
2. 该患者的治疗原则是什么？

破伤风（tetanus）是指破伤风梭菌侵入人体伤口，生长繁殖并产生毒素而引起的一种急性特异性感染。

一、病因与病理

破伤风梭菌为革兰阳性厌氧性芽胞梭菌，广泛分布于自然界，土壤中多见。本病常继发于各种开放性损伤，如锈钉刺伤、烧伤、冻伤、火器伤、严重污染的擦伤、开放性骨折、动物咬伤，甚至细小的木刺伤等，也有因新生儿脐带处理不当，孕产妇不洁的人工流产或分娩、产褥期而引起破伤风。极少数患者无明显外伤史或明显伤口。

破伤风梭菌污染伤口后不一定引起发病，当伤口外口较小或过早愈合，伤口未及时清创或处理不当，如伤口内有坏死组织、血块充塞、异物存留、损伤组织血供差，局部包扎过紧等，就形成了适宜的缺氧环境。如果同时伴有其他需氧菌感染，消耗了伤口内残留的氧气，本病更易发生。

破伤风梭菌在伤口局部生长繁殖，产生大量外毒素，包括痉挛毒素和溶血毒素。痉挛毒素经血液循环和淋巴系统或运动神经干到达脊髓前角灰质、脑干等处，与运动神经细胞的突触相结合，使运动神经失去中枢抑制导致兴奋性增强，横纹肌发生紧张与痉挛性收缩。溶血毒素损害心肌，引起局部组织坏死。破伤风毒素还可影响交感神经，患者可出现血压升高、心率增快、体温升高、大汗等。

二、临床表现

（一）潜伏期

90%的患者在伤后2周内发病，平均潜伏期为7天左右，少数患者可在伤后1~2天发病，也有在伤后数月或数年因处理病灶或清除异物而发病。新生儿破伤风一般在断脐后7天发生，俗称"七日风"。潜伏期越短者，预后越差。病程一般为3~4周。

（二）前驱期

患者表现为咀嚼肌酸胀、咀嚼无力、张口不便，伴乏力、头晕、头痛、打哈欠、烦躁不安等症状。

（三）发作期

典型症状是在肌紧张性收缩的基础上，出现阵发性强烈痉挛。一般咀嚼肌最先受累，以后顺序为面部表情肌、颈项肌、背腹肌、四肢肌，最后为膈肌和肋间肌。患者表现为张口困难，严重时牙关紧闭；面部肌群收缩引起皱眉、口角牵向下外方，出现"苦笑面容"；颈部强直，头后仰；背腹肌痉挛时，由于背部肌群力量较强，使腰部向前凸，头足后屈，出现"角弓反张"。还可出现握拳、屈肘、屈膝等痉挛状态。膈肌、呼吸肌及咽喉肌痉挛时表现为呼吸困难，甚至发生窒息。

呼吸道分泌物误吸可引起肺炎、肺不张。膀胱括约肌持续痉挛时可发生尿潴留。强烈的肌痉挛，可并发肌断裂、骨折、关节脱位、舌咬伤等。肌肉痉挛及大量出汗可引起水、电解质及酸碱平衡紊乱。缺氧及水、电解质、酸碱平衡紊乱可引起心律不齐，严重时可引起心力衰竭。

> **考点提示**
>
> 破伤风发作期最先受累的肌肉。

发病时，患者神志清醒，表情十分痛苦，常伴呼吸急促、面唇发绀、大汗淋漓，流涎或口吐白沫、心率增快等症状，一般无高热，多在38℃左右。伴有肺部并发症时，体温可明显升高。发作可持续数秒或数分钟，可由声、光、接触、振动、饮水、注射等轻微的刺激诱发。间歇期肌肉不能完全松弛。发作频繁者，提示病情严重。患者死亡原因多为窒息、心力衰竭或肺部并发症。

三、诊断与鉴别诊断

（一）诊断

诊断主要根据受伤病史及临床表现，早期仅有前驱症状时诊断较困难，应密切观察患者病情变化，以免误诊。常见辅助检查包括血常规和尿常规检查、伤口渗出物涂片检查、心电图超查、X 线检查等。

（二）鉴别诊断

本病主要与下列疾病相鉴别。

1. 狂犬病　患者有被犬、猫等动物咬伤的病史，在兴奋期可出现精神紧张、咽肌痉挛、恐水、怕风、流大量涎水、出现幻觉、谵妄等表现，牙关紧闭者很少见。

2. 急性癔症　表现为多样性，可表现出喉紧缩感、张口困难、全身阵发性抽搐等症状，一般经暗示、说服治疗或对症治疗后，其症状可明显缓解。

3. 化脓性脑膜炎　患者有神志改变，角弓反张、颅内压增高和脑膜刺激征表现，但没有阵发性肌肉痉挛。脑脊液检查也有助于鉴别。

4. 低钙抽搦　主要表现为发作性手足强直性痉挛，但在间歇期无全身肌张力增高，血钙水平常明显减低，对钙剂治疗有效果。

此外，还要与子痫、士的宁等药物中毒、颞下颌关节炎等疾病相鉴别。

四、处理措施

1. 伤口的处理　检查伤口，先进行抗毒血清治疗，然后在麻醉下，控制痉挛后对伤口进行清创，彻底清除坏死组织、异物等，敞开无效腔，用 3% 过氧化氢冲洗，充分引流。清创前已愈合的伤口一般不需特殊处理，但应检查有无窦道或无效腔。

2. 控制和解除痉挛　是治疗的中心环节。根据病情可交替使用镇静、解痉药物，病情较轻者，可选用地西泮肌内注射或静脉注射、苯巴比妥肌内注射、10% 水合氯醛保留口服或保留灌肠。病情较重者，可用冬眠合剂 1 号静脉缓慢滴入，低血容量者忌用。抽搐发作频繁不易控制者，可用 2.5% 硫喷妥钠缓慢静脉推注，每次 0.25～0.5 g，使用时要在具备气管切开及控制呼吸的条件下使用，维持呼吸道通畅，警惕并发喉头痉挛和呼吸抑制。新生儿破伤风要慎用镇静解痉药物。

3. 中和游离毒素　应尽早使用破伤风抗毒素（TAT）或破伤风人体免疫球蛋白（TIG），用量为 2 万～5 万 U，可稀释于 5% 葡萄糖溶液中缓慢滴入，不需连续使用。用药前应作皮内过敏试验。首选 TIG，用量为 3000～6000 U，一般肌内注射一次。

4. 应用抗生素　青霉素、甲硝唑对破伤风梭菌有效，青霉素 80 万～100 万 U，每 4～6 小时肌内注射一次，或大剂量静脉滴注。也可加用甲硝唑治疗，持续 7～10 天。

5. 支持治疗　加强营养，维持水、电解质平衡，纠正酸中毒。轻症患者，应在发作间歇期少量多次进食，以免引起呛咳、误吸，甚至窒息；不能进食者可予胃管鼻饲或补液，必要时给予全胃肠外营养。

6. 保持呼吸道通畅　患者病情严重，抽搐频繁而不易用药物控制时，应尽早行气管切开，及时清除呼吸道分泌物，改善通气，必要时施行辅助呼吸。气管切开患者应给予气道湿化，注意清洁导管。

7. 加强护理，防治并发症　患者安置于单人病房，避免光、声、寒冷及精神刺激。减少探视，尽量不搬动患者。严密监测生命体征，病室内急救药品和物品准备齐全。医护操作应尽量安排在使用镇静剂后 30 分钟内集中完成。严格隔离消毒，患者的用品和排泄物应严格消毒处理。使用过的器械用具要按规范程序，严格"消毒－清洁－灭菌"处理，伤口使用过的敷料应焚烧。定时翻身、拍背，预防压疮，防治呼吸道等并发症如窒息、肺炎、肺不张等，防止发作时舌咬伤、坠床等。

五、预防

破伤风是可以预防的，有效的预防措施包括：伤口早期彻底清创，主动免疫以及伤后被动免疫。

1. 主动免疫法　破伤风类毒素首次注射 0.5 ml，间隔 4~6 周后再注射第二针 0.5 ml，第二针后 6~12 月再注射 0.5 ml。以后每隔 5~10 年强化注射一针。全程接受主动免疫者，伤后只需注射 0.5 ml 类毒素，就能起到免疫作用。此法是目前最可靠、最有效的预防方法。

2. 被动免疫法　受伤前未接受过主动免疫的患者应尽早皮下注射 TAT 1500~3000U。成人与儿童剂量相同。注射前必须进行皮内过敏试验，如皮内试验阳性者，应按脱敏法进行注射。TIG 是由人体血浆中免疫球蛋白提纯而成，一般无血清反应，不需要做过敏试验。一般剂量为 250 U，做深部肌内注射，病情需要时可加倍。

知识链接

脱敏注射法

破伤风抗毒素（TAT）是异种血清制品，注射前必须做皮肤过敏试验，皮肤过敏试验阳性者可予脱敏注射法。将 1 ml（1500U）的 TAT 分成 0.1 ml、0.2 ml、0.3 ml、0.4 ml，用生理盐水分别稀释成 1 ml，按自小到大的剂量顺序分次肌内注射，每次间隔 30 分钟。每次注射后注意观察有无反应，如患者出现面色苍白、软弱、打喷嚏、关节痛、荨麻疹或皮肤瘙痒，血压下降甚至休克，应停止注射，同时立即进行相应处理，抢救。

第二节　气性坏疽

气性坏疽（gas gangrene）是由梭状芽胞杆菌侵入伤口后引起的以肌坏死或肌炎为特征的急性特异性感染。

一、病因与病理

梭状芽胞杆菌是革兰阳性厌氧菌，其数量有几十种，引起本病的主要是产气荚膜梭菌、水肿杆菌、腐败杆菌和溶组织杆菌等。感染多由几种细菌共同引起，可有需氧菌或其他厌氧菌参与。此类致病菌广泛存在于泥土和人畜粪便中，这类细菌在伤口缺氧环境下及机体抵抗力降低时才易于生长繁殖，如低血容量性休克、肌肉广泛严重挫伤或挤压伤、开放性骨折伴有血管损伤、上止血带时间过长或石膏包扎过紧、继发血管栓塞、邻近肛周和会阴部位的严重创伤、异物存在以及截肢、结肠、直肠等手术后，继发此类感染的概率较高。

致病菌产生多种有害于人体的外毒素和酶，可破坏红细胞膜引起溶血，破坏血管内皮细胞及组织细胞，还可直接损害心、肝、肾等器官。细菌产生的一部分酶可以分解糖和蛋白质，糖类分解可产生大量气体，组织蛋白质分解可产生恶臭气体硫化氢。细菌释放的毒素和一些酶可破坏组织、溶解组织蛋白，导致组织广泛坏死、渗出，发生恶性水肿。大量的气体和渗出液积聚在组织间，局部组织张力急剧升高，组织肿胀显著，导致血管、神经受压，组织缺血缺氧加重，进行性坏死。患者自觉患处剧痛，局部皮肤触之可硬如木板。在透明质酸酶等的作用下，感染可迅速沿肌束、肌群、筋膜扩散。坏死组织产物和毒素的吸收，可引起严重的毒血症。

二、临床表现

一般在伤后 1~4 天发病，可短至伤后 8~10 小时，也可长达 5~6 天。早期患者自觉患处沉重或疼痛不适，随后发展为持续剧痛，有胀裂感，一般止痛剂不能控制。局部肿胀与创伤所能引起的肿胀程度不成比例，进行性加重，并迅速向周围蔓延，压痛明显。伤口周围的皮肤肿胀、紧张、苍白、发亮，很快变为暗红色最后变成紫黑色或灰黑色，可出现水疱。皮下如有积气，伤口周围可扪及捻发音，常有气泡从伤口中溢出，有恶臭的浆液性或浆液血性液体流出。伤口内肌肉坏死，呈暗红或土灰色，外观如熟肉，失去弹性，刀割时不收缩，也不出血。患者可出现高热、烦躁不安或表情淡漠、谵妄、面色苍白、恶心、呕吐、出冷汗、脉快、呼吸急促、进行性贫血。全身情况可在 12~24 小时内全面迅速恶化，可发生黄疸、血红蛋白尿等，甚至可出现感染性休克、多脏器功能衰竭。

三、诊断与鉴别诊断

（一）诊断

早期诊断很重要，患者病情发展迅速可急剧恶化。可以依据病史、局部表现及辅助检查等来明确诊断。血常规检查可见血红蛋白明显下降、白细胞计数下降，伤口内分泌物涂片检查有革兰阳性粗大杆菌，X 线、CT 或 MRI 检查显示软组织间积气，有助于确诊。

（二）鉴别诊断

主要与以下疾病相鉴别。

1. 梭状芽胞杆菌性蜂窝织炎 一般起病较慢，感染局限于皮下组织，可以沿着筋膜间隙迅速扩散，也有恶臭和浆液性渗出，伤口周围也可出现捻发音，但极少侵犯肌肉。全身中毒症状较轻，水肿也很轻。

2. 厌氧性链球菌性蜂窝织炎 发病较缓慢，感染组织也有气肿和捻发音出现，但气肿仅局限于皮下组织和筋膜。往往在伤后 3 天才出现症状。毒血症、疼痛、局部肿胀和皮肤改变均较轻。伤口周围有一般的炎性表现，渗出液呈浆液脓性，涂片检查可见链球菌。

此外，还要与大肠埃希菌引起的蜂窝织炎、食管或气管破裂引起的皮下气肿等相鉴别。

四、处理措施

一旦确诊，立即开始积极治疗，可挽救患者生命，减少组织的坏死或截肢率。主要措施包括：急诊清创，必要时果断截肢；应用抗生素；高压氧治疗；全身支持疗法等。

1. 紧急手术 一经确诊，应紧急手术，尽快做好术前准备如静脉滴注大剂量青霉素，补液、输血等。彻底清创，在病变区域做广泛、多处切开。确认受累组织的性质和范围，彻底切除已坏死组织和肌肉，筋膜切开减压，清除异物，周围水肿及气肿区应切开探查。敞开伤口，应用3%过氧化氢溶液或1:1000高锰酸钾溶液冲洗或湿敷伤口，保持引流通畅。若整个肢体已严重感染，病变广泛，发展迅速，为了抢救患者生命，必要时果断行截肢术。

2. 合理应用抗生素 首选大剂量青霉素，每天1000万U以上；大环内酯类和尼立达唑类也有一定疗效。

3. 高压氧疗法 可明显提高组织的氧含量，抑制梭状芽孢杆菌生长繁殖，控制感染的扩散，保存更多的组织，一般可避免截肢。每次氧疗后注意观察伤口的变化情况。

4. 对症治疗 疼痛难以缓解的患者，应及时应用止痛剂。高热者应给予物理降温，必要时应用解热药物。

5. 全身支持治疗 纠正水、电解质及酸碱平衡紊乱，输血，加强营养支持治疗。

6. 其他治疗 立即执行接触隔离制度。患者住隔离病室，医护人员进入病房要穿隔离衣、戴帽子、戴口罩、戴手套，患者的一切用品和排泄物都要严格隔离消毒，使用过的器械、衣物应消毒处理，若煮沸消毒，时间应在1小时以上，最好采用高压蒸汽灭菌。污染敷料及污染严重的布类应予焚烧。密切监测患者病情变化，注意观察伤口周围组织的肿胀情况、皮肤色泽变化及伤口分泌物。

五、预防

预防创伤后发生气性坏疽的关键是尽早彻底清创。污染严重的伤口清创后应充分敞开引流，可以用3%过氧化氢等溶液冲洗，湿敷。易引起气性坏疽的创伤患者应早期使用青霉素及甲硝唑，清创后也可使用。

> **考点提示**
>
> 预防创伤后发生气性坏疽的关键。

本章小结

破伤风是指破伤风梭菌侵入人体伤口并生长繁殖、产生毒素而引起的一种特异性感染。控制和解除痉挛是治疗的中心环节。破伤风是可以预防的，有效的预防措施包括：伤口早期彻底清创，主动免疫以及伤后被动免疫。

气性坏疽是由梭状芽胞杆菌侵入伤口后引起的以肌坏死或肌炎为特征的急性特异性感染。一旦确诊，立即开始积极治疗，主要措施包括：急诊清创，必要时果断截肢，应用抗生素，高压氧治疗，全身支持疗法等。

目标检测

一、选择题

【A1/A2 型题】

扫码"练一练"

1. 处理破伤风患者的伤口时，下列说法中哪项是错误的
   A. 彻底清创
   B. 清除坏死组织和异物
   C. 反复氧化剂冲洗伤口
   D. 伤口应尽量予以缝合
   E. 可用高锰酸钾溶液湿敷

2. 破伤风患者气管切开的主要指征是
   A. 呼吸中枢麻痹
   B. 肺部感染
   C. 抽搐频繁而不易用药物控制
   D. 胸腹肌强直，呼吸受限
   E. 吞咽困难

3. 破伤风的平均潜伏期一般是
   A. 2 天左右
   B. 4 天左右
   C. 7 天左右
   D. 15 天左右
   E. 1 个月左右

4. 破伤风患者最早发生强直性收缩的肌肉是
   A. 咀嚼肌
   B. 背腹肌
   C. 颈项肌
   D. 四肢肌群
   E. 膈肌

5. 破伤风患者最早的临床表现常是
   A. 张口困难
   B. 牙关紧闭
   C. 角弓反张
   D. 苦笑面容
   E. 手足抽搐

6. 控制破伤风患者痉挛最主要的措施是
   A. 保持病室安静
   B. 限制亲友探视
   C. 使用镇静及解痉剂
   D. 使用抗生素
   E. 避免声光刺激

7. 预防创伤后发生气性坏疽最可靠的方法是
   A. 彻底清创
   B. 及时给予气性坏疽抗毒血清
   C. 使用大量抗生素
   D. 输血和纠正水电解质平衡
   E. 以上都不是

8. 关于气性坏疽的局部表现，下列说法不正确的是
   A. 早期感伤肢沉重，以后出现胀裂样剧痛，用止痛药无效
   B. 皮肤水肿、苍白、张紧和发亮
   C. 有大量恶臭味的浆液性或血性渗出物，并出现气泡
   D. 触诊患肢有捻发音
   E. 肌肉一般无坏死

9. 破伤风患者应用破伤风抗毒素的目的是

A. 减少毒素的产生　　　　　　　　　　B. 中和游离毒素

C. 控制和解除痉挛　　　　　　　　　　D. 防治并发症

E. 抑制破伤风梭菌

10. 患者，男，21 岁，右手背部深 Ⅱ 度烧伤 10 天，近一天出现乏力、头痛及张口困难，下列正确的描述是

A. 可出现尿潴留　　　　　　　　　　　B. 不会发生骨折

C. 严重者神志不清　　　　　　　　　　D. 颈部肌肉强烈收缩最早出现

E. 强光不能诱发全身肌肉抽搐

【A3/A4 型题】

(11－15 题共用题干) 患者，男，40 岁，2 天前被高处重物砸伤。到医院进行 X 线检查，未见骨折，予行清创缝合。3 小时前突然出现烦躁不安，伴恐惧感，大汗淋漓，右下肢伤处疼痛加重，胀裂感。查体：T 38.6℃，P 124 次/分，R 25 次/分，BP 140/90 mmHg，右小腿肿胀明显，大量有恶臭味的浆液血性渗出物自切口渗出。实验室检查：伤口渗出物涂片检查示革兰染色阳性粗大杆菌，血常规检查示白细胞计数 18×10^9/L。X 线检查提示伤口周围软组织间有积气。

11. 该患者可能的诊断是

A. 破伤风　　　　　　　　　　　　　　B. 气性坏疽

C. 脓毒症　　　　　　　　　　　　　　D. 菌血症

E. 急性蜂窝织炎

12. 对该病最有效的预防措施是

A. 污染伤口做彻底清创　　　　　　　　B. 输注人体免疫球蛋白

C. 高压氧治疗　　　　　　　　　　　　D. 输注新鲜血液

E. 大量应用青霉素

13. 以下对该患者下肢伤口的处理不正确的是

A. 紧急手术清创　　　　　　　　　　　B. 广泛多处切开引流

C. 3% 过氧化氢溶液冲洗、湿敷　　　　　D. 切口敞开、不予缝合

E. 切口缝合、加压包扎

14. 对该患者进行药物治疗首选

A. 青霉素　　　　　　　　　　　　　　B. 麦迪霉素

C. 头孢菌素　　　　　　　　　　　　　D. 甲硝唑

E. 琥乙红霉素

15. 若整个肢体广泛感染，病变不能控制时，应采取什么措施挽救患者生命

A. 快速补充血容量　　　　　　　　　　B. 快速输注新鲜全血

C. 高压氧治疗　　　　　　　　　　　　D. 截肢

E. 大量应用抗生素

二、简答题

1. 简述破伤风的处理原则。

2. 简述气性坏疽的鉴别诊断。

（杨　丽）

第十六章　手部化脓性感染

学习目标

1. **掌握**　手部化脓性感染的临床表现、诊断与治疗原则。
2. **熟悉**　手部化脓性感染的病因。
3. **了解**　手部化脓性感染的解剖概要。
4. 能按照临床思维方法对手部化脓性感染的患者进行诊断及鉴别诊断，并做出正确处理。

第一节　甲沟炎

扫码"学一学"

案例导入

患者，女，50 岁，右手中指红肿疼痛伴发热 1 天。4 天前患者不慎刺伤右手中指末节指腹，有少量出血，予自行处理。1 天前患指肿胀、苍白，自觉有搏动性跳痛，下垂时加重，夜间明显，伴发热、全身乏力。查体：T 38℃，右手中指末节发红、肿胀明显。

问题：

1. 该患者的诊断及诊断依据是什么？
2. 该病的治疗原则是什么？

甲沟炎（paronychia）是甲沟及周围组织的化脓性细菌感染。

一、临床表现

初起时，指甲一侧甲沟皮下先出现局部红、肿、疼痛，部分患者可自行消退，也可迅速化脓，在甲沟皮下形成白色脓点，不易破溃。炎症可蔓延到另一侧甲沟或甲根，形成半环形的脓肿。脓肿蔓延可形成甲下脓肿，表现为甲下有黄白色脓液，甲可与甲床分离，感染可向深层蔓延而形成指头炎或发展为慢性感染。

二、解剖生理概要

甲除游离缘之外，其余三边与皮肤皱褶相接，连结部位呈沟状，称为甲沟。甲床和甲紧密贴合，是甲深面的基底部分，起到承托甲的作用。

三、诊断与鉴别诊断

依据病史、临床表现及辅助检查进行诊断，辅助检查可行脓液培养，必要时行 X 线检查，了解是否有异物存留和并发骨髓炎。

本病需与指头炎、骨肿瘤、指头骨折等疾病相鉴别。

四、病因与病理

致病菌主要为金黄色葡萄球菌。多因手部轻微外伤如刺伤、挫伤，肉刺（逆剥）或剪指甲过深所致。因脓肿较表浅，引起指骨感染较少见。

考点提示

甲沟炎的主要致病菌。

五、处理措施

（一）非手术治疗

局部热敷，理疗，外敷鱼石脂软膏等药物，应用有效抗生素。注意观察患者疼痛及体温变化情况。

（二）手术治疗

脓肿形成时，沿患侧甲沟处纵向切开引流脓液，切口远离甲床及甲基质。甲下积脓应根据感染范围的大小，拔除部分或全部的指甲。拔甲术时应避免甲床损伤，若甲床或甲基质因感染累及或手术而受损，新生指甲可能会出现畸形。术后换药，保持脓腔引流通畅。

（三）预防

注意卫生，手部微小损伤要及时消毒，无菌纱布包扎，剪指甲不宜过短，不要过度修剪指甲，不要啃咬指甲，若发生感染要及早治疗。

第二节　脓性指头炎

脓性指头炎（felon）是手指末节掌面的皮下组织急性化脓性感染。

一、临床表现

初起阶段，患侧指头有针刺样痛、轻度肿胀。随后指头肿胀加重，疼痛剧烈，指动脉受压时有搏动性跳痛，患肢下垂时加剧，患者因剧痛而烦躁，彻夜难眠。多伴有畏寒发热、全身不适、白细胞计数增多等。后期神经末梢受压、发生营养障碍而引起麻痹，指头疼痛反而减轻，皮肤颜色由红转白。如不及时治疗，常可引起末节指骨缺血性坏死、骨髓炎。

考点提示

脓性指头炎指动脉受压时，出现搏动性跳痛。如不及时治疗，可发生末节指骨缺血性坏死和骨髓炎。

二、解剖生理概要

手部表皮层厚并且角化明显，手部组织结构致密，手掌感染形成皮下脓肿时不易从表面溃破。手的掌面皮下有许多致密的纤维组织索，一端连接真皮层，另一端固定在骨膜、腱鞘或掌筋膜，将掌面皮下组织分成许多坚韧密闭的小腔。感染化脓后不容易向四周扩散，而直接向深部组织蔓延。手指组织结构尤其致密，发生脓性指头炎时，手指可无肿胀，但手指末节掌侧皮下组织内压力增高，皮肤与指骨骨膜之间由纤维组织索分隔成的腔隙内压力极高，腔内的神经末梢及指骨的血管受压，引起指骨缺血、坏死，感染可蔓延至指骨，引起骨髓炎。

三、诊断与鉴别诊断

依据病史、临床表现及辅助检查进行诊断。常用辅助检查：血常规检查可有白细胞和中性粒细胞增高，X 线检查可发现指骨坏死或骨髓炎。

本病需与甲沟炎、指关节结核、表皮下脓肿等疾病相鉴别。

四、病因与病理

致病菌主要为金黄色葡萄球菌。多与手指刺伤有关。

五、处理措施

（一）非手术治疗

加强营养，早期患手保持平置位，避免下垂，局部制动。给予理疗、外敷药物治疗，疼痛剧烈者，可酌情予止痛药。根据病情应用敏感抗生素。

（二）手术治疗

出现跳痛，明显肿胀等表现时应及时切开减压、引流。不可等待波动感才手术，以免发生末节指骨缺血坏死。切开引流术应在患指侧面行纵形切口（16 - 1），切断指髓内的纤维间隔，必要时行对口引流，保持引流通畅，切口长度不可超过手指末节及中节交界处。

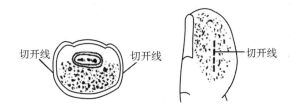

切开线　　切开线　　切开线

图 16 - 1　指头炎及切开线

（三）预防

注意手的保护，注意皮肤卫生，防治皮肤损伤，避免外伤、搔抓及摩擦皮肤。

第三节　急性化脓性腱鞘炎

急性化脓性腱鞘炎（acute suppurative tenosynovitis）是手指腱鞘内的急性化脓性感染，以掌面手指屈肌腱鞘炎多见，而手背伸指肌腱鞘的感染少见。

一、临床表现

病情进展快，患指疼痛，除末节外呈均匀性肿胀，皮肤极度紧张。患指所有关节轻度弯曲，因感染发生在腱鞘内，任何主动、被动伸指活动，均能引起剧烈疼痛，沿患指整个腱鞘均有压痛。常伴有明显的全身症状，如不及时切开引流或减压，鞘内脓液积聚，压力迅速增高，可导致肌腱缺血、坏死，患指功能丧失，感染可蔓延至手掌深部间隙。

二、解剖生理概要

手指的屈肌肌腱在掌面各自有腱鞘包绕。拇指的腱鞘与桡侧滑液囊相通，小指腱鞘与尺侧滑液囊相通，桡侧与尺侧滑液囊在腕部可相互沟通，感染可相互扩散。食指、中指及环指的腱鞘发生感染时局限于各自的腱鞘内，不易蔓扩展到滑液囊，但有时会累及手掌深部间隙。手部的腱鞘、滑囊及筋膜间隙相互沟通（图16-2），感染可蔓延全手甚至前臂。因腱鞘坚韧，化脓性炎症局限于腱鞘内，因此不出现波动。

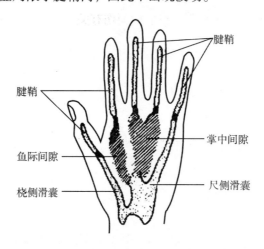

图16-2　手掌侧的腱鞘、滑液囊和掌深间隙

📖 **知识链接**

滑囊炎

拇指和小指腱鞘分别与桡侧和尺侧滑液囊相通，当拇指和小指腱鞘感染时可向上蔓延到相应的滑液囊，引起滑囊炎。桡侧化脓性滑囊炎主要表现为大鱼际和拇指腱鞘区肿胀，压痛，拇指肿胀、微屈，不能做外展和伸直活动。尺侧化脓性滑囊炎主要表现为小鱼际和小指腱鞘区出现肿胀及压痛，小指和环指半屈状。应及时切开引流并使用抗生素，以避免发生肌腱缺血、坏死。

三、诊断与鉴别诊断

依据病史、临床表现及辅助检查进行诊断。常用辅助检查包括血常规、X线、诊断性穿刺等可判断病情。

本病需与脓性指头炎、非感染性腱鞘炎如急性狭窄性腱鞘炎等疾病相鉴别。

四、病因与病理

主要致病菌为金黄色葡萄球菌，多因手掌深部刺伤或邻近组织感染扩展引起。病情发展迅速，24 小时后症状即可明显。

五、处理措施

（一）非手术治疗

同脓性指头炎。

（二）手术治疗

若积极治疗无明显好转，出现明显肿痛时，要尽早切开引流，减轻压力，以免发生肌腱缺血、坏死。在患侧中、近指节侧面纵行切开，切口与手指长轴平行，不能在掌面正中切开，以免损伤肌腱或使肌腱脱出，注意避开手指及掌横纹，也可做双侧切口进行对口引流。冲洗鞘管，保持引流通畅。若肌腱已坏死，应采取将坏死肌腱和鞘管切除等措施。术后换药，抬高患手并固定在功能位。

（三）预防

同脓性指头炎。

第四节　手掌深部间隙感染

手掌深部间隙感染包括掌中间隙感染和鱼际间隙感染，是临床上常见的手掌深部急性化脓性感染。

一、临床表现

鱼际间隙感染时，大鱼际和拇指指蹼明显肿胀和压痛。拇指外展，呈轻度屈曲位，活动受限，不能对掌，示指半屈，活动患指可使疼痛加重。掌中间隙感染表现为手掌肿胀、疼痛，掌心凹陷消失，手背肿胀严重，中指、环指、小指呈半屈曲状，被动伸指时剧痛，指蹼间距变大。患者常有发热、头痛、脉搏快、白细胞计数增加等全身症状和体征，还可继发肘内或腋窝淋巴结肿痛。

二、解剖生理概要

手掌深部间隙位于手掌屈指肌腱和滑液囊深面的中间鞘内，由掌中隔将其分为桡侧的鱼际间隙与尺侧的掌中间隙。鱼际间隙与示指背侧相通，示指健鞘炎可引起鱼际间隙感染。掌中间隙前界为中、环、小指的屈肌腱，掌中间隙感染多由中指和环指的腱鞘炎蔓延而发生。掌中间隙向上经腕管与前臂屈肌后间隙相交通，感染可沿此途径向上蔓延。

三、诊断与鉴别诊断

依据病史、临床表现及辅助检查进行诊断。常用辅助检查：血常规检查可有白细胞和中性粒细胞增高，手掌 B 超检查可见肿胀的腱鞘及积液，X 线检查可检查是否有异物、骨髓炎及排外骨折。必要时行 MRI、穿刺甚至手术探查。

本病需与甲沟炎、指关节结核、表皮下脓肿等疾病相鉴别。

四、病因与病理

致病菌多为金黄色葡萄球菌。多因手掌深部刺伤、化脓性腱鞘炎等感染蔓延引起。

五、处理措施

（一）非手术治疗

可全身应用大剂量抗生素治疗，局部早期处理同脓性指头炎。

（二）手术治疗

局部早期治疗效果无好转应及时手术切开引流，手掌处脓肿切开引流应在手掌处切开，即使手背肿胀明显也不能在手背部切开。鱼际间隙感染可在大鱼际肿胀及波动最明显处切开，也可在拇指、示指间指蹼部位做切口。掌中间隙感染可纵行切开中指和无名指间的指蹼，为避免损伤动脉的浅掌弓，切口不能超过手掌远侧横纹。

（三）预防

同脓性指头炎。

本章小结

甲沟炎是外科常见病，是甲沟及周围组织的化脓性细菌感染。致病菌主要为金黄色葡萄球菌。脓肿形成时，在患侧甲沟处行纵向切开引流，切口远离甲床及甲基质。甲下脓肿行拔甲术时避免甲床损伤。

脓性指头炎是手指末节掌面的皮下组织急性化脓性感染。出现搏动性跳痛或治疗无明显好转时，应尽早切开减压，不可等待有波动感才手术。如不及时治疗，可发生末节指骨缺血性坏死和骨髓炎。脓性指头炎出现搏动性跳痛或治疗无明显好转时，应尽早切开减压，不可等待波动感出现才手术。

急性化脓性腱鞘炎和掌深间隙感染是临床上常见的手掌深部急性化脓性感染，可向深部蔓延。若治疗不当或不及时，手的功能常受到严重影响。

目标检测

扫码"练一练"

一、选择题

【A1／A2 型题】

1. 脓性指头炎的切开引流切口应是

    A. 波动最明显处　　　　　　　　　　　B. 患指侧面纵性切开

  C. 患指侧面横行切开   D. 患指背侧切开

  E. 患指甲沟旁切开

2. 指甲下脓肿应采取的手术方式是

  A. 一侧横切口   B. 两侧横切口

  C. 侧面纵向切开   D. 拔甲术

  E. 在甲沟处切开引流

3. 甲沟炎若不及时处理可发生

  A. 脓性指头炎   B. 慢性指骨骨髓炎

  C. 急性化脓性腱鞘炎   D. 滑囊炎

  E. 鱼际间隙感染

4. 下列关于甲沟炎的叙述，不正确的是

  A. 是甲沟及周围组织的感染 B. 炎症可自行消退

  C. 易破溃流脓   D. 可发展成脓性指头炎

  E. 可形成甲下脓肿

5. 小指的化脓性腱鞘炎常引起

  A. 尺侧滑囊炎   B. 桡侧滑囊炎

  C. 脓性指头炎   D. 掌中间隙感染

  E. 鱼际间隙感染

6. 急性化脓性腱鞘炎若治疗不及时，易发生

  A. 脓毒症   B. 全身感染

  C. 鱼际间隙感染   D. 掌中间隙感染

  E. 肌腱坏死

7. 发生中指化脓性腱鞘炎时，感染易蔓延引起

  A. 掌中间隙感染   B. 无名指化脓性腱鞘炎

  C. 尺侧滑囊炎   D. 桡侧滑囊炎

  E. 以上都正确

8. 化脓性腱鞘炎切开引流时，切口应

  A. 纵行切开   B. 沿指掌面中线切开

  C. 横行切开   D. 纵行切开中、近两指节侧面

  E. 以上都不对

9. 患者，男，40岁，木刺刺伤左手中指末端，挑出木刺后未处理，出现搏动性疼痛，彻夜难眠，诊断为脓性指头炎。首要的处理是

  A. 使用抗生素   B. 切开引流

  C. 使用止痛剂   D. 局部敷药

  E. 理疗

【A3／A4 型题】

  （10～13题共用题干）患者，男，35岁，劳动时不慎刺破右手中指，3天后出现患指肿胀、发红、剧痛，手下垂时疼痛加剧，今天出现发热，全身不适。血常规检查：白细胞

$15 \times 10^9 /L$。

10. 该患者的诊断可能是
    A. 脓性指头炎   B. 甲沟炎
    C. 甲下脓肿   D. 化脓性腱鞘炎
    E. 蜂窝织炎

11. 入院后检查：患者右手食指末节指腹苍白，肿胀明显，张力较高，触痛剧烈，波动感不明显。此时的首要处理措施是
    A. 拔除指甲   B. 局部理疗
    C. 局部热敷   D. 手指侧面纵向切开引流
    E. 外用药物

12. 如果治疗不及时，可能发生
    A. 肌腱坏死   B. 痈
    C. 掌中间隙感染   D. 指骨坏死
    E. 手部蜂窝织炎

13. 经治疗 2 周后，局部伤口未愈，不断流脓，此时可能并发
    A. 末节指骨骨髓炎   B. 化脓性腱鞘炎
    C. 掌中间隙感染   D. 鱼际间隙感染
    E. 手部蜂窝织炎

【B 型题】

(14~15 题共用答案)
    A. 金黄色葡萄球菌   B. 大肠埃希菌
    C. 溶血性链球菌   D. 铜绿假单胞菌
    E. 以上都不是

14. 脓性指头炎的致病菌主要是

15. 急性化脓性腱鞘炎的致病菌主要是

二、简答题

1. 简述手急性化脓性腱鞘炎和深部间隙感染与解剖的关系。

2. 简述常见手部感染性疾病的临床表现和治疗原则。

（杨　丽）

第十七章　皮肤病总论

学习目标

1. **掌握**　皮肤病的常见症状与体征。
2. **熟悉**　皮肤病的常用诊疗技术、预防和治疗。
3. **了解**　皮肤的结构与生理功能。

第一节　皮肤的结构与生理功能

扫码"学一学"

皮肤是人体面积最大的器官，由表皮和真皮两部分构成，通过皮下组织与深层组织相连。表皮为角化的复层扁平上皮，真皮主要为致密结缔组织。皮肤内有丰富的血管网和神经末梢，以及由表皮衍生而来的毛发、皮脂腺、汗腺和指（趾）甲等皮肤附属器。

皮肤与外界直接接触，对人体与外界的沟通和维持体内稳态有重要意义。皮肤具有屏障作用，可以阻挡异物和病原体入侵，防止水分蒸发，还能参与免疫应答。皮肤内丰富的神经末梢和特殊感受器，可以敏锐地感受多种外界刺激。皮肤还有吸收、调节体温、排出代谢产物以及参与合成维生素 D 的功能。

一、皮肤的结构

（一）表皮

表皮位于皮肤的浅层，为角化的复层扁平上皮，主要分为两类细胞：一类是角质形成细胞，占表皮的 90% 以上，且分层排列；另一类是非角质形成细胞，散在分布于角质形成细胞之间，包括黑素细胞、朗格汉斯细胞和梅克尔细胞，细胞数量少。

1. 角质形成细胞

（1）角质层　位于皮肤的外表，由多层扁平的角质细胞组成。角质细胞已完全角化、变得干硬，细胞核和细胞器全部消失，呈粉红均质状，细胞轮廓不清。干硬而坚固的角质细胞使表皮对多种物理和化学刺激有较强的耐受性。

（2）透明层　位于颗粒层上方，由 2~3 层扁平、无核细胞紧密相连而组成。细胞界限不清，细胞呈透明均质状，强嗜酸性，折光性强。仅见于掌、跖角质层特别厚的部位，有防止水及电解质通过的屏障作用。

（3）颗粒层　位于棘层上方，由 3~5 层渐扁的梭形细胞组成。颗粒层细胞的核与细胞器渐趋退化，胞质内出现许多大小不等的透明角质颗粒，形状不规则，呈强嗜碱性，其本质为富含组氨酸的蛋白质。

（4）棘层　位于基底层上方，由 4~10 层多角形细胞组成，是表皮的主要组成部分，对皮肤美容和抗衰老起着重要作用。最下层的棘细胞有分裂功能，参与伤口愈合过程。

（5）基底层　位于表皮最深层，附着于基膜上，由一层排列整齐规则的立方或矮柱状基底细胞组成。基底细胞的核相对较大，染色较淡，呈圆形或椭圆形。细胞质较少，富有游离核糖体而呈强嗜碱性，含分散或成束的角蛋白丝，又称张力丝，具有很强的张力。基底细胞之间通过桥粒连接，与基膜以半桥粒连接。基底细胞是表皮的干细胞，具有活跃的增殖和分化能力，新生的子细胞不断向表皮的浅层移动，分化为其他各层细胞。基底层与深层结缔组织（真皮）的连接面凹凸不平，可扩大两者的接触面，有利于物质交换。

2. 非角质形成细胞

（1）黑素细胞　是生成黑色素的细胞，分散在基底细胞之间。细胞呈圆形，胞质染色浅而胞核深染，不易与基底细胞区别。黑色素是决定皮肤颜色的重要因素之一，但各人种间黑素细胞数目大致相当，肤色的差别主要取决于黑素细胞分泌黑素颗粒的能力，以及黑素颗粒的大小、稳定性、色素化程度。身体不同部位黑素细胞的数量也不同，脸部和颈部比四肢多。黑色素合成的多少受光照的影响，紫外线可促使酪氨酸酶活性增强，使黑色素合成增加，皮肤颜色加深。黑色素能吸收和散射紫外线，保护角质形成细胞以及深层组织DNA免受辐射损伤。一些滞留在真皮或真皮与表皮交界处的黑素细胞增殖为团状，形成黑痣，或色素痣。当黑素细胞遭到破坏时，则局部皮肤呈现脱色性改变，如白癜风。

（2）朗格汉斯细胞　散在分布于表皮棘层浅部。细胞呈圆形，有多个突起。朗格汉斯细胞是皮肤的抗原呈递细胞，能识别、捕获、处理侵入皮肤的抗原，并游走出表皮，经毛细淋巴管将抗原传送给淋巴结中的T细胞，引发免疫应答。在抗病毒感染、接触性过敏、异体移植组织排斥及对表皮癌变细胞的免疫监视中发挥重要作用。

（3）梅克尔细胞　是一种具有短指状突起的细胞，常分布在表皮基底层或表皮与真皮连接处。这种细胞可能是一种感受触觉等机械刺激的感觉上皮细胞，因此，在手掌面、指尖、口腔和生殖道的黏膜上皮中较多见。

（二）真皮

真皮位于表皮下，主要由致密结缔组织组成。身体各部位真皮的厚薄不一，眼睑、腋窝及阴茎包皮部较薄，而手掌及足底部较厚。真皮可分为乳头层和网状层两层。

1. 乳头层　位于真皮浅层，紧邻表皮的基底层的薄层疏松结缔组织，内含丰富的毛细血管。乳头层向表皮形成许多嵴状或乳头状凸起，故称真皮乳头。真皮乳头扩大了表皮与真皮的连接面，有利于两者的牢固连接，也便于表皮与真皮内的血管进行物质交换。

2. 网状层　位于乳头层下方，较厚的致密结缔组织，与乳头层无明确分界。网状层内有粗大的胶原纤维束交织成网，使皮肤具有较大的韧性；有许多弹性纤维，使皮肤具有较大的弹性；还有许多血管、淋巴管和神经，还有毛囊、皮脂腺和汗腺等皮肤附属器。此外，此层深部还可见环层小体。

（三）皮下组织

皮下组织位于真皮下方，由疏松结缔组织和脂肪小叶组成。皮下组织将皮肤与深部的组织连接在一起，使皮肤具有一定的活动性。皮下组织的厚度因个体、性别、年龄和部位而有较大差别。毛囊和汗腺常延伸至皮下组织。皮下组织具有保持体温、缓冲机械压力、储存能量等作用。

（四）皮肤的附属器

1. 毛发 除手掌和足底外，人体大部分皮肤均有毛发分布，分为长毛、短毛、毳毛三种。毛发位于皮肤以上的部分为毛干，埋在皮肤以内的部分为毛根，毛根末端膨大部分称毛球。

毛色由分布在毛母质细胞间的黑素细胞合成黑素颗粒，并输入新生的毛根上皮细胞中。不同个体的毛发颜色差异较大，黑色和棕黑色毛发中的黑素颗粒富含黑色素；金色和红色毛发富含褐黑素，呈黄色或红色；灰色和白色毛发的富素颗粒及色素都少。

毛和毛囊斜长在皮肤内，在毛根与皮肤表面呈钝角的一侧，有一束斜行平滑肌，称立毛肌。立毛肌受交感神经支配，遇冷或感情刺激时收缩，可使毛发竖起，产生"鸡皮疙瘩"现象，并可帮助皮脂腺排出分泌物。

2. 皮脂腺 由腺泡和短的导管组成，无腺腔，为产生皮脂的结构，除掌、趾、足底和足背外，皮脂腺遍及全身各处皮肤，头皮和面部皮肤皮脂腺最为密集。皮脂通过复层扁平上皮的导管，排入毛囊上段或皮肤表面。皮脂能润滑皮肤和保护毛发，还能在皮肤表面形成脂质膜，有抑菌作用。皮脂腺的发育和分泌主要受雄激素的调节，青春期分泌活跃。皮脂分泌过多时，腺导管被阻塞易引发炎症，形成痤疮。老年时，皮脂分泌减少，皮肤和毛发干燥，易开裂。

3. 汗腺 为弯曲的单管状腺，分为外泌汗腺和顶泌汗腺两种。

（1）外泌汗腺 又称小汗腺，遍布全身皮肤中，其导管多在表皮内呈螺旋状直行，开口于皮肤表面。汗液分泌是身体散热的主要方式，有调节体温和排泄的作用。

（2）顶泌汗腺 又称大汗腺，主要分布在腋窝、乳晕、包皮、阴囊、会阴及肛门等处，多在皮脂腺开口的上方开口于毛囊。

4. 指（趾）甲 是由致密而坚实的角质所组成，由甲体及其周围和下方的组织组成。甲对指（趾）末节起保护作用。疾病、营养状况和生活习惯的改变可影响甲的形状和生长速度。

二、皮肤的生理功能

皮肤是人体最大的器官，覆盖整个体表，构成了机体内、外环境的分界。皮肤具有屏障、吸收、分泌和排泄、体温调节、感觉、免疫、内分泌等生理功能，对于机体的健康十分重要。

（一）屏障作用

皮肤对维持机体内环境的稳定具有重要作用。一是保护机体内各种组织器官免受外界环境中机械性刺激、物理性刺激、化学性刺激、低电流刺激、生物损伤；二是防止组织内水分、电解质及营养物质等的丧失。

（二）吸收作用

皮肤具有吸收外界物质的能力，称为经皮吸收、渗透或渗入，是现代皮肤科外用药物治疗皮肤病的理论基础。皮肤主要通过角质层、毛囊、皮脂腺及汗管口吸收外界物质。影响皮肤吸收的主要因素包括：皮肤的结构和部位、皮肤角质层水合程度、被吸收物质的理化性质及外界环境因素。

（三）分泌和排泄作用

包括皮脂分泌、小汗腺发汗和大汗腺发汗。小汗腺发汗又分为感觉性发汗和非感觉性发汗，前者是由于温热、精神刺激引起的发汗，后者是意识不到的水分蒸发，一天约为500 ml。大汗腺受肾上腺素能及胆碱神经支配，情绪激动时分泌含有多量的蛋白和脂质的乳白色、黏稠的分泌物。

（四）体温调节作用

皮肤在体温调节过程中不仅可作为外周感受器，向体温调节中枢提供环境温度的相关信息，而且作为体温调节的效应器，是物理性体温调节的主要方式。它主要通过以下4种方式达到调节体温的作用。①辐射散热：可以散发热量的60%。②对流散热：和外界温度变化有关，外界温度升高时，对流散热增强。③蒸发散热：和皮肤上水分蒸发有关系。④传导散热：大约可以散发热量的9%。

（五）感觉作用

正常皮肤内分布有感觉神经及运动神经，它们的神经末梢和特殊感受器广泛地分布在表皮、真皮及皮下组织内，以感知体内外的各种刺激，引起相应的神经反射，维护机体的健康。包括瘙痒、触觉和压觉、运动感觉、温觉和冷觉、疼痛等感觉。

（六）皮肤的免疫功能

皮肤为一独特的免疫器官，它不但是免疫反应的效应器官，且具有主动参与启动和调节皮肤相关免疫反应的作用。皮肤免疫系统包括免疫细胞和免疫分子两部分，它们形成一个复杂的网络系统，并与体内其他免疫系统相互作用，共同维持着皮肤微环境和机体内环境的稳定。

（七）内分泌作用

皮肤与内分泌系统之间联系紧密。一方面，皮肤组织是许多内分泌激素的靶器官，这些激素在皮肤的正常生物学过程中发挥作用；另一方面，皮肤是一种具有内分泌活性的器官，能产生或转化某些内分泌激素，包括类固醇激素、蛋白质和多肽类激素、甲状腺激素、维生素 D_3 等。

（八）代谢作用

1. 糖代谢　皮肤中的糖主要是糖原、葡萄糖和黏多糖。有氧条件下表皮中50%～75%葡萄糖通过有氧氧化提供能量，缺氧时则有70%～80%通过无氧酵解供能。真皮中黏多糖含量丰富，主要是透明质酸和硫酸软骨素，多与蛋白形成蛋白多糖，与胶原纤维结合成网状结构，对真皮及皮下组织起支持、固定作用，其合成及降解主要通过酶促反应完成

2. 蛋白质代谢　皮肤蛋白质包括纤维性蛋白质（即角蛋白、胶原蛋白和弹性蛋白）和非纤维性蛋白质。

3. 脂类代谢　皮肤中的脂肪包括脂肪和类脂质。脂肪主要储存能量和氧化供能，类脂质是细胞膜结构的主要成分和某些生物活性物质合成的原料，随表皮细胞的分化，胆固醇、脂肪酸、神经酰胺含量逐增，磷脂含量逐减。

4. 水和电解质的代谢　皮肤中的水主要在真皮内。机体脱水时，皮肤可提供其水分的5%～7%以维持血容量的稳定。电解质主要储存在皮下组织中，主要维持细胞间的晶体渗透压和细胞内外的酸碱平衡，细胞外为 Na^+ 和 Cl^-，细胞内主要为 K^+、Ca^{2+}、Mg^{2+} 等。

第二节　皮肤病的常见症状与体征

皮肤病的临床表现包括症状和体征，患者特有的临床表现是皮肤病诊断的基础，故学好皮肤病的常见症状与体征是正确诊断皮肤病的必要条件。

一、皮肤疾病的常见症状

症状就是患者主观感受到的不适，是多种多样的，与皮肤病的性质、严重程度及患者个体特异性有关。主要有瘙痒、疼痛、烧灼、麻木感，其他还有刺痛、异物感、对温度及接触异物的易感性增加或降低等，全身症状有畏寒、发热、乏力、食欲改变和关节疼痛等。

1. 瘙痒　是皮肤病最常见的症状，这种症状严重影响患者的生活质量，为患者造成苦恼。此症状可轻可重，存在个体差异，与精神、心理状态相关。常见于荨麻疹、慢性单纯性苔藓、湿疹、疥疮等，一些系统性疾病如恶性肿瘤、糖尿病、肝肾功能不全等也可伴发瘙痒。

2. 疼痛　许多原因都可能导致疼痛，常见病因有带状疱疹、皮肤化脓性感染、结节性红斑、淋病和生殖器疱疹等，疼痛性质可为刀割样、针刺样、烧灼样、电击样等，多局限于患处。

3. 麻木感　常见于麻风患者。

二、体征

客观存在、可看到或触摸到的皮肤黏膜及其附属器的改变称为体征，又称为皮肤损害（简称皮损）。皮损可分为原发性和继发性两大类，但有时两者不能截然分开，如脓疱为原发性皮损，也可继发于丘疹或水疱。

1. 原发性皮损　由皮肤的组织病理变化直接产生，对皮肤性病的诊断具有重要价值。

（1）斑疹　为局限性的皮肤黏膜颜色改变，损害与周围皮肤平齐，无隆起或凹陷，大小不一，形状不规则，直径一般小于 2 cm。直径达到或超过 2 cm 时，称为斑片。根据发生机制和特征的不同，可分为四种类型（图 17 - 1）。

1）红斑　是局部真皮毛细血管扩张、充血所致，境界清楚，压之褪色。分为炎症性红斑（如丹毒等）和非炎症性红斑（如鲜红斑痣等），前者局部皮温略高，肿胀，压之变白；后者局部皮温不高，压之褪色。

2）出血斑　由毛细血管破裂后红细胞外渗到真皮组织所致，压之不褪色，直径小于 2 mm 时称为瘀点，大于 2 mm 时称瘀斑。

3）色素减退或脱失斑　由于皮肤内色素减少或消失所致，如白色糠疹、白癜风。

4）色素斑（色素沉着）　由于表皮或真皮内色素增加所致，压之均不褪色，如黄褐斑。

（2）斑块　为斑疹扩大或融合而成，直径大于 1 cm 的隆起性扁平皮损，中央可有凹陷，见于银屑病等（图 17 - 2）。

（3）丘疹　由于炎症或细胞成分增加所致的皮肤局限性、实质性的表浅隆起性损害，直径小于 1 cm。其形态可呈圆形、类圆形或乳头状，表面可为尖顶、平顶或圆顶。可附有鳞屑，呈不同颜色。扁平而稍隆起，介于斑疹和丘疹之间者，称斑丘疹；丘疹顶端伴有小疱者称丘疱疹；伴有小脓疱者称丘脓疱疹。

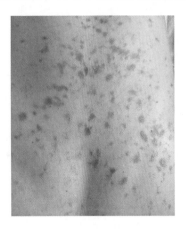

图 17-1　斑疹

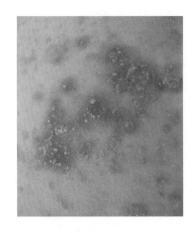

图 17-2　斑块

（4）风团　真皮浅层水肿引起的暂时性、隆起性、局限性皮损。颜色呈淡红色或苍白色，周围常有红晕，大小不一，形态不规则。皮损发生快，此起彼伏，一般经数小时消退，消退后多不留痕迹，常伴有剧痒。见于荨麻疹（图17-3）。

（5）水疱和大疱　为局限性、隆起性、内含液体的腔隙性皮损，直径一般小于0.5 cm，大于0.5 cm者称大疱，内容物含血液者称血疱。因水疱在皮肤中发生位置的不同，疱壁可薄可厚，位于角质层下的水疱，疱壁薄，易干涸脱屑，见于红斑型天疱疮、白痱等；位于棘细胞层的水疱，疱壁略厚不易破溃，见于水痘、带状疱疹等；位于表皮下的水疱，疱壁较厚，很少破溃，见于大疱性类天疱疮等。

（6）脓疱　为局限性、隆起性、内含脓液的腔隙性皮损，可原发，亦可继发于水疱。大多由化脓性细菌感染所致，如脓疱疮（图17-4）；少数由非感染因素引起，如脓疱性银屑病。

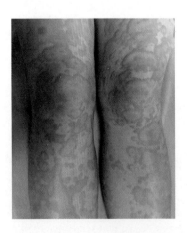

图 17-3　风团

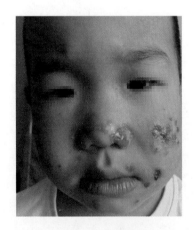

图 17-4　脓疱疮

（7）结节　为局限性、实质性、深在性皮损，呈圆形或椭圆形，可隆起于皮面，亦可不隆起，需触诊方可查出，触之有一定硬度或浸润感。

（8）囊肿　为含有液体或黏稠物及细胞成分的局限性囊性皮损。一般位于真皮或更深位置，呈圆形或椭圆形，触之有囊性感，大小不等，如皮脂腺囊肿。

2. 继发性皮损

（1）糜烂　是局限性表皮或黏膜上皮缺损形成的红色湿润创面，常由水疱、脓疱破裂或浸渍处表皮脱落所致。因损害较表浅，预后一般不留瘢痕。

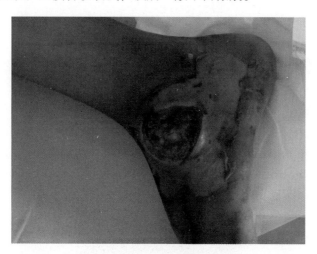

图 17 -5　溃疡

（2）溃疡　是局限性皮肤或黏膜缺损形成的创面，可深达真皮或更深位置，可由感染、损伤、肿瘤、血管炎等引起。其基底部常有坏死组织附着，边缘可陡直、倾斜或高于周围皮肤。因损害常破坏基底层细胞，故愈合慢且愈后可留有瘢痕。

（3）鳞屑　为干燥或油腻的角质细胞层状堆积，由表皮细胞形成过快或正常角化过程受干扰所致（图 17 -5）。鳞屑的大小、厚薄、形态不一，可呈糠秕状（如花斑糠疹）、蛎壳状（如银屑病）或大片状（如剥脱性皮炎）。

（4）浸渍　内皮肤角质层吸收较多水分导致的表皮变白变软，常见于长时间浸水或处于潮湿状态下的皮肤部位，如湿敷较久、指（趾）缝皱褶处等。摩擦后表皮易脱落而露出糜烂面，容易继发感染。

（5）裂隙　也称皲裂，为线状的皮肤裂口，可达真皮。常因皮肤炎症、角质层增厚或皮肤干燥，导致皮肤弹性降低、脆性增加，于牵拉后引起。好发于掌指（趾）缝、口角等部位。

（6）瘢痕　真皮或深部组织损伤或病变后，由新生结缔组织增生修复而成。可分为增生性和萎缩性两种，前者呈隆起、表面光滑、无毛发的条索或形状不规则的暗红色略硬斑块，见于烧伤性瘢痕及瘢痕疙瘩；后者较正常皮肤凹陷，表皮变薄，皮肤光滑，局部血管扩张，见于红斑狼疮。

（7）萎缩　为皮肤的退行性变，可发生于表皮、真皮及皮下组织，因表皮厚度变薄或真皮和皮下结缔组织减少所致。表皮萎缩常表现为皮肤变薄，半透明，表面有细皱纹呈羊皮纸样，正常皮沟变浅或消失；真皮萎缩表现为局部皮肤凹陷，表皮纹理可正常，毛发可变细或消失，皮下组织萎缩则表现为明显凹陷。

（8）痂　由皮肤中的浆液、脓液、血液与脱落组织、药物等混合干涸后凝结而成。痂可薄可厚，质地柔软或脆硬，附着于创面。根据成分的不同，可呈淡黄色（浆液性）、黄绿色（脓性）、暗红黑褐色（血性），或因混杂药物而呈不同的颜色。

（9）抓痕　也称表皮剥脱，为线状或点状的表皮或深达真皮浅层的剥脱性缺损，常由机械性损伤所致，如搔抓、划破或摩擦，皮损表面可有渗出、血痂或脱落，若损伤较浅则愈后不留瘢痕。

（10）苔藓样变　因反复搔抓、长期摩擦导致的皮肤局限性粗糙增厚（图17-6）。表现为皮嵴隆起，皮沟加深，皮损境界清楚，常伴有剧烈瘙痒。见于慢性单纯性苔藓、慢性湿疹等。

图17-6　苔藓样变

第三节　皮肤病的常用诊疗技术

一、皮肤组织病理检查

1. 适应证　皮肤肿瘤、癌前病变，病毒性、角化性、某些红斑性皮肤病等有高度诊断价值者；大疱性、肉芽肿性、代谢性皮肤病，结缔组织病等有诊断价值者；某些深部真菌病等可找到病原体的皮肤病。

2. 皮损的选择　未经治疗的、成熟的皮损，同时切取一部分皮损周围正常皮肤相比较；环状损害取活动性边缘部分；浸润性损害如肿瘤、结节病、麻风等，取材组织块要够、深够大，皮肌炎取材要带肌肉；水疱、脓疱及含有病原体的损害应选择早期皮损，并切取完整的水疱和脓疱；尽可能取原发性皮损。

3. 取材方法　外科手术、钻孔法。

二、皮肤免疫病理检查

1. 适应证　天疱疮、类天疱疮、红斑狼疮、皮肌炎、皮肤血管炎等免疫皮肤病。

2. 检查方法　直接免疫荧光法、间接免疫荧光法。

三、真菌检查

1. 采集标本　浅部真菌标本有毛发、皮屑、甲屑、痂等。深部真菌标本有痰、尿液、粪便、脓液、口腔或阴道分泌物、血液、脑脊液、各种穿刺液和活检组织。标本采集应无菌操作。

2. 直接涂片检查　最简单。取标本置玻片上，加一滴10% KOH 溶液，盖上盖玻片，在酒精灯上加热，待标本溶解，轻轻加压盖玻片使标本透明即可镜检。低倍镜检查有无菌丝或孢子，高倍镜证实。明确真菌感染是否存在，不能确定菌种。

3. 培养检查 能确定菌种。标本接种于葡萄糖蛋白胨琼脂培养基上。浅部真菌25℃培养2～3周，深部真菌37℃培养3～4周以鉴定菌种。菌种鉴定常根据菌落的形态、结构、颜色、边缘、生长速度、繁殖程度、下沉现象和显微镜下形态等判断。

四、Wood 灯

Wood 灯是由高压汞灯作为发射光源，通过由含9%镍氧化物的钡硅酸滤片发出320～400 nm 波长的光波。主要用于诊断色素异常性疾病、皮肤感染和卟淋症。

五、斑贴试验

1. 适应证 接触性皮炎、职业性皮炎、手部湿疹、化妆品皮炎。

2. 方法 根据受试物的性质配制成适当浓度的浸液、溶液、软膏或原物作为试剂，置于4层1 cm×1 cm 的纱布上，贴于背部或前臂屈侧的健康皮肤，其上用一稍大的透明玻璃纸覆盖，用橡皮膏固定边缘。同时做多个不同试验物时，每两个之间距离应大于4 cm。必须有对照试验。

3. 结果 24～48小时后观察结果。受试部位无反应为（－），皮肤出现痒或轻度发红为（±），皮肤出现单纯红斑、瘙痒为（＋），皮肤出现水肿性红斑、丘疹为（＋＋），皮肤出现显著红肿、伴丘疹或水疱为（＋＋＋）。

4. 临床意义 阳性反应说明患者对受试物过敏，但应排除原发性刺激或其他因素所致的假阳性反应，假阳性反应将受试物除去后很快消失，而真正的阳性反应则除去受试物24～48小时内反应一般是增强的。阴性反应则表示患者对试验物无敏感性。

5. 注意事项 应注意区分过敏反应和刺激反应；阴性反应可能与试剂浓度低、斑试物质与皮肤接触时间太短、全身或局部应用糖皮质激素等有关；不宜在皮肤病急性发作期试验。也不可用高浓度的原发性刺激物试验。

六、性病的检查

1. 阴虱的检查 用剪刀剪下有阴虱和虫卵的阴毛。用70%的乙醇或5%～10%的甲醛溶液固定后放玻片上，加一滴10% KOH 溶液，镜检可见阴虱或虫卵。

2. 淋球菌的检查 将患者分泌物涂片染色镜检可见大量多形核细胞，细胞内外可找到成双排列、呈肾形的革兰阴性双球菌；培养可形成圆形、稍凸、湿润、光滑、透明到灰白色的菌落，直径为0.5～1 mm，生化反应符合淋球菌特性。

（1）临床意义 直接涂片镜检阳性者可初步诊断，但阴性不能排除诊断；培养阳性可确诊。

（2）注意事项 ①取材时拭子伸入尿道或宫颈口内的深度要足够；②男性患者最好在清晨首次排尿前或排尿后数小时采集标本进行培养；③涂片时动作宜轻柔，防止细胞破裂变形，涂片的厚度、固定和革兰染色的时间要合适。

3. 衣原体检查 细胞培养法将每份标本接种于3个培养瓶（为 McCoy 单层细管）中，置37℃吸附2小时后，用维持液洗涤2～3次，最后加生长液，37℃培养3～4天，经吉姆萨染色或直接荧光染色后镜检。阳性标本碘染色包涵体呈棕黑色，吉姆萨染色呈红色。有尿道炎症状，再加上衣原体分离培养阳性者可确诊。

4. 支原体检查 采集标本同淋球菌检查，置于 5% ~ 10% CO_2 环境中，37℃培养 24 ~ 72 小时，每天观察颜色变化。如由黄色变为粉红色，可能有解脲支原体生长。取 0.2 ml 培养物接种到固体培养基上，培养 48 小时后观察，有典型"油煎蛋"状菌落者为阳性，可诊断支原体感染。

5. 梅毒螺旋体检查

（1）梅毒螺旋体直接检查 可取病灶渗出物、淋巴结穿刺液或组织研磨液，用暗视野显微镜检查，也可经镀银染色、吉姆萨染色或墨汁负染色后用普通光学显微镜检查，或用直接免疫荧光检查。梅毒螺旋体菌体细长两端尖直，在暗视野显微镜下折光性强，沿纵轴旋转伴轻度前后运动。镀银染色法示螺旋体呈棕黑色，吉姆萨染色法示螺旋体呈桃红色，直接免疫荧光检查螺旋体呈绿色荧光。镜检阳性结合临床表现、性接触史可确诊。

（2）快速血浆反应素环状卡片试验（RPR） 为非梅毒螺旋体抗原血清试验。人体感染梅毒螺旋体一定时间后，血清中产生一定数量的心磷脂抗体，可用免疫学方法检测，作为梅毒的诊断筛选试验。

（3）梅毒螺旋体颗粒凝集试验（TPPA） 为梅毒螺旋体抗原血清试验。将从感染家兔睾丸中提取的梅毒螺旋体纯化，并以超声粉碎后作为抗原，以明胶颗粒为载体，此致敏颗粒与人血清或血浆中的梅毒螺旋体抗体结合，产生肉眼可观察的凝集反应。

6. 醋酸白试验 人类乳头瘤病毒感染的上皮细胞与正常细胞产生的角蛋白不同，能被冰醋酸致白。以棉签清除皮损表面分泌物后，外用 5% 冰醋酸 2 ~ 5 分钟后观察，皮损变为白色、周围正常组织不变色为阳性。

七、分子生物学技术

目前 PCR 技术已逐渐应用于感染性皮肤病及遗传性皮肤病的诊断。

第四节　皮肤病的预防和治疗

一、皮肤病的防治基本原则

皮肤病和其他各科疾病一样，是人体对病因的生物学反应。它的发生、发展和转归受机体、自然、社会等多种因素的影响，因此在治疗方面必须从整体出发，考虑内在和外在的联系，同时应该做到早期诊断、早期治疗，贯彻预防为主的方针。合理的局部治疗和全身治疗相结合和中西医治疗相结合的综合治疗方法，是治疗皮肤病的有效途径。治疗方法主要有内用药物治疗、外用药物治疗、物理疗法、皮肤外科治疗等。

二、皮肤病内用药物治疗

（一）抗组胺类

组胺是参与炎症和过敏反应的化学物质，效应细胞上的组胺受体有 H_1 和 H_2 两种分别

被 H_1 和 H_2 受体拮抗剂所抵抗。H_1 抗组胺药主要用于治疗 I 型变态反应性疾病。也适用于 II ~ IV 型变态反应有关的皮肤病。H_2 抗组胺药在皮肤科主要用于对 H_1 拮抗剂无效的慢性荨麻疹、色素性荨麻病、皮肤瘙痒症等。

1. H_1 受体拮抗剂 能与组胺竞争受体，消除组胺引起的毛细血管扩张、血管通透性增高、平滑肌收缩、呼吸道分泌增加、血压下降、抗胆碱及抗 5 - 羟色胺的作用。

（1）第一代 H_1 受体拮抗剂 除抗组胺作用外，还有镇静、抗胆碱能活性、局部麻醉、止吐等作用（表 17 - 1）。

表 17 - 1 第一代 H_1 受体拮抗剂

药名	成人用量	用法	副作用
马来酸氯苯那敏（扑尔敏）	4 mg，3 次/日	口服	嗜睡
	10 mg，1 ~ 2 次/日	肌内注射	
苯海拉明	25 ~ 50 mg，3 次/日	口服	明显嗜睡，青光眼者慎用，用药 6 个月以上可致贫血
	20 mg，1 ~ 2 次/日	肌内注射	
多塞平	25 mg，1 次/日	口服	嗜睡、口干，青光眼者、孕妇、儿童忌用
赛庚啶	2 ~ 4 mg，3 次/日	口服	明显嗜睡，青光眼者禁用
去氯羟嗪	25 ~ 50 mg，3 次/日	口服	嗜睡，可致畸
异丙嗪	12.5 ~ 25 mg，3 次/日	口服	明显嗜睡，青光眼、肝肾功能减退者慎用
	25 ~ 50 mg，1 次/日	肌内注射或静脉滴注	
酮替芬	1 mg，2 次/日	口服	镇静、嗜睡、头晕、口干

（2）第二代 H_1 受体拮抗剂 口服吸收快，多在肝内代谢，不易透过血脑屏障，对神经系统影响较小，仅有轻微嗜睡作用，抗胆碱能作用很小或无，作用时间较长（表 17 - 2）。

表 17 - 2 第二代 H_1 受体拮抗剂

药名	成人用量	用法	副作用
阿司咪唑	3 mg，3 次/日	口服	孕妇慎用，忌与唑类抗真菌药合用
	10 mg，1 次/日	口服	
特非那定	60 mg，2 次/日	口服	忌与红霉素、唑类抗真菌药使用。偶见头痛、口干
氯雷他定	10 mg，1 次/日	口服	婴幼儿、孕妇、哺乳期妇女慎用
西替利嗪	10 mg，1 次/日	口服	婴幼儿、孕妇、哺乳期妇女慎用
美喹他嗪	5 mg，2 次/日	口服	青光眼和前列腺肥大者禁用
咪唑斯叮	10 mg，1 次/日	口服	几无嗜睡

2. H_2 受体拮抗剂 与 H_2 受体有较强的亲和力，阻止组胺与该受体结合，从而对抗组胺的血管扩张、血压下降和胃液分泌增多等作用。主要有西咪替丁、雷尼替丁、法莫替丁等，常与 H_1 受体拮抗剂联合应用。

（二）糖皮质激素

糖皮质激素具有抵制免疫、抗炎、抗毒、抗休克、抗肿瘤等作用。

1. 适应证 重症药疹、重症多形性红斑、非感染性急性荨麻疹、过敏性休克、严重接触性皮炎、系统性红斑狼疮、皮肌炎、硬皮病、天疱疮、类天疱疮和变应性血管炎等。

2. 分类 ①低效类：氢化可的松；②中效类：泼尼松、甲泼尼龙、曲安西龙；③高效：地塞米松、倍他米松。

3. 应用方法 包括短程、中程、长程、冲击疗法和皮损内注射。

4. 不良反应 主要有感染、高血压、高血糖、胃十二指肠溃疡或穿孔、消化道出血、骨质疏松等。

（三）抗生素

1. 青霉素类 对 G^+ 球菌、杆菌及螺旋体均高度敏感，对某些 G^- 杆菌及很多厌氧菌也有效果，在皮肤科领域中主要适用于链球菌感染、葡萄球菌感染、淋病、梅毒等。

2. 头孢菌素类 是一族广谱的半合成抗生素，主要用于耐青霉素金黄色葡萄球菌、链球菌、肺炎双球菌所引起的感染，根据发现的先后将其分成为第一、二、三代。

3. 氨基糖苷类 主要为链霉素、庆大霉素、阿米卡星、大观霉素等。

4. 四环素类 用于治疗 G^+ 球菌的皮肤感染、支原体性疾病，微量四环素可以抑制痤疮杆菌生长，用于治疗痤疮及酒渣鼻。药物包括四环素、多西环素、米诺环素等。

5. 大环内酯类 对 G^+ 菌有抗菌作用，对部分 G^- 细菌亦敏感，对军团菌高度敏感，皮肤病临床主要用于治疗金黄色葡萄球菌和链球菌的各种感染。主要药物有红霉素、罗红霉素、克拉霉素、阿奇霉素等。

6. 喹诺酮类 系广谱抗菌药类，尤其是对 G^- 菌，特别是对铜绿假单胞菌、淋球菌感染有效，对尿路感染亦有良效。主要药物有环丙沙星、氧氟沙星、司巴沙星等。

7. 抗结核药 利福平等，对结核菌高度敏感，对 G^+ 球菌也有很强抗菌作用。

8. 磺胺类 在治疗各种感染中仍有价值，对 G^+ 菌和 G^- 杆菌皆有抗菌作用，对少数真菌（放线菌）、衣原体也有抑制作用。主要药物有磺胺甲基异噁唑等。

9. 其他类 如去甲万古霉素、克林霉素、多黏菌素等。

（四）抗病毒药

1. 阿昔洛韦（无环鸟苷）

（1）作用 是一种无环的嘌呤核苷酸类似物，其抗病毒活性依赖于在感染细胞内转化成的三磷衍生物。可以阻滞疱疹病毒 DNA 的复制。动物实验证实，本品具有高度抗疱疹病毒活性。用于治疗病毒感染。

（2）剂量 $2.5 \sim 7.5 \, mg/kg$ 加于 5% 葡萄糖溶液内稀释到 $1 \sim 6 \, mg/ml$，静脉滴注。每 8 小时 1 次。局部外用 5% 软膏，眼科用 3% 溶液。

2. 利巴韦林（病毒唑）

（1）作用 是一种广谱抗病毒的核苷化合物，在体内和试管内对 DNA 及 RNA 病毒均有作用。

（2）剂量 口服，每 8 小时 1 次，每次 200 mg；肌内注射，$200 \sim 600 \, mg$，1 日 1 次。

3. 干扰素 能抑制多处病毒繁殖，其作用是非特异性的，用于治疗带状疱疹、单纯疱疹和扁平疣均获得良效。

（五）抗真菌类

1. 克霉唑 口服，每日 $30 \sim 60 \, mg/kg$，一般疗程为 $10 \sim 14$ 天。念珠菌感染服药 $2 \sim 3$

天后即开始见效，深部真菌感染如着色真菌病、隐球菌性脑膜炎等，疗程则需 3 个月以上。

2. 酮康唑　口服，200 mg，每日 1 次。小儿：1 ~ 4 岁，每日 50 mg；5 ~ 12 岁，每日 100 mg。

3. 伊曲康唑　是一种三唑类抗真菌剂，通过抑制细胞膜色素 P450 氧化酶介导的麦角甾醇的合成而达到抗真菌的作用。口服，100 mg，每日 1 次。

4. 氟康唑　口服，0.2 g/d，少数可引起胃肠反应、皮疹、肝功能异常等副作用。

5. 特比萘芬　属二代丙烯胺类抗真菌药，通过抑制真菌细胞麦角甾醇合成过程中的鲨烯环氧化酶，并使鲨烯在细胞中蓄积而起杀菌作用。口服吸收好，作用快，适用于浅表真菌引起的皮肤、指甲感染，对念珠菌及酵母菌效果较差。

6. 灰黄霉素微粒　100 mg，一日 3 次，口服，妊娠、肝功能不全对光敏感及有药物过敏史者应忌服本药。

7. 二性霉素 B　静脉滴注，首次剂量 1 ~ 2 mg 加于 5% 葡萄液内。以后剂量与浓度逐渐递增至治疗量 15 ~ 50 mg/d。最高单次量为 1 mg/（kg·d）。

8. 制霉菌素　口服，50 万 ~ 400 万 U，每日 4 次，小儿，1 万 U（kg·d）。

（六）维 A 酸类

是一组与天然维生素 A 结构类似的化合物，能调节上皮细胞和其他细胞的生长和分化，对恶性细胞生长有抵制作用，影响免疫系统和炎症过程，改变靶细胞间的黏附等。主要药物有：①第一代，如异维 A 酸、维胺酯；②第二代，如阿维 A 酯、依贡替酸；③第三代，如芳香维 A 酸乙酯。

（七）免疫抑制剂

在皮肤科常用的有环磷酰胺、硫唑嘌呤、甲氨蝶呤、环孢素等。可单独使用，也可配合糖皮质激素使用。这类药物既能抑制机体的异常免疫现象或有害的免疫反应，又能同时抑制机体的正常免疫现象或有益的免疫反应，长期应用能降低机体的免疫能力，且毒性较大，易引起不良反应，因此，在应用时必须慎重。

（八）免疫调节剂

能增强机体的非特异性和特异性免疫反应，使不平衡的免疫反应趋于正常。主要药物有卡介菌、左旋咪唑、干扰素、转移因子、胸腺素等。

（九）其他类药物

如氯喹、羟氯喹、氨苯砜、沙利度胺、甲硝唑、替硝唑、雷公藤、维生素类等。

三、皮肤病的外用疗法

皮肤病的外用药物治疗在皮肤病治疗学中占有重要地位，通过不同剂型的有效药物可以发挥安抚、镇静、止痒、收敛、腐蚀、滑润等作用而使损害消退。因此，正确、合理的选用外用药是治疗皮肤病的重要手段。

（一）外用药种类

1. 清洁剂　用于清除皮损部位的渗出物、鳞屑、痂及残留药物。常用生理盐水、3% 硼酸溶液、1：5000 呋喃西林溶液、植物油和液状石蜡等。

2. 保护剂 具有保护皮肤、减少摩擦和防止外来刺激的作用。常用的有滑石粉、氧化锌粉、植物油等。

3. 止痒药 通过表面麻醉作用或局部皮肤清凉感觉而减轻痒感。常用的有薄荷脑、樟脑、5% 苯唑卡因、1% ~3% 苯海拉明、煤焦油等。

4. 抗菌剂 杀灭和抑制细菌的作用。常用的有 0.5% ~1% 红霉素、0.2% ~0.5% 呋喃西林、2.5% ~5% 过氧化苯酰、1% ~2% 甲紫、1% 雷夫奴儿等。

5. 抗真菌剂 常用的有 2% ~5% 碘、5% 水杨酸、6% ~12% 苯甲酸、3% ~5% 十一烯酸、3% ~5% 水杨酸苯胺、1% ~2% 克霉唑、1% ~2% 益康唑、1% 咪康唑。

6. 抗病毒药 常用的有 0.1% 碘苷（疱疹净）、0.1% 阿昔洛韦、1% ~3% 吗啉呱、0.5% 利巴韦林、20% 足叶草脂等。

7. 收敛药 主要用于以渗水为主及水肿病损的急性炎症过程。常用药物有 1.25% 次醋酸铝、3% ~5% 醋酸铝、1% 鞣酸、3% 硼酸、0.5% 硫酸锌、25% 三氯化铝等。

8. 角质松解剂 可吸收皮肤表层水分，软化角质内角素，促使角质层剥离脱落。主要用于以鳞屑为主的慢性皮肤病。常用药物有水杨酸、间苯二酚、硫黄、尿素等，以上药物外用浓度均为 5%。

9. 角质促成剂 主要用于慢性皮肤病。常用药物有松馏油、煤焦油、尿素、硫黄、水杨酸、氧化氨基汞，以上药物外用浓度均为 10%；1：20000 芥子气、0.3% 维 A 酸等。

10. 脱色剂 可减轻色素沉着。常用药物有 3% 氢醌、20% 壬二酸、20% 单苯醚氢醌等。

11. 皮质激素剂 外用可降低毛细血管通透性、减少渗出、抗炎和止痒作用。

（二）外用药剂型

1. 粉剂 是一种或多种植物性或矿物性粉为基质，再加上药物粉末均匀混合而成，供外用。粉剂可以吸收皮肤表面上的汗及少量水分，促进水分蒸发使皮肤表面保持干燥，具有清凉、干燥、保护等作用。

2. 洗剂 是指不溶于水的粉剂加入水中，呈混悬状存在于水中。涂于皮肤上，水分蒸发、散热后，皮肤表面有一层均匀的粉末，仍发挥粉剂的作用，具有干燥、收敛、保护等作用。适用于轻度潮红、亚急性皮肤病损。

3. 乳剂油脂类 加水在乳化剂（主要用界面活性剂）作用下使之乳化。乳剂分为两种，一种为水包油（O/W）型乳剂亦称香霜，另一种为油包水（W/O）型乳剂。乳剂皮肤渗透性强，特别是水包油型乳剂，基质洁白、无味、细腻、易水洗，是很受患者欢迎的剂型。适用于红斑、丘疹、浸润肥厚的病损。

4. 糊剂 由大量（20% ~50%）粉末和油脂混合而成一种疏松样泥状药膏，使皮肤干燥，起保护作用，兼有润滑皮肤的性能，其作用介于洗剂和软膏之间，适用于红斑、丘疹等亚急性炎症及浸润肥厚性病损。

5. 软膏 在油性基质内加入适量的有效药物，酌情加入少许粉剂（一般不超过10%）。油脂基剂：①矿物性，如凡士林、流动石蜡、硅酮；②动物性，如豚脂、羊毛脂。具有软化痂皮，促进上皮生长，保护肉芽面，阻碍渗出液排出，防止散热等作用。适用于痂皮、脓疱、糜烂面、肉芽面的损害，也可用于干燥、粗糙、苔藓化损害。

6. 油剂 系以植物油或液状石蜡为基质，加入可溶性或不溶性粉末药物的制剂。具有软化皮肤、清除鳞屑、痂皮等作用，亦可滋润创面、促进上皮新生、加速创面愈合。用于急性或亚急性炎症病损。

7. 凝胶剂 透明固体、半固体胶质的分散剂。在皮肤涂抹成液状，干燥后形成薄膜在皮肤表面固着；也可以作为滑润剂。适用亚急性炎症病损或慢性浸润性病损。

8. 溶液 是一种或多种药物的水溶液，供局部罨包、湿敷等外用。具有溶解皮面上积留的盐类物质，使表皮膨胀；改善皮温及血液循环等作用。其所含有效药物多为收敛剂，可以达到消炎和抑制渗出的目的。用于水肿、渗出病损。

9. 二甲基亚砜 是一种含硫有机化合物，常温下为无色无臭的透明液体，是一种吸湿性的可燃液体。具有高极性、高沸点、热稳定性好、非质子、与水混溶的特性，能溶于乙醇、丙醇、苯和氯仿等大多数有机物。

10. 酊剂 系药物的乙醇溶液或不同浓度的乙醇浸出液，具有消毒、杀菌、止痒等作用，如止痒酊、癣酊、蛇床子酊等。

（三）外用药基本原则

1. 正确选择外用药物的种类 根据病因、病理变化和自觉症状等选择外用药物的种类。如化脓性皮肤病，宜选抗细菌药物；真菌性皮肤病，选抗真菌药物；变态反应性疾病，选糖皮质激素或抗组胺药；瘙痒者选用止痒剂；角化不全者选用角质促成剂；角化过度者选用角质剥脱剂。

2. 正确选择外用药物的剂型 依据皮肤病的皮损特点和病期来选择药物剂型。急性皮炎，无渗液时用粉剂或洗剂，有糜烂、渗出时用溶液湿敷。亚急性皮炎有少量渗出用糊剂或油剂，如无渗出时用乳剂或糊剂。慢性皮炎，如浸润肥厚、苔藓样变或角化过度，可选用软膏、硬膏、酊剂、乳剂等。单纯瘙痒无皮损者，可选用乳剂、酊剂、醋剂等。

3. 掌握药物浓度 有些外用药物常常因其浓度不同，而治疗作用大有差别。例如水杨酸，其低浓度（1%～2%）有止痒作用，而5%则为角质松解剂，20%以上为腐蚀剂。因此，在治疗时必须熟练掌握外用药物的浓度。

4. 注意事项 必须询问患者有无药物过敏史，并告知患者外用药引起过敏反应或刺激时应立即停用。向患者或家属详细告知用法，如湿敷需用六层纱布，浸湿溶液，以不滴水为度，紧贴于患处，分泌物多者，宜勤换湿敷。大面积湿敷时需浓度低些，以免吸收中毒。用药应根据患者性别、年龄、皮损部位而有所不同。刺激性强的药物，如高浓度水杨酸不宜用于婴幼儿、面部或会阴部。外用药物浓度应由低至高。药物久用易产生耐受，故需经常变更药物。

四、皮肤病的物理疗法

（一）光疗

1. 红外线治疗 红外线波长范围为400～760 nm，可分为长波红外线和短波红外线，在皮肤科可以用于治疗各种炎症感染、慢性溃疡等。

2. 紫外线治疗 紫外线的波长范围为 200 ~ 400 nm，可分为：①长波紫外线（UVA），波长为 320 ~ 400 nm；②中波紫外线（UVB），波长为 290 ~ 320 nm；③短波紫外线（UVC），波长范围为 200 ~ 290 nm。紫外线治疗，用红斑阈值（MED）或生物剂量（BD）作为剂量单位。在紫外线照射时一般将照射强度分为亚红斑量、红斑量和超红斑量。在皮肤科主要用于治疗玫瑰糠疹、疖和疖病、慢性溃疡、带状疱疹等。

3. 光化学疗法 口服或外用光敏剂 8 - 甲氧基补骨脂素，服药后 2 小时进行光疗，外用为 0.1% ~ 0.5% 的 8 - 甲氧基补骨脂素溶液，局部涂药后 1 ~ 2 小时进行光疗。主要用于治疗银屑病、蕈样肉芽肿等。

（二）激光治疗

1. 二氧化碳激光 其辐射波长为 10640 nm，输出功率由数瓦到数十瓦。常用于病变组织的烧灼，焦聚后用于切割治疗，需在无菌操作和局部麻醉下进行。皮肤科可用于治疗寻常疣、尖锐湿疣、疣状痣、汗管瘤、光线性角化病、Bowen's 病、基底细胞瘤等。

2. 氩离子激光 波长主要为 488 nm（蓝光）和 514 nm（绿光），医疗用输出功率为数瓦，为连续或脉冲输出。因为其波长主要在血红蛋白和黑色素吸收光谱曲线的峰值中，故对鲜红斑痣治疗效果理想。其他如毛细血管痣、蜘蛛痣、角化血管瘤、酒渣鼻等亦有效。

3. 氦氖激光 波长为 632.8 nm 的红光，其输出功率很小，最大达 50 毫瓦。主要用于皮肤和黏膜溃疡的治疗。

4. 选择性激光及光子嫩肤技术 主要用于皮肤美容。

（三）冷冻治疗

主要是利用低温作用于病变组织，使之发生坏死而达到治疗目的，目前应用最广泛的制冷剂为液体氮（-196℃），用于治疗雀斑、寻常疣、掌跖疣、尖锐湿疣、光线性角化病、小的杨梅状血管瘤、Bowen's 病、基底细胞上皮瘤等。

（四）放射治疗

浅层 X 射线，即超软 X 射线直线加速器；放射性同位素 β 射线照射源，如 ^{32}磷、^{90}锶等。常用于治疗慢性瘙痒性皮肤病（如神经性皮炎）、良性肿瘤（如血管瘤）及皮肤恶性肿瘤。

五、皮肤病的外科治疗

用于皮肤的良性和恶性肿瘤、处理皮肤的创伤和炎症、活体组织取材、改善和恢复某些皮肤功能异常及纠正某些美容上的缺陷。常用的手术如下。

1. 磨削术 利用电动磨削器或砂纸磨削来消除皮肤凹凸性病变，用于痤疮、水痘或炎症性皮肤病遗留的点状凹陷性瘢痕、雀斑、皮肤皱纹等。

2. 切割术 以特制的五锋刀做局部切割，破坏局部增生的毛细血管及结缔组织。如酒渣鼻。

3. 毛发移植术 用于修复雄激素性秃发等。方法有钻孔、自体移植法、头皮缩减术、条状头皮片、带蒂皮瓣和组织扩张术与头皮缩减术的联合应用等。

4. 体表外科手术 用于皮肤或淋巴结活检、皮肤肿瘤切除、囊肿切开引流、拔甲等。

本章小结

　　皮肤由表皮与真皮构成，借由皮下组织与深部组织相连。皮肤有毛、皮脂腺、汗腺、和指（趾）甲等附属器。皮肤构成了机体内、外环境的分界，具有屏障和吸收、分泌和排泄、体温调节、感觉、免疫、呼吸、内分泌等生理功能，对于机体的健康十分重要。症状即患者主观的感受，体征即医生可以看到和触摸到的改变，某些疾病有其特有的症状及体征，而不同的皮肤病可以表现为相同的症状和体征，熟练地掌握皮肤病的症状和体征是正确诊断皮肤病的基础。皮肤病的常用诊断技术在皮肤病诊断工作中起到十分重要的作用，但所有的诊断都应强调临床及实验室检查的密切联系。随着现代科技的发展，皮肤病的治疗不断发展，现有外用药物治疗、内用药物治疗、物理治疗、皮肤外科治疗等方法。

目标检测

一、选择题

【A1/A2 型题】

扫码"练一练"

1. 人体表皮的主要细胞是
   - A. 黑素细胞
   - B. 角质形成细胞
   - C. 朗格汉斯细胞
   - D. 梅克尔细胞
   - E. 成纤维细胞

2. 引起皮肤颜色改变的主要因素是
   - A. 胡萝卜素
   - B. 黑素
   - C. 氧合血红蛋白含量
   - D. 皮肤厚度
   - E. 日照

3. 皮肤发挥屏障作用的主要是
   - A. 基底层
   - B. 棘层
   - C. 颗粒层
   - D. 透明层
   - E. 角质层

4. 外界温度高于皮温时，机体散热的主要途径是
   - A. 辐射
   - B. 传导
   - C. 对流
   - D. 出汗
   - E. 以上都是

5. 对抗外界挤压和冲击力主要依靠
   - A. 表皮角质层
   - B. 真皮乳头层
   - C. 真皮弹力纤维
   - D. 真皮网状纤维
   - E. 皮下脂肪

6. 皮肤病最常见的自觉症状是
   - A. 瘙痒
   - B. 疼痛

C. 麻木   D. 烧灼感

E. 蚁行感

7. 以下哪些皮疹不是原发疹

    A. 脓疱   B. 水疱

    C. 斑疹   D. 脓痂

    E. 结节

8. 以下不高出皮面的皮疹是

    A. 丘疹   B. 结节

    C. 斑块   D. 斑片

    E. 苔藓样变

9. 下列有关风团的描述，错误的是

    A. 又称风疹   B. 伴剧烈瘙痒

    C. 消退后不留痕迹   D. 真皮浅层血管扩张渗出所致

    E. 是水肿性隆起的损害

10. 下列皮肤试验中，危险性最大的是

    A. 斑片压诊试验   B. 划痕试验

    C. 斑贴试验   D. 皮内试验

    E. 刮屑试验

11. 下述哪一项是错误的

    A. 丘疹为局限实性隆起的皮疹   B. 丘疹病变常位于表皮及真皮浅层

    C. 丘疹的直径大于 1 cm   D. 丘疹表面可为扁平、乳头状、脐凹

    E. 丘疹有多种颜色

12. 皮屑的真菌镜检时，用于溶解角质细胞的 KOH 或 NaOH 的浓度是

    A. 1%   B. 10%

    C. 30%   D. 35%

    E. 40%

13. 淋球菌培养的最佳温度是

    A. 25℃   B. 30℃

    C. 37℃   D. 39℃

    E. 40℃

14. 下述疾病中哪种不宜全身应用糖皮质激素

    A. 系统性红斑狼疮   B. 寻常型天疱疮

    C. 多形红斑   D. 寻常型银屑病

    E. 接触性皮炎

15. 下述哪项不是维 A 酸类药物的不良反应

    A. 高血钙   B. 皮肤干燥

    C. 骨头无菌性坏死   D. 转氨酶升高

    E. 致畸

二、简答题

1. 皮肤病常见症状有哪些？常见于哪些疾病？
2. 原发性皮损和继发性皮损各有哪些。

（王志虹）

第十八章 变态反应性皮肤病

扫码"学一学"

学习目标

1. **掌握** 变态反应性皮肤病的临床表现及诊断。
2. **熟悉** 变态反应性皮肤病的病因及治疗。
3. **了解** 变态反应性皮肤病的病原学特点、发病机制及病理改变。
4. 具备常见变态反应性皮肤病的诊治能力。
5. 能够利用所学知识进行变态反应性皮肤病预防的科普宣传。

案例导入

　　患者，女，30 岁，已婚，食品厂工人，2012 年 10 月 11 日。主诉：双手脱皮 1 年半。现病史：患者 2 年前开始在食品厂上班，半年后开始出现手部脱皮，对称分布，躯干和下肢未见皮损，工作时戴手套，用网皮包装食品，偶尔接触 84 消毒液，皮损时轻时重，与季节无明显关联，偶有轻微瘙痒症状。使用外用药后皮损消失，停药后复发，食品厂同一工种的工人手部亦出现相同症状。

问题：

1. 该患者的初步诊断是什么？
2. 应如何治疗？

第一节　接触性皮炎

　　接触性皮炎是皮肤或黏膜单次或多次接触外源性物质后，在接触部位甚至以外的部位发生的炎症性反应。

一、临床表现

　　起病较急，在接触部位发生境界清楚的红斑、丘疹、丘疱疹，严重时出现水疱、大疱，疱壁紧张，内容清亮，水疱破溃后形成糜烂面，偶可发生组织坏死（图 18-1）。当发生于组织疏松部位，如眼睑、口唇、包皮、阴囊等处时，则肿胀明显，表面光亮，皮肤纹理消失，边缘不清。皮炎的部位及范围与接触物一致，境界非常鲜明，但如接触物为气体、粉尘，则皮炎呈弥漫性而无明确界限。多发生在身体的暴露部位，如两手背及面部。有时由于搔抓等可将接触物带至身体其他部位，使远离接触部位也发生相似的皮疹。机体高度敏感时，皮炎蔓延且范围广泛。若接触物的刺激性较弱，浓度较低，或由于长期反复接触致敏物或急性期处理不当，可使损害转为亚急性或慢性皮炎，呈红褐色苔藓样变或湿疹样改变。自觉症状有瘙痒、烧灼或胀痛感，少数严重病例可有发热、畏寒、头痛、恶心等全身反应。

　　本病有自限性，处理得当，去除病因后 1~2 周可痊愈。再次接触可再发。

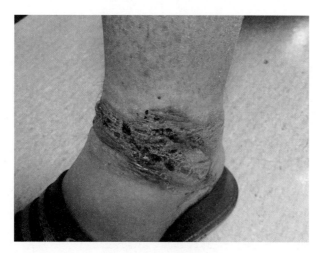

图 18-1　接触性皮炎

二、诊断及鉴别诊断

　　根据有接触史，在接触部位发生境界清楚的急性皮炎，皮疹形态单一、去除原因后皮损很快消退等特点，易于诊断。

　　斑贴试验是诊断接触性皮炎最可靠和最简单的方法。

三、病因及发病机制

（一）病因

引起接触性皮炎的物质很多，按其来源可分为动物性、植物性及化学性三大类。

1. 动物性　动物的皮、毛和羽毛；斑蝥、毛虫、隐翅虫等动物的毒素。

2. 植物性　漆树、荨麻、除虫菊、橡树、豕草、银杏、芒果、补骨脂、猫眼草等。

3. 化学性　是接触性皮炎的主要原因，多数属于变态反应性，少数属于原发性刺激。主要有：①金属制品，如镍、铬等；②日常生活用品，如肥皂、洗衣粉、清洁护肤产品、皮革、塑料及橡胶制品等；③化妆品，如油彩、染发液等；④外用药，如汞剂、磺胺制剂、抗生素软膏等；⑤杀虫剂及除臭剂；⑥石油、化工产品，如汽油、机油、油漆、染料等。

（二）发病机制

　　接触性皮炎按发病机制不同大体上可分为原发刺激性与变态反应性两种类型，临床上以后者为多见。

1. 原发刺激性接触物质　对皮肤有很强的刺激性，任何人接触后均可发生皮炎。原发刺激性接触物质分为两种，一种刺激性很强，接触后短时间内发病；另一种较弱，较长时间接触后发病，如肥皂、有机溶剂等。

2. 变态反应性接触物质　不具有刺激性，少数人接触该物质致敏后，再次接触该物质，经 12~48 小时在接触部位及其附近发生皮炎。致敏物多数为半抗原，须与表皮内载体蛋白结合后才能形成完全抗原，从而获得抗原性，然后作用于机体，最终导致 IV 型变态反应发生。

四、处理措施

（一）治疗

寻找病因，避免再次接触，积极对症处理。

1. 全身治疗 视病情轻重，采用抗组胺、糖皮质激素等药物治疗。若有继发感染，可加用抗生素。

2. 局部治疗 按急性、亚急性和慢性皮炎的治疗原则处理。①急性期：红、肿、明显时选用炉甘石洗剂外涂，渗出多时用3%硼酸溶液冷湿敷；②亚急性期：有少量渗出时可选用含糖皮质激素的糊剂或氧化锌油，无渗出时用糖皮质激素霜剂；③慢性期：选用软膏，有感染时加用抗生素软膏，如莫匹罗星、夫西地酸。

（二）预防

接触性皮炎愈后应尽量避免再接触致敏原，以防复发。

第二节 湿　疹

湿疹是由多种内外因素引起的浅层真皮和表皮炎症。急性期皮损呈多形性，以丘疱疹为主，有明显的渗出倾向；慢性期皮损局限，有浸润肥厚和苔藓样变，瘙痒剧烈，易复发。

一、临床表现

1. 急性湿疹 常在水肿性红斑的基础上出现多数密集的针头到粟粒大小的丘疹、丘疱疹或小水疱，由于搔抓、摩擦，常形成点状糜烂和浆液性渗出。病变中心较重，周围有散在丘疹、丘疱疹，故境界不清。有继发感染时可形成脓疱、脓液和脓痂（图18-2）。皮疹常对称分布，好发于头面、耳后、前臂、小腿、手、足等外露部位及外阴、肛门等处，瘙痒剧烈。常因饮酒、过度搔抓和热水烫洗而加重。

2. 亚急性湿疹 在急性湿疹的红肿、渗出减轻后，皮损以小丘疹、鳞屑和结痂为主，仅有少数丘疱疹或小水疱及糜烂，可有轻度浸润，仍有剧烈瘙痒。

3. 慢性湿疹 可因急性、亚急性湿疹反复发作，迁延不愈，而转为慢性湿疹，亦可一开始即呈现慢性湿疹的改变，表现为暗红色浸润肥厚性斑块，表面粗糙覆以少量糠秕样鳞屑，可有不同程度的苔藓样变，亦可伴有色素改变，境界较清楚（图18-3）。多对称分布于手、足、小腿、肘窝、外阴、肛门等处。常有阵发性剧痒。病情时轻时重，可迁延数月或更久。

4. 特殊类型的湿疹 除上述共同表现外，在某些特定的环境和（或）某些特殊条件下，临床表现可有一定的特殊性。常见的类型如下。

（1）手部湿疹 皮损呈亚急性或慢性湿疹表现，多发生于指背及指端屈侧，可蔓延至手背和腕部，境界不清或呈小片状，慢性期有浸润肥厚，因手指活动而有皲裂。手部湿疹亦可发生于手掌，呈局限性浸润肥厚性斑块，边缘较清，表面干燥、粗糙，常有皲裂。因手部接触外界各种刺激因子的机会较多，故发病率高，病情也较顽固难治。

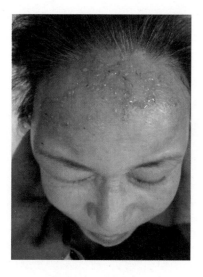

图 18 - 2　急性湿疹

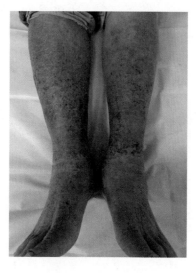

图 18 - 3　慢性湿疹

（2）乳房湿疹　多见于哺乳期妇女。好发于乳头、乳晕及其周围的皮肤。皮损表现为境界不清的棕红色斑片，可见丘疹、丘疱疹、糜烂、渗出、鳞屑、结痂，可发生皲裂，自觉痒、痛。

（3）外阴、阴囊和肛周湿疹　常表现为慢性湿疹的改变，患部皮肤浸润肥厚，苔藓样变，表面可见鳞屑、结痂、抓痕及色素改变，瘙痒剧烈，可因过度搔抓或热水烫洗而呈急性发作，出现红、肿、糜烂、渗出。病程慢性，常多年不愈。

（4）钱币状湿疹　皮损为直径 1～3 cm，境界清楚的圆形、类圆形钱币样斑片，表面有密集的小丘疹或丘疱疹，红、肿、渗出明显。慢性者皮肤浸润肥厚，表面有鳞屑、结痂，周围可见卫星状分布的丘疹、水疱。多见于四肢，自觉剧烈瘙痒。

二、诊断与鉴别诊断

根据急性期皮损多形性、有渗出倾向、对称分布、瘙痒剧烈，慢性期有浸润肥厚、苔藓样变等特点，诊断不难。

急性湿疹应与接触性皮炎相鉴别（表 18 - 1）。慢性湿疹应与神经性皮炎相鉴别（表 18 - 2）。

手足湿疹应与手足癣相鉴别，后者皮损境界清楚，有叶状鳞屑附着，夏季加剧，常伴指（趾）间糜烂，鳞屑内可找到真菌。

表 18 - 1　急性湿疹与接触性皮炎的鉴别

	急性湿疹	接触性皮炎
病因	复杂，不易寻找	常有致敏物或刺激物接触史
好发部位	任何部位	常限于接触部位
皮损特点	多形性，对称分布，无大疱及坏死，炎症较轻	单一形态，可有大疱及坏死，炎症较重
皮损境界	不清楚	清楚
自觉表现	瘙痒剧烈，一般无疼痛	瘙痒、灼热或疼痛
病程	较长，易复发	较短，去除病因后迅速痊愈
斑贴试验	常阴性	多阳性

表 18 – 2　慢性湿疹与神经性皮炎的鉴别

	慢性湿疹	神经性皮炎
病史	常由急性、亚急性湿疹发展而来	瘙痒在先，发疹在后
病因	多种内外因素	神经精神因素为主
好发部位	手足、小腿、肘窝、外阴、肛门等处	颈部、肘膝关节伸侧、腰骶部
皮损特点	米粒大小灰褐色丘疹，融合成片，浸润肥厚，伴色素沉着	多角形扁平丘疹，密集成片，呈苔藓样变，边缘见扁平发亮丘疹
演变	可急性发作，有渗出倾向	慢性，干燥，一般不倾向渗出

三、病因与发病机制

病因复杂，一般认为是由复杂的内、外因素相互作用而引发的一种迟发型变态反应。

1. 内部因素　①慢性消化系统疾病：如胃肠功能障碍；②神经精神因素：如精神紧张、失眠、过度劳累、情绪变化；③体内慢性感染病灶：如慢性鼻窦炎、扁桃体炎、慢性胆囊炎、肠寄生虫病等；④内分泌功能失调：如月经紊乱、妊娠；⑤循环障碍：如小腿静脉曲张；⑥遗传因素：患者可能具有湿疹素质，这种素质受遗传因素支配，也受年龄、健康状况及环境因素的影响。

2. 外部因素　①食物：如鱼、虾、牛羊肉等；②吸入物：如花粉、尘螨、微生物等；③日常生活用品：香脂、化妆品、肥皂、人造纤维等；④环境因素：日光、紫外线、寒冷、潮湿、干燥及各种动物皮毛等。

四、处理措施

1. 一般治疗　尽可能寻找病因或诱因，避免可疑的致病因素，发病期间避免进食辛辣刺激性食物及鱼、虾等易致敏食物；避免饮酒、浓茶、咖啡；避免局部刺激（如肥皂或热水烫洗、搔抓等）。积极治疗全身慢性病灶及其他全身性疾病。

2. 全身治疗

（1）抗组胺药　有不同程度的镇静、止痒作用，部分新一代抗组胺药还有不同程度的抗炎症作用，可有效缓解症状，必要时可两种药物联合或交替使用。

（2）非特异性抗过敏治疗　10% 葡萄糖酸钙 10 ml，每日 1 次缓慢静脉注射；维生素 C 2～3 g 加入葡萄糖溶液中静脉点滴；亦可使用 5% 溴化钙或硫代硫酸钠静脉注射。

（3）糖皮质激素　一般情况下不宜口服或注射糖皮质激素，仅在皮疹泛发、渗出显著、病情严重时，考虑短期全身应用，病情缓解后逐渐减量至停用。老年患者滥用糖皮质激素后，易发展成红皮病。

3. 局部治疗

（1）急性湿疹　无渗出者可外用炉甘石洗剂、糖皮质激素霜剂；渗出不多时可用氧化锌油或糊剂，亦可与糖皮质激素霜交替外用；渗出多时可用生理盐水或 3% 硼酸溶液冷湿敷。

（2）亚急性湿疹　可选用糖皮质激素霜剂和氧化锌糊剂或焦油类制剂。

（3）**慢性湿疹** 可选用糖皮质激素软膏与焦油类软膏或非甾体类外用抗炎药。对于顽固的局限性浸润性肥厚性损害亦可使用糖皮质激素局部皮损内注射，每周 1 次，4~6 次为一个疗程。

第三节 荨麻疹

荨麻疹俗称"风疹块"，是由于皮肤、黏膜的小血管扩张及渗透性增加而出现的一种局限性水肿反应。

一、临床表现

1. 急性荨麻疹 常突然发病，先感皮肤瘙痒，随即出现大小不等、形态不一、鲜红色或苍白色风团，风团周围伴有明显红晕。散在分布，亦可融合成片，风团可局限也可泛发全身，数分钟或数小时后消退，一般不超过 24 小时，消退后不留痕迹，但新风团又陆续出现，此起彼伏（图 18-4）。消化道受累可出现恶心、呕吐、腹痛、腹泻。喉头及支气管受累可发生喉头水肿，出现胸闷、气急、呼吸困难甚至窒息。

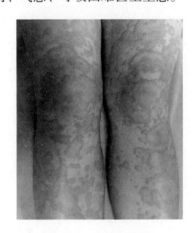

图 18-4 急性荨麻疹

2. 慢性荨麻疹 全身症状一般较轻，风团时多时少，反复发生，病程常在 6 周以上或数月、数年之久。部分患者发作有一定规律性，如晨起或临睡前发作或加重，有的则无一定规律。

3. 特殊类型的荨麻疹

（1）**皮肤划痕症** 又称人工荨麻疹。手抓或钝器划过皮肤后，该处出现暂时性红色条状隆起（图 18-5），常伴有瘙痒。

（2）**血管性水肿** 又称巨大性荨麻疹。发生在眼睑、口唇、包皮、外阴等组织疏松部位（图 18-6），突然发生的局限性肿胀，边缘不清，持续 1~2 天后自行消退，常反复发作。

（3）**压迫性荨麻疹** 皮肤受压 4~6 小时后，局部发生深在性肿胀，8~12 小时后消失。多发生在足底、臀部或其他易受压迫部位。

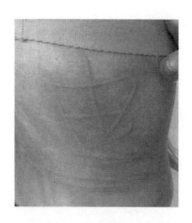

图 18-5 皮肤划痕症

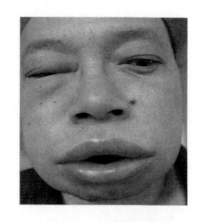

图 18-6 血管性水肿

（4）寒冷性荨麻疹 分家族性和获得性两型。前者少见，为常染色体显性遗传，从婴儿开始持续终生，除出现皮疹外，可伴有发热、畏寒、头痛、关节痛、粒细胞计数增多、被动转移试验阴性。后者开始于儿童或成人，在气温骤降或接触冷水、冷风时，在皮肤露出部位出现风团，持续半小时至 3～4 小时，严重时可出现胸闷、心悸、腹泻、晕厥、手麻、唇麻等。冰块试验和被动转移试验阳性，多见于女性青年。

（5）日光性荨麻疹 暴露日光或紫外线后，在照射部位出现风团，并有瘙痒和针刺感。严重者可出现畏寒、晕厥、腹痛、乏力等全身症状。

（6）胆碱能性荨麻疹 在运动、受热、饮酒或情绪紧张时，胆碱能神经发生冲动，乙酰胆碱释放增加，作用于肥大细胞而发生直径 2～3 mm 的小风团，不融合，0.5～1 小时内消退，除掌跖外，皮疹可泛发全身，以青年人多见。除有剧痒外常伴有头痛、腹痛、流涎、瞳孔缩小等。

（7）血清病型荨麻疹 注射血清疫苗或药物后皮肤出现风团，常伴发热、关节痛、淋巴结肿大，有的可出现蛋白尿、管型尿。

（8）接触性荨麻疹 皮肤接触某些变应原后发生风团和红斑反应，可分为免疫性、非免疫性两种，接触性荨麻疹的诊断可采用致病物质作斑贴试验，15～30 分钟后局部出现风团即可确诊。

二、诊断及鉴别诊断

（一）诊断

根据病史和各型荨麻疹皮疹的特点，不难诊断。但确定病因有时较困难，临床上需要进行过敏源检查，常用的方法有皮肤点刺试验、血清特异性检测。

（二）鉴别诊断

急性荨麻疹应与荨麻疹性血管炎相鉴别，后者是一种血管炎，皮疹为风团样皮疹，持续超过 24 小时，风团消退后留色素沉着，同时伴有发热、关节痛等症状，有时血清补体 C4 降低，且抗组胺药治疗无效。

三、病因及发病机制

（一）病因

荨麻疹病因复杂，急性荨麻疹多与食物、感染及药物有关。而慢性荨麻疹不易找到病因，除与各种致敏源有关外，与个人的敏感性体质及遗传等因素也有密切的关系。

常见引起荨麻疹的原因主要有：①食物，以鱼、虾、蟹、蛋类最常见，其次某些香料、调味品亦可引起。②药物，如青霉素、磺胺类、呋喃唑酮、血清疫苗等，常通过免疫机制引发荨麻疹；而阿司匹林、吗啡、阿托品、维生素 B_1 等药物为组胺释放物，能直接使肥大细胞释放组胺引发荨麻疹。③感染，包括病毒（如上感病毒、肝炎病毒）、细菌（如金葡菌）、真菌和寄生虫（如蛔虫等）。④动物及植物因素，如昆虫叮咬或吸入花粉、羽毛、皮屑等。⑤物理因素，如冷热、日光、摩擦和压力等都可引起。

（二）发病机制

荨麻疹可分变态反应型和非变态反应型两种。

1. 变态反应型　主要是第 I 型，是抗原与抗体 IgE 作用于肥大细胞与嗜碱性粒细胞，使它们的颗粒脱落而产生一系列化学介质（组织胺及组织胺样物质包括慢性反应性物质、5-羟色胺、缓激肽与激肽类、前列腺素、肝素等）的释放，从而引起毛细血管扩张、通透性增加、平滑肌痉挛、腺体分泌增加等，产生皮肤、黏膜、消化道和呼吸道等症状。有的属于第 II 型，是抗原抗体复合物激活补体，形成过敏毒素，即 C3 与 C5 及释出趋化因子，吸引嗜中性白细胞释放溶酶体酶，刺激肥大细胞释放组胺与组胺类物质而发病，例如呋喃唑酮或注入异种血清蛋白引起荨麻疹等反应。

2. 非变态反应型　由某些生物、化学及物理因素可直接作用于肥大细胞与嗜碱性粒细胞，使其释放颗粒而发病。皮肤胆碱能神经末端兴奋性增强，大量释放的乙酰胆碱可直接作用于毛细血管，使毛细血管扩张与通透性增强而发生；激肽与缓激肽也使毛细血管扩张与其通透性增加。与寒冷性荨麻疹、皮肤划痕症与压力性荨麻疹等发病有关。

四、处理措施

（一）治疗

本病的根本治疗是去除病因，尽量减少各种诱发因素，选择适当的药物使疾病得到控制或治愈。

1. 抗组胺药物　H_1 及 H_2 受体拮抗剂的联合应用，对某些荨麻疹比单独应用效果好。

（1）急性荨麻疹　一般可选用氯苯那敏、赛庚啶、酮替芬、西替利嗪、非索非那定、咪唑汀、氯雷他定、阿伐斯汀等。伴有过敏性休克者，应立即抢救。

（2）慢性荨麻疹　应积极寻找病因，一般以抗组胺药物为主。一种抗组胺药物效果不明显时，可 2 种联合或多种抗组胺药交替使用。

（3）特殊类型荨麻疹　如物理性荨麻疹可选用羟嗪、去氯羟嗪等；寒冷性荨麻疹可选用赛庚啶；胆碱能性荨麻疹可选用 654-2。伴有休克、喉头水肿及呼吸困难者，应立即皮下注射 0.1% 肾上腺素 0.5~1 ml，迅速吸氧，肌内注射氯苯那敏 10 mg 或盐酸异丙嗪 25~50 mg，并以氢化可的松 200~300 mg、维生素 C 2 g 加入 5%~10% 葡萄糖溶液 500 ml 中静脉滴注。有心血管疾病者，肾上腺素需慎用。支气管痉挛者可缓慢静脉滴注氨茶碱 0.2 g。喉头水肿时，可考虑气管插管，一般不主张气管切开。

2. 钙剂 可降低血管通透性，可选用 10% 葡萄糖酸钙等。

3. 抗生素 对感染引起者，应使用抗生素，并积极处理感染病灶。

4. 其他 对顽固性荨麻疹，单独使用 H_1 受体拮抗剂疗效不佳者，可合并应用 H_2 受体拮抗剂，如西咪替丁、雷尼替丁等。此外，尚可酌情选用利血平、氨茶碱、氯喹、抑肽酶、组胺球蛋白、硝苯地平、6 - 氨基己酸、雷公藤多苷等。

（二）预防

对于荨麻疹，无论是从预防还是从治疗方面来说，找出致病因素是其关键。急性荨麻疹由于发病急、病程短，常可找到原因，再经除致病因素并治疗后常能很快治愈。而对于慢性荨麻疹来说，由于病因不明，不能针对性地预防及治疗，因而疗效不理想。尽可能地找出发病诱因并将之除去、如慎防吸入花粉、动物皮屑、羽毛、灰尘、蓖麻粉，避免接触致敏源，禁用或禁食某些机体过敏的药物或食物品等。如因冷热刺激而复发者，不应过分回避，相反，应该逐步接触，逐渐延长冷热刺激的时间，以求适应。

第四节 药 疹

药疹亦称药物性皮炎，系药物通过内服、注射、吸入、灌肠、栓剂使用，甚至通过破损皮肤等途径进入人体后，在皮肤或黏膜上引起的炎症反应，严重者可累及内脏器官。

一、临床表现

药疹的临床表现复杂多样，常见以下类型。

1. 固定性药疹 为直径 1～4 cm 的圆形或椭圆形水肿性紫红色斑，一个或数个，边缘清楚。炎症剧烈者其上可发生水疱或大疱，停药 1～2 周后皮疹逐渐消退，留有特征性的灰褐色色素沉着，如再用该药皮疹可在原处复发或在他处出现新的皮疹（图 18 - 7）。损害可发生在任何部位，但多见于皮肤黏膜交界处。一般全身症状较轻，局部有瘙痒或灼痛感。此型药疹常由磺胺类、解热止痛剂或巴比妥类药物引起，为常见的类型。另外，某些药物直接诱导炎症介质的释放、酶缺陷或抑制均可导致药疹。

2. 麻疹样型或猩红热样型药疹 发病较突然，常由面颈部开始出现针头大小的红斑或丘疹，迅速向躯干蔓延，散在或密集对称分布，皮疹类似麻疹，严重者可泛发全身，皮疹互相融合形成弥漫性红斑，局部肿胀，类似猩红热的皮疹。可有发热、头痛、乏力、白细胞增高等全身症状，一般症状较轻，无麻疹或猩红热的其他特征。停药后

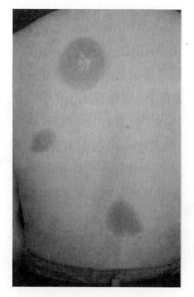

图 18 - 7 固定性药疹

1 周左右皮疹逐渐消退并出现糠秕状脱屑，病程 1～2 周。多由解热止痛剂、青霉素类、磺

胺类、巴比妥类等药物引起。若不及时治疗，可发展为重型药疹（图 18 - 8）。

3. 荨麻疹型药疹 多由青霉素、血清制品、呋喃唑酮及水杨酸盐等药物引起。出现大小不等，形态不一的风团，发生与急性荨麻疹相似的症状，并可出现血清病样反应，有发热、关节疼痛、淋巴结肿大或蛋白尿。风团消退缓慢，持续时间较长。

4. 多形红斑型药疹 多由磺胺类、解热镇痛类及巴比妥类等引起。临床表现与多形红斑相似，皮损为豌豆至蚕豆大圆形或椭圆形水肿性红斑、丘疹，境界清楚，中心呈紫红色，出现虹膜样或靶形损害，常有水疱。多对称分布于四肢伸侧、躯干，伴有瘙痒，常累及口腔及外生殖器黏膜，可伴疼痛。皮疹可泛发全身，在红斑、丘疹、水疱的基础上出现大疱、糜烂及渗出。

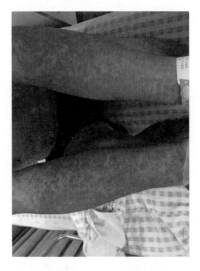

图 18 - 8 红皮病型药疹

5. 大疱性表皮松解型药疹 为药疹中最严重的类型，常于面、颈、胸壁、腹股沟处出现紫红色斑片，并于红斑表面迅速出现松弛性大疱，形成大面积的表皮坏死松解（图 18 - 9），表皮剥脱后出现鲜红色糜烂面，类似浅 Ⅱ 度烫伤（图 18 - 10），尼氏征阳性，皮损处疼痛及触痛明显。患者有发热、乏力、咽痛、腹泻等严重的全身症状。

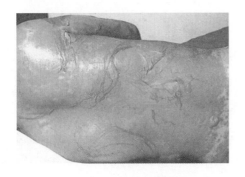

图 18 - 9 表皮松解型药疹

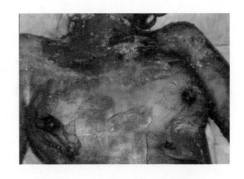

图 18 - 10 表皮坏死松解型药疹

6. 剥脱性皮炎型药疹 系重型药疹之一，多因长期用药发生，初次用药引起者，潜伏期多在 20 天以上。病情呈进行性加剧，表现为全身皮肤弥漫性潮红、肿胀、反复脱屑。3 周左右肿胀消退，开始出现糠秕状或叶状脱屑，手足部皮肤呈破手套或破袜套样脱落，头发、指甲亦可脱落，口腔黏膜可起疱糜烂的进食困难，眼结膜充血、水肿，重者可出现角膜溃疡。病程可迁延数月。在病程中常有不规则发热、畏寒或并发全身淋巴结肿大、中毒性肝炎、支气管肺炎，严重者可因继发感染或全身衰竭而死亡。

7. 其他 除上述几种常见的和严重类型的药疹外，还有紫癜型、湿疹样型、痤疮型、光感皮炎型、血管炎型、扁平苔藓样型、玫瑰糠疹型药疹。此外，避孕药引起的黄褐斑，氯丙嗪引起的色素沉着，肼苯达嗪引起的红斑狼疮综合征，青霉胺引起天疱疮样皮疹，苯妥英钠引起的假性淋巴瘤综合征等也颇常见。

二、诊断与鉴别诊断

（一）诊断

有明确用药史，有一定的潜伏期，符合各型药疹的典型临床表现，瘙痒明显，排除与皮损相似的其他皮肤性病及发疹性传染病后多可明确诊断。

（二）鉴别诊断

1. 麻疹　为麻疹病毒感染所致，有发热、畏光流泪、咳嗽，颊黏膜可见斑，皮疹发生顺序为耳后、发际，然后颈部，再到上肢躯干及下肢，无明显瘙痒。

2. 猩红热　为溶血性链球菌感染所致急性传染病，有发热、咽痛、白色或红色杨梅舌、口周苍白圈，皮肤皱折处可见线，无明显瘙痒。

3. 金葡菌性皮肤烫伤样综合征　为金葡菌引起的急性化脓性皮肤病，多发生于 3 个月以内的婴儿或 5 岁以内的儿童，常有高热，皮肤广泛红斑、水疱，表皮大面积剥脱呈烫伤样外观，Nikolsky 征阳性，触痛明显，全身症状严重，无用药史，抗生素治疗有效。

三、病因及发病机制

（一）病因

引起药疹的药物种类很多，常见的致敏药物如下。

1. 解热镇痛药　其中以吡唑酮类和水杨酸盐制剂最为常见。

2. 磺胺药　其中以长效磺胺药为多。

3. 镇静安眠药及抗癫痫药　其中以巴比妥类药物较多。

4. 抗生素类　其中以青霉素及头孢类药物多见。

5. 抗毒素及血清制品　常见破伤风抗毒素及狂犬疫苗。

6. 中药　也可以引起药疹，将其作为一大类药物，在药疹病因中有一定比例。

不同个体对药物反应的敏感性差异较大，同一个体在不同时期，对药物的敏感性也不尽相同。与遗传因素、过敏体质、某些酶的缺陷以及机体病理或生理状态有关。

（二）发病机制

药疹的发病机制很复杂，大体可分为免疫性（变态反应性）和非免疫性（非变态反应性）两类，前者为主导。还与很多其他影响因素有关。

1. 免疫性反应机制　某些药物如血清、疫苗及其他一些生物制品等，其本身即可作为完全抗原。但更多的药物本身无抗原性（免疫原性），这些小分子物质在体内与大分子物质（如蛋白质等）以共价键结合后，成为完全抗原，从而引起变态反应。

变态反应性药疹有以下特点：①正常用药情况下，药疹只限于某些有过敏性体质的患者用某一些药物后；②皮疹轻重与药物的药理作用及用量无相关性；③有一定潜伏期，第 1 次用药后需经过 4~25 天，已致敏者，再次用药后，多在 24 小时内发生；④可有交叉过敏及多元过敏现象；⑤抗过敏药物特别是皮质类固醇激素治疗有效。

2. 非免疫性反应机制　某些药物本身固有的药理学作用、毒性反应、生态失衡及酶系统的干扰等，都可能引起皮肤病变。

非免疫性反应有以下几种机制：①免疫效应途径的非免疫性活化某些药物如（吗啡、可待因）可直接使肥大细胞释放组胺，引起荨麻疹、血管性水肿等，有些药物（如阿司匹林及其他非甾体类抗炎药）改变花生四烯酸的代谢途径，即抑制环氧化酶，使花生四烯酸产生前列腺素减少；②药物蓄积或过量，如长期服用米帕林引起全身皮肤黄染，服用白血宁（氨蝶呤钠）常引起皮肤出血；③药物的毒副反应及生态失衡，如细胞毒药物引起脱发，应用广谱抗生素可发生皮肤黏膜念珠菌病；④药物间的相互作用，可促进或抑制其他药物的排泄或降解；⑤药物可以引起已存在的皮肤病激发，如受体阻滞剂可引发银屑病样皮炎。

四、处理措施

（一）治疗

应遵循以下治疗原则：①停用致敏药物及可疑致敏药物，慎用结构相似的药物；②促进体内药物排泄；③尽快消除药物反应；④治疗并发症及支持疗法。

1. 轻型药疹　给予抗组胺药、复合维生素等，必要时给予中等剂量泼尼松 30～60 mg/d，待皮疹消退后逐渐减量至停药。

局部治疗：①若以红斑、丘疹为主，可外用炉甘石洗剂、糖皮质激素霜剂；②有糜烂、渗出时，可用 3% 硼酸或 0.1% 依沙吖啶溶液湿敷，渗出减少后外用油剂。

2. 重型药疹　应及时抢救，减少并发症及后遗症，加强护理，降低死亡率。

（1）及早、足量使用糖皮质激素　是降低死亡率的前提。一般可按相当于泼尼松 1.5～2.0 mg/（kg·d）的剂量给予氢化可的松、地塞米松或甲泼尼龙，分两次静脉滴注，必要时采用大剂量糖皮质激素冲击疗法，甲泼尼龙每日 250～500 mg，连用 3 天，冲击量后糖皮质激素用量相当于泼尼松 1～2 mg/（kg·d）。尽量在 24 小时内均衡给药。若糖皮质激素足量，病情应在 3～5 天内控制，否则应加大糖皮质激素用量，待皮疹颜色转淡、无新发皮疹、体温下降、症状缓解后，可逐渐减量。

（2）预防和治疗感染及并发症　是降低死亡率的关键。①选用抗生素时，应注意避开易产生过敏的药物，注意交叉过敏或多价过敏，根据细菌培养及药敏试验结果选用抗生素；②注意真菌感染的可能；③若伴发肝脏损害，应加强保肝疗法；④注意电解质紊乱并及时予以纠正；⑤若有粒细胞降低、贫血、器官功能衰竭等，可少量多次输血；⑥注意眼睛护理，定期冲洗，减少感染，防止结膜粘连；⑦注意大剂量糖皮质激素引起的不良反应。

（3）静脉滴注免疫球蛋白（IVIg）　一般每天 5～20 g，连用 3～5 天。在病程早期应用效果好，可有效缓解全身症状，遏制病情发展。同时也应注意其不良反应，包括发热、面红、头痛、肌痛、超敏反应以及心血管、血液、肾脏的不良反应和无菌性脑膜炎等。

（4）加强护理及支持疗法　是缩短病程、保障治疗成功的重要措施。注意房间的消毒、隔离措施，加强对皮肤、口腔、鼻腔、眼和外生殖器的清洁和护理工作。给予高蛋白和多种维生素饮食，必要时给予能量合剂，输血及血浆或清蛋白可维持体内的胶体渗透压，有效减少渗出。

（5）局部治疗　根据皮损情况选择适当的治疗方案。①对皮损面积广、糜烂渗出重者，应注意保暖，每天更换无菌床单、被罩。②对红、肿伴有渗出的皮损患者，用3%硼酸溶液或生理盐水局部湿敷，根据渗出程度，间断或连续湿敷，渗出减少时改用0.5%新霉素糊剂或软膏纱布敷贴，每天换药一次。③大疱性表皮松解型药疹的糜烂面，以暴露干燥和创面湿敷交替为宜，可暴露于温度适宜且干燥的专用灯箱，适当湿敷。

（二）预防

药疹为医源性疾病，因此，做好预防工作尤为重要，在临床工作应注意以下几个方面。

（1）用药前应仔细询问患者既往有无药物过敏史，避免应用已知过敏药物及与过敏药物结构相似的药物。

（2）青霉素、链霉素、普鲁卡因、破伤风抗毒素等使用前要按照规定进行皮试。

（3）应详细告知患者致敏药物及同类药物的名称，并记录在病历中，或建立患者药物禁忌卡，并嘱患者牢记，每次就医时应告诉医生勿用该药。

（4）医生治疗用药应有的放矢，避免滥用、乱用；注意药疹的早期警告症状，如有瘙痒、红斑、胸闷、气喘、发热、全身不适等症状出现时，应立即停用可疑药物。

第五节　丘疹性荨麻疹

丘疹性荨麻疹又称荨麻疹性苔藓、婴儿苔藓，幼儿及儿童常见，春秋季多发，常为虫咬皮炎。临床特点为散在性、性质稍坚硬、顶端有小疱的丘疹，周缘有纺锤形红晕，自觉瘙痒。

一、临床表现

皮损多发于躯干，四肢伸侧，群集或散在，为绿豆至花生米大小略带纺锤形的红色风团样损害，有的可有伪足，顶端常有小水疱，有的发生后不久便成为半球形隆起的紧张性大水疱，内容清，周围无红晕。呈皮肤色、淡红色或淡褐色，有的皮疹为较硬的粟粒大丘疹，搔抓后呈风团样肿大。新旧皮疹常同时存在。一般幼儿患者红、肿显著，并有大疱，常有剧痒而影响睡眠，搔抓可引起继发感染。皮疹经1~2周后消退，留下暂时性的色素沉着，但有新疹可陆续发生使病程迁延较久。常复发，一般无全身症状。局部淋巴结不肿大。

二、诊断及鉴别诊断

（一）诊断

丘疹性荨麻疹根据风团样丘疹，中央有小水疱的特点不难诊断。

可以做血沉等检查及抗核抗体、血清补体测定，皮肤活检对有补体活化参与所致荨麻疹的诊断有帮助。

（二）鉴别诊断

与荨麻疹的区别是本病不是单纯的风团，而是风团样损害。

1. Hebra 痒疹　是以四肢伸侧为主的米粒至绿豆大丘疹，浸润明显，多对称分布，可见抓痕、血痂、湿疹化等，常伴有淋巴结肿大。水痘有丘疹、水疱，红晕显著，头皮和黏膜亦有发疹，有的呈黑褐色痂，痒轻，常有前驱症状和轻度全身症状。

2. 大疱性丘疹性荨麻疹　患儿常同时伴有风团样损害，根据皮疹性质，结合病史，不难鉴别。

三、病因及发病机制

大多数发病主要昆虫叮咬有关，如蚊子、臭虫、蚤、虱、螨、蠓等叮咬后引起的过敏反应，是一种迟发性过敏反应。反复叮咬可产生脱敏作用，因此本病一般在 7 岁左右停止发病。

四、处理措施

（一）治疗

内服抗组胺药有较好疗效。可外用 1% 薄荷炉甘石洗剂或 1% 薄荷霜（儿童要注意药物的刺激），糖皮质激素霜可止痒消炎。若有继发感染予以抗感染治疗，中药可用荆防汤或麻黄连翘赤小豆汤。

（二）预防

讲究个人及环境卫生，消灭跳蚤、螨、臭虫等动物，注意避免可疑食物。

本章小结

接触性皮炎在致敏物接触部位发生境界清楚、疹形单一的皮炎，去除原因后皮损很快消退，斑贴试验阳性。急性湿疹：皮损多形，以丘疱疹为主，有渗出或渗出倾向；亚急性湿疹：以鳞屑、结痂为主要表现；慢性湿疹：皮损局限，浸润肥厚和苔藓化。瘙痒剧烈，容易复发。荨麻疹以瘙痒性风团伴红晕为皮损特征，单一风团多在 24 小时内消退，消退后不留任何痕迹。药疹有明确的用药史和一定的潜伏期；临床表现多种多样，皮损常突然发生，对称、泛发，进展快，炎症著明，多伴瘙痒；同一药物可以引发不同疹型的药疹，同一疹型的药疹可由不同药物引起；严重者伴内脏损害；治疗应停用致敏药物，重型药疹应及早足量使用糖皮质激素。丘疹性荨麻疹根据风团样丘疹，中央有小水疱的特点不难诊断。

目标检测

一、选择题

【A1/A2 型题】

1. 夏季发生于双足背前端的接触性皮炎考虑其可能的接触物为

   A. 袜子　　　　　　　　　　　　B. 皮鞋

   C. 拖鞋　　　　　　　　　　　　D. 肥皂

   E. 洗涤剂

2. 脂溢性皮炎常见的并发症有

扫码"练一练"

A. 丹毒   B. 毛囊炎及疖

C. 念珠菌感染   D. 维生素缺乏

E. 糖尿病

3. 由原发性刺激引起的接触性皮炎，发病与否取决于

     A. 首次接触还是再次接触性   B. 接触物有否抗原

     C. 接触物的刺激性或毒性   D. 机体对该物质是否过敏

     E. 机体本身的抵抗力

4. 为寻找接触性皮炎的病因，对可疑致敏的接触物，常用以下何种方法以助确诊

     A. 划破试验   B. 皮肤划痕试验

     C. 皮内试验   D. 激发试验

     E. 斑贴试验

5. 下列哪种是原发性刺激物

     A. 浓盐酸   B. 1：5000 呋喃西林

     C. 0.5% 醋酸铅液   D. 氯霉素眼药水

     E. 麻黄素滴鼻剂

6. 接触性皮炎致敏的抗原呈递细胞是

     A. 角质形成细胞   B. 棘细胞

     C. 颗粒细胞   D. 基底细胞

     E. 朗格罕斯细胞

7. 慢性湿疹最需与下列哪种疾病的鉴别

     A. 急性湿疹   B. 神经性皮炎

     C. 荨麻疹   D. 特应性皮炎

     E. 药疹

8. 下列关于异位性皮炎的描述中，错误的是

     A. 多有荨麻疹、哮喘的家族史   B. 在婴幼儿期开始发病的少

     C. 有时血清 IgE 升高   D. 多有白色皮肤划痕症

     E. 常常合并白内障

9. 急性湿疹在以下何种情况下可使病情恶化加重

     A. 用热水及肥皂水洗浴   B. 过度搔抓伴发细菌感染

     C. 不适当的外用药   D. 精神紧张、情绪剧烈波动

     E. 以上均有可能

10. 异位性皮炎的主要病因是

     A. 接触了具有强烈刺激性物质   B. 具有遗传过敏性体质

     C. 皮肤上慢性感染性病灶分泌物刺激   D. 有明确的服药史

     E. 残留在尿布上的肥皂等物质刺激皮肤

11. 婴儿湿疹患儿不能和患何种皮肤病的母亲密切接触

     A. 痤疮   B. 湿疹

     C. 单纯疱疹   D. 玫瑰糠疹

     E. 多形性红斑

12. 女性，30 岁，双下肢反复发生多数小片状类圆形红斑，密集成簇的丘疱疹，境界清楚。痒。冬重夏轻。应考虑

    A. 郁积性皮炎　　　　　　　　　　B. 干燥性湿疹

    C. 钱币状湿疹　　　　　　　　　　D. 体癣

    E. 多形性红斑

13. 成年患者，手足背、四肢伸侧有边缘清楚的红斑，表面群集小水疱、鳞屑和痂，诊断为以下哪种疾病的可能性大

    A. 药疹　　　　　　　　　　　　　B. 钱币状湿疹

    C. 体癣　　　　　　　　　　　　　D. 神经性皮炎

    E. 玫瑰糠疹

14. 某急性湿疹患者，皮肤呈红斑，密集丘疹、丘疱疹。无水肿、糜烂、渗液，首选的外用药是

    A. 炉甘石洗剂　　　　　　　　　　B. 氧化锌糊剂

    C. 黑豆馏油糊剂　　　　　　　　　D. 5% 糠馏油软膏

    E. 新氢松软膏

15. 女性，23 岁。接触油漆家具两天后，面部、手背重度红肿，上有密集小水疱，剧痒。外用药首选

    A. 3%　　　　　　　　　　　　　B. 氟轻松霜

    C. 曲安西龙尿素霜　　　　　　　　D. 氧化锌糊剂包敷

    E. 40% 氧化锌油

二、简答题

1. 简述急性荨麻疹的临床特点。

2. 简述急性湿疹与急性接触性皮炎的鉴别诊断。

（沈必成）

第十九章　物理性皮肤病

学习目标

1. **掌握**　物理性皮肤病的临床表现及诊断。
2. **熟悉**　物理性皮肤病的病因及治疗。
3. **了解**　物理性皮肤病的病原学特点及发病机制、病理改变。
4. 具备常见物理性皮肤病的诊治能力。
5. 能够利用所学知识进行物理性皮肤病预防的科普宣传。

案例导入

　　患者，男，44岁，主诉：患"日光性皮炎"6年。现病史：2年前反复发生面部水肿性蝶形红斑，耳部也有类似皮疹，自用外用药物可缓解，伴瘙痒，偶可见脓头。既往史：无发热及关节痛，无脱发，系统查体及三大常规正常。辅助检查：风湿抗体及免疫各项正常，肌酶不高。

　　问题：

　　1. 该患者的初步诊断是什么？

　　2. 应如何治疗？

扫码"学一学"

第一节　日光性皮炎

　　日光性皮炎又称晒伤，是由于日光的中波紫外线过度照射后，引起人体局部皮肤发生的光毒反应。

一、临床表现

（一）症状

　　当皮肤受到强烈日光照射数小时至十数小时后，于暴露的部位如面、颈、手背等处发生皮疹（图19-1），根据皮肤反应轻重分为Ⅰ度晒伤和Ⅱ度晒伤。

　　1. Ⅰ度晒伤　表现为局部皮肤经日晒后出现弥漫性红斑，边界清楚，24~36小时高峰。

　　2. Ⅱ度晒伤　表现为局部皮肤红肿后，继而发生水疱甚至大疱，疱壁紧张，疱液为淡黄色，自觉症状有灼痛或

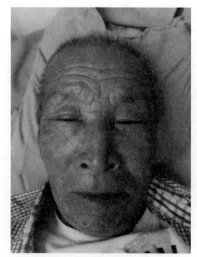

图19-1　日光性皮炎

刺痒感，水疱破裂后呈糜烂面，不久干燥结痂，遗留色素沉着或色素减退。

日晒后第二天病情到达高峰，可伴有发热、头痛、心悸、乏力、恶心、呕吐等全身症状，一周后可恢复。

（二）体征

检查可见在被照射皮肤出现边界明显的红斑，严重者可出现水肿，12～24 小时达到高峰，并伴有局部灼痛或刺痛，有的可能会出现局部瘙痒。

（三）并发症

最常见的晚期并发症是继发感染、斑状色素沉着和痱子样皮疹。鳞屑剥落后一周至数周内皮肤更易受日光的损伤。

二、诊断及鉴别诊断

（一）诊断

本病诊断依据为有日晒史，暴露部位皮肤红肿或出现水疱，发病与季节关系大，自觉烧灼及刺痛感。

（二）鉴别诊断

本病需与下列疾病相鉴别。

1. 接触性皮炎　有接触刺激物病史，与日晒无关，可发生于任何季节，皮疹发生于接触部位，自觉痛痒。

2. 烟酸缺乏症　除日晒外，非暴露部位也有皮疹，常伴有神经系统和消化系统的症状。

三、病因及发病机制

日光大部分由可见光组成，光谱范围为 390～770 nm，除了有刺激眼视网膜的能力外，还有一些生物学活性，高于 770 nm 的是红外线，是不可见的热线，能使皮肤发红；390 nm 以下的称为紫外线，引起本病的是 290～320 nm 中波紫外线，皮肤反应程度因照射时间、范围、环境因素及肤色不同而有差异，高温可以增加机体对紫外线的敏感性，本病的发病也与个人的易感性有关，多见于春末夏初，高原居民及雪地勘探或水面作业者发病较多。

三、处理措施

（一）治疗方法

1. 局部治疗

（1）2.5% 吲哚美辛溶液（纯乙烯醇、丙二醇、二甲基乙酰胺，比例为 19：19：12）外涂。

（2）大疱、渗出液多时，可用 2%～4% 硼酸溶液；牛奶液或生理盐水等溶液进行湿敷。大部分水疱可不必处理。

2. 全身治疗

（1）抗组织胺药　用于刺痒性日晒伤。赛庚啶 2 mg，每日 3 次，口服；氯苯那敏 4 ~ 8 mg，每日 3 次，口服；阿司咪唑 10 mg，每日 1 次，口服。

（2）止痛药　阿司匹林 1 g，每日 3 次，口服；扑热息痛 0.25 ~ 0.5 g，每日 3 ~ 4 次，口服。

（3）激素　严重的晒伤可用泼尼松 10 mg，每日 3 次，口服，连用 2 ~ 3 天，但要在晒伤后 36 小时后或更短时间内应用，有减轻红、肿、热、痛的作用。

3. 中医治疗方法　中医称本病为日晒疮。治则以凉血清热，除湿祛风。方剂可用凉血消风散加减。

（二）预防护理

经常参加户外锻炼，使皮肤产生黑色素，以增强皮肤对日光敏感性较强的患者，应尽量避免日光暴晒，外出时做好防护如打伞、戴草帽、戴手套等；还可以外用一些避光剂，如反射性遮光剂，15% 氧化锌软膏、5% 二氧化钛乳剂、5% 对氨基苯甲酸乳剂或酊剂、10% 萨罗软膏等，可于暴晒前 15 分钟涂在暴露部位的皮肤上。

第二节　夏季性皮炎

夏季性皮炎是在夏季持续高温、炎热环境下所发生的以四肢伸侧小丘疹为主的皮肤病，多见于 30 岁以上女性。

一、临床表现

成人多见，皮损对称发生于躯干、四肢，尤以小腿伸侧为甚。表现为大片鲜红色斑，在红斑基础上有针头至粟粒大小的丘疹、丘疱疹，瘙痒明显，并伴有灼热感。由于奇痒难忍而搔抓，常出现多条条状抓痕、血痂，消退后会留下色素沉着。表皮增厚，真皮浅层毛细血管轻度扩张，血管周围以淋巴细胞为主的炎症细胞浸润。本病可每于该季节时反复发生，天气转凉后可自行减轻或消退。

根据本病有明显的季节性，皮疹为大片红斑基础上的丘疹、丘疱疹，有剧痒，天气转凉后可自然减轻或消退的特点，容易诊断。

二、病因及发病机制

主要是由于气候炎热、温度高，加上灰尘等刺激皮肤引起发病。

1. 汗液刺激　出汗是夏天人体散热、排泄的主要渠道，在高温天，人体汗液可达到每小时 3 ~ 4 升，而汗液中水分占 99%，剩余的 1% 中，一半是以钠、钾为代表的无机盐，一半是尿素、乳酸、氨基酸代谢的有机物。这些无机盐和有机物均非正常存在于皮肤表面的物质，并随水分的蒸发而滞留在皮肤表面，当达到一定浓度和作用时间后，便会对皮肤形成刺激，导致皮肤炎症。

2. 日晒刺激　高温天气下频繁外出，外出时未采用遮阳措施，从而使皮肤直接在强烈的阳光下暴晒，过强的紫外线等，均可使皮肤受伤，引起皮炎。

三、处理措施

（一）治疗

保持室内通风和散热，使室内温度不宜过高；穿宽松、吸汗的衣裤，保持皮肤干燥、清洁，宜用温水沐浴，浴后擦干并外用粉剂。

治疗可外用1%酚炉甘石洗剂、1%薄荷炉甘石洗剂及1%薄荷乙醇或糖皮质激素外用制剂，瘙痒明显者可口服抗组胺药物。

（二）预防

注意环境通风散热，避免穿着不透气衣物，注意个人卫生，保持皮肤干爽。

第三节　痱　　子

痱子是夏季或炎热环境下常见的表浅性、炎症性皮肤病。因在高温、闷热环境下，大量的汗液不易蒸发，使角质层浸渍肿胀，汗腺导管变窄或阻塞，导致汗液潴留并外渗至周围组织，形成丘疹、水疱或脓疱，好发于皱襞部位。

一、临床表现

根据汗腺导管损伤和汗液溢出部位的不同，临床上分为以下几种类型。

1. 晶形粟粒疹　又称白痱，由汗液在角质层内或角质层下汗管溢出引起。常见于高热、大量出汗、长期卧床、过度衰弱的患者。皮损为针尖至针头大小的浅表性小水疱，壁薄，内容清亮，周围无红晕，轻擦易破，干涸后留有细小鳞屑。有自限性，一般无自觉症状。

2. 红色粟粒疹　又称红痱，由汗液在棘层处汗管溢出引起。急性发病，皮损为成批出现圆而尖形、针头大小的密集丘疹或丘疱疹，周围有轻度红晕。皮损消退后有轻度脱屑。自觉轻度烧灼、刺痒感。

3. 脓疱性粟粒疹　又称脓痱，多由红色粟粒疹发展而来。皮损为密集的丘疹，顶端有针头大小浅表脓疱。脓疱内常含有无菌性或非致病性球菌。

4. 深部粟粒疹　又称深痱，由汗液在真皮上层特别是在真皮－表皮交界处汗管溢出引起。常见于严重和反复发生红色粟粒疹的患者。皮损为密集的皮色小水疱，内容清亮，不易擦破，出汗时增大，不出汗时缩小。当皮疹泛发时，全身皮肤出汗减少或无汗，面部、腋窝、手足可有代偿性出汗增加，可造成热带性汗闭性衰竭或热衰竭，患者可出现无力、困倦、眩晕、头痛等全身症状。

二、诊断及鉴别诊断

根据皮疹在炎热环境中发病，好发于皱襞部位，为密集分布的丘疹或非炎症性水疱，出汗后明显增多，自觉症状不明显，天气转凉后好转，诊断不难。

有时需与夏季皮炎相鉴别。后者发病有明显季节性，皮疹为大片红斑基础上的丘疹、丘疱疹，有剧痒。

三、病因及发病机制

由于环境中气温高、湿度大，出汗过多，不易蒸发，汗液使表皮角质层浸渍，致使汗腺导管口变窄或阻塞，汗腺导管内汗液潴留后因内压增高而发生破裂，外溢的汗液渗入并刺激周围组织而于汗孔处出现丘疹、丘疱疹和小水疱。细菌繁殖、产生毒素，可加重炎症反应。

四、处理措施

（一）治疗

1. 局部治疗　局部外用清凉粉剂如痱子粉外扑；或用清凉止痒洗剂，如 1% 薄荷炉甘石洗剂、1% 薄荷酊。脓痱可外用 2% 鱼石炉甘石洗剂、黄连扑粉。

2. 全身疗法　瘙痒明显时口服抗组胺药。脓痱感染时选用抗生素。

（二）预防

（1）保持室内通风、凉爽，以减少出汗和利于汗液蒸发。

（2）衣着宜宽大，便于汗液蒸发。及时更换潮湿衣服。

（3）经常保持皮肤清洁干燥，常用干毛巾擦汗或用温水勤洗澡。

（4）痱子发生后，避免搔抓，防止继发感染。

第四节　冻　　疮

冻疮常见于冬季，由于气候寒冷引起的局部皮肤反复红斑、肿胀性损害，严重者可出现水疱、溃疡，病程缓慢，气候转暖后自愈，易复发。

一、临床表现

冻疮好发于初冬、早春季节，以儿童、妇女和末梢血液循环不良者多见，这些患者常伴有肢体末端皮肤发凉、肢端发绀、多汗等表现。皮损好发于手指、手背、面部、耳郭、足趾、足缘、足跟等处，常两侧分布。常见损害为局限性淤血性暗紫红色隆起的水肿性红斑，境界不清，边缘呈鲜红色，表面紧张有光泽，质柔软。局部按压可褪色，去压后红色逐渐恢复。严重者可发生水疱，破裂形成糜烂或溃疡，愈后存留色素沉着或萎缩性瘢痕。痒感明显，遇热后加剧，溃烂后疼痛（图 19 - 2，图 19 - 3）。

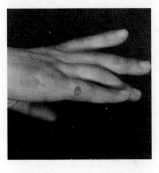

图 19 - 2　冻疮

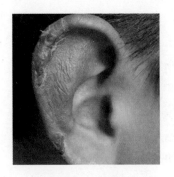

图 19 - 3　冻疮

二、诊断及鉴别诊断

根据寒冷季节发病、皮损的特征性分布及皮疹特点，不难诊断，无须其他辅助检查。需与系统性红斑狼疮、多形红斑、干燥综合征、冷球蛋白血症、肢端发绀症等疾病相鉴别。

三、病因及发病机制

寒冷是冻疮发病的主要原因。其发病原因是冻疮患者的皮肤在遇到寒冷（0~10℃）、潮湿或冷暖急变时，局部小动脉发生收缩，久之动脉血管麻痹而扩张，静脉淤血，局部血液循环不良而发病。此外，患者自身的皮肤湿度大、末梢微血管畸形、自主性神经功能紊乱、营养不良、内分泌障碍等因素也可能参与发病。缺乏运动、手足多汗潮湿、鞋袜过紧及长期户外低温下工作等因素均可致使冻疮的发生。

四、处理措施

（一）治疗

1. 系统治疗　口服烟酰胺、硝苯地平等血管扩张剂，或将丹参（20 ml）加入低分子右旋糖酐 500 ml 静脉滴注，具有扩张血管、改善微循环、增加血流量和溶血栓等作用。

2. 局部治疗　可用氦-氖激光和红外线照射，或做激光穴位（足三里穴、复溜穴等）照射后，对冻疮局部行散焦普遍照射。未破溃者可外用复方肝素软膏、多磺酸黏多糖乳膏、维生素 E 软膏等。可用桂附煎药液浸泡患处，每日 3 次，每次 20~30 分钟，边浸边用药渣揉搓患处。（方药组成为：桂枝、红花、附子、紫苏叶、荆芥各 20 g，加水 3000 ml，煎沸，稍冷后用。已破溃者外用 5% 硼酸软膏、1% 红霉素软膏等）。

（二）预防

（1）加强锻炼，促进血液循环，提高机体对寒冷的适应能力。

（2）注意防冻、保暖，防止潮湿，不穿过紧鞋袜。

（3）受冻后不宜立即用热水浸泡或取火烘烤。

（4）伴有其他相关性疾病时应积极治疗。

（5）对反复发作冻疮者，可在入冬前用紫外线或红外线照射局部皮肤，促进局部血液循环。

本章小结

日光性皮炎诊断可根据有日晒史，暴露部位皮肤红肿或出现水疱，发病与季节关系大，自觉烧灼及刺痛感，日光性皮炎重在预防。夏季性皮炎有明显的季节性，皮疹为大片红斑基础上的丘疹、丘疱疹，有剧痒，天气转凉后可自然减轻或消退的特点，容易诊断。痱子在炎热环境中发病，好发于皱襞部位，为密集分布的丘疹或非炎症性水疱，出汗后明显增多，自觉症状不明显，天气转凉后好转，诊断不难。冻疮根据寒冷季节发病，皮损的特征性分布及皮疹特点，不难诊断，无须其他辅助检查，寒冷是冻疮发病的主要原因，关键在预防。

目标检测

一、选择题

【A1/A2 型题】

1. 下列哪种食物一般不会引起荨麻疹
   - A. 虾
   - B. 鸡蛋
   - C. 茄子
   - D. 大米
   - E. 苹果

2. 下列那一项不是荨麻疹的典型症状
   - A. 皮肤瘙痒
   - B. 鲜红色风团
   - C. 苍白色风团
   - D. 疼痛
   - E. 风团此起彼落

3. 冻疮患者一般不出现的皮损为
   - A. 水疱
   - B. 紫红色斑块
   - C. 溃疡
   - D. 虹膜样红斑
   - E. 脓疱

4. 冻疮与多形性红斑最主要的鉴别要点是
   - A. 冻疮好发于肢端等部位
   - B. 多形性红斑典型皮损为靶形红斑
   - C. 冻疮患者自觉瘙痒
   - D. 冻疮好发于寒冷季节
   - E. 冻疮皮损表现为皮肤皲裂

5. 多形性日光疹的皮损不会表现为
   - A. 丘疹
   - B. 丘疱疹
   - C. 水样性红斑
   - D. 斑块
   - E. 皮下瘀血

6. 以下不属于物理性皮肤病的是
   - A. 多形性日光疹
   - B. 痱子
   - C. 多形性红斑
   - D. 褶烂
   - E. 荨麻疹

7. 冻疮发病的主要机体因素是
   - A. 手足多汗
   - B. 末梢循环较差
   - C. 鞋袜过紧
   - D. 缺乏运动
   - E. 营养不良

8. 紫外线对皮肤的影响不包括
   - A. 免疫增强
   - B. 光老化
   - C. 诱发肿瘤
   - D. 光敏性皮炎
   - E. 皮肤变黑

9. 以下疾病不发生于老年男性的是
   - A. 慢性光化学性皮炎
   - B. 多形日光疹
   - C. 日光性皮炎
   - D. 痱子

　　E. 荨麻疹

10. 皮肤对光线吸收功能最强的成分是

　　A. 角质形成细胞　　　　　　　　B. 黑素细胞

　　C. 朗格汉斯细胞　　　　　　　　D. 麦克尔细胞

　　E. 未定类细胞

【X 型题】

11. 多形日光疹的好发部位有

　　A. 面部　　　　　　　　　　　　B. 颈前 V 形区域

　　C. 臀部　　　　　　　　　　　　D. 腋下

　　E. 小腿

12. 日光性皮炎病情严重程度与以下哪些因素有关

　　A. 日光强度　　　　　　　　　　B. 暴晒时间

　　C. 个体皮肤性状　　　　　　　　D. 性别

　　E. 年龄

13. 电离辐射可引起的皮肤病有

　　A. 皮肤肿瘤　　　　　　　　　　B. 放射性皮炎

　　C. 多形日光疹　　　　　　　　　D. 日光性皮炎

　　E. 湿疹

14. 三度手足皲裂的裂隙深部达

　　A. 表皮　　　　　　　　　　　　B. 真皮浅层

　　C. 真皮深层　　　　　　　　　　D. 皮下组织

　　E. 表皮和皮下组织

15. 以下关于冻疮的病理生理学改变描述正确的是

　　A. 早期皮下动脉收缩　　　　　　B. 皮肤组织缺氧

　　C. 皮肤静脉淤血　　　　　　　　D. 毛细血管通透性增加

　　E. 毛细血管通透性降低

二、简答题

1. 简述日光性皮炎的处理措施。

2. 简述痱子的预防措施。

（沈必成）

第二十章　红斑丘疹鳞屑性皮肤病

学习目标

1. **掌握**　红斑丘疹鳞屑性皮肤病的诊断及临床表现。
2. **熟悉**　红斑丘疹鳞屑性皮肤病的病因及治疗。
3. **了解**　红斑丘疹鳞屑性皮肤病的病原学特点、发病机制及病理改变。
4. 具备常见红斑丘疹鳞屑应性皮肤病的诊治能力。
5. 能够利用所学知识进行红斑丘疹鳞屑应性皮肤病预防的科普宣传。

案例导入

　　患者，男，48岁，因"全身多发性癣样皮疹1年余，双下肢水肿2周"入院。患者一年前无明显诱因出现小腿癣样皮疹，界限清楚，压之褪色，散在分布，瘙痒，逐渐向上蔓延至大腿、臀部、躯干部，皮疹不断融合，以臀部、小腿明显，可见鳞屑性丘疹和斑块，有白色鳞屑脱落，两周前双下肢出现水肿，体格检查：全身可见散在多发性癣样皮疹，界限清楚，突出皮肤表面，压之褪色。双下肢及臀部可见鳞屑性丘疹和斑块，有白色鳞屑脱落。辅助检查：血、尿常规未见异常。血糖8.5 mmol/L。肝、肾功能无异常。

　　问题：

　　1. 该患者的初步诊断是什么？

　　2. 应如何治疗？

第一节　银屑病

　　银屑病俗称牛皮癣，是一种慢性炎症性皮肤病，病程较长，易复发。该病发病以青壮年为主，对患者的身体健康和精神状况影响较大。临床表现以红斑、鳞屑为主，全身均可发病，以头皮、四肢伸侧较为常见，多在冬季加重。

一、临床表现

　　1. 寻常型银屑病　为最常见的一型，多急性发病。典型表现为境界清楚、形状大小不一的红斑，周围有炎性红晕（图20-1）。稍有浸润增厚，表面覆盖多层银白色鳞屑，鳞屑易于刮脱，刮净后见淡红发亮的半透明薄膜，刮破薄膜可见小出血点（Auspitz征）（图20-2）。皮损好发于头部、骶部和四肢伸侧面，部分患者自觉不同程度的瘙痒。

扫码"学一学"

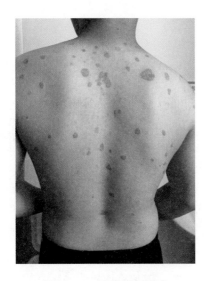
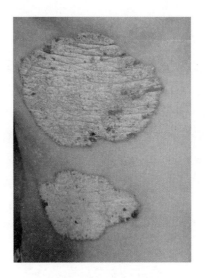

图 20-1 寻常型银屑病　　　　　　　　图 20-2 薄膜现象

2. 脓疱型银屑病　较少见，分泛发性脓液型和掌跖脓液型。泛发性脓疱型银屑病是在红斑上出现群集性浅表的无菌性脓疱，部分可融合成脓湖。全身均可发病，以四肢屈侧和皱褶部位多见，口腔黏膜可同时受累。急性发病或突然加重时常伴有寒战、发热、关节疼痛、全身不适和白细胞计数增多等全身症状和特征。多呈周期性发作，在缓解期往往出现寻常型银屑病皮损。掌跖脓疱型皮损局限于手足，对称发生，一般状况良好，病情顽固，反复发作。

3. 红皮病型银屑病　又称银屑病性剥脱性皮炎，是一种严重的银屑病。常因外用刺激性较强药物或长期大量应用糖皮质激素减量过快或突然停药所致。表现为全身皮肤弥漫性潮红、肿胀和脱屑，伴有发热、畏寒、不适等全身症状，可见浅表淋巴结肿大、白细胞计数增高。

4. 关节病型银屑病　又称银屑病性关节炎。银屑病患者同时发生类风湿性关节炎样的关节损害，可累及全身大小关节，但以末端指（趾）节间关节病变最具特征性。受累关节红、肿、疼痛，关节周围皮肤也常红、肿。关节症状常与皮肤症状同时加重或减轻。血液检查类风湿因子阴性。

二、诊断及鉴别诊断

（一）诊断

根据本病的临床表现、皮损特点、好发部位、季节性可诊断。

（二）辅助检查

1. 病理学检查　对银屑病患者进行皮肤活体细胞检查可以得出牛其皮损类型。对临床表现不典型的患者进行皮损的组织病理学检查有助于确诊。

2. 常规实验室检查　血常规、尿常规、大便常规等，检查项目视需要而定。

3. X 线检查　关节病型银屑病需要借助 X 线检查明确关节损害的部位、类型、程度以及治疗后的反应和转归等。进行常规胸部透视，以了解有无合并呼吸道感染。

三、病因及发病机制

有关本病的病因虽然进行过许多研究，但至今尚不十分清楚。目前认为，本病的发生不是单一的原因，可能涉及多方面。

1. 遗传 银屑病是遗传因素与环境因素等多种因素相互作用的多基因遗传病。相当一部分患者有家族性发病史，有的家族有明显的遗传倾向。一般认为有家族史者约占30%。发病率在不同人种差异很大。本病患者的某些 HLA 抗原出现率显著增高。银屑病与其他疾病（如类风湿性关节炎，特应性皮炎等）遗传位点可能存在重叠。

2. 感染 许多学者从体液免疫（抗链球菌组）、细胞免疫（外周血及皮损 T 细胞）、细菌培养和治疗等方面均证实，链球菌感染与银屑病发病和病程迁延有关。银屑病患者发生金黄色葡萄球菌感染的可使皮损加重，这与金葡菌外毒素的超抗原有关。本病的发生与病毒（如 HIV）和真菌（如马拉色菌）感染虽然有一定关系，但其确切机制尚未证实。

3. 免疫异常 大量研究证明银屑病是免疫介导的炎症性皮肤病，其发病与炎症细胞浸润和炎症因子有关。

4. 内分泌因素 部分女性患者妊娠后皮损减轻甚至消失，分娩后加重。

5. 其他 精神神经因素与银屑病的发病有一定关系。饮酒、吸烟、药物和精神紧张可能会诱发银屑病。

四、处理措施

本病目前尚无特效疗法，但并非不治之症。适当的对症治疗可以控制症状。由于本病是一种慢性复发性疾病，不少患者需要长期医治，而各种疗法都有一定的不良反应。主要有联合疗法、交替疗法、序贯和间歇疗法等。

1. 外用药 新发的面积不大的皮损，尽可能采用外用药。药物的浓度应由低至高。药物的选择要结合药物本身的性质和患者的具体病情综合考虑。

（1）维生素 D_3 类似物 包括卡泊三醇、他卡西醇等，用于斑块型银屑病疗效较好。卡泊三醇乳膏、软膏和洗剂（用于头部），外涂，每日 2 次，通常在 8 周内显效，长期使用不会产生依赖性。

（2）糖皮质激素 外用糖皮质激素仍是目前治疗银屑病的常用疗法。头部和掌跖部宜用强效激素，弱效激素适用于面部和摩擦部。一般部位常用软膏和乳膏，头部则须用溶液（丙二醇）和凝胶剂。局部封包疗法可明显提高作用强度。

（3）蒽林 常用于慢性斑块型银屑病。可配成软膏、糊剂和石蜡剂。常用浓度为0.05%~1.0%，从低浓度开始，根据患者的耐受情况逐渐提高浓度。

（4）维 A 酸 凝胶和霜剂（0.05%~0.1%），外涂，每日 1~2 次，对银屑病有良效。

（5）焦油类 常用的焦油包括煤焦油、松馏油、糠馏油和黑豆馏油等，配成5%浓度的软膏外用。煤焦油对于慢性稳定性银屑病、头皮银屑病和掌跖银屑病疗效较好。禁用于孕妇及脓疱型和红皮病型银屑病患者。

（6）免疫抑制剂等其他外用药 如他克莫司、匹美莫司外用治疗，封包治疗顽固性局限性银屑病。其他外用药物如0.03%的喜树碱软膏、5%的水杨酸软膏等。

2. 内用药

（1）甲氨蝶呤（MTX）　是一种叶酸还原酶抑制剂，可阻止表皮细胞增殖时 DNA 合成，抑制细胞核的有丝分裂。MTX 是系统治疗银屑病的标准用药，但长期用药可引起肝脏广泛性纤维化和肝硬化，故在应用时需注意。MTX 适用于红皮病型和关节病型银屑病。

（2）维 A 酸类药物　可以调节表皮增殖和分化以及免疫功能等，用于泛发性脓疱型银屑病、红皮病型银屑病、严重斑块状银屑病，单独服用或与其他疗法联合应用，有较满意的疗效。常用药物有阿维 A 酯、阿维 A 酸等。

（3）糖皮质激素　不应常规系统用于银屑病的治疗，因为效果不明显，且在停药后症状反而比原来还严重，甚至可诱发急性脓疱型或红皮病型银屑病。但是，由于糖皮质激素具有抗炎作用，对红皮病型、关节病型和泛发性脓疱型银屑病，在用其他疗法（如 MTX）无效或有禁忌的情况下可以慎用。

（4）免疫疗法和生物制剂　环孢素 A、他克莫司、霉芬酸酯等免疫抑制剂目前应用于严重型银屑病有较好疗效。

（5）抗生素　部分银屑病的发生和复发与细菌、真菌、病毒等微物感染有关，特别是急性点滴状银屑病常伴有急性扁桃体炎或上呼吸道感染，这些病例可应用青霉素、头孢菌素类治疗，疗效良好。

3. 物理疗法　可应用紫外线疗法、光化学疗法（PUMA）、宽谱中波紫外线（BB – UVB）疗法、窄谱中波紫外线（NB – UVB）疗法和水疗。

4. 中医中药治疗　可应用中草药和复方青黛丸、雷公藤、复方丹参片等中成药。

第二节　白色糠疹

白色糠疹，又名单纯糠疹或面部干性糠疹，是一种原因不明的慢性皮肤病，表现为边缘模糊的色素减退斑，组织病理示黑素细胞减少。易发生于肤色较黑或有异位性素质的人。

一、临床表现

好发于儿童，也见于青壮年，肤色较黑者多见。典型皮损为边缘模糊的圆形或卵圆形淡红色斑，直径 0.5 ~ 2.0 cm 或更大。数周后淡红斑逐渐转变为淡白斑，其上覆盖少许糠状鳞屑。皮损数目不定，主要分布在面部，偶尔亦见于身体其他部位。无自觉症状，或有瘙痒、烧灼感。病程长短不一，夏季加重，但均可自然消退。

鳞屑镜检有时可找到卵圆形糠秕孢子菌。组织病理表现为亚急性海绵状皮炎，且表皮内黑素细胞减少。

二、诊断及鉴别诊断

（一）诊断

多见于学龄前儿童，男女比例相当。好发于面部，也可发生于躯干和四肢。皮损为一片或数片白色或淡红色斑片，有少量糠秕状鳞屑。皮损消退后残留淡白色色素减退斑。无自觉症状。斑片漂白，表面光滑，没有鳞屑；斑片边缘的皮肤常常有色素加深。

（二）鉴别诊断

本病需和白癜风、花斑癣、银屑病型白斑、结节病及蕈样肉芽肿相鉴别。

三、病因及发病机制

病因不明，可能与感染因素，如糠秕马拉色菌感染等。营养不良、维生素缺乏、风吹、日晒、肥皂的使用，以及患部过度的清洗与皮肤干燥等可能为本病的诱因。

四、处理措施

（一）治疗

1. 病因治疗　针对病因，禁食刺激性食物，避免风吹、日晒，停用劣质润肤品。生活要有规律，限制多脂肪、多糖饮食，忌饮酒类，多吃新鲜蔬菜。

2. 对症治疗　抗过敏、止痒，可用抗组胺类等药物。

3. 药物治疗　维生素类，口服 B 族维生素。抗生素（青霉素、先锋霉素Ⅳ、Ⅵ）类。外涂 5% 硫黄软膏。

4. 物理治疗　紫外线疗法。

5. 中医中药治疗　中药处方为当归、生地、防风、蝉衣、知母、苦参、胡麻、荆芥、苍术、牛蒡子、生石膏各 10 克，木通、甘草各 5 克。煎汤服用，每日 1 剂，儿童量减半。

（二）预防

保持面部清洁，切勿用碱性过强的肥皂洗脸，使用润肤霜。避免过度暴晒，外出尽可能戴上遮阳帽或涂抹防晒霜。营养均衡，补充 B 族维生素。

第三节　玫瑰糠疹

玫瑰糠疹是常见的覆有糠状鳞屑的急性炎症性自限性皮肤病，好发于躯干和四肢近端、大小不等、数目不定的玫瑰色斑片，其上覆有糠状鳞屑，一般持续 6~8 周而自愈。

一、临床表现

本病多发于青年人或中年人。以春秋季多发。初起损害是在胸、颈、躯干或四肢出现直径 1~3 cm 大小的玫瑰色淡红斑或黄褐色斑片，边缘微高起，有细薄的糠秕样鳞屑，称为前驱斑或母斑，数目为 1~3 个。如无瘙痒症状易被忽视。1~2 周后躯干与四肢近侧端相继有泛发性成批的皮损出现，常对称分布，皮损较母斑为小，形态与母斑基本相同，称为继发斑。斑片大小不一，直径 0.2~1 cm，常呈椭圆形，斑片中间有细碎的鳞屑，而四周圈状边缘上有一层游离缘向内的细薄鳞屑，斑片的长轴与肋骨或皮纹平行。可伴有不同程度的瘙痒。少数患者的皮损仅限于头颈部或四肢（图 20－3）。

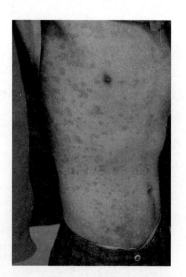

图 20 - 3　玫瑰糠疹

少数患者皮损表现为红色丘疹，可互相融合成斑片，常剧痒，称为丘疹型玫瑰糠疹。患者大多无全身症状，但也有出现轻度头痛、咽喉痛、低热及颈部淋巴结肿大等症状。

二、诊断及鉴别诊断

（一）诊断

根据前驱斑、好发部位、皮疹的形态有典型红色圈状游离缘向内的糠状鳞屑性斑片、皮疹长轴与皮纹平行等特点，不难诊断。

血常规检查可见嗜酸性粒细胞与淋巴细胞稍有增高。组织病理表现为非特异性慢性炎症的改变，表皮可见灶性角化不全，轻度棘层增厚，海绵形成和细胞内水肿，或有小水疱出现；真皮浅层有中度血管扩张、水肿和淋巴细胞浸润。

（二）鉴别诊断

本病需与下列疾病相鉴别。

1. 银屑病皮疹 好发于四肢伸侧及肘膝部，有银白色鳞屑，刮除鳞屑可见点状出血。早期皮疹冬季加重，夏季消退或减轻，病程长，易复发。

2. 脂溢性皮炎 皮疹好发于头、面及胸部，头发部位皮疹可见油腻性鳞屑，可有脱发，躯干部位皮疹无特殊排列特征，也无前驱斑。

3. 花斑癣 皮疹形态及发疹部位有时与玫瑰糠疹相似，在躯干部位皮疹排列无特殊性，真菌镜检阳性。

4. 梅毒疹 由梅毒螺旋体引起，二期梅毒疹的特点是无明显的瘙痒症状。皮疹早期为直径约 0.5 cm 大小的圆形或椭圆形淡红色斑，各自独立，不融合，亦可进一步出现丘疹、鳞屑性丘疹及脓疱疹等。掌跖可见脱屑性斑疹，黏膜可出现黏膜斑，外阴及肛门可发生扁平湿疣，头发可呈虫蛀样脱落。血清反应阳性。

5. 体癣 皮肤损害多较局限，泛发者一般较少见。边缘有丘疹或小水疱。真菌检查阳性。

三、病因及发病机制

本病病因尚未明确，可能与病毒感染或自身免疫有关。因为本病呈季节性发作，皮疹有自限性，很少复发，初起为前驱斑，又未发现任何确定的变态反应性物质可引起本病，因此多认为本病与病毒感染有关。研究结果提示玫瑰糠疹的发病与柯萨奇 B 组病毒感染有关系。

四、处理措施

因为本病有自限性，故治疗的目的是为了减轻症状和缩短病程。

1. 一般治疗 急性期禁忌热水洗烫和肥皂外洗。禁用刺激性较强的外用药。临床上见到许多患者由于局部护理不当使病情加重，病程延长。

2. 抗组胺药物 可适当应用抗组胺药物，例如氯苯那敏、赛庚啶、特非那丁及氯雷他定等，也可用维生素 C、维生素 B_{12}、葡萄糖酸钙及硫代硫酸钠等。

3. 中医中药治疗 中医的治疗原则是清热凉血，祛风止痒，一般用凉血消风汤有效，轻型患者可用紫草，水煎服，每日 1 次有效。

4. 紫外线照射 急性炎症期过去后，进行期皮疹广泛时，采用紫外线红斑量或亚红斑量分区交替照射能促进损害的消退。

5. 外用药治疗 可采用炉甘石洗剂外涂或用少量皮质类固醇激素制剂，避免使用刺激性药物。

第四节　扁平苔藓

扁平苔藓又名扁平红苔藓，是一种可累及皮肤、黏膜、甲和毛发的炎症性皮肤病。

一、临床表现

1. 典型扁平苔藓 多见于成人，30～60 岁为好发年龄，儿童和老人少见，女性略多于男性。典型皮损为紫红色、暗红色或红褐色帽针头至扁豆大小多角形扁平丘疹，边缘境界清楚，表面覆有一层薄而有蜡样光泽的黏着性鳞屑（图 20－4），有时可见中央微凹，或有细小角栓，丘疹表面有灰白色斑点以及互相交错的网状条纹，称 Wickham 纹，如用液体油类涂拭后则显得更为清晰。皮损初发时为红色斑点，几周后形成紫红色的丘疹。有时可在短期内迅速发展、播散。皮损可互相融合，呈大小形状不一的苔藓状斑片，周围可有散在皮疹，急性期搔抓后出现线状同形反应。皮疹可发生于全身各处，常对称发生，以四肢屈侧、股内侧、腘窝、臀及腰部为多见，颈部也常发生。患者自觉瘙痒，程度不一，甚至为剧烈瘙痒，少数无自觉症状。

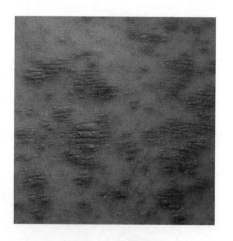

图 20－4　扁平苔藓

2. 药物性扁平苔藓 药物引起的扁平苔藓为注射、接触和吸入某种化学物质后发生。皮损出现的时间自用药后几个月至 1 年，或更长时间，与用药的剂量、个体敏感性、暴露时间和药物的用法有关。皮疹可以是典型或不典型扁平苔藓的表现，为局部或泛发的湿疹样丘疹和斑块，呈不规则的多角形，有炎症后的色素沉着，脱发和失去典型的 Wickham 纹，常发于躯干和四肢，多对称发疹。

3. 非典型扁平苔藓 临床表现不一，据其发病情况、皮疹形态及不同排列等特点，包括环状扁平苔藓、疣状扁平苔藓、萎缩性扁平苔藓、毛囊性扁平苔藓、光感性扁平苔藓等多种类型。

二、诊断及鉴别诊断

根据本病特点,多发于青壮年男女,病程缓慢,其损害表现为三角形或多角形的扁平丘疹,多群集性分布,呈正常肤色或紫红色,而且表面有蜡样光泽,排列成带状或环状,常伴有不同程度的瘙痒症状,诊断不难。少数皮疹中央有角质栓,如果将其去除,则可见似脐窝的中心凹陷。口腔或外阴黏膜受累者,可出现树枝状或网状的白色细纹。

三、病因及发病机制

本病病因不明,一般认为与神经精神因素、内分泌、免疫功能、消化道疾患等有关。近年对其发病机制有了较多研究,提出多种学说,均尚未证实。

四、处理措施

(一)治疗

治疗方法较多,但尚无特别有效的方法。除极个别有可能发生恶变外,病变基本上呈良性,通常有自限性,多数病例可能在 2 年内自愈。所以,在采用某种治疗时,应权衡利弊,选择合适的方法。

1. 一般治疗 限制饮酒及刺激性饮食,生活要规律化,消除精神紧张,治疗慢性疾病,控制搔抓及避免热水烫洗或肥皂水冲洗等。

2. 内用药治疗

(1)皮质类固醇激素 是治疗本病较有效的药物,尤其适用于急性泛发性者,可使皮损消退、瘙痒减轻。应用的最小有效剂量相当于泼尼松 15～20 mg/d,有效后逐渐减量至停药,用药时间约 3 个月。

(2)抗组胺药 对瘙痒者可予应用,以减轻痒感。

(3)氨苯砜 对皮肤和口腔糜烂型及大疱性扁平苔藓有效。用量为 50 mg,口服,每天 2～3 次。

(4)氯喹或羟氯喹 对光线性扁平苔藓和扁平苔藓甲疗效较好,对大疱性扁平苔藓、红色扁平苔藓、线状扁平苔藓和黏膜扁平苔藓也有效。

(5)免疫调节剂 左旋咪唑治疗本病有效。

(6)维 A 酸类药物 阿维 A 酯 75 mg/d 及伊曲替酸 20～50 mg/d。

3. 局部治疗

(1)外用药原则 止痒、消炎。用各种皮质类固醇乳剂或用 0.05%～0.1% 维 A 酸霜,或各种焦油制剂(如黑豆馏油、糠馏油、松馏油、煤焦油)及 5% 水杨酸。对局限性或肥大性者可用 10%～20% 水杨酸火棉胶外涂。

(2)口腔糜烂者 除用过氧化氢、复方硼酸溶液或菊花、双花冲水含漱口腔外,可用鹅口散、锡类散、西瓜霜、青黛散等外涂,或复方维 A 酸药膜外用。

(3)少数孤立或肥大型及外用药物无效者 可用醋酸泼尼松龙或地塞米松加等量 1% 盐酸普鲁卡因注射液皮损处皮下注射,每周 1～2 次,4 次为 1 疗程。

（4）手术治疗　对小范围的溃疡性损害或有癌变者可行手术治疗。

4. 中医疗法

（1）风湿蕴阻型　治法：去风利湿，活血通络。方药：止痒合剂加丹参 15 g、鸡血藤 30 g、赤芍 10 g、僵蚕 10 g。

（2）虚火上炎型　治法：补益肝肾，滋阴降火。方药：知柏地黄丸加沙参 30 g、麦冬 10 g、元参 15 g、女贞子 10 g 等药。

（二）预防

少食辛辣刺激性食品，加强锻炼身体，保持乐观情绪，避免紧张激烈的情绪波动。

本章小结

银屑病根据疾病的临床表现、皮损特点、好发部位、季节性可诊断对临床表现不典型的患者进行皮损的组织病理学检查有助于确诊。白色康疹多见于学龄前儿童，男女比例相当。好发于面部，也可发生于躯干和四肢。皮损为一片或数片白色或淡红色斑片，有少量糠秕状鳞屑。皮损消退后残留淡白色色素减退斑。无自觉症状。玫瑰康疹根据前驱斑，好发部位，皮疹的形态有典型红色圈状游离缘向内的糠状鳞屑性斑片，皮疹长轴与皮纹平行，不难诊断。扁平苔藓多发于青壮年男女，病程缓慢。其损害表现为三角形或多角形的扁平丘疹，多群集性分布，呈正常肤色或紫红色，而且表面有蜡样光泽，排列成带状或环状，常伴有不同程度的瘙痒症状。

目标检测

一、选择题

【A1/A2 型题】

1. 寻常型银屑病最常见的原发损害是

    A. 结节　　　　　　　　　　　B. 丘疹及斑块

    C. 脓疱　　　　　　　　　　　D. 瘀斑

    E. 风团

2. 玫瑰糠疹发病时间多见于

    A. 夏季　　　　　　　　　　　B. 春秋季

    C. 冬季　　　　　　　　　　　D. 全年

    E. 与季节无关

3. 当银屑病新发疹多，皮疹鲜红色、鳞屑厚、机械刺激后发生新疹时，此期的皮疹处于

    A. 退行期　　　　　　　　　　B. 进行期

    C. 静止期　　　　　　　　　　D. 复发期

    E. 传染期

扫码"练一练"

4. 红皮病型银屑病外用药治疗首选

    A. 10% 黑豆馏油软膏　　　　　　　　B. 0.4% 蒽林软膏

    C. 1：15000 芥子气软膏　　　　　　　D. 5% 氧化氨基汞软膏

    E. 单纯凡士林

5. 下列那些症状与玫瑰糠疹无关

    A. 母斑（先驱斑）　　　　　　　　　B. 小片圆形椭圆形淡红色鳞屑斑

    C. 皮疹主要分布于躯干及四肢近端　　D. 尼氏征阳性

    E. 椭圆形皮疹，长径多与皮纹走向一致

6. 免疫抑制剂（皮质类固醇激素外）除可用于系统性红斑狼疮和皮肌炎外，也可考虑用于治疗

    A. 带状疱疹　　　　　　　　　　　　B. 重型银屑病

    C. 盘状红斑狼疮　　　　　　　　　　D. 播散性湿疹

    E. 念珠菌感染

7. 寻常型银屑病的外用药除皮质类固醇激素外，多选用

    A. 抗生素软膏　　　　　　　　　　　B. 角质松解剂

    C. 角质促成剂　　　　　　　　　　　D. 收敛剂

    E. 保护剂

8. 关于银屑病是的病因，下列说法正确的是

    A. 真菌性皮肤病　　　　　　　　　　B. 原因未明皮肤病

    C. 细菌性皮肤病　　　　　　　　　　D. 性病

    E. 病毒性皮肤病

9. 40 岁，男性。四肢伸侧、头皮发生红丘疹及斑块，厚白鳞屑，抓后点状出血。伴右肘关节肿痛，关节呈梭形，活动受限。过去无关节炎及心脏病史。诊断为

    A. 类风湿性关节炎　　　　　　　　　B. 银屑病性关节炎

    C. 风湿性关节炎　　　　　　　　　　D. 痛风

    E. 系统性硬皮病

10. 少年，冬季手足、指趾背及耳轮发生散在红斑，上有水疱。诊断为多形红斑，应与下病鉴别

    A. 盘状红斑狼疮　　　　　　　　　　B. 冻疮

    C. 接触性皮炎　　　　　　　　　　　D. 痤疮

    E. 异位性皮炎

【X 型题】

11. 玫瑰糠疹应与以下哪些疾病相鉴别

    A. 体癣　　　　　　　　　　　　　　B. 二期梅毒疹

    C. 花斑癣　　　　　　　　　　　　　D. 寻常型银屑病

    E. 药疹

12. 下列哪些疾病可有口腔黏膜损害

    A. 重症多腔糜烂型多形红斑　　　　　B. 盘状红斑狼疮

C. 扁平苔藓   D. 念珠菌感染

E. 寻常型天疱疮

13. 以下哪些疾病可发展为红皮病

A. 寻常型银屑病   B. 播散性湿疹

C. 毛发红糠疹   D. 股癣

E. 接触性皮炎

14. 玫瑰糠疹的临床特点是

A. 圆形或椭圆形上覆糠样鳞屑的红斑、痒

B. 分布主要在躯干、四肢近心端

C. 有的可先出现母斑

D. 真菌检查多为阳性

E. 春秋季多见，病程有自限性

15. 银屑病除全身及局部药物治疗外还可选用物理疗法，包括

A. 浴疗（硫黄浴、矿泉浴等）   B. 紫外线照射（单照或涂药后照射）

C. 光化学疗法   D. 超短波

E. 冷冻疗法

二、简答题

1. 简述鳞屑病的临床分型及表现。

2. 简述玫瑰糠疹的临床特点。

（沈必成）

第二十一章　神经功能障碍性皮肤病

学习目标

1. **掌握** 神经功能障碍性皮肤病的临床表现及诊断。
2. **熟悉** 神经功能障碍性皮肤病的病因及发病机制
3. **了解** 神经功能障碍性皮肤病的治疗。
4. 具备常见神经功能障碍性皮肤病的诊治能力。
5. 能够利用所学知识进行神经功能障碍性皮肤病预防的科普宣传。

案例导入

患者，男，29岁，主诉：右小腿胫前皮疹伴瘙痒1年余。现病史：患者1年前无明显诱因出现右小腿胫前皮疹，瘙痒剧烈，局部皮肤增厚，脱屑，无脓疱，无疼痛。自用激素软膏外涂，略有效果，但皮损依旧。在当地医院曾诊断为"神经性皮炎"，给予"地奈德软膏"外涂后无明显疗效。为求进一步诊疗来我院。既往史：体健，无化工原料及重金属接触史，无急慢性传染疾病史。家族中无类似病史。皮肤专科检查：右小腿下1/3处胫前皮肤可见大片皮疹，皮肤苔藓样变。

问题：

1. 该患者初步诊断是什么？
2. 应如何治疗？

扫码"学一学"

第一节　瘙痒症

皮肤瘙痒症系指临床上无原发损害，且以瘙痒为主的感觉功能异常性皮肤病。在病程中由于搔抓可出现继发性皮肤损害，如抓痕、血痂等，依据皮肤瘙痒的范围或部位，可分为局限性和泛发性两类。

一、临床表现

（一）症状和体征

1. 阵发性瘙痒症　瘙痒发作常有定时，一般以精神变化、入睡前、气温变化、饮酒及食辛辣食物后最易引起。一经发作，常难以忍受，须强力搔抓，有时甚至借助器械搔抓，直至皮破血流，感觉疼痛，始可住手。无原发损害，由于频繁搔抓，皮肤常出现抓痕、血痂、色素沉着、湿疹化、苔藓化等继发损害。多见老年人（老年性皮肤瘙痒症），冬夏易发

（冬季皮痒症、夏季皮痒症），发于冬季者，春暖可愈；发于夏季者，入冬即轻。

2. 泛发性瘙痒症　常由一处开始，逐渐扩延，甚至可遍布全身。多见于老年人。除因老年皮肤萎缩干燥易于发生外，内脏癌肿、肝脏病、糖尿病等系统性疾病均易伴发本症。

3. 局限性瘙痒症　瘙痒限于某一局部，可同时数处被侵。多与局部因素有关，一般以外阴、肛门、头部、小腿、掌跖、外耳道等处多见。

（二）并发症

掌跖瘙痒症多见于手足多汗、汗疱疹患者。外耳道瘙痒多因耵聍过多或耳匙搔抓等机械刺激引起，常继发湿疹或化脓感染。

二、诊断及鉴别诊断

本病主要根据临床表现进行诊断。

皮肤瘙痒症应与湿疹、神经性皮炎、虱病、疥疮等疾病相鉴别，其共同之处是均有较为剧烈的瘙痒，但最基本的区别是前者无原发皮损，而后者有。而且，虱病可找到成虫或虫卵；疥疮则多见于一些特殊部位如指缝等，有特征性的隧道、疥疮结节，集体传染，可找到疥虫或虫卵。

三、病因及发病机制

（一）病因

本病病因复杂。可分为外因和内因两个方面：内因包括系统性疾病，如内分泌疾病（糖尿病、甲亢、类癌综合征等）、肝胆疾病（原发性胆汁性肝硬化、胆道梗阻等）、肾脏疾病（慢性肾衰竭、慢性血液透析病）、血液病（缺铁性贫血、真性红细胞增多症等）、恶性肿瘤（淋巴瘤、白血病等）、神经性疾病（脊髓病、麻痹性痴呆等）、感染性疾病（艾滋病、结核病、丝虫病等）等。外因则与物理刺激（发热、寒冷等）、机械刺激（摩擦等）、化学刺激（酸碱等）、食物（辛辣性食物）、药物（颠茄、西咪替丁、氯喹等）等因素有关。

（二）发病机制

为系统性疾病，与物理、机械、化学刺激及食物、药物等因素迫使神经或精神因素参与发病有关。机体产生与瘙痒有关的介质（如组胺、激肽、前列腺素、P物质、阿片样物质等），导致机体的瘙痒。

四、处理措施

（一）治疗

治疗原则为积极治疗原发疾病，避免接触各种诱因，镇静、止痒，全身治疗和局部治疗相结合。

1. 一般治疗

（1）寻找病因，并进行相应治疗。

（2）避免外界各种刺激因素，注意皮肤卫生，劳逸结合，力求生活规律，限制烟、酒、浓茶、咖啡及辛辣等刺激性食物。

2. 全身治疗

（1）抗组胺剂、5 - 羟色胺拮抗剂和镇静剂　口服或注射。如氯苯那敏（扑尔敏）、苯海拉明、赛庚啶、西替利嗪、阿司咪唑、特非那定、氯雷他定、西咪替丁（甲氰咪胍）、雷尼替丁、地西泮（安定）等，可依据病情选用。

（2）瘙痒较重者　可选用10%葡萄糖酸钙静脉注射或0.25%盐酸普鲁卡因、维生素 C 1.0 ~ 2.0 g 加入 0.9% 氯化钠注射液 500 ml，静脉滴注。顽固性瘙痒患者，可应用纳洛酮，但有潜在成瘾性。

（3）对更年期或老年瘙痒症　男性患者可酌情选用丙酸睾酮 50 mg，肌内注射，每周 2 ~ 3 次，或苯丙酸诺龙片 25 ~ 50 mg，肌内注射，每周 2 ~ 3 次；女性患者可口服己烯雌酚 1 mg，每天 1 次。

（4）皮肤干燥者　可口服或注射维生素 A 5 万 U/d。

（5）胆汁淤积性疾病或尿毒症所致瘙痒者　可选用考来烯胺（消胆胺），每天 5 ~ 8 g。

（6）原发性胆汁性肝硬化所致瘙痒者　可用利福平，但对肝脏有毒性，故应进一步观察以确定其安全性。

（7）有明显精神因素参与者　可选用三环抗抑郁药，如多塞平。

3. 局部治疗　对继发损害不明显者，可外用1%碳酸炉甘石洗剂。

（二）预防

（1）寻找病因，加以去除。

（2）避免各种刺激因素，如过度搔抓、开水烫洗、应用洗涤剂、饮酒、进食辛辣食物。

第二节　神经性皮炎

神经性皮炎又称慢性单纯性苔藓，是以阵发性皮肤瘙痒和皮肤苔藓化为特征的慢性皮肤病。为常见皮肤病，多见于成年人，儿童一般不发病。

一、临床表现

1. 局限性神经性皮炎　初发时仅有瘙痒感，无原发皮损，由于搔抓及摩擦，皮肤逐渐出现粟粒至绿豆大小的扁平丘疹，圆形或多角形，坚硬而有光泽，呈淡红色或正常皮色，散在分布。因有阵发性剧痒，患者经常搔抓，丘疹逐渐增多，日久则融合成片，肥厚，苔藓样变，表现为皮纹加深、皮嵴隆起，皮损变为暗褐色、干燥、有细碎脱屑。斑片样皮损边界清楚，边缘可有小的扁平丘疹，散在而孤立。皮损斑片的数目不定，可单发或泛发周身，大小不等，形状不一（图 21 - 1）。90% 以上好发于颈部，其次为肘、骶、眼睑、腘窝等处。

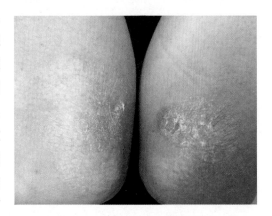

图 21 - 1　局限性神经性皮炎

2. 播散性神经性皮炎　好发于颈部两侧、项部、肘窝、腘窝、骶尾部、腕部、踝部，亦见于腰背部、眼睑、四肢及外阴等部位。皮损仅限于一处或几处为局限性神经性皮炎；若皮损分布广泛，甚至泛发于全身者，称为泛发性神经性皮炎。自觉症状为阵发性剧痒，夜晚尤甚，影响睡眠。搔抓后可有血痕及血痂，严重者可继发毛囊炎及淋巴结炎，本病为慢性疾病，症状时轻时重，治愈后容易复发。

二、诊断及鉴别诊断

（一）诊断

好发中青年，先有剧烈瘙痒，后有皮损。皮疹为扁平多角形丘疹，苔藓样变，无渗出。

皮疹多发于颈部、四肢伸侧、腰骶部、腘窝、外阴。病程慢性。

（二）鉴别诊断

1. 慢性湿疹　多由急性湿疹转化而来，在病程中有渗出倾向，皮疹表现为浸润肥厚性斑疹、斑块，苔藓化不明显，伴剧痒。

2. 扁平苔藓　与神经性皮炎相同之处为圆形或多角形扁平丘疹，自觉瘙痒。区别为前者扁平丘疹较后者大，为紫红色，有蜡样光泽，可见 Wicknam 纹。同形反应好发于前臂、小腿伸侧、躯干等处，此外有黏膜损害（如颊黏膜和龟头处损害）。组织病理有特异性。

3. 银屑病　发生于小腿伸侧及头皮的慢性局限性肥厚性银屑病，皮损基底呈淡红色或暗红色浸润，上覆银色鳞屑，剥离后可见薄膜现象及点状出血，全身其他部位常见有银屑病损害，患者自觉不痒或轻微瘙痒，组织病理有诊断价值。

4. 瘙痒症　多见于老年人，常与季节有关，皮损为继发性。

5. 原发性皮肤淀粉样变　皮损呈高粱至绿豆大棕褐色坚硬丘疹，有时皮疹沿皮纹呈念珠状排列，组织病理上淀粉样蛋白沉积具有特征性改变。

三、病因及发病机制

1. 精神因素　目前认为此为本病的主要诱因，情绪波动、精神过度紧张、焦虑不安、生活环境突然变化等均可使病情加重和反复。

2. 功能障碍　胃肠道功能障碍、内分泌系统功能异常、体内慢性病灶感染等，均可能成为致病因素。

3. 局部刺激　如衣领过硬而引起的摩擦、化学物质刺激、昆虫叮咬、阳光照射、搔抓等，均可诱发本病的发生。

四、处理措施

（一）治疗

治疗的目的主要是止痒，避免患者因瘙痒而搔抓，从而进一步加重病情。

1. 系统治疗　可选用抗组胺类药物、钙剂等对症止痒，辅以 B 族维生素口服；瘙痒严重者可选用镇静剂；皮疹泛发者可予普鲁卡因静脉封闭或联合使用雷公藤类药物。

2. 局部治疗 可选用糖皮质激素软膏、霜剂或溶液外用，肥厚者可封包或是联合使用10%黑豆馏油软膏外用。难治性皮损可予局部皮损内注射曲安奈德注射液。

（二）预防

1. 放松紧张情绪 患者要保持乐观，防止感情过激，特别是注意避免情绪紧张、焦虑、激动，生活力求有规律，注意劳逸结合。

2. 减少刺激 神经性皮炎反复迁延不愈、皮肤局部增厚粗糙的最重要原因是剧痒诱发的搔抓，所以患者要树立起该病可以治好的信心，避免用力搔抓、摩擦及热水烫洗等方法来止痒。

3. 调节饮食 限制酒类、辛辣饮食，保持大便通畅，积极治疗胃肠道病变。

第三节 结节性痒疹

结节性痒疹又称结节性苔藓，是一种以剧痒结节为特征的慢性皮肤病，多见于成年女性。结节性痒疹发生的原因尚未阐明，部分患者见于蚊虫、臭虫或其他虫类叮咬之后发病，与肠胃功能紊乱及内分泌障碍也可能有一定关系。

一、临床表现

初为淡红色丘疹，迅速变为半球形结节，黄豆至蚕豆大小，顶端角化明显，成疣状外观，表面粗糙，红褐或灰褐色，散在孤立，触之有坚实感。由于剧烈搔抓，发生表皮剥脱、出血及血痂。结节周围的皮肤有色素沉着或增厚，呈苔藓样改变。结节好发于四肢，尤以小腿伸侧为显著，偶可发生于背部。数目不等，可少至数个或多至数十个以上，有时呈条状排列。慢性经过，可长期不愈。

二、诊断及鉴别诊断

（一）诊断

好发于成年女性，经过缓慢，可迁延多年，好发于四肢伸侧及手足背部，亦可见于腰围、臂部及四肢其他部位，原发皮疹为孤立、散在、不相融合的黄豆至樱桃大正常皮色、褐红或黑褐色坚硬干燥的半球状结节，表面光滑，被覆不易剥离的灰白色鳞屑，病程中不形成水疱、脓疱，亦不继发湿疹变化，严重时可呈疣状，周围色素增深，可继发苔藓化改变，阵发性剧痒，以夜间或情绪紧张时明显等特点为疾病诊断。

（二）鉴别诊断

1. 疣状扁平苔藓 二者均可表现为剧痒的疣状损害。但疣状扁平苔藓常呈紫色或紫红色，且周围或别处可见典型损害。

2. 原发性皮肤淀粉样变 二者均可表现为胫前的结节性损害，但淀粉样变好发于小腿、上臂及上背肩胛间，皮损呈咖啡色扁平丘疹，可沿皮纹呈念珠状排列，损害密集，必要时可做活检以区别。

3. 丘疹性荨麻疹 好发于儿童，病程较短，皮损主要为梭形风团，中央有丘疹、丘疱疹或水疱。

三、病因及发病机制

（一）病因

病因尚不清楚。与昆虫（包括蚊、蠓、臭虫等）和水蛭叮咬、搔抓、摩擦、遗传素质、内分泌障碍、胃肠功能紊乱等因素有关。有人认为本病为局限性神经性皮炎的一种变型。

（二）发病机制

角化过度，棘层肥厚，表皮突向下呈不规则增生，形成假上皮瘤状；真皮血管扩张、水肿，血管周围有淋巴细胞、组织细胞、浆细胞、肥大细胞和嗜酸性粒细胞浸润；表皮和真皮间有粗大结缔组织形成的硬化现象；结节的边缘或中央有明显的神经组织增生。

四、处理措施

（一）治疗

尚无特效疗法，一般对症处理，防止昆虫叮咬。

1. 全身治疗 酌给钙剂、抗组胺剂、B族维生素及维生素 A 等。病情严重者可短期口服类固醇激素。

2. 局部治疗

（1）20% 水杨酸火棉胶或松抑酊，纯鱼石脂、复方松馏油软膏，亦可用类固醇激素霜剂封包。

（2）0.5% 普鲁卡因 10 ml 加泼尼松龙 5 mg，做痒疹结节周围封闭，每处 0.5～1.0 ml，每周封闭 2 次。

3. 物理疗法 可用二氧化碳雪或液氮冷冻疗法，亦可用电凝或激光治疗。

4. 放射疗法 对少数孤立散在的结节性痒疹可用浅部 X 线照射或放射性。

5. 中医中药疗法

（二）预防护理

预防最根本的方法是搞好环境卫生，积极消灭各种虫害。

本章小结

瘙痒症与湿疹、神经性皮炎、虱病、疥疮等疾病共同之处是均有较为剧烈的瘙痒，但最基本的区别是前者无原发皮肤，而后者有。神经性皮炎在中青年多见，先有剧烈瘙痒，后有皮损，皮疹为扁平多角形丘疹，苔藓样变，无渗出，皮疹多发于颈部、四肢伸侧、腰骶部、腘窝、外阴，病程慢性，多见于成年人，儿童一般不发病，症状时轻时重，治愈后容易复发。结节性痒疹好发于成年女性，经过缓慢，可迁延多年，好发于四肢伸侧及手足背部，亦可见于腰围、臀部及四肢其他部位，原发皮疹为孤立、散在、不相融合的黄豆至樱桃大正常皮色、褐红或黑褐色坚硬干燥的半球状结节，表面光滑，被覆不易剥离的灰白色鳞屑，经过中决不形成水疱、脓疱，亦不继发湿疹变化，严重时可呈疣状，周围色素增深，可继发苔藓化改变，阵发性剧痒，以夜间或情绪紧张时明显。

扫码"练一练"

目标检测

一、选择题

【A1/A2 型题】

1. 一般认为神经性皮炎与下列哪一种因素无关
   A. 个体因素
   B. 饮食因素
   C. 精神紧张
   D. 自主神经功能紊乱
   E. 内分泌功能紊乱

2. 神经性皮炎好发于以下哪个年龄组
   A. 新生儿
   B. 青少年
   C. 中青年
   D. 中老年
   E. 老年人

3. 下列哪一项不是神经性皮炎的典型症状
   A. 好发于摩擦部位
   B. 局部皮肤阵发性瘙痒
   C. 呈苔藓样变
   D. 容易复发
   E. 皮肤麻木感

4. 下列哪一种疾病不是瘙痒性皮肤病
   A. 湿疹
   B. 神经性皮炎
   C. 体癣
   D. 带状疱疹
   E. 一期梅毒

5. 成人痒疹的基本皮损是
   A. 针头至米粒大小的多角形扁平丘疹
   B. 小米至绿豆大小的多发性坚实丘疹
   C. 豆大小风团样丘疹
   D. 豌豆大小半球状坚实丘疹
   E. 多角形紫红色扁平丘疹

6. 慢性单纯性苔藓的基本皮损为
   A. 大而圆扁平丘疹
   B. 风团样丘疹
   C. 圆形丘疱疹
   D. 对称性斑丘疹
   E. 苔藓扁平丘疹

7. 慢性单纯性苔藓的主要诱因是
   A. 局部刺激
   B. 妊娠
   C. 肠道功能障碍
   D. 搔抓及慢性摩擦
   E. 饮食不当

8. 结节性痒疹皮损初起的特点为
   A. 肤色质硬丘疹
   B. 绿豆大小风团样丘疹

C. 苔藓化扁平丘疹

D. 水肿性红色坚实丘疹

E. 多发性坚实丘疹

9. 全身瘙痒症最常见的病因是

A. 气候改变　　　　　　　　　　B. 皮肤干燥

C. 衣物刺激　　　　　　　　　　D. 局部多汗

E. 摩擦

10. 以下仅有继发改变而无原发性皮损的是

A. 夏季型皮炎　　　　　　　　　B. 慢性单纯性苔藓

C. 湿疹　　　　　　　　　　　　D. 痒疹

E. 瘙痒症

【X 型题】

11. 下列哪些疾病属于瘙痒性皮肤病

A. 湿疹　　　　　　　　　　　　B. 神经性皮炎

C. 体癣　　　　　　　　　　　　D. 带状疱疹

E. 一期梅毒

12. 神经性皮炎的典型症状有

A. 好发于摩擦部位　　　　　　　B. 局部皮肤阵发性瘙痒

C. 呈苔藓样变　　　　　　　　　D. 容易复发

E. 皮肤麻木感

13. 神经性皮炎与下列哪些因素有关

A. 个体因素　　　　　　　　　　B. 饮食因素

C. 精神紧张　　　　　　　　　　D. 自主神经功能紊乱

E. 内分泌功能紊乱

14. 下列哪些不是全身瘙痒症的病因

A. 气候改变　　　　　　　　　　B. 皮肤干燥

C. 衣物刺激　　　　　　　　　　D. 局部多汗

E. 摩擦

15. 神经性皮炎的好发部位是

A. 颈后　　　　　　　　　　　　B. 肘窝

C. 前臂　　　　　　　　　　　　D. 大腿

E. 小腿

二、简答题

1. 简述皮肤瘙痒症的病因。

2. 简述神经性皮炎的鉴别诊断。

（沈必成）

第二十二章　色素障碍性皮肤病

学习目标

1. **掌握** 色素障碍性皮肤病的临床表现、诊断与治疗原则。
2. **熟悉** 色素障碍性皮肤病的病因。
3. **了解** 色素障碍性皮肤病的发病机制。
4. 能按照临床思维方法对色素障碍性皮肤病的患者进行诊断及鉴别诊断，并做出正确处理。

案例导入

扫码"学一学"

患者，男，13岁，因"发现左侧后颈部白斑4个月"来诊。患者4月前无明显诱因发现左侧后颈部出现一个蚕豆大小的白斑，局部无自觉症状。未经诊治，白斑逐渐增大，遂来诊。患者家族史无特殊。体检：左侧后颈部可见约 2 cm×3 cm 大小的白斑，表面光滑、边界清楚，皮损处无红斑鳞屑。行 Wood 灯检查：皮损为亮白色。

问题：

1. 该患者的诊断及诊断依据是什么？
2. 治疗原则是什么？

第一节　白癜风

白癜风是一种后天性皮肤黏膜色素脱失性疾病。可发生在任何年龄，青少年较多见，肤色深的人群发病率较高。

一、临床表现

白癜风病程慢性迁延，皮损初起时表现为色素减退斑，数目不定，可为一片或几片，随后逐渐变大，形成界限清楚的乳白色的色素脱失斑，大小不一，形态各异，可为圆形、椭圆形或不规则形等。有时可见皮损内有散在的毛孔周围色素区，外观呈岛屿状，皮损上的毛发正常或变白（图22-1）。皮损可沿神经节段单侧分布，少数患者泛发，甚至累及全身。白癜风可发生于全身任何部位，多见于暴露及摩擦损伤的皮肤和黏膜部位，如颜

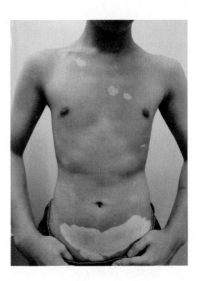

图 22-1

面、颈部、腰骶、手背、腕、前臂等，也可见于口唇、外生殖器黏膜等处。患者多无自觉症状，皮损有时可自行好转或消退。

（一）分期

白癜风可根据病情分为两期。

1. 进展期 皮损增多、扩大，向正常皮肤移行，受到机械性刺激时，正常皮肤可发生同形反应。

2. 稳定期 白斑停止发展，皮损外缘可有色素增加。一般无自觉不适症状。

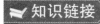 **知识链接**

白癜风的同形反应

在白癜风病程的进展期，正常皮肤受到压力、摩擦、外伤、烧伤等机械性刺激时，此处的正常皮肤可出现白癜风皮损。同形反应的发生机制可能与损伤诱发免疫系统产生自身抗体破坏黑素细胞有关，导致损伤部位色素的脱失。

（二）分型

依据皮损范围和分布可分为三型。

1. 局限型 可分为节段型和黏膜型，前者皮损沿着皮神经分布，后者仅累及黏膜。局限型的皮损仅局限于一个部位，可发展为其他类型。

2. 泛发型 是最常见的类型，可分为寻常型、面肢端型、混合型。皮损分布广泛。

3. 全身型 全身皮肤变白或几乎变白，只余留小部分正常皮肤。

二、诊断与鉴别诊断

本病的诊断主要根据临床表现，如后天起病，皮损为无自觉症状的色素脱失斑等，可使用 Wood 灯、皮肤镜、组织病理学检查等进一步明确诊断。本病需与无色素痣、贫血痣、炎症后色素减退、单纯糠疹、黏膜白斑等疾病进行鉴别。

三、病因与发病机制

病因和发病机制尚不明确，与遗传有一定的关系，可能是常染色体显性遗传，部分患者有家族史和家族聚集现象，还可能与自身免疫异常、黑素细胞自身破坏或缺陷、神经精神因素、自由基因素、内分泌代谢异常、日光损伤、外伤等内素有关。

四、处理措施

该病治疗比较困难，主要依据类型、分期、皮损大小、部位等采取综合治疗，早期应积极治疗，一般疗程至少为 3 个月。

（一）非手术治疗

1. 光化学疗法 酌情选用窄波紫外线 NB－UVB，每周治疗 2~3 次。根据皮损情况、范围等选择局部或全身治疗，根据不同部位选取不一样的初始治疗剂量，治疗中注意防护眼部及男性外生殖器。此外，还可以选用激光治疗。

2. 外用药物治疗　病程处于早期，面积局限的进展期皮损可局部外用激素治疗，但要注意激素外用治疗的副作用。常用的外用药物还包括他克莫司软膏、吡美莫司乳膏以及维生素 D_3 衍生物如卡泊三醇软膏等。

3. 全身药物治疗　皮损泛发的进展期患者可口服小剂量泼尼松或肌内注射复方倍他米松针等。

4. 其他　中医、中药治疗，遮盖治疗，心理治疗等。

（二）手术治疗

稳定期超过 6 个月以上的患者可酌情选择移植治疗，如自体表皮片移植、微小皮片移植、厚刃皮片移植等方法。

五、预防

为预防复发，应告知患者注意保护皮肤，患湿疹等皮肤病时应及早治疗，保持良好情绪，避免暴晒及皮肤外伤。

第二节　黄褐斑

黄褐斑是面部的色素沉着性皮肤病，多见于中青年女性，俗称"蝴蝶斑"或"肝斑"。

一、临床表现

患者一般无自觉症状，皮损为边界清楚的黄褐色或深褐色斑片，颜色深浅不一，多对称分布于颧骨突出部位及面颊部，形状可呈蝴蝶形或不规则（图22-2），也可出现在前额、眼周、鼻背、上唇、下颌等部位。妊娠时出现的黄褐斑又称妊娠斑，分娩后可消失。

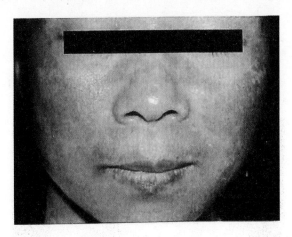

图22-2　黄褐斑

二、诊断与鉴别诊断

本病诊断主要依据好发于中青年女性、有典型的皮损特点等。可行 Wood 灯检查、甲状腺功能检查等进一步明确诊断。本病需与雀斑、太田痣、色素性化妆品皮炎、瑞尔黑变病、颧部褐青色痣等疾病进行鉴别。

三、病因与发病机制

病因和发病机制尚不清楚，可能有遗传易感倾向，与紫外线照射、妊娠、化妆品及口服药物如避孕药、氯丙嗪等有关。患有慢性疾病如妇科疾病、肝脏疾病、内脏肿瘤、慢性乙醇中毒、自身免疫性甲状腺疾病、结核病等患者也容易发生本病。

四、处理措施

（一）全身治疗

治疗原发病，可口服维生素 C、维生素 E 等，也可使用六味地黄丸、桃红四物汤等中药。

（二）局部处理

可选择外用 2% ~ 5% 氢醌霜、15% ~ 20% 壬二酸霜、复方熊果苷乳膏、0.025% ~ 0.1% 维 A 酸、超氧化物歧化酶（SOD）霜以及使用倒膜治疗等。此外，还酌情使用果酸、激光治疗等促进药物吸收，加速色斑消退。

五、预防

消除诱因，避免日晒，外出时应注意遮光及外用遮光剂。

第三节 雀 斑

雀斑是多见于面部的黄褐色色素斑。

一、临床表现

多见于女性，3 ~ 5 岁即可发病，患者无自觉症状，皮损主要表现为分布对称的针尖或米粒大小的色素斑，淡褐色或深褐色，数目不一，可为几个甚至几百个（图 22 - 3）。面部等曝光部位好发，日晒后皮损加重。

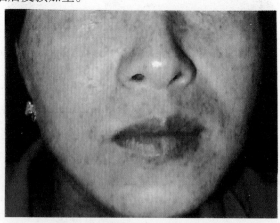

图 22 - 3　雀斑

二、诊断与鉴别诊断

根据病史、皮疹特点及相关检查，该病易于诊断。需与雀斑样痣、黄褐斑等进行鉴别。

三、病因与发病机制

患者可有遗传倾向，与常染色体显性遗传有关。日光及紫外线照射后皮损颜色加深、数目增多。

四、处理措施

可用氢醌霜或3%过氧化氢进行局部腐蚀治疗，用三氯醋酸或苯酚进行皮损化学剥脱治疗，也可外涂0.05%维A酸乳膏等。激光治疗安全有效，但治疗后有复发的可能。

五、预防

避免日晒，外出时注意遮光及使用遮光剂。

本章小结

白癜风是一种后天性皮肤黏膜色素脱失性疾病，青少年较多见。典型表现为界限清楚的乳白色的色素脱失斑，皮损上的毛发正常或变白。该病主要依据类型、分期，皮损大小，部位等采取综合治疗，早期应积极治疗，一般疗程至少为3个月。黄褐斑是面部的色素沉着性皮肤病，多见于中青年女性。皮损为边界清楚的黄褐色或深褐色斑片，颜色深浅不一，多对称分布于颧骨突出部位及面颊部，形状可呈蝴蝶形。治疗可采用全身治疗和局部治疗。雀斑是多见于面部的黄褐色色素斑。皮损主要表现为分布对称的针尖或米粒大小的色素斑，淡褐色或深褐色。面部等曝光部位好发，日晒后皮损加重。以局部治疗为主。

目标检测

一、选择题

【A1/A2 型题】

1. 下列哪种疾病表现为色素脱失
   A. 白癜风   B. 黄褐斑
   C. 银屑病   D. 黑变病
   E. 雀斑

2. 目前认为与白癜风有关的因素不包括
   A. 遗传   B. 神经精神因素
   C. 自身免疫异常   D. 黑素细胞自身破坏
   E. 化妆品使用不当

3. 白癜风根据皮损范围和分布可分为

扫码"练一练"

A. 稳定期和进展期   B. 局限型和稳定型

C. 局限型、稳定型和全身型   D. 局限型、泛发型和全身型

E. 以上都不对

4. 下列关于白癜风的描述，不正确的是

A. 本病治疗容易   B. 后天发病

C. 无自觉症状   D. 皮损上的毛发可变白

E. 进展期可发生同形反应

5. 下列关于雀斑的描述，不正确的是

A. 多见于女性   B. 多自儿童期出现

C. 一般无自觉症状   D. 皮损好发于面部

E. 一般可自行消失

6. 下列关于雀斑的治疗，不正确的是

A. 外用遮光剂   B. 外用氢醌霜

C. 避免日晒   D. 外涂补骨脂酊

E. 可用化学剥脱治疗

7. 下列哪种因素与黄褐斑发病无关

A. 甲亢   B. 日光照射

C. 口服维生素 E   D. 化妆品

E. 口服避孕药

8. 黄褐斑常见部位不包括

A. 额部   B. 颧部

C. 鼻背   D. 上唇

E. 口腔黏膜

【B 型题】

A. 常染色体显性遗传   B. 多基因遗传

C. 常染色体隐性遗传   D. 以上都对

E. 以上都不是

9. 白癜风的可能遗传方式是

10. 雀斑的可能遗传方式是

二、简答题

1. 简述白癜风的病因和发病机制。

2. 简述黄褐斑的临床表现。

（杨　丽）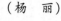

第二十三章　皮肤附属器疾病

📖 **学习目标**

1. **掌握**　常见皮肤附属器疾病的临床表现、诊断与治疗原则。
2. **熟悉**　常见皮肤附属器疾病的病因。
3. **了解**　常见皮肤附属器疾病的发病机制。
4. 能按照临床思维方法对皮肤附属器疾病的患者进行诊断及鉴别诊断，并做出正确处理。

👉 **案例导入**

　　患者，男，17 岁，颜面粉刺、丘疹 2 个月。患者 2 个月前无明显诱因颜面部出现粉刺、丘疹。既往体健，无药物过敏史。体格检查：T 37℃，P 70 次/分，R 23 次/分，BP 115/73 mmHg，心肺及腹部检查无特殊。专科检查：额部、面颊密集分布白头粉刺及黑头粉刺，可见粟粒大小红色丘疹，无结节及囊肿。

　　问题：

1. 该患者的诊断及诊断依据是什么？
2. 该病的治疗原则是什么？

第一节　寻常痤疮

　　痤疮是常见的一种毛囊皮脂腺慢性炎症性皮肤病。寻常痤疮是痤疮最常见的临床类型。此外，还有特殊类型如月经前痤疮、婴儿痤疮、聚合性痤疮、暴发性痤疮、药物性痤疮、职业性痤疮、化妆品痤疮等。

一、临床表现

　　本病病程为慢性，皮损多对称分布，初起时表现为白头粉刺（又称闭合粉刺）和黑头粉刺（又称开放性粉刺）（图 23 -1A），外观呈与毛囊一致的粟粒大小圆锥形丘疹。白头粉刺开口不明显，不易挤出，其顶端的皮脂氧化后可形成黑色脂栓，称为黑头粉刺。炎症继续向深部扩展时可发展为炎症性丘疹、脓疱疹（图 23 -1B）、结节、囊肿。经久不愈可形成脓肿，可破溃形成窦道或遗留瘢痕、色素沉着。皮损多发生于皮脂溢出部位，如面颊、额部，其次是胸背部、肩部等。患者一般无自觉症状，病情时轻时重，炎症重时可伴疼痛。

扫码"学一学"

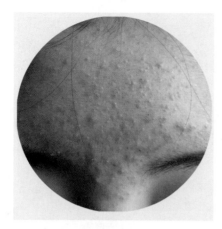
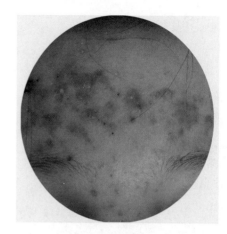

A 粉刺   B 丘疹、脓疱疹

图 23 - 1　痤疮

> **📖 知识链接**
>
> ### 痤疮的严重程度分级（Pillsbury 法）
>
> Ⅰ级（轻度）：表现为散发至多发的黑头粉刺，可伴有散在分布的炎性丘疹。
>
> Ⅱ级（中等度）：表现为在Ⅰ度痤疮的基础上，炎症性皮损数目增加，有浅在性脓疱，局限于颜面部。
>
> Ⅲ级（重度）：表现为在Ⅱ度痤疮的基础上，还有深在性脓疱，分布于颜面、颈部及胸背部。
>
> Ⅳ级（重度集簇性）：表现在Ⅲ度痤疮的基础上，还有结节、囊肿伴瘢痕形成，发生于上半身。

二、诊断与鉴别诊断

根据患者发病年龄、病程、典型临床表现易于诊断。

寻常型痤疮需与其他类型的痤疮、酒渣鼻、颜面播散性粟粒性狼疮等疾病进行鉴别。

三、病因与发病机制

痤疮好发于青春期，部分患者到中年期才逐渐缓解。本病的发生与多种因素有关，如雄激素、皮脂腺导管异常角化、痤疮丙酸杆菌增殖以及继发炎症等。雄激素可促进皮脂腺的发育、分泌。当雄激素水平增加时，皮脂腺可增大，皮脂分泌增多。痤疮丙酸杆菌等毛囊寄生菌大量增殖产生的多肽物质，可趋化中性粒细胞使其释放水解酶，从而导致毛囊壁损伤，这类细菌的感染还可促进甘油三酯水解形成游离脂肪酸，引起毛囊及其周围发生炎症。皮脂腺导管异常角化可引起导管口受阻，皮脂排出障碍，与脱落的毛囊上皮以及角质团块等混合，促进粉刺的形成。

此外，痤疮还与遗传因素、情绪紧张等精神因素、过度劳累、化妆品使用不当、辛辣刺激食物及摄入过多脂肪和糖类等有关。

四、处理措施

处理原则包括：溶解角质、去脂、消炎杀菌、调节激素分泌。

1. 一般处理　注意局部清洁，用温水洗脸，但不能过度清洗。可配合使用控油、保湿类的医学护肤品，修护和维持皮肤屏障功能。忌用手挤压、搔抓患处。

2. 外用药物治疗　可选用维 A 酸类药物如（0.025% ~0.05% 维 A 酸制剂、0.1% 阿达帕林凝胶、过氧化苯甲酰）或外用抗生素（如红霉素、林可霉素、克林霉素、克林霉素、夫西地酸乳膏等）。外用维 A 酸及过氧化苯甲酰对皮肤有一定的刺激，可以从低浓度、小范围开始试用。外用抗生素一般不宜单独使用，应与其他药物联合应用。此外，还可使用 2.5% 二硫化硒洗剂外洗或外涂 5% ~10% 硫黄洗剂、1% ~2% 的水杨酸制剂等。

3. 全身治疗　病情严重者可考虑口服药物全身治疗，可酌情选用四环素类、大环内酯类抗生素、异维 A 酸、小剂量糖皮质激素等。抗雄激素药物一般不做常规用药，月经不正常或月经前痤疮皮损加重的女性患者可考虑口服复方醋酸环丙孕酮。注意口服药物的毒副反应。

4. 其他治疗　可采用光动力疗法、果酸治疗、激光疗法、粉刺清除术、囊肿内注射、中医中药治疗等。

光动力疗法主要联合使用红蓝光照射及 5 - 氨基酮戊酸，治疗后要避光。果酸治疗可应用不同浓度的甘醇酸，治疗期间注意防晒。可应用铒激光或超脉冲二氧化碳激光磨削术治疗痤疮控制后遗留的萎缩性瘢痕。粉刺清除术是在无菌操作下用特制粉刺挤压器挤出粉刺的内容物。囊肿内注射主要用于严重的囊肿型痤疮。

五、预防

避免熬夜、暴晒，保持良好的情绪。注意皮肤的清洁卫生，避免使用油膏类化妆品，多吃新鲜蔬菜和水果，少食辛辣甜腻的食物。

第二节　脂溢性皮炎

脂溢性皮炎是一种常见的慢性炎症性皮肤病，好发于皮脂溢出较多的部位。

一、临床表现

皮损初起时表现为毛囊性丘疹，逐渐发展融合成斑片，呈暗红或黄红色，表面有油腻鳞屑或痂皮（图 23 - 2），常发生在皮脂溢出部位，如头、面、胸及背部等。

头皮损害主要包括鳞屑型和结痂型，前者除毛囊丘疹外，还可见糠秕状脱屑，头发干燥、稀疏、易脱落；后者主要表现为头皮厚积片状、黏附黄色或棕色油腻性痂，炎症较重，可有糜烂渗出。颜面部皮损常伴发痤疮。躯干皮损可融合成环形、多环形和地图形。乳房下、腋下等皱褶

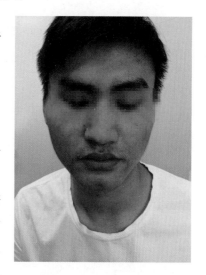

图 23 - 2　脂溢性皮炎

部受累时表现类似体癣。皮损可泛发全身，可进展为红皮病。

二、诊断与鉴别诊断

根据皮损好发部位及皮损特点易于诊断。

本病需与头皮银屑病、玫瑰糠疹、湿疹以及体癣等相鉴别。

三、病因与发病机制

病因尚不明确。可能与遗传因素、微生物如马拉色菌的感染有关。此外，精神因素、饮食情况、B 族维生素缺乏等能诱发本病或使病情加重。

四、处理措施

（一）全身治疗

可口服 B 族维生素或锌剂，患者伴有真菌感染时可口服伊曲康唑等抗真菌药，注意抗真菌药物的不良反应。继发细菌感染时可服用敏感抗生素，患者自觉明显瘙痒时可应用抗组胺药。

（二）局部治疗

常用复方咪康唑霜等含有抗真菌药的制剂，还可应用低效糖皮质激素。患处有少量渗出及糜烂，可以使用氧化锌油或糊剂，头部皮损可用含有硫化硒或酮康唑成分的洗发水清洗。

五、预防

保持充足的睡眠，多吃水果和蔬菜，少摄入高脂、高糖的饮食，忌酒类及辛辣刺激食物。

第三节 斑 秃

斑秃是一种突然发生的局限性片状脱发，任何年龄均可发生，青壮年多见。

一、临床表现

本病临床类型包括普秃、全秃、匐行性斑秃、急性弥漫性斑秃。病程长，可为数月甚至数年，分为进展期、静止期、恢复期。起初皮损为突然出现 1 个或数个圆形或椭圆形的脱发区，边界清楚，大小不一（图 23 - 3），患处皮肤正常，表面光滑，无炎症、鳞屑等，患者一般无自觉症状，有时可感到微痒。在进展期，脱发区数目增多，可互相融合成斑片，脱发区边缘毛发易拔出，其毛干近端萎缩，在光镜下呈"惊叹号"样外观。在静止期，脱发基本停

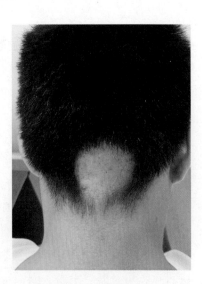

图 23 - 3 斑秃

止。脱发静止后 3~4 个月，大部分患者进入恢复期，此时患者长出新的毛发，大部分病情轻的患者可自行缓解，本病可复发。

二、诊断与鉴别诊断

根据本病突然发生、典型皮损表现等，较易诊断。

本病需与假性斑秃、雄激素性脱发、头癣、拔毛癣等进行鉴别。

三、病因与发病机制

病因不明，目前认为本病有遗传易感性，部分患者有家族史，在受到环境因素、神经精神因素、内分泌失调等因素作用下引起发病。其发病机制与 T 细胞介导的免疫机制等有关。

四、处理措施

（一）全身治疗

精神紧张、焦虑不安的患者，可酌情使用镇静剂。脱发迅速、面积广泛的患者可口服中小剂量泼尼松，注意糖皮质激素的副作用。此外，胱氨酸、B 族维生素、中药制剂如养血生发胶囊等可有助于生发。

（二）外用药物治疗

可外用 2% 或 5% 的米诺地尔酊剂、10% 的辣椒酊等药物刺激局部血管扩张，改善局部血液循环，促进毛发生长，也使用泼尼松龙混悬液等做皮内注射。

五、预防

去除诱发因素，劳逸结合，保持良好的精神状态。

第四节　多汗症

多汗症是指在正常环境及条件下，患者局部或全身皮肤出现异常多汗。

一、临床表现

本病可分为局限型和泛发型多汗。局限型多汗常在儿童期或青春期起病，可持续数年。好发于掌跖、腋下、腹股沟、会阴部等部位，以掌跖多汗最为常见。患者常伴有手足湿冷、皮肤青紫或苍白等末梢血液循环功能障碍。足部、腋窝、会阴多汗者常可伴臭汗症，足部易感染。泛发型多汗表现为全身广泛多汗，常与其他系统疾病伴发。

二、诊断与鉴别诊断

根据患者的病史、发病年龄、临床表现、持续时间等特点，本病易于诊断。若是继发性多汗症，应进行病因鉴别，依据临床表现及辅助检查等进行区分。

三、病因与发病机制

药物及一些疾病如甲亢、糖尿病、偏瘫、脑震荡、发热性疾病等可引起患者内分泌失调或神经功能紊乱，导致本病的发生。精神紧张、焦虑等精神因素可引起功能性多汗。在各种因素作用下，交感神经冲动增加、乙酰胆碱分泌增多以及支配小汗腺的神经紧张性增加等，都会引起多汗。

四、处理措施

（一）全身治疗

情绪性多汗症可应用溴剂、氯丙嗪、谷维素等。抗胆碱能药物如阿托品等可减少出汗，但剂量过大时可引起明显口干、皮肤潮红、心悸等不良反应。

（二）局部治疗

可外用收敛剂如5%明矾溶液、5%鞣酸溶液等，以及止汗剂如20%六合氯化铝等，注意药物的不良反应。也可采用物理疗法如电离子透入疗法等。

（三）手术治疗

治疗无效果时，可考虑手术，如汗腺切除术、交感神经切除术。

五、预防

积极治疗可能诱发本病的疾病，保持皮肤的清洁卫生，保持良好的情绪和精神状态。

本章小结

痤疮是常见的一种毛囊皮脂腺慢性炎症性皮肤病。寻常痤疮是痤疮最常见的临床类型。本病的发生与多种因素有关，如雄激素、皮脂腺导管异常角化、痤疮丙酸杆菌增殖以及继发炎症等。皮损初起时表现为白头粉刺（又称闭合粉刺）和黑头粉刺（又称开放性粉刺）。痤疮的治疗应根据其分级选择相应的治疗药物和方法。

脂溢性皮炎是一种常见的慢性炎症性皮肤病，好发于皮脂溢出较多的部位，如头、面、胸及背部等，皮损初起时表现为毛囊性丘疹，逐渐发展融合成斑片，呈暗红或黄红色，表面有油腻鳞屑或痂皮。治疗主要包括全身治疗和外用药物治疗等。

斑秃是一种突然发生的局限性片状脱发，任何年龄均可发生，青壮年多见。病程分为进展期、静止期和恢复期。治疗主要包括全身治疗和外用药物治疗等。

多汗症是指在正常环境及条件下，患者局部或全身皮肤出现异常多汗。疾病因素、药物因素以及功能性失调均可引起本病。本病可分为局限型和泛发型多汗。治疗包括全身治疗，局部使用收敛剂、止汗剂等，必要的时候可以手术。

目标检测

一、选择题

【A1/A2 型题】

扫码"练一练"

1. 痤疮最常见的表现是

    A. 黑头粉刺   B. 皮脂溢出

    C. 脓疱   D. 瘢痕

    E. 脓肿

2. 下列对于痤疮的说法，不正确的是

    A. 只有年轻人才发病   B. 可造成多种损害

    C. 发病与多种因素有关   D. 常反复发作持续数年

    E. 可有婴儿痤疮

3. 痤疮最多见的皮损是

    A. 脓疱   B. 结节

    C. 囊肿   D. 炎性丘疹

    E. 脓肿

4. 痤疮发生主要是由于

    A. 面部不清洁   B. 遗传

    C. 肥胖   D. 雄性激素分泌过多

    E. 喜欢油腻食物

5. 脂溢性皮炎的好发部位是

    A. 皮脂溢出部位   B. 毛囊

    C. 躯干和四肢   D. 掌跖部位

    E. 汗腺

6. 下列关于脂溢性皮炎的描述，正确的是

    A. 皮脂溢出部位的一种慢性炎症性皮肤病

    B. 毛囊的慢性炎症性皮肤病

    C. 躯干四肢的红斑鳞屑性慢性皮肤病

    D. 皮肤发生过敏引起的炎症反应

    E. 汗腺的慢性炎症

7. 脂溢性皮炎可能与以下因素无关的是

    A. 遗传因素   B. 马拉色菌感染

    C. 精神因素   D. 维生素 B 族缺乏

    E. 汗腺阻塞

8. 脂溢性皮炎的典型皮损是

    A. 炎症性丘疹   B. 充血性红斑和毛细血管扩张

    C. 头皮油腻，有黄色痂皮   D. 粉刺

E. 丘疹脓疱

9. 斑秃一般需多长时间可以进入恢复期

　　A. 1~3个月

　　B. 3~4个月

　　C. 4~6个月

　　D. 6~9个月

　　E. 9~12个月

10. 斑秃的病程可分为

　　A. 红斑期和静止期

　　B. 静止期和恢复期

　　C. 进展期和静止期

　　D. 进展期、静止期和恢复期

　　E. 红斑期、进展期和恢复期

【B型题】

　　A. 外用过氧化苯甲酰凝胶

　　B. 泼尼松龙混悬液皮损内注射

　　C. 口服B族维生素和锌制剂

　　D. 外用5%明矾溶液

　　E. 头发移植术

11. 治疗寻常痤疮

12. 治疗脂溢性皮炎

13. 治疗局部多汗症

14. 治疗斑秃

二、简答题

1. 简述痤疮的病因和发病机制。

2. 简述脂溢性皮炎的鉴别诊断。

（杨　丽）

第二十四章　性传播疾病

学习目标

1. **掌握**　性传播疾病的诊断与治疗。
2. **熟悉**　性传播疾病的病因与传播途径。
3. **了解**　性传播疾病的发病机理。
4. 能按照临床思维方法对性传播疾病的患者进行诊断及鉴别诊断，并做出正确处理。

性传播疾病，是指主要通过性行为、类似性行为或间接性接触传播的一组传染性疾病，主要引起泌尿生殖器官病变，也可通过淋巴或血液循环侵犯局部或区域淋巴结，或播散侵犯全身组织和器官，引起严重并发症。

我国的传染病防治法规定的经典性传播疾病主要有 8 种，即梅毒、尖锐湿疣、淋病、非淋菌性尿道炎（宫颈炎）、生殖器疱疹、软下疳、性病性淋巴肉芽肿和艾滋病。此外，广义的性传播疾病还包括其他一系列可能通过性接触或间接性接触而传播的疾病，如阴虱病、疥疮、传染性软疣、生殖系统念珠菌病、阴道毛滴虫病、细菌性阴道病、乙型肝炎、阿米巴病和股癣等。

扫码"学一学"

一、传播途径

性传播疾病的常见传播途径有：性接触传播；血液传播；母婴垂直传播；间接接触传播；医源性传播；其他。

二、预防与治疗

性传播疾病是全人类面临的共同问题，在政府领导下、以医疗卫生部门为主体、全社会共同参与的防治格局是治疗和防范性传播疾病的重要手段。

1. 完善法律保障

2. 重视宣传教育

3. 建立规范化的医疗网络

4. 建立健全疫情收集报告系统

5. 配偶或性伴共同接受诊治

第一节 梅 毒

☞案例导入

患者，女，52岁，因"全身多处淡红斑，丘疹半月"入院，伴轻度痒感，另诉会阴部红斑，糜烂，无其他不适。院外未就医，到药店自购"皮炎平膏"外用，无缓解。患病后进食可，大小便无异常。既往无特殊病史。

查体：躯干四肢多处指甲盖大小淡红斑，丘疹；外阴部见散在数处黄豆大小淡红斑、表浅糜烂。心肺腹部未见异常。

实验室检查：梅毒检测 TRUST 1∶64，TPPA 阳性，HIV 抗体阴性。

问题：

1. 该患者的诊断及诊断依据是什么？

2. 该病的治疗原则是什么？

一、临床表现

梅毒，是由梅毒螺旋体，又称苍白螺旋体，引起的一种慢性性传播疾病，早期主要表现在皮肤黏膜系统，后期可通过淋巴或血液系统影响机体多数器官和组织，在孕妇还可通过胎盘传播引起胎儿畸形、流产、死产、早产和胎传梅毒，危害极大。

梅毒根据传播途径的不同可分为获得性（后天）梅毒和胎传（先天）梅毒，又可根据病程不同分为早期梅毒和晚期梅毒。

（一）后天梅毒

1. 一期梅毒 是由梅毒螺旋体在入侵部位及局部淋巴结引发的皮肤黏膜的局限炎症反应，主要表现为硬下疳和硬化性淋巴结炎，一般无全身症状。

（1）硬下疳 发生在不洁性交后的 2～4 周，在梅毒螺旋体侵入部位，主要是外生殖器（90%），男性多见于阴茎冠状沟、龟头、包皮及系带；女性多见于大小阴唇、阴唇系带、会阴及宫颈。典型硬下疳为初起小红斑，迅速发展为无痛性炎性丘疹，数天内丘疹扩大成硬结，中央发生坏死形成单个直径 1～2 cm、圆形或椭圆形的无痛性溃疡，境界清楚，周边水肿并隆起，基底肉红色，干净，触之具软骨样硬度，表面有少许浆液性分泌物，合并细菌感染时则出现脓性分泌物或疼痛。硬下疳内含大量的梅毒螺旋体，传染性极强。未经治疗的硬下疳可持续 3～4 周或更长，治疗者可在 1～2 周后消退，消退后不留痕迹或仅留暗红色表浅性瘢痕或色素沉着。

（2）硬化性淋巴结炎 发生于硬下疳出现 1～2 周后，常累及单侧腹股沟或患处附近淋巴结。受累淋巴结呈指头大小，较硬，散在不融合，表面无红肿，一般不发生破溃，无疼痛和触痛，常需数月逐渐消退。穿刺活检淋巴结内可见大量的梅毒螺旋体。

2. 二期梅毒 是由一期梅毒未经治疗或治疗不彻底，梅毒螺旋体经淋巴系统进入血液循环形成菌血症播散全身，引起全身广泛的皮肤黏膜及系统性损害。常发生在硬下疳消退

3~4周（或感染9~12周）后，少数可与硬下疳同时出现。通过输血感染者不发生一期梅毒损害，而直接进入二期。

（1）皮肤黏膜损害　包括梅毒疹、扁平湿疣、梅毒性秃发、黏膜损害等。

（2）骨关节损害　梅毒螺旋体侵犯骨骼系统可引起骨膜炎、关节炎、骨髓炎、骨炎、腱鞘炎或滑囊炎。

（3）眼损害　包括虹膜炎、虹膜睫状体炎、脉络膜炎、视网膜炎、视神经炎、角膜炎、基质性角膜炎及葡萄膜炎，后期均可导致视力损害甚至失明。

（4）神经损害　可表现为无症状神经梅毒，此时患者仅有脑脊液异常，白细胞数及蛋白量增加；或梅毒性脑膜炎、脑血管梅毒，可引起头痛、颅内高压、脑神经麻痹等。

（5）多发性硬化性淋巴结炎　表现为全身多发的淋巴结无痛性肿大，表面无或仅有轻度红、肿。

（6）内脏梅毒　可引起梅毒性肝炎、胆管周围炎、急性膜性肾小球肾炎、胃肠道和血液系统病变等。

二期早发梅毒未经治疗或治疗不当，经2~3个月可自行消退。但在免疫力低下患者可出现二期复发梅毒，此时皮损通常数目少，分布局限，群集现象突出，以肛周、腋窝、阴部及掌跖多见，形态难辨，破坏性大。

3. 三期梅毒　早期梅毒未经治疗或治疗不彻底可转化为三期梅毒。潜伏期平均3~4年，发生率约40%。

（1）皮肤黏膜损害　包括结节性梅毒疹、梅毒性树胶肿。

（2）眼梅毒　可导致虹膜炎、虹膜睫状体炎、脉络膜炎、视网膜炎、视神经炎、角膜炎等，后期发生视力损害甚至失明。

（3）骨梅毒　发生率仅次于皮肤黏膜损害。最常见为长骨骨膜炎，临床表现为骨痛、骨膜增生，如胫骨受累后可形成"佩刀胫"。骨髓炎、骨炎及关节炎可致病理性骨穿孔、骨折、关节畸形等。

（4）心血管梅毒　发生率约10%，多在感染10~20年后出现。可为单纯性主动脉炎、主动脉瓣关闭不全、冠状动脉狭窄或阻塞、主动脉瘤甚至心肌树胶肿等，严重时可出现心肌破裂并危及生命。

（5）神经梅毒　多在感染3~20年后发生，发生率为10%。主要表现为无症状神经梅毒、脊髓痨、麻痹性痴呆、脑（脊髓）膜血管型梅毒等，患者可出现癫痫、神经精神异常、痴呆或神经定位体征。

（二）先天梅毒

先天梅毒分为早期先天梅毒、晚期先天梅毒和先天潜伏梅毒三型。特点是：①不发生硬下疳；②早期病变较后天性梅毒重；③骨骼及感觉器官受累多而心血管受累少。

1. 早期先天梅毒　患者为出生后2年内者。患儿常早产，可有发育畸形。多在出生后3个月之内出现临床症状，表现为营养差、消瘦、脱水、皮肤松弛，貌似老人，哭声低弱嘶哑，躁动不安。病理表现为皮肤黏膜损害、梅毒性鼻炎、骨梅毒、肝脾巨噬系统受累等。

2. 晚期先天梅毒　指发生在出生2年以后者，多在5~8岁左右开始发病，13~14岁以后出现严重的临床表现。眼、骨骼和神经系统损害常见，而心血管梅毒罕见。其标志性损害为：①哈钦森齿，表现为门齿游离缘呈半月形缺损，表面宽基底窄，牙齿排列稀疏不齐。②桑椹齿，表现为第一臼齿较小，其牙尖较低，且向中偏斜，形如桑椹。③胸锁关节增厚，是由胸骨与锁骨连接处发生骨疣所致。④基质性角膜炎。⑤神经性耳聋，多发生于学龄期儿童，先有眩晕，随之丧失听力。哈钦森齿、神经性耳聋和间质性角膜炎称哈钦森三联征。

3. 潜伏梅毒　指有梅毒感染史，但无临床症状或临床症状已消失，除梅毒血清学阳性外无其他阳性体征，并且脑脊液检查也正常者，称为潜伏梅毒，其发生与机体免疫力较强或治疗暂时性抑制梅毒螺旋体有关。

二、诊断

（一）实验室和辅助检查

可分为梅毒螺旋体直接检查、梅毒血清学试验、脑脊液检查、影像学检查等。梅毒血清学试验：是临床梅毒诊断主要的检查方法和确诊主要依据，分为非特异性试验（包括RPR、TRUST 和 VDRL 试验）和特异性试验（包括梅毒螺旋体 TPHA、TPPA 和 FTA－ABS）。

（二）诊断和鉴别诊断

一期梅毒的诊断主要根据接触史、硬下疳的典型表现，同时结合实验室检查（局部直接镜检发现梅毒螺旋体；血清学试验在窗口期后阳性）。特别注意不可仅凭一次血清学试验结果阴性排除梅毒。一期梅毒的硬下疳应与固定性药疹、生殖器疱疹、接触性皮炎、白塞病等进行鉴别。

二期梅毒的诊断主要根据接触史、典型临床表现（主要是皮肤黏膜损害），结合实验室检查（黏膜损害处发现梅毒螺旋体；梅毒血清试验阳性）。二期梅毒应与玫瑰糠疹、病毒疹、药疹、股癣、寻常型银屑病等进行鉴别。

晚期梅毒的诊断主要根据接触史、典型临床表现、实验室检查。晚期梅毒应与特殊皮肤感染（真菌、麻风、结核等）和皮肤肿瘤等进行鉴别。神经梅毒脑脊液检查可见白细胞 $\geq 10 \times 10^6/L$，蛋白量 > 0.5 g/L，VDRL 试验阳性。神经梅毒应注意与其他中枢神经系统疾病或非器质性精神疾病进行鉴别。心血管梅毒应除外其他心血管疾病。先天性梅毒的诊断主要根据患儿母亲有梅毒病史，结合患儿典型临床表现和实验室检查（发现梅毒螺旋体或梅毒血清试验阳性）。

三、传播途径

受梅毒感染的现症患者是唯一传染源。未治疗患者在感染后 1~2 年内具有强传染性。随病期延长，传染性越来越小。感染 4 年以上基本无传染性。患者的皮损、血液、精液、唾液和乳汁中均有梅毒螺旋体存在，与其接触均可能被感染。常见传播途径如下。

1. 性接触传播　约95%患者由于性接触通过性器官皮肤黏膜的微小破损而感染。

2. 垂直传播　妊娠 7 周时梅毒螺旋体即可通过胎盘，在妊娠 4 个月后，梅毒螺旋体可通过胎盘及脐静脉由母体传染给胎儿，导致胎儿感染，发生死产、流产、早产或胎传梅毒。

3. 血液传播　输入受梅毒感染患者的血液、医务人员不小心接触含梅毒螺旋体的患者血液或体液、静脉吸毒者共用注射器等均可感染。

4. 其他途径　日常生活接触如接吻、握手、哺乳、接触污染衣物、共用剃须刀等用具也可发生感染。

四、病因和发病机制

梅毒螺旋体小而纤细，由 8～14 个规则、固定、折光性强的螺旋构成，可以旋转、蛇行、伸缩三种方式运动。梅毒螺旋体离开人体不易生存，煮沸、干燥、日光、肥皂水和普通消毒剂均可迅速杀灭，但耐寒力强，4℃可存活 3 天，41～42℃时可生存 1～2 小时，−78℃存活数年仍具有传染性。梅毒螺旋体表面具有黏多糖酶，对皮肤、主动脉、眼、胎盘、脐带等富含黏多糖的组织有较高亲和力，梅毒螺旋体借其黏多糖酶吸附到上述组织细胞表面，分解黏多糖造成组织血管破坏、血管闭塞、血供受阻，导致闭塞性动脉内膜炎、动脉周围炎，局部组织出现坏死、溃疡等。

五、治疗

（一）常用驱梅药物

1. 青霉素类　为首选药物。常用苄星青霉素、普鲁卡因青霉素 G、青霉素 G。心血管梅毒不用苄星青霉素。

2. 头孢曲松钠　近年来证实为高效的抗梅毒螺旋体药物，可作为青霉素过敏者优先选择的替代治疗药物。

3. 四环素类和大环内酯类　疗效较青霉素差，通常作为青霉素过敏者的替代治疗药物。

（二）方案选择

1. 早期梅毒　苄星青霉素 240 万 U，分两侧臀部肌内注射，1 次/周，连续 2～3 次；或普鲁卡因青霉素 G 80 万 U/d，肌内注射，连续 10～15 天。青霉素过敏者可选用头孢曲松钠 1 g/d，静脉注射，连续 10～14 天；连续口服四环素类药物（多西环素 100 mg，2 次/天；米诺环素 100 mg，2 次/天）或大环内酯类药物（阿奇霉素 0.5 g，1 次/天，或红霉素 0.5 g，3 次/天）15 天。

2. 晚期梅毒　苄星青霉素 240 万 U，分两侧臀部肌内注射，1 次/周，连续 3～4 次；或普鲁卡因青霉素 G 80 万 U/d 肌内注射，连续 20 天。青霉素过敏者可用四环素类或大环内酯类药物 30 天，剂量同上。

3. 心血管梅毒　为避免吉－海反应，首先用水剂青霉素 G 肌内注射，第 1 天 10 万 U，第 2 天 20 万 U（分 2 次），第 3 天 40 万 U（分 2 次）；第 4 天起肌内注射普鲁卡因青霉素 G 80 万 U/d，连续 15 天为 1 个疗程。间歇 2 周，再进行第 2 个疗程。青霉素过敏者处理同上。若有并发心衰者，应控制心衰后再行驱梅治疗。

4. 神经梅毒　首先选用青霉素 G 1200 万～2400 万 U/d，分 4～6 次静脉注射，连续 10～14 天，继以苄星青霉素 240 万 U 肌内注射，1 次/周，连续 3 次；或普鲁卡因青霉素 G 240 万 U/d，肌内注射，同时连续口服丙磺舒（0.5 g/d，4 次/天）10～14 天。必要时再以苄星青霉素 240 万 U 肌内注射，1 次/周，连续 3 次。青霉素过敏者处理同上。

5. 妊娠梅毒　根据梅毒的分期不同，用法及用量与同期的其他梅毒患者相同，但应在妊娠初 3 个月及妊娠末 3 个月各进行 1 个疗程的治疗。对青霉素过敏者选用红霉素类药物口服。

6. 先天梅毒

（1）早期先天梅毒　脑脊液异常者选用青霉素 G 10 万～15 万 U/（kg·d），分 2～3 次静脉注射，连续 10～14 天；或普鲁卡因青霉素 G 5 万 U（kg·d）肌内注射，连续 10～14 天。脑脊液异常者选用苄星青霉素 5 万 U/（kg·d）肌内注射。无条件检查脑脊液者按脑脊液异常者的方案进行治疗。

（2）晚期先天梅毒　水剂青霉素 20 万～30 万 U/（kg·d），分 4～6 次静脉注射，连续 10～14 天；或普鲁卡因青霉素 5 万 U/（kg·d）肌内注射，连续 10～14 天为 1 个疗程，可用 1～2 个疗程。较大儿童的青霉素剂量不应超过成人同期患者剂量。青霉素过敏者选用红霉素 20～30 mg/（kg·d），分 4 次口服，连续 30 天。

（三）吉–海反应

吉–海反应系梅毒患者在接受高效抗梅毒螺旋体药物治疗时，因梅毒螺旋体被迅速杀死释放出大量异种蛋白，引起机体发生的急性变态反应。多在用药后数小时至 24 小时内，出现为寒战、发热、头痛、呼吸加快、心动过速、全身不适，内脏及中枢神经系统梅毒症状显著恶化，严重时心血管梅毒患者可发生主动脉破裂。预防吉–海反应一是青霉素使用可从小剂量开始，二是可用泼尼松，方法为在驱梅治疗前 1 天开始给予泼尼松 0.5 mg/（kg·d），连服 3 天，在驱梅治疗后 2～4 天逐渐停用。在治疗过程中患者如出现胸痛、心衰或心电图 ST–T 段变化，则应及时暂停治疗，加强观察。

（四）随访

由于梅毒病程较长，部分患者起病隐匿，不易及时发现和诊治；受多种因素影响，部分患者不能坚持完成规定的疗程；或因过敏等不能选择高效的驱梅药物等，导致梅毒的治疗效果有时并不十分理想，因此必须重视对梅毒患者的治疗后随访。

治疗后应定期随访。第 1 年内每 3 月复查 1 次，第 2 年内每半年复查 1 次，第 3 年在年末复查 1 次；一般至少应坚持随访 3 年。神经梅毒每 6 个月行脑脊液复查；妊娠梅毒经治疗在分娩前应每月复查 1 次；梅毒孕妇分娩的婴儿，应在出生后第 1、2、3、6 和 12 个月进行随访。病程 1 年以上、复发者、血清固定及伴有视力、听力异常者应及时行脑脊液检查以了解是否有神经梅毒。随访复发患者应加倍量复治。同时，性伴应同时接受检查和治疗，在传染期间应避免性生活。

第二节　淋　病

案例导入

患者，男，25 岁，未婚，因"尿痛伴尿道口分泌物 3 天"来院，1 周前有冶游史。病后觉尿痛、尿频、尿急，尿道口较多脓性分泌物，未就医及用药。

查体：尿道口，龟头部轻度肿胀红斑，尿道口见脓性分泌物。

实验室检查：分泌物查 G⁻ 双球菌（+）。

问题：

1. 该患者的诊断及诊断依据是什么？

2. 该病的治疗原则是什么？

一、临床表现

淋病是由淋病奈瑟球菌（简称淋球菌）感染引起的性传播疾病，主要表现为泌尿生殖系的化脓性感染，也可导致眼、咽、直肠和播散性淋球菌感染，可导致多种并发症和后遗症。

淋病可发生于任何年龄，但多见于性活跃的青、中年。潜伏期一般为 2～10 天，平均3～5 天。

（一）单纯性淋病

1. 男性急性淋病　潜伏期后患者即出现尿频、尿急、尿痛，很快出现尿道口红肿，有稀薄黏液流出，逐渐转为黄色脓性，量增多，晨起在尿道口可见明显脓糊形成封住尿道口或在内裤上发现较多脓性分泌物。常伴明显尿道刺激症状，有时可伴发腹股沟淋巴结炎，夜间常有阴茎痛性勃起。一般全身症状较轻，少数可有发热、全身不适、食欲缺乏等。

2. 女性急性淋病　好发于宫颈、尿道等，常见表现为淋菌性宫颈炎、淋菌性尿道炎、尿道旁腺炎、淋菌性前庭大腺炎、女童淋病等。

3. 淋菌性肛门直肠炎　主要见于男－男同性恋者由肛交所传播，女性可由淋菌性宫颈炎的分泌物污染肛门直肠所致。轻者仅有肛门瘙痒、烧灼感，排出黏液和脓性分泌物，重者有里急后重、排便痛，可排出大量脓性和血性分泌物。

4. 淋菌性咽炎　多见于口交者。表现为急性咽炎或急性扁桃体炎，患者出现咽干、咽痛、吞咽痛等症状。查体见咽部红肿、扁桃体充血肿大、颈淋巴结肿大，偶伴发热等全身症状。

5. 淋菌性眼炎　成人多因淋球菌的自我接种或接触被分泌物污染的物品所致，多为单侧。新生儿为分娩时经母亲产道传染，多为双侧。表现为眼结膜充血水肿，脓性分泌物较多，查体见角膜呈云雾状，严重时发生角膜溃疡，导致穿孔，甚至失明。

（二）播散性淋球菌感染

少见，占淋病患者的 1%～3%，常见于月经期妇女。淋球菌通过血液或淋巴播散全身，发生淋球菌性菌血症。临床出现畏寒、发热、寒战、乏力、全身不适，常在四肢关节附近出现瘀斑基础上的脓疱、血疱和坏死，散在分布；播散至骨关节或内脏可致关节炎、腱鞘炎、心内膜炎、心包炎、胸膜炎、肝周炎及肺炎等，严重时可危及生命。

二、诊断和鉴别诊断

诊断主要根据有接触史（不洁性行为史或配偶感染史、与淋病患者共用物品或新生儿母亲有淋病史等）、潜伏期、典型临床表现和实验室检查结果（皮损、血液、关节液等淋球菌检查阳性）进行。

本病应与非淋菌性尿道炎、念珠菌性阴道炎、滴虫性阴道炎等进行鉴别。非淋菌性尿道炎一般潜伏期较长，临床症状轻，多为尿道口红肿而无脓性分泌物，淋球菌检查阴性，但衣原体或支原体检查阳性。念珠菌性阴道炎由白念珠菌感染引起，表现为白色豆渣样白带，略带臭味，查体见小阴唇内侧及阴道黏膜白色膜状物，擦除后见阴道黏膜红肿、糜烂或浅表溃疡。滴虫性阴道炎表现为黄绿色泡沫状白带，稀薄并有腥臭。但淋病有时可与这些疾病伴发，导致误诊或漏诊，病情迁延不愈。

三、传播途径

1. 性接触传播　为最主要传染途径，淋病患者为其传染源。

2. 间接传播　少数情况下可因接触含淋球菌的分泌物或被污染的用具（如衣裤、被褥、毛巾、浴盆、坐便器等）而被传染。

3. 垂直传播　孕妇感染梅毒可累及羊膜腔导致胎儿感染。新生儿经过患淋病母亲的产道时，眼部可被感染引起新生儿淋菌性眼炎

四、病因与发病机制

淋球菌呈卵圆形或肾形，革兰染色阴性，常成对排列。适宜生长条件为 35～36℃，离开人体后不易生长。人是淋球菌的唯一天然宿主。淋球菌对理化因子的抵抗力较弱，42℃可存活 15 分钟，52℃只能存活 5 分钟，60℃则 1 分钟内死亡；在完全干燥的环境中可存活 1～2 小时，但在不完全干燥环境和脓液中则能保持传染性 10 余小时甚至数天；对一般消毒剂很敏感。

淋球菌主要侵犯黏膜，尤其对单层柱状上皮和移行上皮有亲和力。淋球菌感染后侵入男性前尿道、女性尿道及宫颈等处，通过菌毛含有的黏附因子黏附到柱状上皮细胞表面进行繁殖，并沿生殖道上行，经柱状上皮细胞吞噬作用进入细胞内，导致细胞溶解破裂；淋球菌还可从黏膜细胞间隙进入黏膜下层使之坏死。淋球菌内毒素及外膜脂多糖与补体结合后产生化学毒素，能诱导中性粒细胞聚集和吞噬，引起局部急性炎症，出现充血、水肿、化脓和疼痛；如治疗不及时，淋球菌可进入尿道腺体和隐窝，形成慢性病灶。

五、治疗

（一）单纯性淋病的治疗

1. 淋菌性尿道炎、宫颈炎、直肠炎　首选头孢曲松 250 mg，一次肌内注射；或大观霉素 2.0 g（宫颈炎为 4.0 g），一次肌内注射；或环丙沙星 500 mg，顿服；或左氧氟沙星 400 mg，顿服；或阿奇霉素 1 g，顿服。

2. 淋菌性咽炎　首选头孢曲松 250 mg，一次肌内注射；或环丙沙星 500 mg，顿服；或左氧氟沙星 400 mg，顿服。

3. 淋菌性眼炎　①新生儿：头孢曲松 25～50 mg/（kg·d）（单剂不超过 125 mg）静脉或肌内注射，连续 7 天；或大观霉素 40 mg/（kg·d）肌内注射，连续 7 天。②成人：头孢曲松 1.0 g/d，肌内注射，连续 7 天；或大观霉素 2.0 g/d，肌内注射，连续 7 天。

（二）播散性淋病的治疗

头孢曲松 1 g/d，肌内注射或静脉注射，连续 10 天以上；或大观霉素 4.0 g/d，分 2 次肌内注射，连续 10 天以上。淋菌性脑膜炎疗程至少需 2 周，心内膜炎需要 4 周以上。

（三）特殊淋病的治疗

1. 儿童淋病　头孢曲松 125 mg，一次肌内注射；或大观霉素 40 mg/kg，一次肌内注射。体重大于 45 kg 者则按成人方案治疗。新生儿淋病为预防眼病发生，可用 1% 硝酸银眼药水滴眼。

2. 妊娠期淋病　头孢曲松 250 mg，一次肌内注射；或大观霉素 4.0 g，一次肌内注射。禁用喹诺酮类和四环素类药物，因可能对胎儿造成严重损害。

3. 淋病伴发衣原体或支原体感染　在上述药物治疗同时加用多西环素 200 mg/d，分 2 次口服，连服 7 天以上；或阿奇霉素 1.1 g，顿服。

（四）判愈标准

治疗结束后 2 周内，在无性接触史情况下符合：①症状和体征全部消失；②在治疗结束后 4~7 天淋球菌复查阴性，则判为治愈。

第三节　泌尿生殖道沙眼衣原体感染

案例导入

　　患者，男，28 岁，因"尿道灼热感伴尿道口分泌物 5 天"来院。患者 10 天前有冶游史。病后觉尿道灼热感，无明显尿频、尿急、尿痛，晨起尿道口少许白色分泌物，内裤上少许白色分泌物，未就医及用药。患病后进食可，大便无异常。既往无特殊病史。

　　查体：尿道口，龟头部未见明显异常，尿道口无明显分泌物，内裤上少许白色分泌物。

　　实验室检查：分泌物查 G⁻ 双球菌（－）；沙眼衣原体检查（＋）。

　　问题：

　　1. 该患者的诊断及诊断依据是什么？

　　2. 该病的治疗原则是什么？

一、临床表现

泌尿生殖道沙眼衣原体感染是指由沙眼衣原体感染引起的泌尿生殖道的急慢性炎症性疾病。泌尿生殖道沙眼衣原体感染目前在全球范围内的发病率均呈上升趋势，目前在我国发病率已超越淋病，位居 8 种经典性传播疾病的首位。

泌尿生殖道沙眼衣原体感染多发生在性活跃的中青年人群，主要性接触感染，男性和女性均可发生，新生儿可经产道分娩时感染。潜伏期平均 1~3 周。

（一）男性泌尿生殖道沙眼衣原体感染

常见症状为尿道刺痒、刺痛或烧灼感，少数有尿频、尿痛。体检见尿道口轻度红肿，分泌物呈浆液而非脓性，量少，有些患者晨起时会发现尿道口有少量分泌物结成的脓膜封住尿道口（糊口现象）或内裤被污染，但程度均明显较淋病轻。部分患者可无任何症状或症状不典型。10%～20%患者可同时合并淋球菌感染，而出现较多脓性分泌物等，易误诊。

（二）女性泌尿生殖道沙眼衣原体感染

女性泌尿生殖道沙眼衣原体感染主要侵犯宫颈，其次为尿道及附属器官。

1. 衣原体性宫颈炎　宫颈为主要受累部位，近半数患者无症状，有症状者亦常缺乏特异性，仅表现为白带增多、阴道或宫颈触痛和性交痛等不适。体检时见宫颈红肿、充血、糜烂、举痛等。

2. 衣原体性尿道炎　表现为尿道口充血、尿频、排尿困难等，一般无明显分泌物。

3. 其他　可引起前庭大腺炎、输卵管炎、子宫内膜炎等，长期反复发作可致输卵管狭窄或子宫内膜病变，导致宫外孕和不育等。

（三）新生儿感染

新生儿可在经母亲产道分娩时感染，引起沙眼衣原体性结膜炎，或因分娩时吸入致肺炎。

（四）其他

少见性行为接触方式如口－生殖器接触可导致沙眼衣原体的咽部感染致咽炎、咽峡炎。女性发生泌尿生殖道沙眼衣原体感染时，病原体可经盆腔或腹腔传播致腹膜炎或肝周围炎。

二、诊断和鉴别诊断

主要根据病史（不洁性接触史、配偶或母亲感染史等）、潜伏期、典型临床表现（男性以尿道炎为主，女性以宫颈炎为主，类似淋病表现但症状较轻）和实验室检查结果进行诊断。

本病主要与淋病相鉴别，后者潜伏期短，自觉症状突出，尿道口分泌物为脓性而非稀薄浆液，局部检出淋球菌等。

三、病因和发病机制

沙眼衣原体的泌尿生殖道感染多发生在性活跃的中青年，以性传播为主，其次是手、眼接触或受病原体污染的衣物、器皿等发生间接感染。孕妇下生殖道的沙眼衣原体感染可上行感染胎膜、胎盘及羊水，最后传染至胎儿，或经血流播散至胎盘而感染胎儿，也可在分娩时经产道传染给新生儿。沙眼衣原体对热敏感，在56～60℃可存活5～10分钟，但在－70℃可存活达数年之久；普通消毒剂如75%乙醇、0.1%甲醛、0.5%苯酚等均可迅速将其杀灭。

四、治疗

（一）成人沙眼衣原体性尿道炎、宫颈炎、盆腔炎

选用喹诺酮类、大环内酯类或四环素类抗生素。左氧氟沙星200 mg，2次/天；莫西沙星400 mg，1次/天；罗红霉素150 mg，2次/天；红霉素500 mg，2次/天；多西环素100

mg，2 次/天；米诺环素 100 mg，2 次/天，疗程均为 7~10 天。也可用阿奇霉素，多采用 1 g，一次顿服。

（二）孕妇或儿童

选用红霉素或阿奇霉素。孕妇用法用量同上。儿童用红霉素 20~30 mg/（kg·d），分 2~3 次口服；或阿奇霉素 10 mg/（kg·d）。

（三）新生儿沙眼衣原体性眼结膜炎

若母亲患有沙眼衣原体泌尿生殖道感染时，新生儿在经产道分娩后应立即用 0.5% 红霉素眼膏或 1% 四环素眼膏涂眼，具有一定预防作用。已感染者用红霉素干糖浆粉剂 50 mg/（kg·d），分 4 次口服，连服 2 周，如有效再延长 1~2 周。

（四）判愈标准

符合以下情况可判为治愈：①患者自觉症状消失，无尿道分泌物；②尿沉渣检查无白细胞，细胞涂片未见沙眼衣原体。在判愈时，一般不做病原微生物培养。

第四节　尖锐湿疣

▷案例导入

患者，女，38 岁，因"会阴部丘疹 3 个月"来院。3 月前觉会阴部近阴道口部丘疹，无红肿痛等表现，未就医及用药，后觉丘疹逐渐增多，长大，并触之易出血。患病后进食可，大便无异常。既往无特殊病史。

查体：会阴部阴道口边见环状分布米粒至黄豆大小淡白色及肤色丘疹，表面呈菜花样。

实验室检查：醋酸白试验阳性。

问题：

1. 该患者的诊断及诊断依据是什么？

2. 该病的治疗原则是什么？

一、临床表现

本病好发于性活跃的青、中年。潜伏期一般为 1~8 个月，平均 3 个月。外生殖器及肛周因温暖湿润，为其好发部位。男性多见于龟头、冠状沟、包皮系带、尿道口、阴茎、会阴。女性多见于大小阴唇、阴道口、阴蒂、阴道、宫颈、会阴及肛周。男 - 男同性恋者多见于肛门及直肠内，口交者可发生于口腔甚至咽部，少数患者可发生于肛门生殖器以外部位如腋窝、乳房、趾间等。

皮损初起为单个或多个散在的淡红色小丘疹，针尖大小，质地柔软，顶端尖锐，逐渐增多增大，呈乳头状、菜花状、鸡冠状及蕈样。后期疣体呈白色、粉红色或污灰色，表面可发生浸渍、糜烂、渗液及破溃，轻微外伤即可出血并难以自止，可合并感染形成较多脓性分泌物，伴恶臭。多数患者无明显自觉症状，较大者可有异物感、灼痛、刺痒等，位于阴道或宫颈者可引起性交不适，位于直肠肛管内者可影响排便或便后出血（图 24 - 1）。

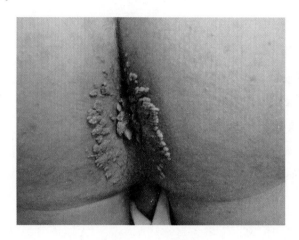

图 24 - 1 尖锐湿疣

二、诊断和鉴别诊断

主要根据病史（不洁性接触史、配偶感染史或间接接触史等）、典型临床表现和实验室检查结果（典型的组织病理检查、醋酸白试验阳性等）进行诊断。

本病男性需与阴茎珍珠状丘疹、系带旁腺增生、皮脂腺异位症相鉴别；女性需与外阴假性湿疣、传染性软疣、扁平湿疣、鲍温病样丘疹病相鉴别；巨大型者需与生殖器鳞状细胞癌等鉴别。醋酸白实验常用作初步鉴别，组织病理检查有助于确诊。

三、病因与发病机制

生殖器部位的人乳头瘤病毒（HPV）感染主要通过性接触传播。此外，接触被 HPV 污染的用品或衣物、共用卫生器具也可能导致感染。接触时，HPV 经皮肤黏膜的细小破损，首先定植于上皮组织的基底膜，随之与基底层细胞结合后侵入胞内而感染。人是 HPV 的唯一宿主。利用分子生物学技术可将 HPV 分为 100 多种亚型，引起尖锐湿疣的主要是 HPV - 6、HPV - 11、HPV - 16、HPV - 18 等型。HPV - 16、HPV - 18、HPV - 45、HPV - 56 型与临床宫颈癌的发生密切相关，属高危型。

四、治疗

尖锐湿疣治疗原则：①及时快速清除临床肉眼可见的皮损，改善外观症状；②清除亚临床感染和潜伏感染灶，减少复发；③性伴同治，防止交叉传播。

（一）物理及手术治疗

肉眼可见的较小皮损可用冷冻、CO_2 激光、电灼、微波等清除；较大者可手术切除后辅以上述治疗；巨大者建议一次彻底切除后行病理检查以除外疣状癌。物理及手术治疗均可能在局部形成较大创面，加之临近外阴及肛周，极易继发感染等，创面难愈，须加以重视。

（二）外用药物

如5%咪喹莫特乳膏、0.5%鬼臼毒素酊、5%5－氟尿嘧啶乳膏等。但需注意可能诱发局部刺激等不良反应，妊娠患者不宜使用。

（三）抗病毒和免疫增强药物

可选用干扰素、转移因子或胸腺素等，目的在于提高机体对病毒的抵抗力，减少复发。

第五节　生殖器疱疹

案例导入

患者，男，23岁，因"包皮部红斑，水疱1天"来院。1天前觉包皮部红斑，水疱，轻度灼热，痒感，未就医及用药，患病后进食可，大便无异常。既往有不洁性行为，余无特殊病史。

查体：包皮冠状沟部左侧方见指甲盖大小淡红斑，其上簇集性小水疱。

实验室检查：血常规示 WBC 4.53×10^9/L，N 0.45，L 0.48；RBC 4.22×10^{12}/L，Hb 135 g/L，PLT 196×10^9/L。空腹血糖 5.0 mmol/L。

问题：

1. 该患者的诊断及诊断依据是什么？
2. 该病的治疗原则是什么？

一、临床表现

好发于15～45岁性活跃期青中年患者。生殖器及会阴为好发部位。男性多见于包皮、龟头、冠状沟等处；女性多见于大小阴唇、阴阜、阴蒂、子宫等处；少数发生于阴囊、肛周、腹股沟及股臀部。男－男性同性恋者可发生肛门和直肠内。

临床上分为原发性、复发性和亚临床三种类型。

（一）原发性生殖器疱疹

指首次感染单纯疱疹病毒（HSV），潜伏期2～14天，平均3～5天。典型皮损为簇集的针尖大小薄壁透明水疱，基底稍红，周围有红晕，易于摩擦或外力后破溃形成浅表糜烂或浅溃疡，7～10天后结痂自愈。可有轻度疼痛，常伴腹股沟淋巴结肿大和疼痛，严重者有发热、头痛、乏力等全身症状。病程一般2～3周。

（二）复发性生殖器疱疹

指在原发性生殖器疱疹皮损消退后，一般于原发部位的反复病情复发，多在原发后1～4月内出现。皮损类似于原发性生殖器疱疹，但程度较轻，病程较短。发疹前局部常有前驱症状，如轻度痒感或烧灼感，然后在外观正常的皮肤上逐渐出现簇集针尖大小水疱，基底潮红，局部症状加重，3～5天水疱开始破溃或自行干涸吸收，随之痊愈。病程一般7～10天；可间隔2～3周或月余再次复发。

（三）亚临床型生殖器疱疹

50%的 HSV－1 感染者和70%～80%的 HSV－2 感染者缺乏典型临床表现，呈现亚临床感染。皮损及病期均不典型，表现为局部一过性的短暂轻微瘙痒等不适，或生殖器部位的微小裂隙或溃疡，短期即自愈，易被忽略。

（四）特殊人群感染

妊娠原发性生殖器疱疹可造成胎儿宫内发育迟缓、流产、早产甚至死产。妊娠复发性生殖器疱疹感染则可在胎儿分娩经过产道时传播给胎儿。

（五）生殖器疱疹合并 HIV 感染

可具有以下特点：①病情重，常表现为泛发性或慢性持续性感染，有明显坏死及溃疡，局部症状重，疼痛剧烈；②病程长，难自愈，复发频繁，单次发作可持续 1 月以上；③并发症多且严重，常合并细菌或真菌感染；④易发生疱疹性脑膜炎及播散性 HSV 感染等全身并发症；⑤治疗困难，对很多抗病毒药物易耐药，疗效差。

二、诊断与鉴别诊断

主要根据病史（不洁性接触史、配偶现症或既往感染史等）、典型临床表现和实验室检查结果进行诊断。

本病应与接触性皮炎、带状疱疹、白塞病、毛囊炎、急性女阴溃疡等相鉴别。

三、传播途径

生殖器疱疹的现症患者、亚临床或潜伏感染者均为传染源，主要通过性接触传播。HSV 存在于患者的皮损渗液、精液、前列腺液及宫颈和阴道的分泌物中，在有水疱破溃等表现时传染性尤强。

四、病因和发病机制

HSV 有 HSV－1 和 HSV－2 两个血清型，在血清学上存在交叉反应。生殖器疱疹主要为 HSV－2（约占90%）感染，但近年来，由口－生殖器性行为导致的 HSV－1 感染比例正逐渐增加。HSV 首次入侵后，首先在感染局部的表皮角质形成细胞内复制，引起表皮局灶性炎症和坏死，出现原发性感染的临床表现或轻微的亚临床感染表现。当原发性生殖器疱疹的皮损消退后，残留的病毒可长期潜存于骶神经节，基于特有的免疫逃逸机制可以长期不被机体所清除，在机体抵抗力降低或其他诱发因素下被重新激活而反复发作。

五、治疗

体内病毒的持续存在和机体抗抗力降低是生殖器疱疹反复发作的两个关键环节。因此，治疗的重点在于抑制体内病毒的复制和增强患者抵抗力。

（一）一般治疗

注意休息，避免饮酒、过劳和过度性生活，减少局部创伤。在临床症状期间应避免性生活，以免交叉传播，尤其局部有水疱或破溃未愈时。

（二）系统抗病毒药物

可选阿昔洛韦、泛昔洛韦或伐昔洛韦等，强调早期、足量、足疗程的抗病毒治疗，以免诱导病毒耐药。对于个别疗效差、复发频繁者，可采用阿昔洛韦等抗病毒药物抑制疗法。

（三）外用药物治疗

外用干扰素等抗病毒制剂，注意局部清洁，合并细菌感染时外用莫匹罗星或夫西地酸等抗生素乳膏。

本章小结

梅毒包括获得性（后天）梅毒和胎传（先天）梅毒，按病程又可分为早期和晚期梅毒，实验室检查有梅毒螺旋体直接镜检、血清学试验、脑脊液检查等，常用驱梅药物主要有青霉素类、头孢曲松钠、四环素类和大环内酯类等，治疗中需注意防治吉－海反应。淋病由淋病奈瑟球菌感染所致，临床表现包括男女单纯性淋病和淋病并发症，应与非淋菌性尿道炎、念珠菌性阴道炎、滴虫性阴道炎等相鉴别，主要治疗药物有头孢曲松、大观霉素、环丙沙星、阿奇霉素等。泌尿生殖道沙眼衣原体感染临床表现包括男性非淋菌性尿道炎和女性非淋菌性尿道炎、宫颈炎，治疗药物主要有喹诺酮类、大环内酯类或四环素类抗生素。尖锐湿疣由人乳头瘤病毒感染所致，需与阴茎珍珠状丘疹、系带旁腺增生、皮脂腺异位症、外阴假性湿疣、生殖器鳞状细胞癌等相鉴别，主要通过物理及手术、光动力、外用药物等治疗。生殖器疱疹由 HSV－2 型感染引起，临床表现有原发性、复发性和亚临床三种类型，主要治疗方法为系统使用抗病毒药物和外用药物治疗等。

目标检测

一、选择题

【A1/A2 型题】

1. 一期梅毒的主要临床表现是生殖器部位的

    A. 软下疳 　　　　　　　　　　B. 硬下疳

    C. 扁平湿疣 　　　　　　　　　D. 赘生物

    E. 水疱

扫码"练一练"

2. 某梅毒患者疗后 RPR 试验表明，抗体滴度有了 4 倍下降是指从原来的 1∶64 下降到

    A. 1∶4 　　　　　　　　　　　B. 1∶8

    C. 1∶16 　　　　　　　　　　　D. 1∶32

    E. 1∶64

3. 扁平湿疣是下列哪种疾病的临床表现

    A. 性病性淋巴肉芽肿 　　　　　B. 一期梅毒

    C. 二期梅毒 　　　　　　　　　D. 软下疳

    E. 尖锐湿疣

4. 一期梅毒的临床表现为

    A. 赘生物和硬下疳   B. 腹股沟淋巴结肿大和扁平湿疣

    C. 全身淋巴结肿大和全身性皮疹   D. 硬下疳和腹股沟淋巴结肿大

    E. 水疱和硬下疳

5. 生殖器疱疹复发的根本原因是

    A. 病毒潜伏于神经根中   B. 性伴未得到治疗

    C. 病毒对目前所用的抗病毒药产生耐药   D. 患者未遵照医嘱用药

    E. 患者的体质差

6. 梅毒的病原体是

    A. 钩端螺旋体   B. 苍白螺旋体

    C. 伯氏疏螺旋体   D. 兔螺旋体

    E. 回归热螺旋体

7. 淋病的病原体是

    A. 淋病链球菌   B. 淋病葡萄球菌

    C. 淋病奈瑟氏菌   D. 淋病棒状杆菌

    E. 大肠杆菌

8. 生殖道衣原体感染病原体是

    A. 鹦鹉热衣原体   B. 沙眼衣原体

    C. 肺炎衣原体   D. 淋巴肉芽肿衣原体

    E. 兽类衣原体

9. 梅毒患者出现一期临床症状，检查梅毒螺旋体的最适标本是

    A. 局部淋巴结抽出液   B. 梅毒疹渗出液

    C. 下疳渗出液   D. 脊髓痨组织

    E. 尿道分泌物

10. 淋病奈瑟氏菌的形状是

    A. 圆形   B. 杆状

    C. 串珠状   D. 肾形

    E. 不规则形

【X 型题】

11. 性病的传播途径有

    A. 性交传染   B. 血液传染

    C. 胎盘传染   D. 产道传染

    E. 呼吸道传染

12. 下列属于治疗淋病第一线药物的有

    A. 青霉素   B. 大观霉素

    C. 头孢曲松   D. 多西环素

    E. 红霉素

13. 关于梅毒，下列说法正确的是

A. 梅毒螺旋体可侵犯全身各器官　　B. 感染后可不表现症状而呈潜伏状态

C. 主要通过性交传播　　D. 晚期梅毒的传染性强于早期梅毒

E. 梅毒感染后产生的抗体有助于诊断

14. 引起生殖器溃疡的可能病因包括

A. 一期梅毒　　B. 软下疳

C. 生殖器疱疹　　D. 性病性淋巴肉芽肿

E. 非淋菌性尿道炎

15. 通过胎盘传染给胎儿的性病包括

A. 尖锐湿疣　　B. 梅毒

C. 生殖道沙眼衣原体感染　　D. 淋病

E. 艾滋病

二、简答题

1. 简述软下疳与硬下疳的区别。

2. 简述各期梅毒的临床表现。

（何德春）

参考答案

第一章

1. C   2. A   3. C   4. E   5. A   6. D   7. E   8. C   9. C   10. C   11. E
12. D   13. C   14. A   15. A

第二章

1. B   2. B   3. C   4. C   5. D   6. C   7. A   8. C   9. A   10. C   11. C

第三章

1. B   2. B   3. C   4. C   5. D   6. A   7. B   8. A   9. A   10. D   11. A
12. A   13. B   14. D   15. C

第四章

1. A   2. C   3. B   4. E   5. B   6. D   7. A   8. C   9. B   10. E   11. E
12. A   13. D   14. C   15. C

第五章

1. D   2. C   3. A   4. A   5. A   6. C   7. A   8. C   9. D   10. B   11. D
12. C   13. A

第六章

1. D   2. E   3. B   4. D   5. C   6. D   7. B   8. E   9. B   10. D   11. E
12. D   13. D   14. A   15. D

第七章

1. A   2. B   3. C   4. C

第八章

1. B   2. C   3. C   4. B

第九章

1. B   2. A   3. D   4. D   5. D   6. E   7. B   8. E   9. A   10. A   11. D
12. B   13. D   14. E   15. C

第十章

1. A   2. D   3. B   4. E   5. B   6. B   7. A   8. B   9. C   10. C   11. D
12. B   13. B   14. D   15. C   16. D   17. B   18. C   19. ABCDE   20. ACDE

第十一章

1. B   2. A   3. E   4. A   5. B   6. C   7. B   8. D   9. A   10. B   11. A
12. D   13. B   14. C   15. A

第十二章

1. C   2. A   3. D   4. C   5. B   6. C   7. E   8. C   9. A   10. B   11. A
12. E   13. C   14. E   15. B

第十三章

1. A　2. C　3. E　4. D　5. B　6. A　7. C　8. E　9. B　10. B　11. C
12. A　13. B　14. C　15. E

第十四章

1. C　2. E　3. A　4. C　5. C　6. C　7. D　8. D　9. A　10. D　11. B
12. C　13. D　14. B　15. D

第十五章

1. D　2. C　3. C　4. A　5. A　6. C　7. A　8. E　9. B　10. A　11. B
12. A　13. E　14. A　15. D

第十六章

1. B　2. D　3. B　4. C　5. A　6. E　7. A　8. D　9. B　10. A　11. D
12. D　13. A　14. A　15. A

第十七章

1. B　2. B　3. E　4. D　5. E　6. A　7. D　8. D　9. A　10. D　11. C
12. B　13. C　14. D　15. C

第十八章

1. C　2. B　3. C　4. E　5. A　6. E　7. B　8. B　9. E　10. B　11. C
12. C　13. B　14. A　15. A

第十九章

1. A　2. D　3. D　4. B　5. E　6. C　7. B　8. A　9. D　10. B　11. AB
12. ABC　13. AB　14. CD　15. ABCD

第二十章

1. B　2. B　3. B　4. E　5. D　6. B　7. C　8. B　9. B　10. B
11. ABCDE　12. ABCDE　13. ABCE　14. ABCE　15. ABC

第二十一章

1. E　2. D　3. E　4. E　5. B　6. E　7. D　8. D　9. B　10. E
11. ABCD　12. ABCD　13. ABCD　14. ACDE　15. ABCDE

第二十二章

1. A　2. E　3. D　4. A　5. E　6. D　7. C　8. E　9. A　10. A

第二十三章

1. A　2. A　3. D　4. D　5. A　6. A　7. E　8. C　9. B　10. D　11. A
12. C　13. D　14. B

第二十四章

1. B　2. C　3. C　4. D　5. A　6. B　7. C　8. B　9. C　10. D
11. ABCD　12. BC　13. ABCE　14. ABCD　15. BE

参考文献

［1］ 李兰娟，任红. 传染病学［M］.8 版. 北京：人民卫生出版社，2013.

［2］ 王勤英，黄利华. 传染病学［M］. 北京：中国医药科技出版社，2016.

［3］ 陈永平，程明亮，邓存良. 传染病学［M］.2 版. 北京：科学出版社，2018.

［4］ 李梦东，王宇明. 实用传染病学［M］.3 版. 北京：人民卫生出版社，2004.

［5］ 王明琼. 传染病学［M］.3 版. 北京：科学出版社，2012.

［6］ 杨绍基. 传染病学［M］.8 版. 北京：人民卫生出版社，2014.

［7］ 刘星星. 医学微生物学［M］.8 版. 北京：人民卫生出版社，2013.

［8］ 陈孝平，汪建平. 外科学［M］.8 版. 北京：人民卫生出版社，2013.

［9］ 刘玉村，朱正纲. 外科学［M］. 北京：人民卫生出版社，2015.

［10］ 周国忠. 外科护理学［M］. 北京：中国医药科技出版社，2015.

［11］ 赵玉沛，陈孝平. 外科学［M］.3 版. 北京：人民卫生出版社，2015.

［12］ 陈玉喜，张德. 外科护理学［M］. 北京：中国医药科技出版社，2015.

［13］ 吴肇汉，秦新裕，丁强. 实用外科学［M］.4 版. 北京：人民卫生出版社，2017.

［14］ 吴孟超，吴在德，黄家驷外科学［M］.7 版. 北京：人民卫生出版社，2008.

［15］ 李乐之，路潜. 外科护理学［M］.6 版. 北京：人民卫生出版社，2016.